STRETCHING

Die Anatomie verstehen

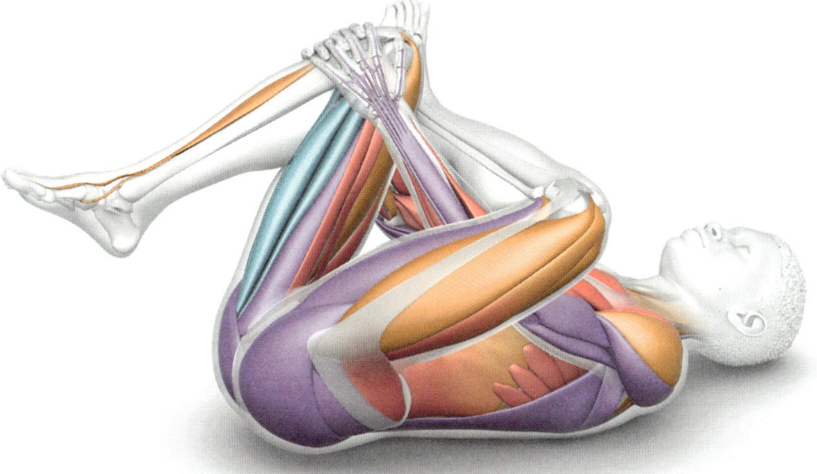

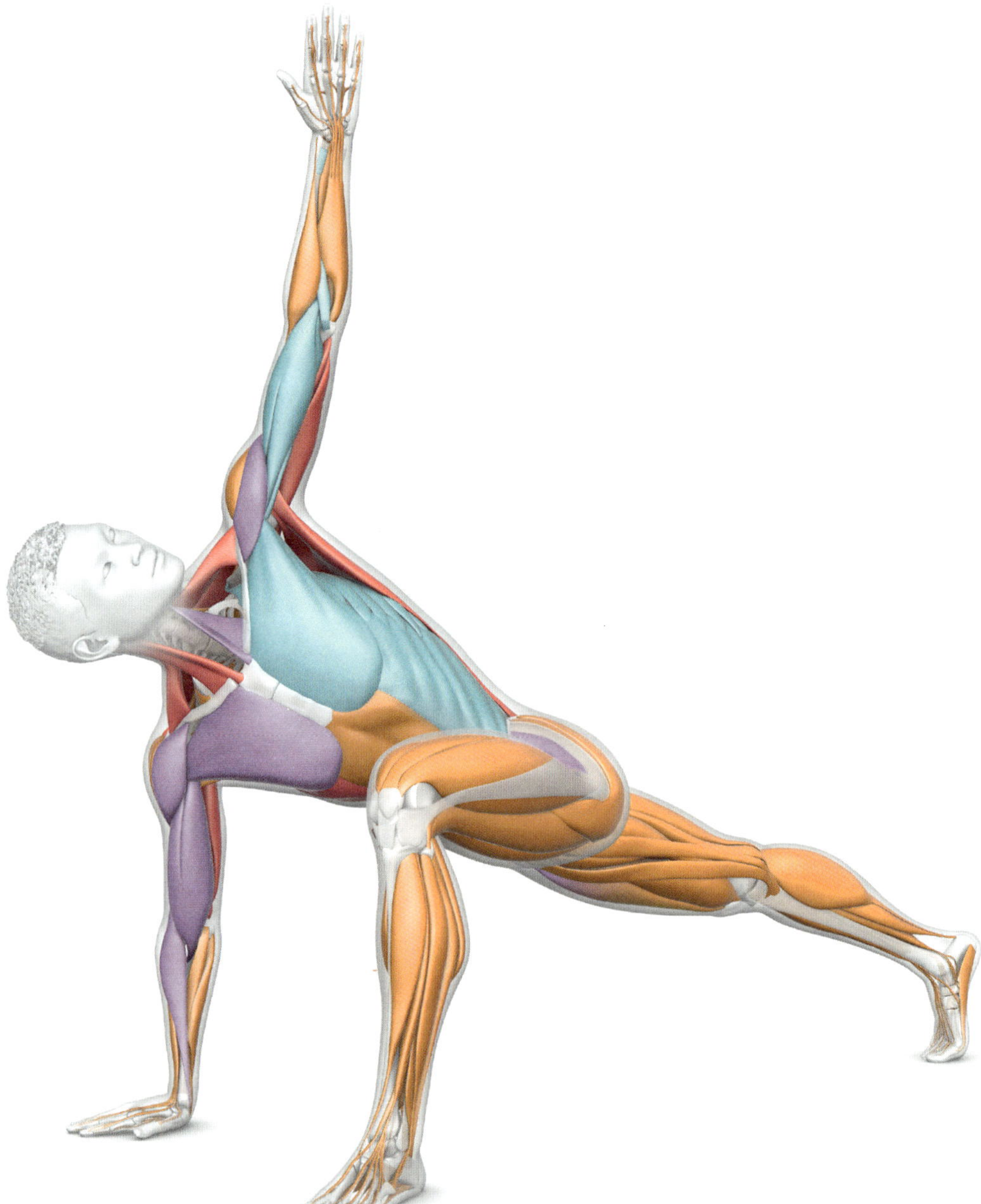

DK

STRETCHING

Die Anatomie verstehen

Mit Dehnübungen
für mehr Beweglichkeit

Dr. Leada Malek

INHALT

VORWORT

Beim Thema körperliche Bewegung befindet sich unsere globalisierte Gesellschaft in einem Paradox. Trotz aller heutigen Möglichkeiten steigt die körperliche Inaktivität rapide an, und zugleich nimmt die Zahl der Initiativen zu, die für mehr Bewegung und ein besseres Verständnis des eigenen Körpers eintreten.

Körperliche Aktivität ist in all ihren Formen ein Eckpfeiler unserer Gesundheit und ein Mittel, um unser Krankheitsrisiko zu senken. Sie steigert die Lebensqualität, erfüllt uns und kann von Schmerzmedikamenten – vor allem Opioiden – weniger abhängig machen. Bewegung wirkt sich in vielfacher Hinsicht positiv auf unsere geistige und körperliche Gesundheit aus: Sie lindert Ängste, Stress und Depressionen, fördert die Gesundheit des Herzens, stärkt die Knochen und verlängert das Leben.

Oft nehmen wir die für den Alltag und ein gutes Leben erforderliche Kraft und Beweglichkeit als selbstverständlich hin, bis sie schwinden, z. B. durch Verletzung oder das Altern. Ständige Schmerzen oder einfach Überforderung durch stereotype Vorstellungen von Sport können uns davon abhalten, aktiver zu werden. Als Physiotherapeutin werde ich oft gefragt: »Was bringt mir Stretching?«

Weil die Antwort darauf von der Person und ihren Zielen abhängt, bietet dieses Buch eine umfassende Darstellung, die die komplexe Anatomie und Physiologie berücksichtigt. Ich finde den menschlichen Körper unglaublich faszinierend und glaube, dass ein tieferes Verständnis davon den Menschen hilft, eine positive Einstellung zu ihrem Körper zu entwickeln, Verletzungen besser zu überwinden sowie gesünder und aktiver zu leben.

Dieses Buch

1. führt in die Anatomie und die Wissenschaft der Bewegung ein
2. hilft Hindernisse zu überwinden, die körperlicher Aktivität im Weg stehen
3. bietet Dehnübungen für verschiedene Lebensphasen und Aktivitäten
4. fördert eine gesunde Lebensweise, aufbauend auf der Anpassungsfähigkeit des Körpers.

Die wissenschaftliche Diskussion über Stretching und körperliche Aktivität hat sich in den letzten Jahren weiterentwickelt und wird durch die Forschung auch künftig vorangetrieben. Dieses Buch klärt Irrtümer auf, zeigt Techniken zur Verbesserung der Beweglichkeit und fasst die neuesten wissenschaftlichen Erkenntnisse zusammen, um der Leserschaft zu ermöglichen, informiert in das Thema Stretching einzusteigen.

Ich möchte betonen, wie wichtig es dabei ist, dass Sie mit Geduld, Ausdauer und vor allem auch Liebe zu sich vorgehen. Jeder Körper ist einzigartig, Fortschritt bedeutet für jeden etwas anderes. Es ist wichtig, dass

» Beweglichkeitstraining verbessert unsere Mobilität, kann als Einstieg in einen aktiven Lebensstil dienen und uns lehren, den Körper und seine Fähigkeiten wertzuschätzen. «

Sie auf Ihren Körper hören, auf seine Bedürfnisse eingehen und jeden kleinen Erfolg feiern. Letztlich geht es darum, tiefe Wertschätzung für unseren Körper zu entwickeln und zu begreifen, was nötig ist, um aktiv zu bleiben – nicht nur kurzfristig, sondern ein Leben lang.

Dieses Buch zu schreiben hat mir die einzigartige Gelegenheit gegeben, meine Leidenschaft – der menschliche Körper und seine Bewegung – mit anderen zu teilen. Die Recherche hat mir ermöglicht, verbreitete Vorstellungen zu hinterfragen. Dieses Buch lädt Sie dazu ein, eine Bewegungsform zu entdecken, die weit über passives, statisches Dehnen hinausgeht – sie zelebriert den menschlichen Körper und seine schöne, komplexe Art, sich zu bewegen. Ich hoffe aufrichtig, dass *Stretching – Die Anatomie verstehen* Sie zu einem aktiveren, gesünderen Lebensstil anregt. Möge es Sie dazu inspirieren, Bewegung als wichtig anzusehen und Ihr Leben durch sinnvolle Bewegung zu bereichern, in allen Formen, die Sie ansprechen. Ich hoffe, Sie werden genauso begeistert sein wie ich!

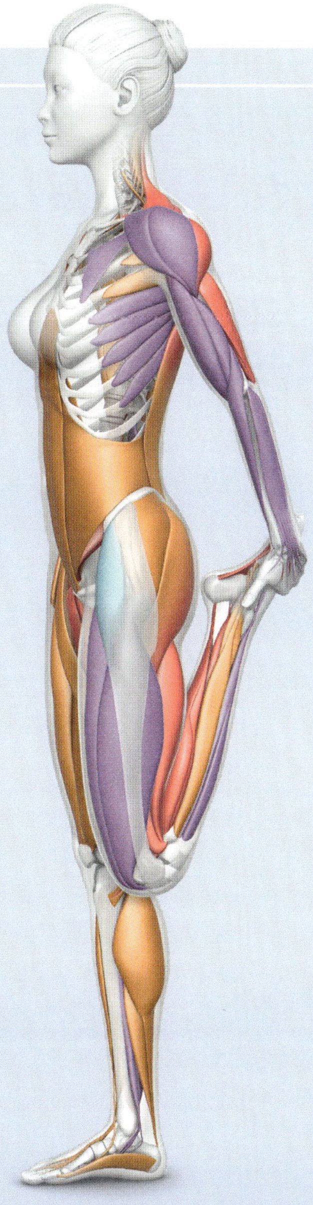

Dr. Leada Malek
Zertifizierte klinische Sportphysiotherapeutin
Zertifizierte Kraft- und Konditionstrainerin

EINLEITUNG

Dehnen/Stretching wird in alten Kulturen wie Indien (Yoga) und China (Qigong) schon seit Jahrhunderten praktiziert. Im Westen wurde es erst in den 1940er-Jahren zu einem beliebten Fitnesstrend, und Beweglichkeit war nun erstrebenswert. Seither hat sich unser Verständnis von Stretching stark weiterentwickelt.

»Probieren Sie beim Stretching verschiedene Bewegungsarten von unterschiedlicher Intensität und Dauer aus. Welche Dehnungen Sie letztlich bevorzugen, hängt von Ihren Zielen ab.«

ÜBER DIESES BUCH

Welche Auswirkungen das Stretching auf die Fitness hat, kann eine schwierige Frage sein. Die Ansichten variieren je nach Erfahrung, Alter und Informiertheit. Das vorliegende Buch fasst die neuesten Erkenntnisse für Sie zusammen.

Schon in der Schule lernen wir, uns zu dehnen. Die Forschung hat jedoch gezeigt, dass Stretching komplexer ist als anfangs gedacht. So können sich z. B. die Art oder der Zeitpunkt des Stretchings unterschiedlich auswirken. Stretching kann unsere Beweglichkeit im Alltag verbessern und unsere sportliche Leistung steigern.

Dieses Buch führt in die menschliche Anatomie und Physiologie und darüber hinaus auch in das Nervensystem und die Schmerzforschung ein, um die spezifische Eignung und die Vorteile einzelner Dehnübungen zu erklären. Neben zahlreichen Beispielen für alle Niveaus finden Sie Trainingsprogramme als Ergänzung für Ihre sportliche Aktivität.

Um Stretching in Ihren Alltag zu integrieren, ist ein gewisses Maß an Disziplin erforderlich. Beweglichkeitstraining hat große Vorteile, doch körperliches Wohlbefinden erfordert neben Stretching auch andere regelmäßige körperliche Aktivitäten, eine positive Einstellung und das richtige Maß an Erholung.

Seien Sie sich stets bewusst, wie einzigartig Ihr Körper ist, dass die Forschung stets neue Erkenntnisse gewinnt und wie wichtig ein individueller Ansatz für das Erzielen optimaler Ergebnisse ist.

Betrachten Sie dieses Buch als Begleiter auf Ihrem Weg zu mehr Beweglichkeit. Sie können jederzeit beginnen – man ist dafür nie zu alt oder zu jung. Freuen Sie sich darauf, neue Facetten der körperlichen Aktivität zu entdecken und über die komplexen Fähigkeiten Ihres einzigartigen Körpers zu staunen.

Hinweis zur Terminologie

Dieses Buch verwendet folgende Begriffe: Bewegungsumfang (Range of Motion, ROM) ist die Bewegungsfreiheit eines Gelenks. Dehnung ist eine Bewegung durch eine äußere oder innere Kraft, um den ROM eines Gelenks zu vergrößern. Flexibilität bezeichnet die Fähigkeit eines Muskels, sich zu verlängern und ein oder mehrere Gelenke gemäß seinem ROM zu bewegen. Mobilität bezeichnet die Fähigkeit, die Bewegung eines Gelenks effizient mit angemessener Flexibilität, Stabilität und motorischer Kontrolle auszuführen.

MYTHEN ÜBER DAS STRETCHING

Auf dieser Seite räumen wir mit gängigen Mythen über das Dehnen auf, stellen Missverständnisse klar und bringen die dringend benötigte Differenzierung in dieses viel diskutierte, aber oft missverstandene Thema.

MYTHOS	REALITÄT
»Stretching beugt allen Verletzungen vor.«	**STRETCHING ALLEIN KANN NICHT ALLEN ARTEN VON VERLETZUNGEN VORBEUGEN.** Zwar belegt die Forschung, dass Dehnen das Risiko von Muskel-Sehnen-Verletzungen und Muskelzerrungen senkt, es verhindert aber nicht einfach Verletzungen aller Art. Training zur Senkung des Verletzungsrisikos sollte individuell sein (siehe S. 50).
»Stretching verhindert Muskelkater.«	**STRETCHING WIRKT SICH NICHT STARK AUF DAS ENTSTEHEN VON MUSKELKATER AUS.** Dehnen zur Bekämpfung von Muskelkater hat nur minimale Veränderungen des Muskelkaters bis zu 72 Stunden nach dem Training gezeigt.
»Jedes Stretching ist gleich.«	**ES GIBT VIELE ARTEN VON DEHNUNGEN MIT UNTERSCHIEDLICHEN PARAMETERN.** Die meisten Menschen denken beim Wort »Dehnen« an die statische, passive Form. Es gibt jedoch viele andere Arten und Klassifizierungsmöglichkeiten von Dehnen, darunter auch aktives, dynamisches Dehnen (siehe S. 40).
»Stretching vor dem Sport kann die Leistung beeinträchtigen.«	**STATISCHES DEHNEN KANN DIE LEISTUNG BEEINTRÄCHTIGEN, DYNAMISCHES DEHNEN KANN SIE POSITIV BEEINFLUSSEN.** Bei Sportarten, die einen großen Bewegungsumfang erfordern (Gymnastik oder Kampfsportarten), kann dynamisches Dehnen vor dem Training die Beweglichkeit und die Leistung verbessern.
»Stretching bewirkt nur Veränderungen des Nervensystems.«	**STRETCHING BEWIRKT NEURONALE SOWIE STRUKTURELLE VERÄNDERUNGEN.** Neben neuronalen Veränderungen kommt es auch zu Veränderungen des Gewebes. So können z. B. die Steifigkeit von Muskeln und Sehnen, die Länge der Muskelfaszikel und sogar Veränderungen der kleinen Blutgefäße (siehe S. 44) auftreten.

PHYSIOLOGIE UND **STRETCHING**

Die menschliche Anatomie und Physiologie zu kennen ist sehr wichtig, um die Mechanik der Bewegung zu verstehen und zu begreifen, wie wichtig körperliche Aktivität das gesamte Leben hindurch ist. Dieses Kapitel befasst sich mit dem äußerst anpassungsfähigen menschlichen Körper, dem Muskel-Skelett-System, dem Nervensystem, dem Gehirn und stellt Erkenntnisse aus der Schmerzforschung vor. Außerdem geht es darauf ein, wie wichtig das Dehnen ist und welche Vorteile es in jedem Alter hat.

ANATOMIE DER BEWEGUNG

Körperliche Aktivität und Sport erfordern zielgerichtete Bewegungen. Dabei wirkt der Körper durch diese Bewegungen infolge von Muskelkontraktionen, die durch das Nervensystem gesteuert sind, auf die Umwelt ein.

Das Gehirn steuert die bewussten Bewegungen. Der motorische Cortex im hinteren Bereich des Frontallappens sendet ein Signal durch Gehirn und Rückenmark. Motorische Neuronen aktivieren die Kontraktion der Skelettmuskelzellen bzw. -fasern. Die neuromuskuläre Aktivität wird mittels des Atmungs- und des Herz-Kreislauf-Systems durch kontinuierliche Sauerstoffzufuhr zum arbeitenden Gewebe unterstützt. Dank propriozeptivem und sensorischem Feedback ist der Körper in der Lage, sich in Reaktion auf Veränderungen der Umgebung oder des körperlichen Zustands zu bewegen.

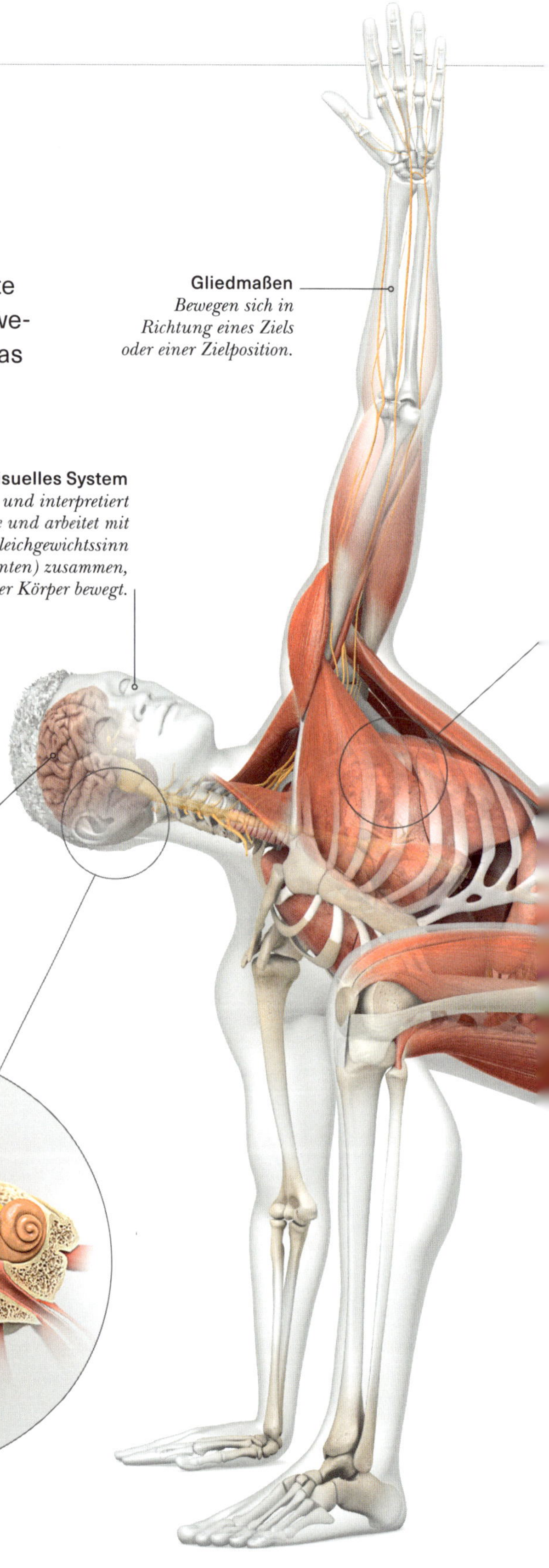

Gleichgewichtssinn

Der Gleichgewichtssinn (auch vestibuläres System genannt) hält den Körper in der Balance. Die Bogengänge erfassen Kopfbewegungen und reagieren auf Winkelbeschleunigung. Die Otolithenorgane erkennen die Schwerkraft und reagieren auf lineare Beschleunigung. Diese sensorischen Informationen dienen dem Bewahren des Gleichgewichts, dem Erkennen der Kopfstellung im Raum und der Stabilisierung des Blickfelds.

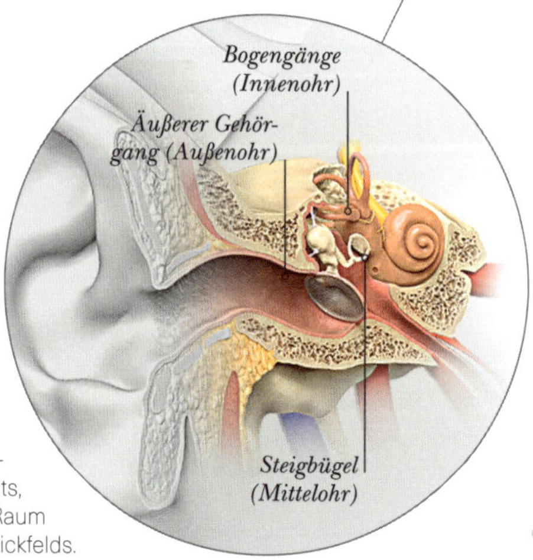

DAS PASSIERT BEIM DEHNEN

Dehnen beginnt mit Bewegung. Das Gehirn koordiniert bewusste Bewegungen mit den Muskeln, um den Körper so zu positionieren, dass Zugkraft auf einen Zielmuskel oder eine Zielmuskelgruppe ausgeübt wird. Dies kann aktiv oder passiv geschehen, wie verschiedene Arten von Dehnungen zeigen. Bisher haben Studien ergeben, dass dies sowohl neuronale als auch nicht-neuronale Anpassungen der Skelettmuskulatur bewirkt, die die Beweglichkeit und den Bewegungsumfang der Gelenke verbessern. Das noch junge Gebiet der Mechanobiologie erforscht, wie die Zell- und Gewebemechanik auf physikalische Kräfte reagiert.

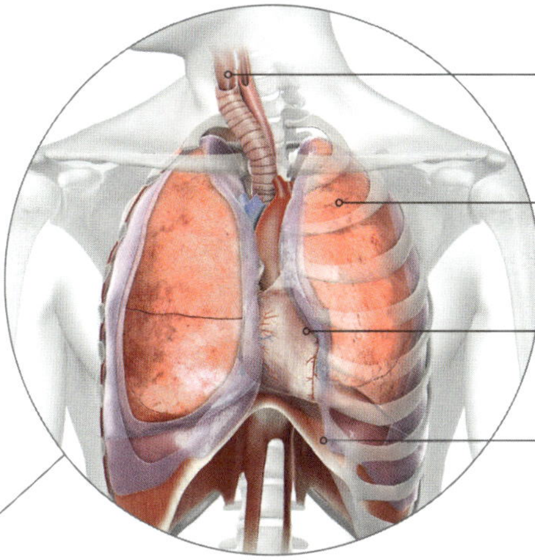

Die Luftröhre ist der wichtigste Atemwegskanal.

Die Lunge reichert das Blut mit Sauerstoff an und gibt Kohlendioxid ab.

Das Herz pumpt das Blut durch den Körper.

Das Zwerchfell unterstützt die Atmung, indem es kontrahiert.

Herz-Kreislauf- und Atemsystem

Das Herz-Kreislauf-System transportiert das Blut zu den Geweben, versorgt die Zellen mit lebenswichtigen Nährstoffen und transportiert Abfallstoffe aus den Zellen ab. Das Atmungssystem sorgt für den Austausch von Sauerstoff (benötigt für die Energiegewinnung) und Kohlendioxid (ein Abfallprodukt der Energiegewinnung) zwischen der Umgebung und den Körperzellen. Diese Atmungs- und Kreislaufprozesse steigern sich beim Training, um die Bedürfnisse des Körpers zu erfüllen.

Auswirkungen auf das Gewebe

Dehnen kann den Bewegungsumfang vergrößern, indem es die Faszien verlängert, die Dehnungstoleranz verbessert und die Aktivität des tonischen Reflexes verringert. In einigen Studien wurde festgestellt, dass sich durch Dehnen der Muskelquerschnitt vergrößert und der Fiederungswinkel der Muskelfasern verändert.

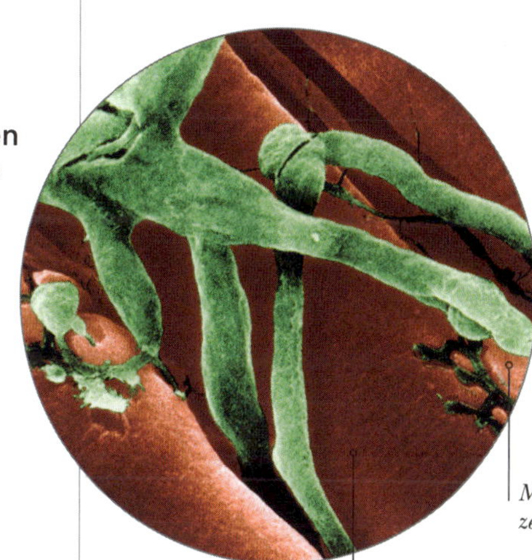

Muskelzellkern

Skelettmuskeln bestehen aus langen Faserbündeln mit mehreren Zellkernen.

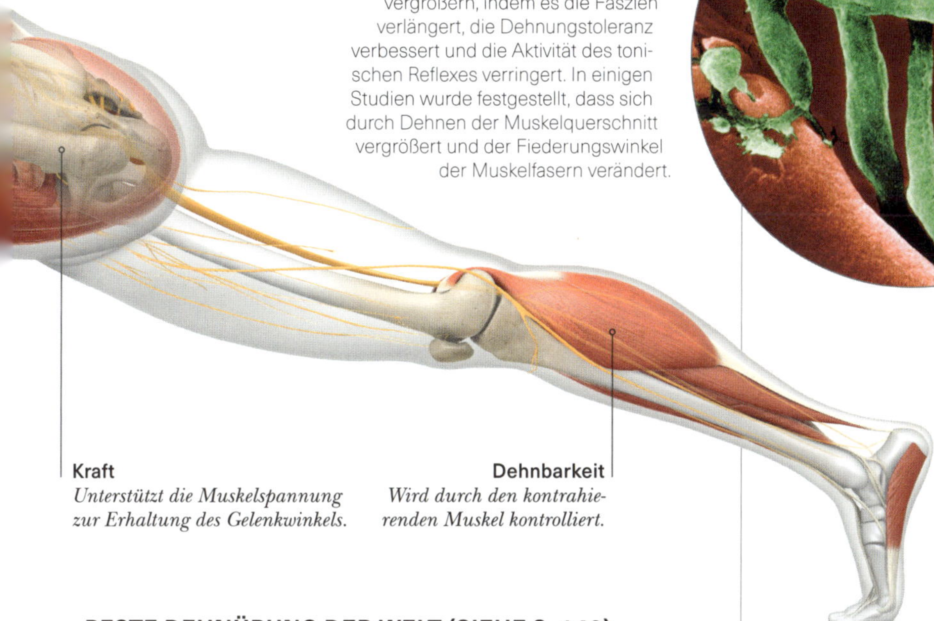

Kraft
Unterstützt die Muskelspannung zur Erhaltung des Gelenkwinkels.

Dehnbarkeit
Wird durch den kontrahierenden Muskel kontrolliert.

BESTE DEHNÜBUNG DER WELT (SIEHE S. 140)

BEWEGUNG IM RAUM

Propriozeptives Feedback teilt dem zentralen Nervensystem mit, wo im Raum sich der Körper befindet. Dies ermöglicht Bewegungskorrektur, Bewahrung einer stabilen Haltung und räumliches Bewusstsein.

BEWEGUNGSARTEN

Der menschliche Körper bewegt sich auf mehreren Ebenen. Um Sie mit der Terminologie der Bewegung vertraut zu machen, werden hier die Begriffe für die Beschreibung von Bewegungen und Gelenkpositionen sowie ihr Zusammenhang mit den Übungen in diesem Buch erklärt.

Die anatomische Grundposition (rechts) dient der Wissenschaft als Referenz für die Orientierung am menschlichen Körper. Sie ermöglicht eine eindeutige und einheitliche Beschreibung der Lage von Strukturen. Der Körper ist aufrecht, die Füße stehen parallel, die Zehen zeigen nach vorn, die Handflächen befinden sich neben dem Körper und weisen nach vorn. Drei Bewegungsebenen durchschneiden die anatomische Grundposition. Sie dienen der Beschreibung von Bewegung und Ausrichtung.

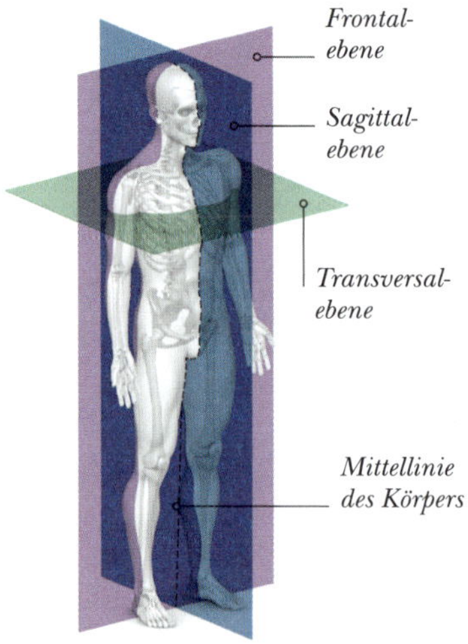

BEWEGUNGSEBENEN
Eine Übung kann in einer oder mehreren Bewegungsebenen erfolgen. Die Frontal- und die Sagittalebene teilen den Körper in vorne und hinten sowie rechts und links ein. Die Rotationsbewegung erfolgt in der Transversalebene.

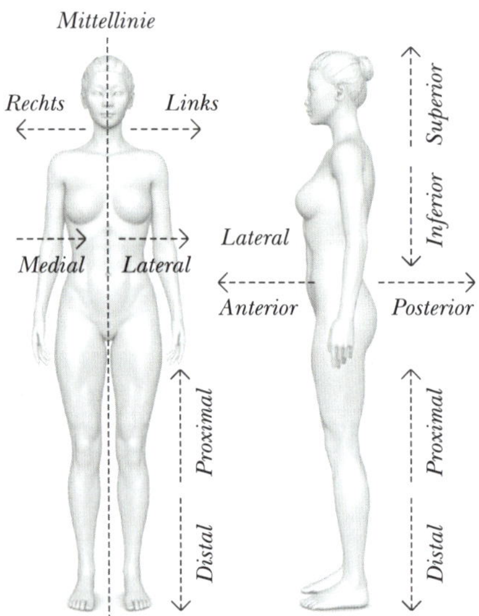

LAGE BESCHREIBEN
Medial und lateral beschreiben etwas relativ zur Mittellinie. Vorne und hinten heißen anterior bzw. posterior. Proximal und distal beschreiben etwas, das näher zu einem Ursprung oder weiter davon entfernt ist.

Wirbelsäule

Die Wirbelsäule überträgt Last auf den gesamten Körper. Als Ganzes kann sie jede der folgenden Bewegungen ausführen.

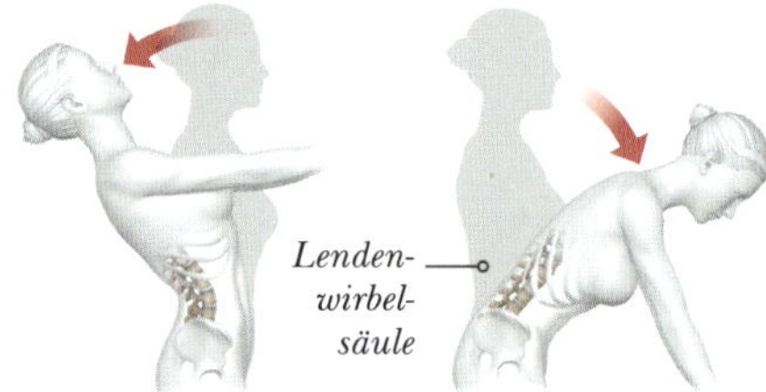

STRECKUNG
Zurückbeugen durch Strecken der Wirbelsäule nach hinten

BEUGUNG
Vorwärtsbeugen durch Runden der Wirbelsäule

Ellbogen

Der Ellbogen verbindet die Schulter und die Hand. Er ist an Bewegungen beteiligt, die den Arm und die Hand benötigen.

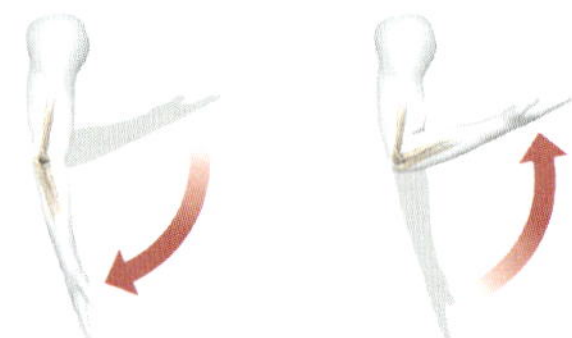

STRECKUNG
Armstrecken durch Senken des Unterarms

BEUGUNG
Armbeugen durch Heben des Unterarms

Hüfte

Dieses Kugelgelenk trägt das Gewicht und sorgt für Stabilität. Es kann gekoppelte und nicht gekoppelte Bewegungen ausführen.

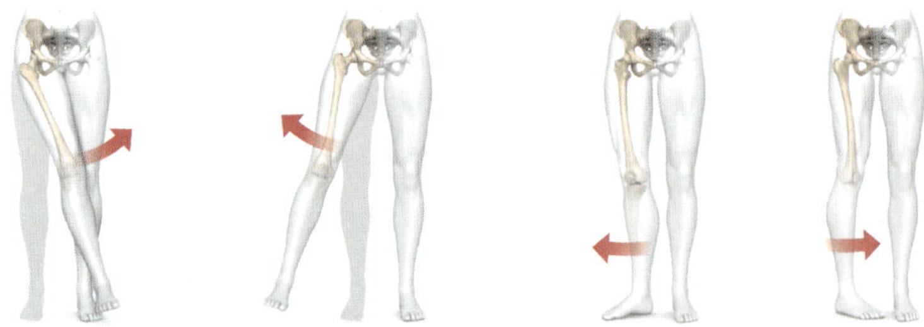

ADDUKTION
Oberschenkel bewegt sich zur Mittellinie hin.

ABDUKTION
Oberschenkel bewegt sich von der Mittellinie weg.

AUSSEN-ROTATION
Oberschenkeldrehung nach außen

INNEN-ROTATION
Oberschenkeld
hung nach inn

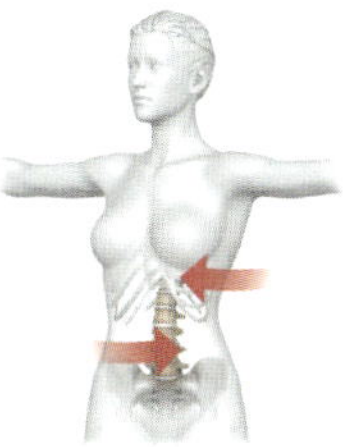

ROTATION
Rumpfdrehung um die Mittellinie nach rechts oder links

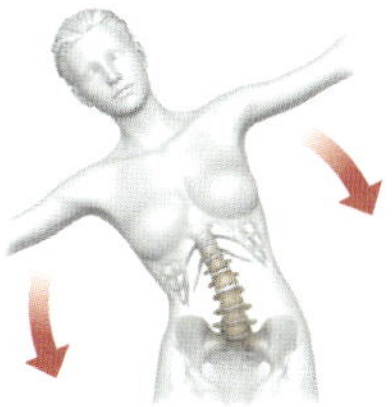

LATERALE BEUGUNG
Rumpfbeugung seitlich der Mittellinie nach rechts oder links

Handgelenk

Das Handgelenk beugt und streckt sich und dreht sich medial und lateral. Supination und Pronation erfolgen im Unterarm.

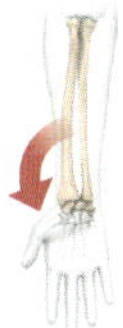

SUPINATION
Unterarmrotation dreht die Handfläche nach oben

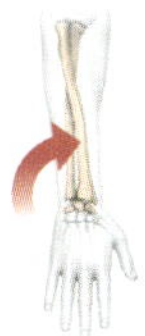

PRONATION
Unterarmrotation dreht die Handfläche nach unten

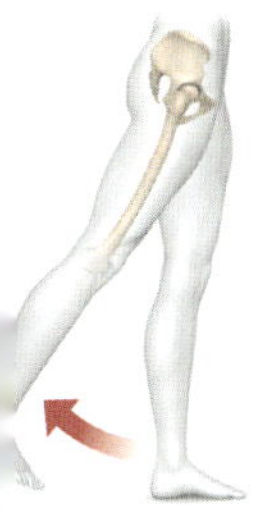

RECKUNG
erschenkelstreckung
ch hinten, Knie geht
ter die Hüfte.

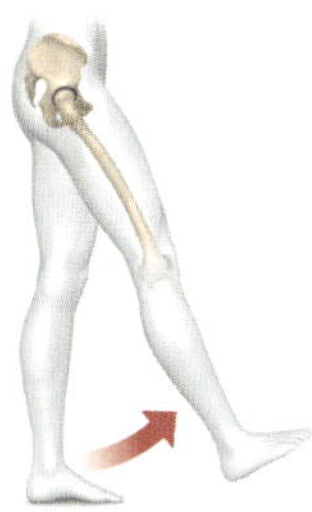

BEUGUNG
Oberschenkel bewegt sich nach vorne, Knie vor die Hüfte.

Schulter

Der Schultergürtel besteht aus dem Schultergelenk, dem Akromioklavikulargelenk, dem Sternoklavikulargelenk und dem Skapulothorakalgelenk. Er zählt zu den beweglichsten Gelenken und kann eine Vielzahl von Bewegungen ausführen.

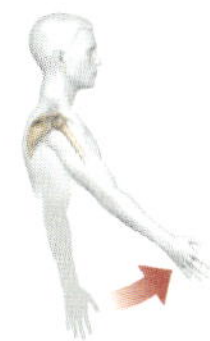

BEUGUNG
Bewegung des Arms nach vorne aus der Schulter

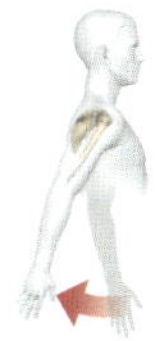

STRECKUNG
Bewegung des Arms nach hinten aus der Schulter

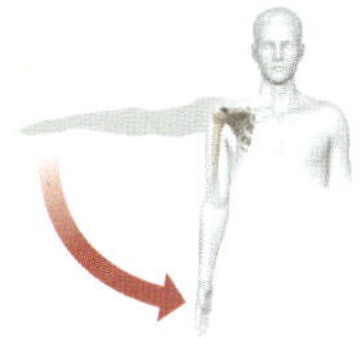

ADDUKTION
Bewegung des Arms zur Mittellinie hin

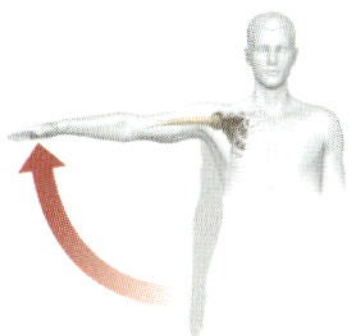

ABDUKTION
Bewegung des Arms von der Mittellinie weg

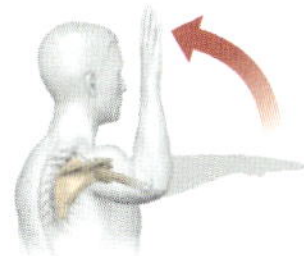

AUSSENROTATION
Drehung des Arms nach außen aus der Schulter

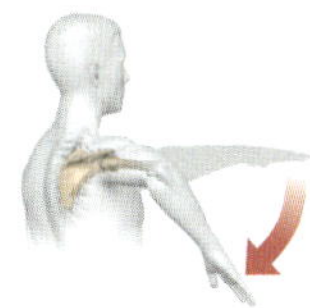

INNENROTATION
Drehung des Arms nach innen aus der Schulter

Knie

Das Tibiofemoralgelenk und das Patellofemoralgelenk bilden das Knie, das größte Synovialgelenk (siehe S. 28) des Körpers. Es ist zu kleinen Bewegungen fähig, beugt und streckt sich aber hauptsächlich und spielt beim Tragen des Gewichts eine Hauptrolle.

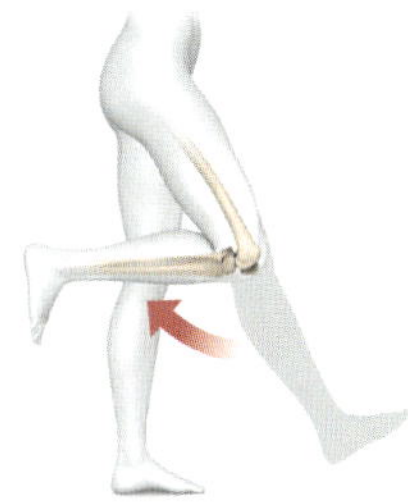

BEUGUNG
Durch Beugen des Knies nähert sich die Ferse dem Oberschenkel an.

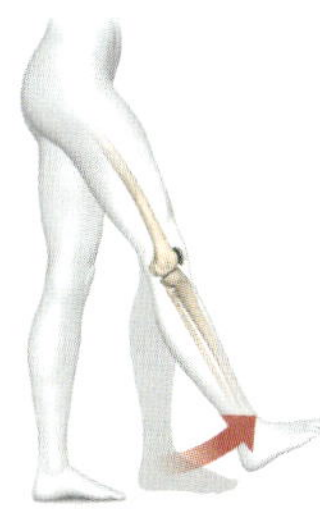

STRECKUNG
Strecken des Knies bringt den Fuß nach vorne.

Sprunggelenk

Das Sprunggelenk ist an der Fortbewegung beteiligt und verbindet den Unterschenkel mit dem Fuß, um viele Bewegungen, darunter Flexion und Eversion, zu ermöglichen.

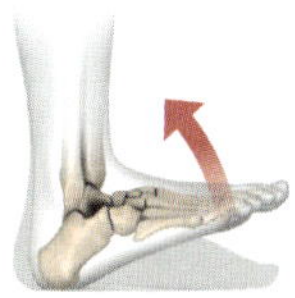

DORSALFLEXION
Fuß und Zehen zeigen nach oben.

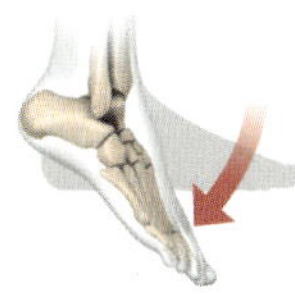

PLANTARFLEXION
Fuß und Zehen zeigen nach unten.

MUSKEL-SYSTEME

Die Herzmuskulatur und die glatte Muskulatur sind auch Teil des Muskelsystems, doch den größten Anteil daran haben die Skelettmuskeln. Diese sind mit Sehnen an Knochen befestigt und ziehen an ihnen, um Bewegung zu erzeugen.

Muskelnamen spiegeln oft Form, Position, Ansätze oder Faserorientierung der Muskeln wider. Skelettmuskeln kontrahieren in erster Linie als Reaktion auf einen willentlichen Reiz. Die vier Eigenschaften, die beeinflussen, wie ein Muskel unter Belastung (z. B. Dehnung) funktioniert, sind: Dehnbarkeit, Elastizität, Kontraktilität und Erregbarkeit. Die einzelnen Muskelfasern besitzen unterschiedliche physiologische und strukturelle Merkmale, die ihre Funktion bestimmen.

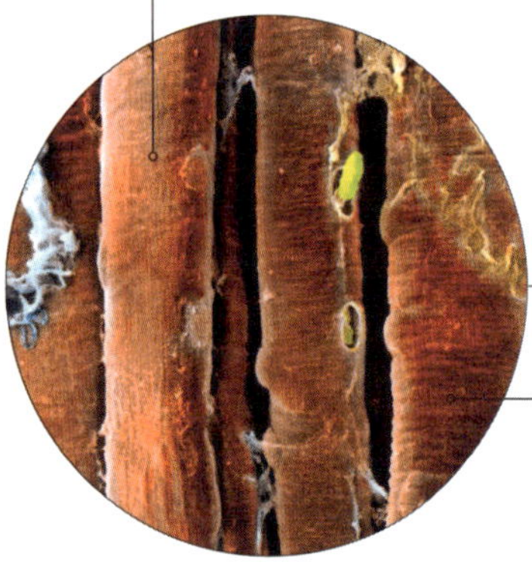

Skelettmuskelfasern

Diese Muskelfasern bestehen aus langen, mehrkernigen, zylindrischen Zellen, die aus Tausenden von Myofibrillen bestehen. Sie enthalten Proteine, die die Muskelkontraktion ermöglichen.

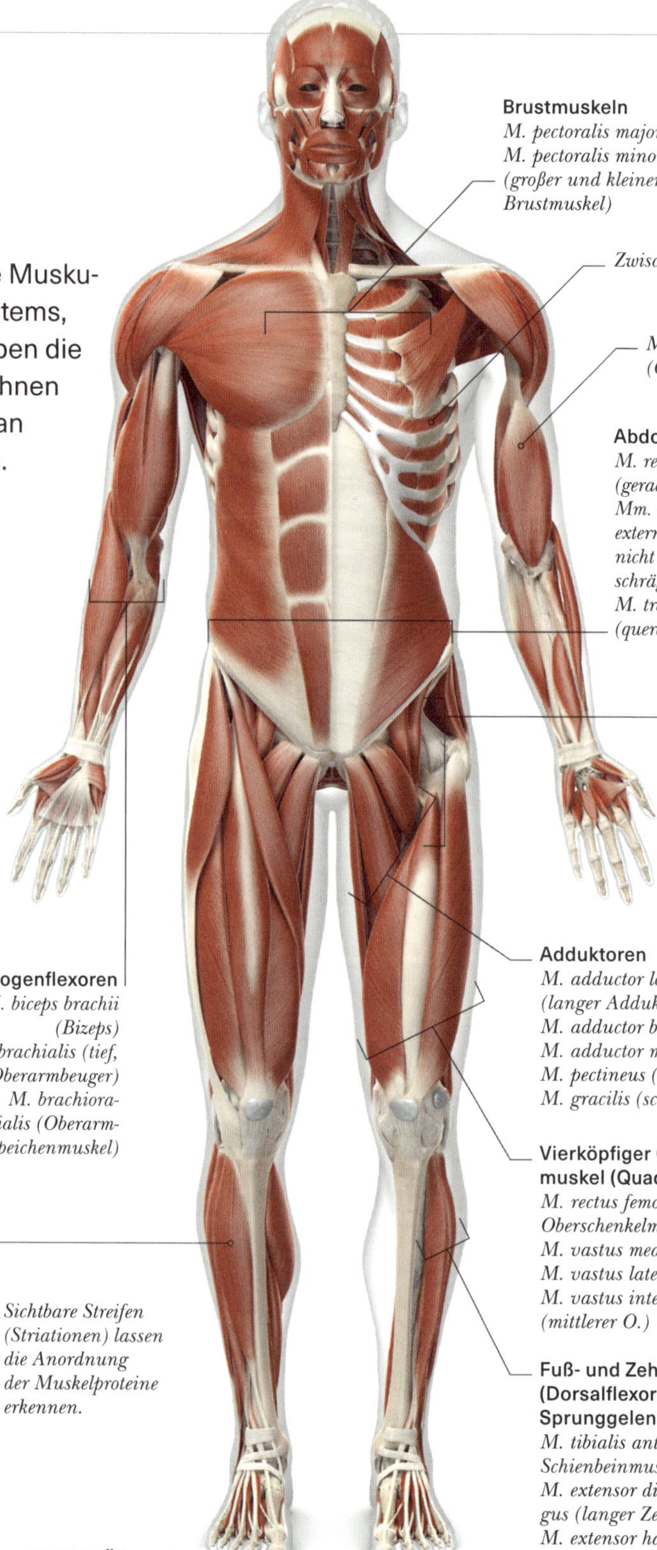

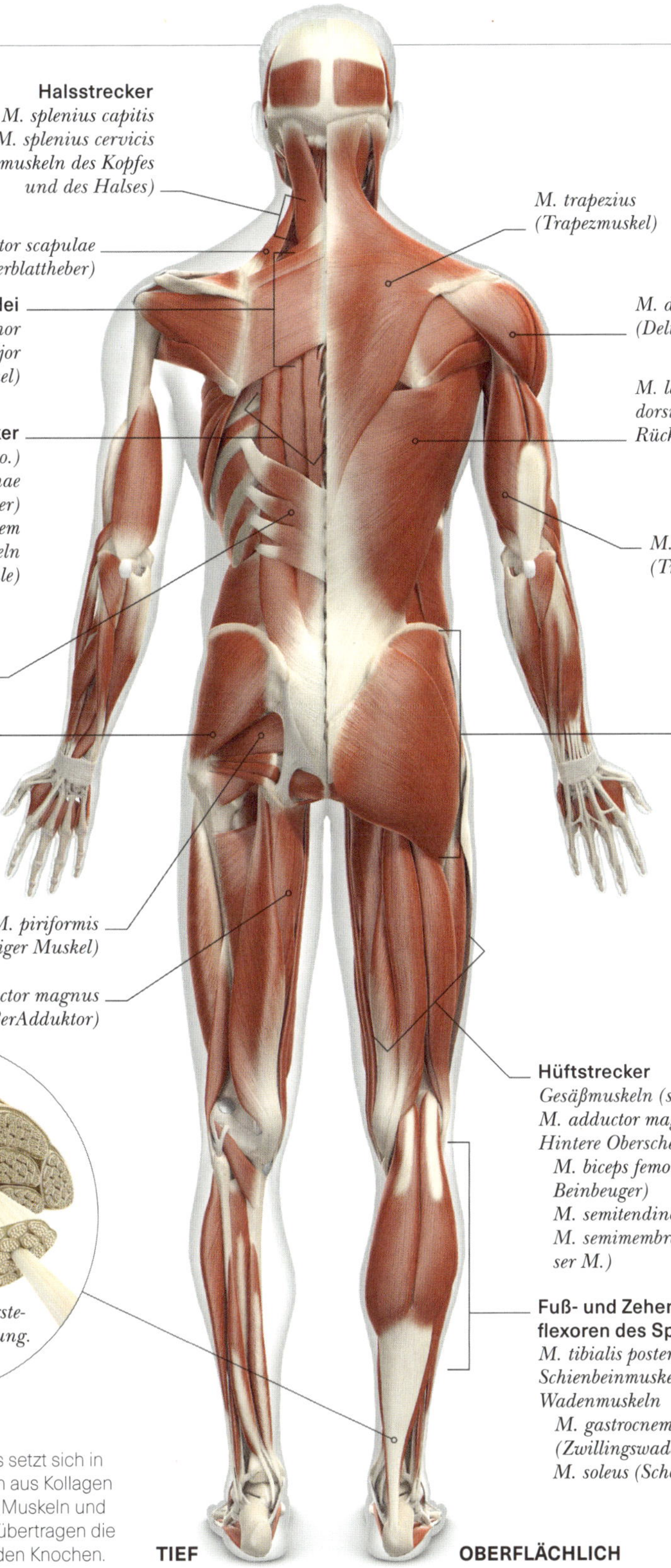

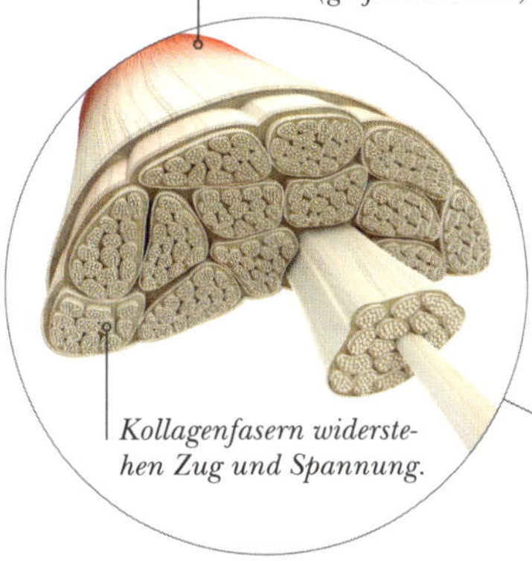

Sehnen

Das Bindegewebe des Muskels setzt sich in der Sehne fort, die hauptsächlich aus Kollagen besteht. Sehnen sind steifer als Muskeln und besitzen hohe Zugfestigkeit. Sie übertragen die vom Muskel erzeugte Kraft auf den Knochen.

MUSKELKETTEN UND -GRUPPEN

Muskeln arbeiten als System, um Bewegungen in verschiedenen Bewegungsebenen zu ermöglichen. Viele Theorien bemühen sich, die Muskeln basierend auf ihrer Biomechanik und Anatomie zu kategorisieren, um darzustellen, wie dies geschieht.

Statt die Funktion einzelner Muskeln zu betrachten, hilft es, sich vor Augen zu führen, wo Muskeln nahe von Gelenken liegen, die sie bewegen. Zum »Core« gehören globale, lokale und benachbarte Muskeln an Bauch, Wirbelsäule, Becken und Hüften. Diese Muskeln erzeugen und übertragen gemeinsam Kräfte durch den Körper.

GLOBALE MUSKELN

Globale Muskeln liegen oberflächlicher als lokale. Sie sind viel größer und können größere Kräfte auf die Gelenke ausüben, mit denen sie verbunden sind. Globale Muskeln arbeiten mit lokalen zusammen, um Last zwischen Ober- und Unterkörper zu übertragen. Core-Training, das einzeln oder gemeinsam auf die globalen und die lokalen Muskeln zielt, kann ebenso wie generelles Training bei Rückenschmerzen helfen.

Zu den globalen Muskeln zählen der M. quadratus lumborum, der M. psoas major, die äußeren und inneren schrägen Bauchmuskeln, der gerade Bauchmuskel, der mittlere Gesäßmuskel und alle Hüftadduktoren einschließlich des M. adductor magnus, longus und brevis, M. gracilis und M. pectineus.

LOKALE MUSKELN

Die lokalen Muskeln liegen tief und setzen an einem oder mehreren Wirbeln an. Wegen ihrer Gelenknähe wirken sie auf diese Knochen ein und erzeugen kleinere Bewegungen. Doch erzeugen sie in der Regel keine kraftvollen, größeren Bewegungen. Zu den lokalen Core-Muskeln zählen das Zwerchfell, der vielgefiederte Muskel, der quere Bauchmuskel und die Beckenbodenmuskeln. Korrekt koordiniert, kann diese Gruppe den Bauchhöhlendruck beeinflussen, der sich auf die Beweglichkeit der Wirbelsäule, die Bewegung, Atmung und Kontinenz auswirkt.

BEWEGUNGSSYSTEM

Lokale und globale Systeme kooperieren mit weiteren Muskeln, u.a. dem breiten Rückenmuskel, Hüftbeugern und Quadrizepsen. Es gibt verschiedene Theorien, wie Bewegung zwischen den Muskelgruppen übertragen wird – etwa durch Muskel-»Schlingen«. Da Faszien oder Bindegewebe im ganzen Körper vorhanden sind und ihn stützen, können sie die von Muskeln erzeugte Kraft auf die Knochen übertragen. Wissen Sie, wie die Muskeln am oder in der Nähe des Rumpfes kooperieren, können Sie Übungen auswählen, die auf Ihre speziellen Ziele ausgerichtet sind.

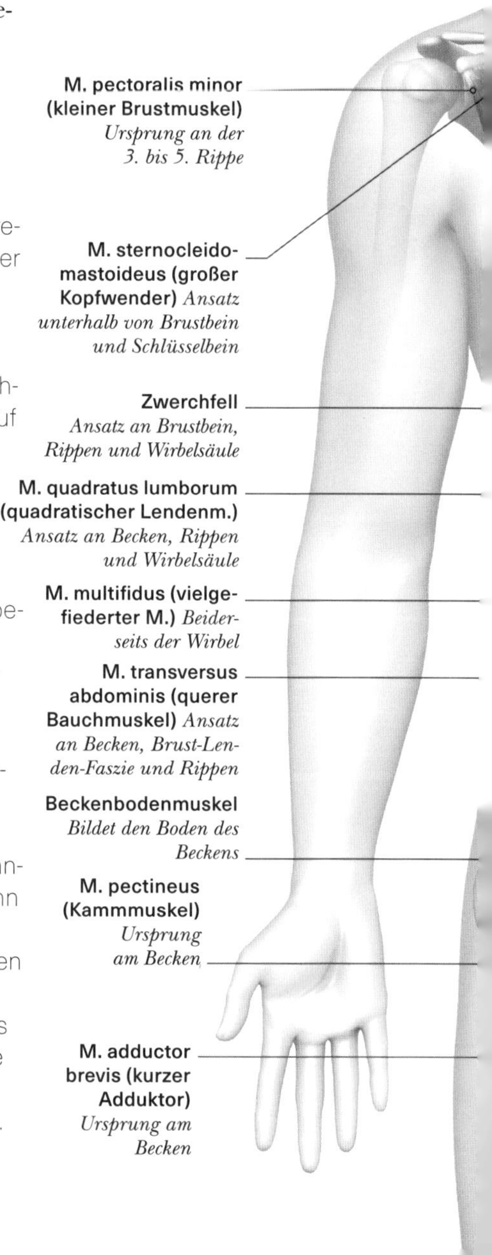

ÄUSSERER VS INNERER CORE

Die globalen Muskeln (äußerer Core) sind hier als Schicht an der Oberfläche dargestellt. Sie sind deutlich größer als die lokalen Muskeln. Die lokalen Muskeln (innerer Core) liegen tief und nahe an der Wirbelsäule.

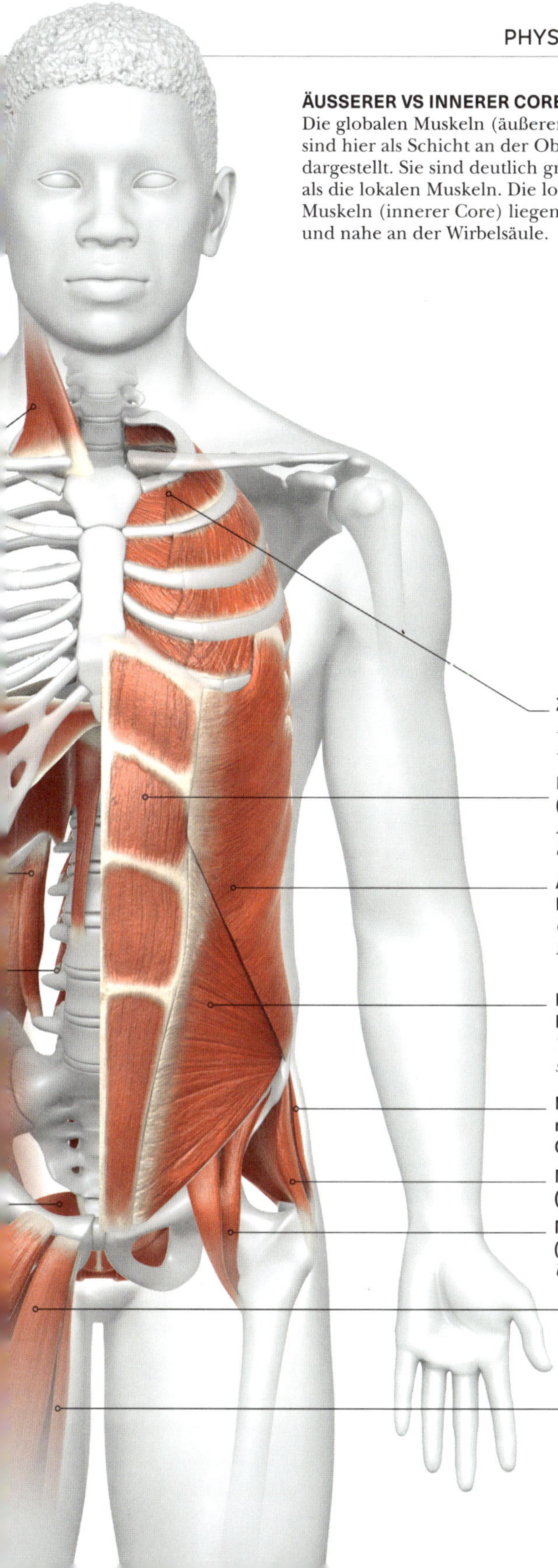

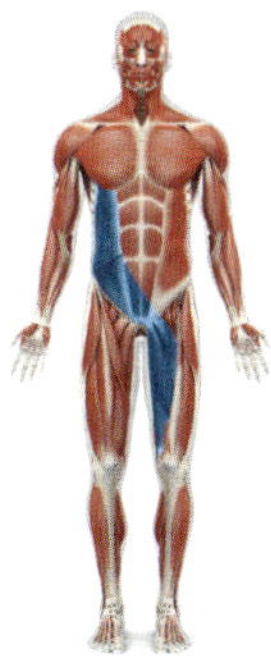

VORDERE SCHRÄGE SCHLINGE

Dazu zählen die äußeren und inneren schrägen Bauchmuskeln und die entgegengesetzten Adduktoren. Sie stabilisiert Hüfte und Becken und unterstützt Beschleunigungen, Drehungen, Verlangsamungen und Richtungswechsel im Sport.

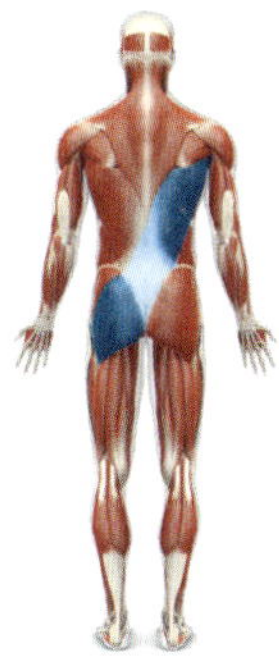

HINTERE SCHRÄGE SCHLINGE

Sie besteht aus dem M. latissimus dorsi (breiter Rückenmuskel), dem M. gluteus maximus (großer Gesäßmuskel) und der Fascia thoracolumbalis (Brust-Lenden-Faszie). Sie stützt Rumpf and Becken bei Aktivitäten wie der Standphase beim Gehen sowie dem Vortrieb (der Vorwärtsbewegung).

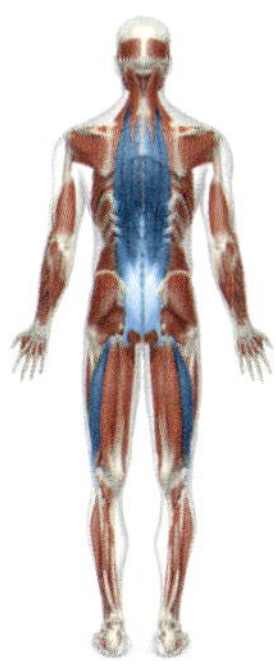

TIEFE LÄNGSSCHLINGE

An dieser Schlinge sind die Muskeln M. erector spinae (Rückenstrecker) und M. multifidus (vielgefiederter M.), das Ligamentum sacrotuberale, die Fascia thoracolumbalis (Brust-Lenden-Faszie) und der M. biceps femoris (zweiköpfiger Oberschenkenmuskel) beteiligt. Sie unterstützt Vorwärts- und Rückwärtsbewegungen und hält den Körper aufrecht.

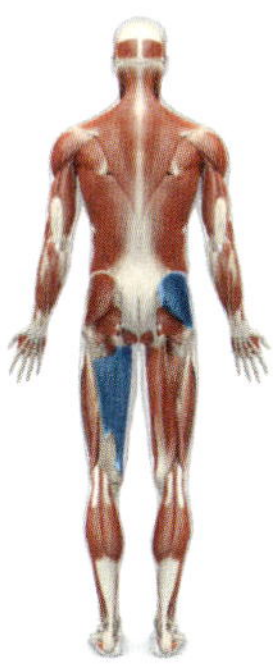

SEITLICHE SCHLINGE

Diese Schlinge besteht aus den mittleren und kleinen Gesäßmuskeln, M. tensor fasciae latae (Schenkelbindenspanner) und dem iliotibialen Band. Diese Gruppe unterstützt Bewegungen in der Frontalebene und stabilisiert Hüfte und Becken bei einbeinigen Aktivitäten.

WIE MUSKELN ARBEITEN

Muskeln sind mit Sehnen an Knochen befestigt. Bei einer bewussten Bewegung sendet das Nervensystem ein Signal an die Nerven, das eine Muskelkontraktion veranlasst. Die Sehnen übertragen die von den Muskeln erzeugte Kraft auf die Knochen und erzeugen so die Bewegung.

Exzentrische und konzentrische Kontraktionen sind isotonische Kontraktionen, die die Muskellänge ändern. Isometrische Kontraktionen verändern die Länge des aktiven Muskels nicht, der Gelenkwinkel bleibt gleich. Vier Eigenschaften beeinflussen die Funktion eines Muskels. **Dehnbarkeit** ist die Fähigkeit eines Muskels, sich unter Einwirkung einer äußeren Kraft zu dehnen. **Elastizität** befähigt einen Muskel, in seine Ruhelage zurückzukehren. **Kontraktilität** bezeichnet die Fähigkeit eines Muskels, aktive Spannung zu erzeugen, und **Erregbarkeit** bezieht sich darauf, wie gut ein Muskel auf einen Reiz reagiert.

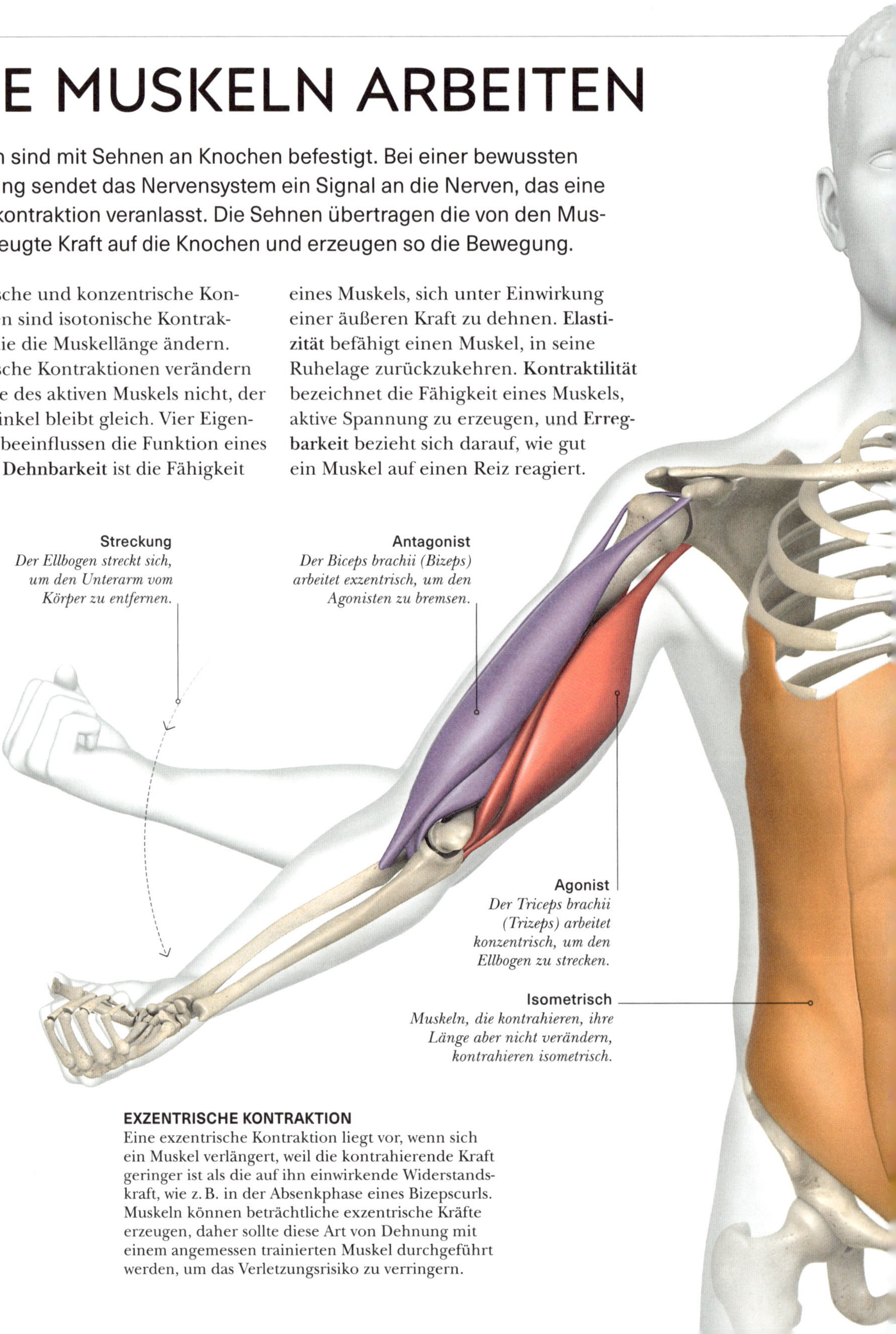

EXZENTRISCHE KONTRAKTION

Eine exzentrische Kontraktion liegt vor, wenn sich ein Muskel verlängert, weil die kontrahierende Kraft geringer ist als die auf ihn einwirkende Widerstandskraft, wie z. B. in der Absenkphase eines Bizepscurls. Muskeln können beträchtliche exzentrische Kräfte erzeugen, daher sollte diese Art von Dehnung mit einem angemessen trainierten Muskel durchgeführt werden, um das Verletzungsrisiko zu verringern.

WIE MUSKELN ZUSAMMENARBEITEN

Der Muskel, von dem eine Bewegung ausgeht, ist der Agonist. Die Muskeln, die eine Bewegung indirekt unterstützen, werden Synergisten genannt. Der Muskel, der der Hauptbewegung entgegenwirkt oder sie verlangsamt, ist der Antagonist. Da Muskeln nur ziehen, aber nicht schieben können, müssen all diese Muskelgruppen ein gewisses Maß an Spannung besitzen, um eine bestimmte Bewegung zu erzeugen.

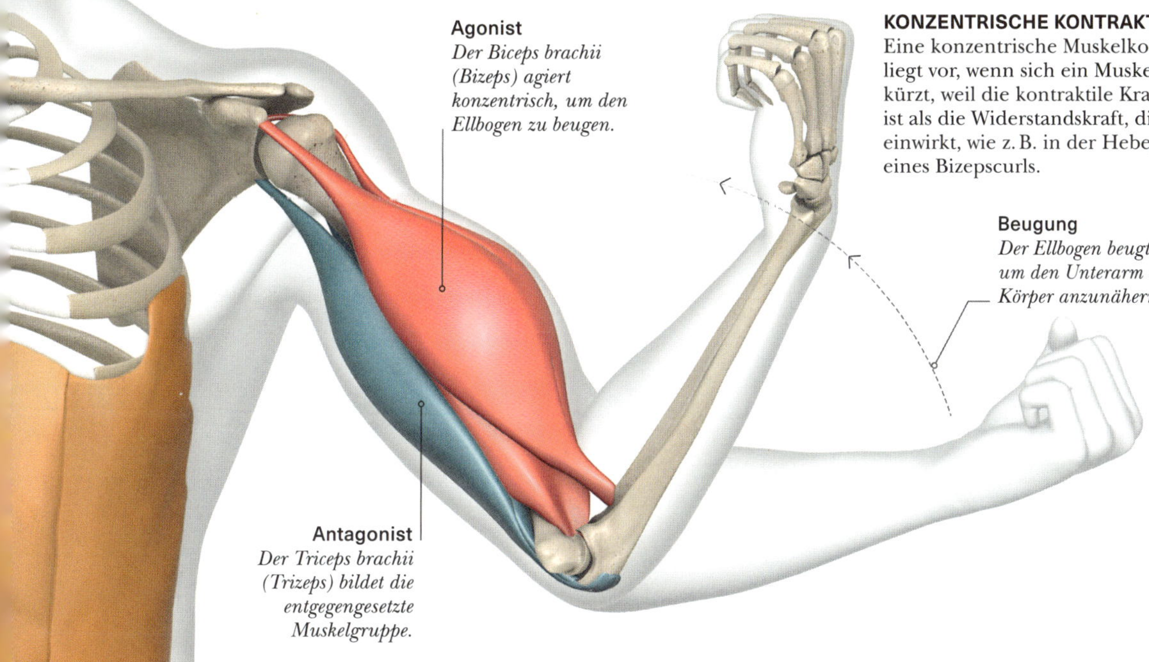

KONZENTRISCHE KONTRAKTION
Eine konzentrische Muskelkontraktion liegt vor, wenn sich ein Muskel verkürzt, weil die kontraktile Kraft größer ist als die Widerstandskraft, die auf ihn einwirkt, wie z. B. in der Hebephase eines Bizepscurls.

Muskelspannung

Aktive Spannung ist die Kraft, die entsteht, wenn die (dicken) Myosin- und die (dünnen) Aktin-Filamente innerhalb der Sarkomere eines Muskels aneinander vorbeigleiten, wobei die Kraft eines Muskels in Ruhelänge am größten ist. Passive Spannung tritt auf, wenn sich ein Antagonist mit oder ohne aktiven Agonisten verlängert. Nimmt die Muskellänge zu, erreicht das passive Gewebe seine volle Länge und widersetzt sich einer weiteren Verlängerung. Die meisten Dehnübungen wollen dies verändern.

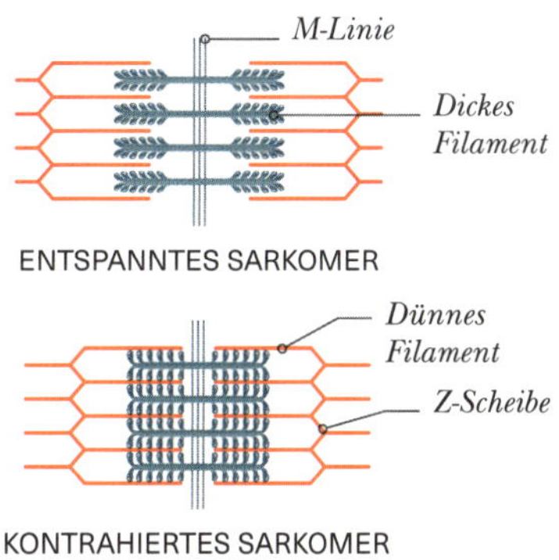

ANATOMIE DES MUSKELS

Skelettmuskelzellen sind lange, zylindrische Bündel kleinerer Fasern, der Myofibrillen. Diese bestehen aus Aktin- und Myosinfilamenten, die Muskelkontraktionen erzeugen, indem sie aneinander vorbeigleiten. Die Zellen haben Mitochondrien zur Energieerzeugung und ein Membransystem, das sarkoplasmatische Retikulum, das Kalziumionen freisetzt, um Muskelkontraktion zu veranlassen.

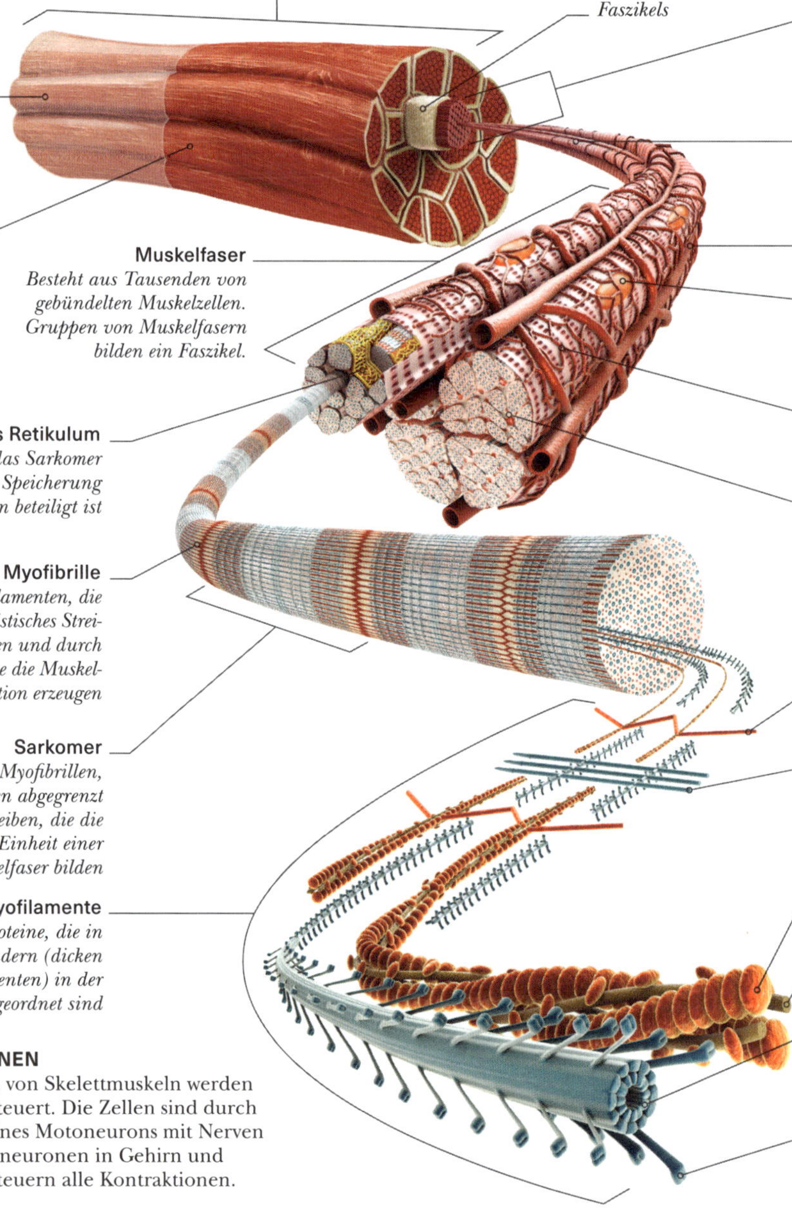

MOTONEURONEN

Kontraktionen von Skelettmuskeln werden willentlich gesteuert. Die Zellen sind durch einen Zweig eines Motoneurons mit Nerven versorgt. Motoneuronen in Gehirn und Rückenmark steuern alle Kontraktionen.

Verhältnis von Länge zu Spannung

Dieses Diagramm zeigt schematisch, wie viel Spannung und Kraft ein Muskel bei unterschiedlicher Länge erzeugen kann. Generell erzeugen kürzere Muskeln eine größere Spannung und längere Muskeln weniger Spannung und Kraft, da die passive Spannung im Endbereich der Dehnung zunimmt.

LEGENDE

- Gesamtspannung
- Passive Spannung
- Aktive Spannung

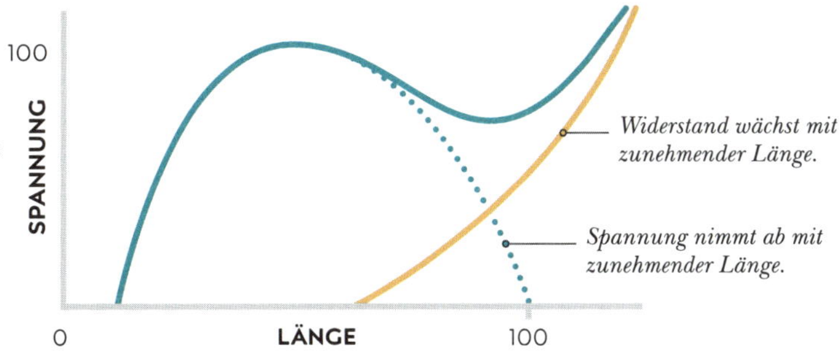

WIE MUSKELLÄNGE DIE SPANNUNG BEEINFLUSST

Muskelkontraktion unter dem Mikroskop

Das Verkürzen und Verlängern eines Skelettmuskels ist ein komplexer Prozess, bei dem verschiedene Proteine und chemische Signale zusammenwirken. Ein Motoneuron und die Muskelfasern, die es mit Nerven versorgt, bilden eine motorische Einheit. Das Motoneuron sendet Nervenimpulse an die Muskelfaser, die bewirken, dass die Aktinfilamente wiederholt zur Mitte des Sarkomers gezogen werden, sodass Spannung erzeugt wird.

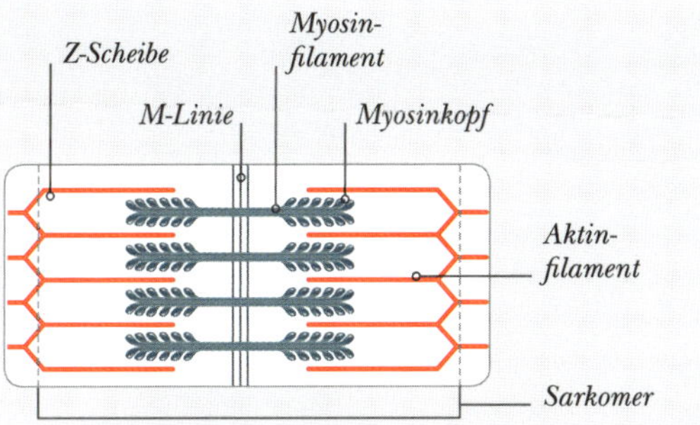

ENTSPANNTER MUSKEL

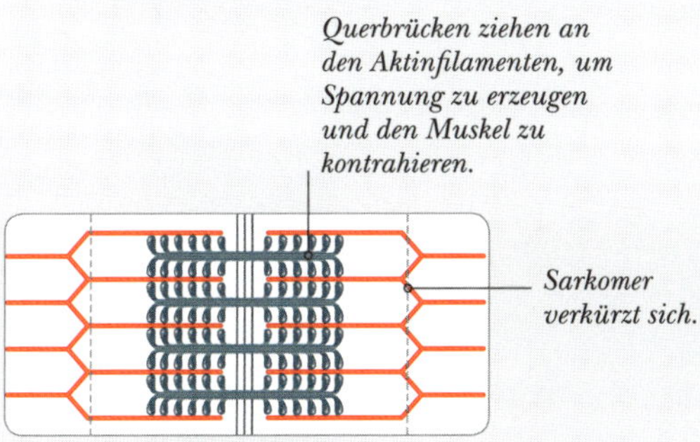

KONTRAHIERTER MUSKEL

DER QUERBRÜCKENZYKLUS

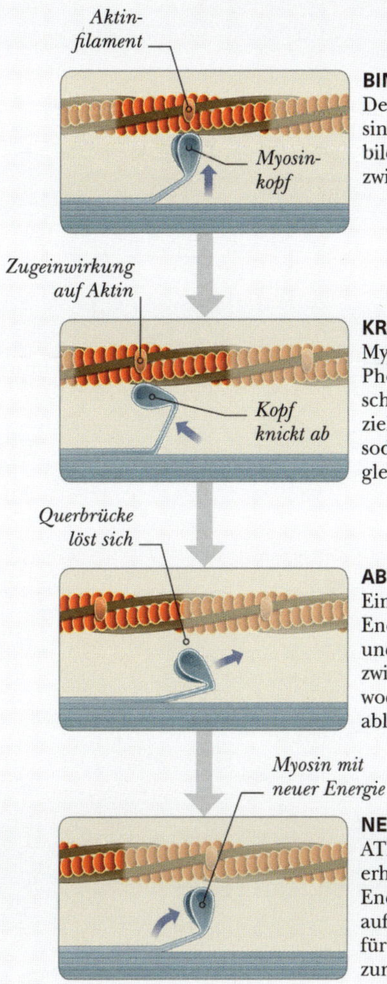

BINDUNG
Der hochenergetische Myosinkopf bindet an Aktin und bildet eine »Querbrücke« zwischen den Filamenten.

KRAFTSCHLAG
Myosinkopf gibt ADP und Phosphat ab. Der Myosinkopf schwenkt und kippt ab und zieht dabei am Aktinfilament, sodass es Richtung M-Linie gleitet.

ABLÖSUNG
Ein ATP-Molekül (chemische Energie) bindet an Myosin und schwächt die Verbindung zwischen Aktin und Myosin, wodurch sich der Myosinkopf ablöst.

NEUE ENERGIEZUFUHR
ATP gibt Energie ab. Dadurch erhält der Myosinkopf neue Energie, richtet sich wieder auf und kehrt in seine Position für den nächsten Zyklus zurück.

DAS SKELETT-SYSTEM

Das Skelett des erwachsenen Menschen besteht aus Knorpel und Knochen. Es gibt dem Körper Halt, schützt lebenswichtige Organe und ermöglicht Bewegung. Knochen sind hoch spezialisiertes, lebendes Bindegewebe.

Die Knochen erneuern sich im Laufe der Lebenszeit ständig, da sie die Fähigkeit besitzen, sich an Belastung anzupassen. Sie dienen als Speicher für wichtige Mineralien. Das Knochenmark hat die lebenswichtige Aufgabe, rote Blutkörperchen zu bilden. Knochen sind von unterschiedlicher Größe, Form und Stärke.

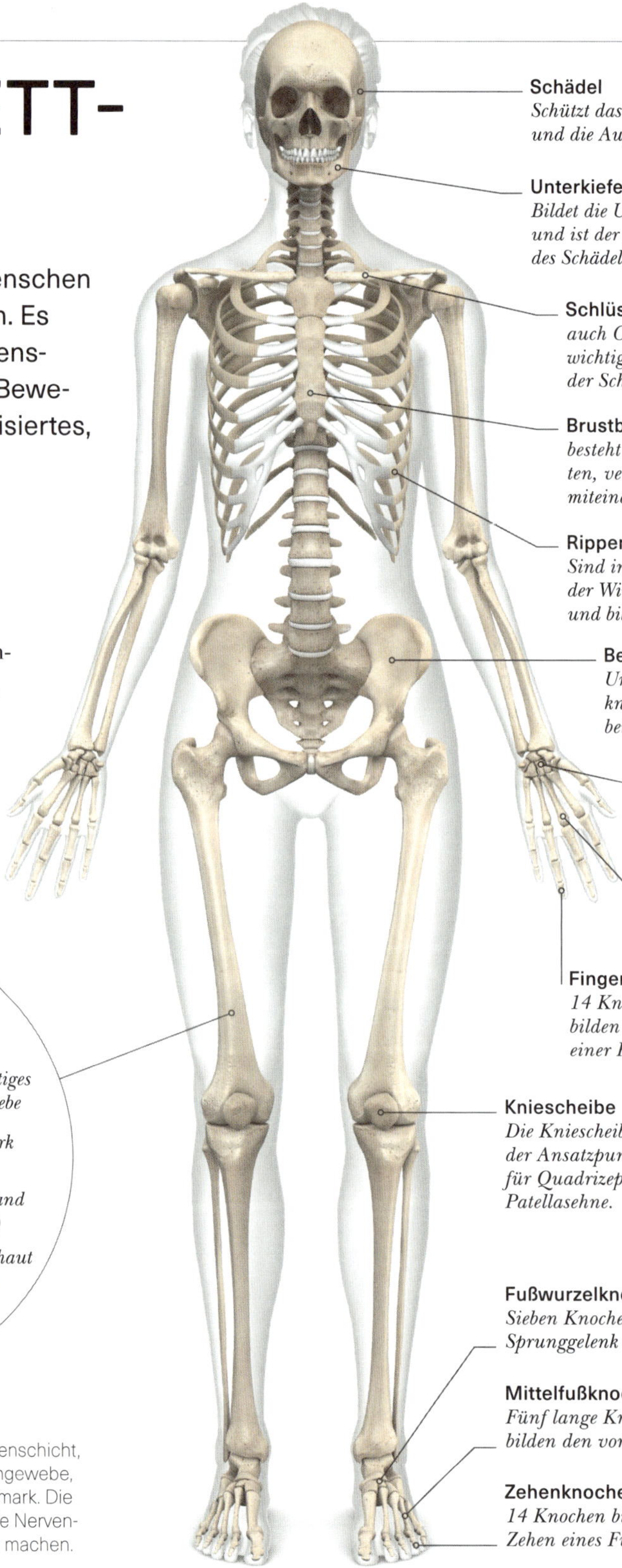

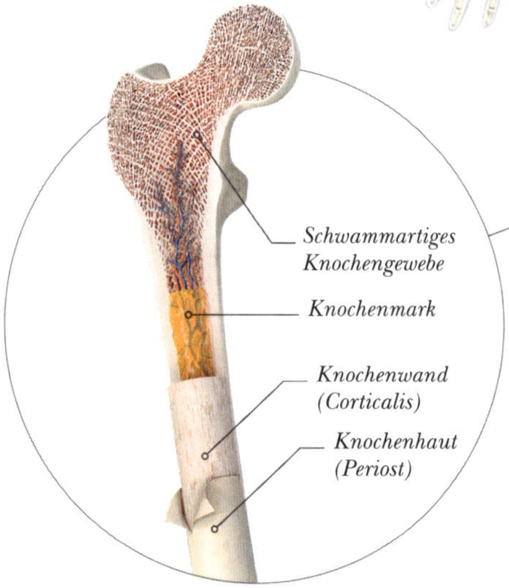

Knochenaufbau

Die meisten Knochen besitzen eine harte Außenschicht, die Corticalis, und ein schwammartiges Innengewebe, den trabekulären Knochen mit dem Knochenmark. Die Knochenhaut ganz außen (Periost) enthält viele Nervenfasern, die den Knochen schmerzempfindlich machen.

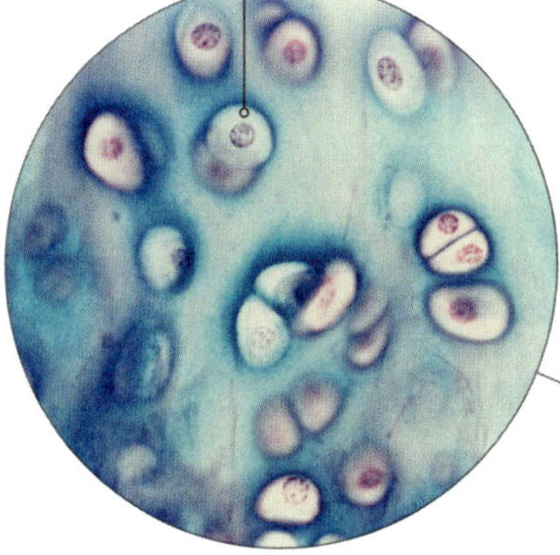

Knorpel

Hyaliner Knorpel aus Kollagen Typ II ist der häufigste Knorpel im Körper. Er schafft eine glatte Oberfläche für Gelenkverbindungen, ist aber nicht durchblutet, weshalb er nur begrenzt heilungsfähig ist.

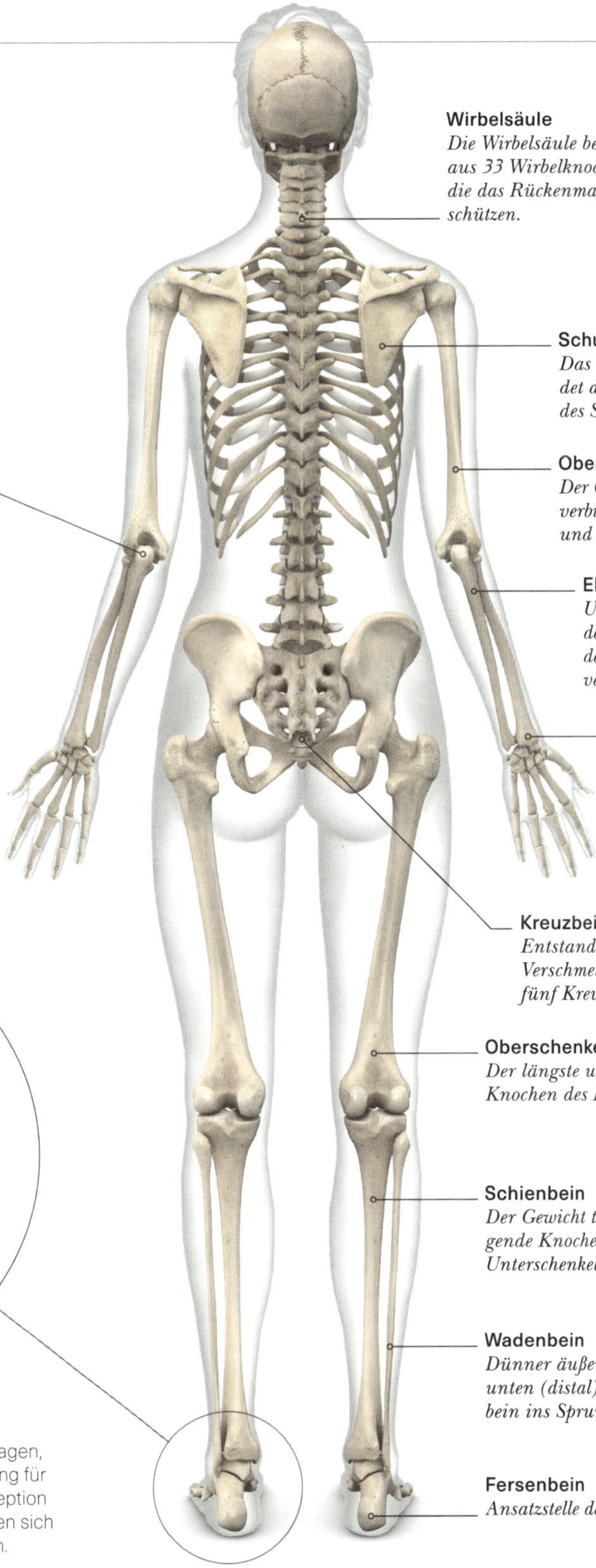

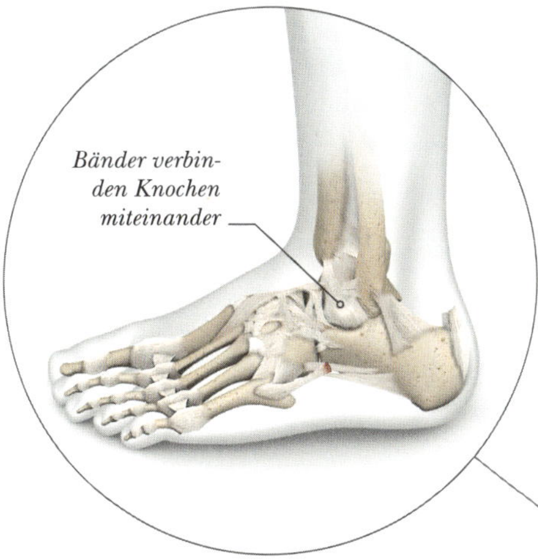

Bänder

Bänder sind dichte Bindegewebsfasern aus Kollagen, die ein Gelenk überspannen und bei Zugbelastung für passive Stabilität sorgen. Sie tragen zur Propriozeption bei, variieren in Größe und Ausrichtung und passen sich einer Belastung an, indem sie steifer werden.

DIE WIRBELSÄULE

In der Regel besteht die Wirbelsäule aus 24 freien Wirbelkörpern sowie Kreuz- und Steißbein. Die Wirbel werden nach unten größer, entsprechend dem zu tragenden Gewicht. Natürliche Wirbelsäulenkrümmungen nach innen und außen bringen Kopf und Körper in der Sagittalebene ins Gleichgewicht. Abnormale Krümmungen können angeboren oder durch äußere Faktoren verursacht sein.

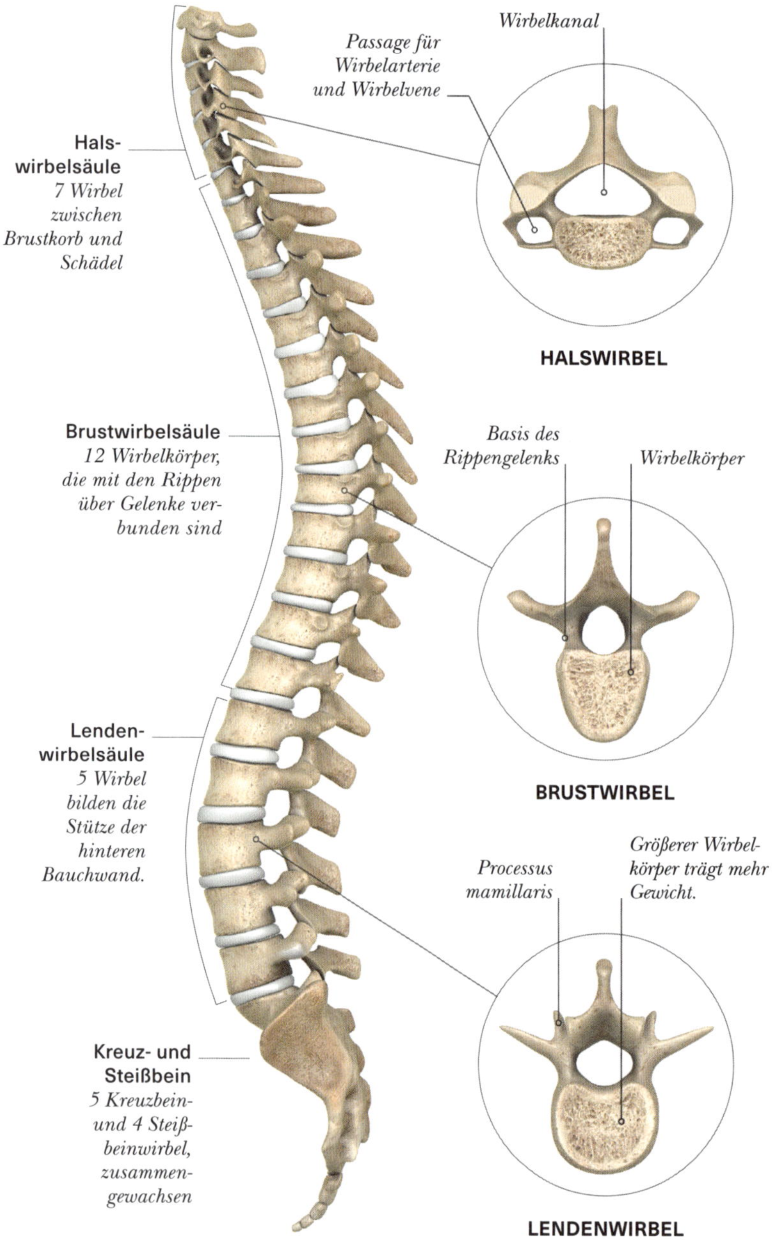

Körperhaltung und Anatomie

Die Körperhaltung ist eine adaptive Reaktion auf viele Faktoren wie Schwerkraft, Stimmung, Bewegungsgewohnheiten und Anatomie. Im Hinblick auf Rücken- und Nackenschmerzen gibt es nicht die eine, »ideale« Haltung. Ihre ideale – neutrale – Haltung ist die des geringsten Widerstands Ihres individuellen Körpers. Unten finden Sie einige häufige Haltungen.

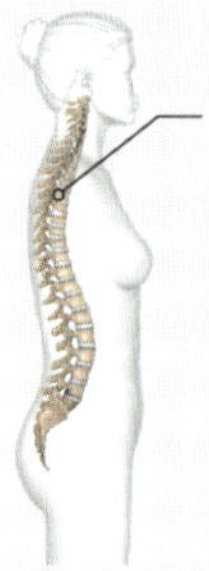

NEUTRALE WIRBELSÄULE
Dies gilt als effiziente Haltung, bei der Kopf, Wirbelsäule und Becken nahezu eine Linie bilden. Es ist die Haltung mit dem durchschnittlich geringsten Widerstand.

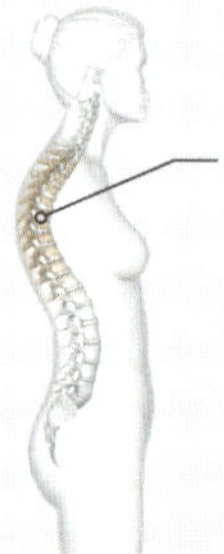

BRUSTKYPHOSE
Erhöhte Krümmung der Brustwirbelsäule um mehr als 50 Grad. Diese Krümmung tritt häufig bei Osteoporose auf.

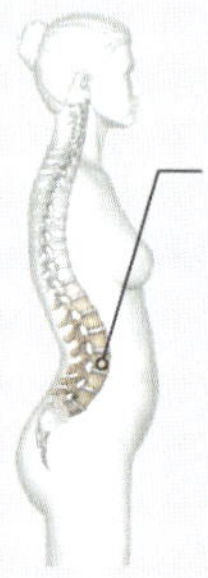

HYPERLORDOSE
Eine Hyperlordose kann durch Fehlhaltung (Hohlkreuz) oder Schwangerschaft aufgrund von Verlagerung des Körperschwerpunkts entstehen.

DAS BECKEN

Das Becken besteht aus zwei Beckenknochen sowie dem Kreuz- und Steißbein der Wirbelsäule. Es verbindet das Achsenskelett mit dem Unterkörper und ist Ansatzpunkt für kräftige Muskeln, die die Hüfte und den Rumpf kontrollieren. Die Beckenhöhle setzt sich in der Bauchhöhle fort und wird durch den Beckenboden gestützt.

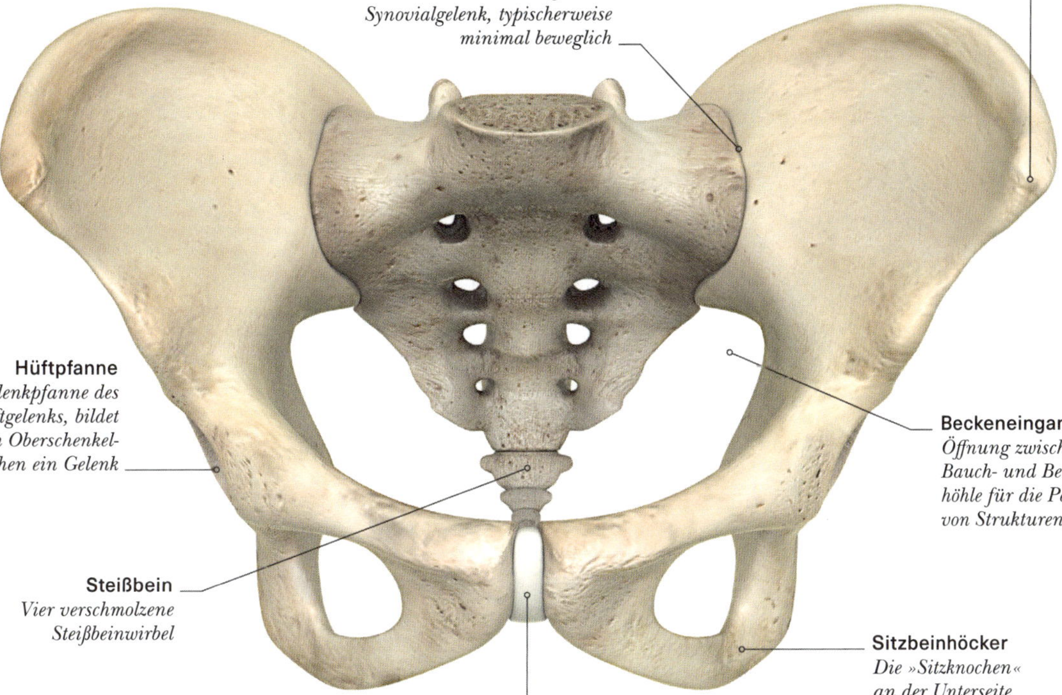

WEIBLICHES BECKEN

Lendenwirbelsäulen- und Beckenhaltung

Muskeltonus, Schmerzen und Knochenmorphologie können die Beckenstellung beeinflussen. Zwar ist ein neutrales Becken ideal, doch die Beckenneigung ist individuell sehr verschieden. Versteht man, wie sich Lendenwirbelsäule und Becken bewegen, kann man die Core- und Beckenhaltung bei bestimmten Übungen besser kontrollieren.

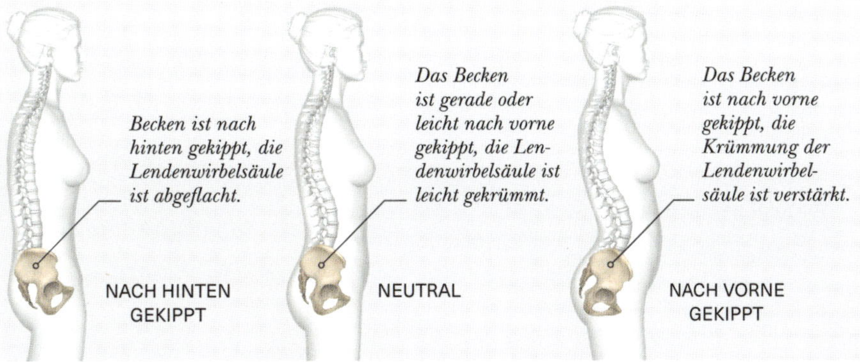

GELENKE

An einem Gelenk treffen zwei Knochen aufeinander. Es gibt drei Arten: Fasergelenke, Knorpelgelenke und Synovialgelenke. Fasergelenke sind fest, wie die Schädelnähte. Knorpelgelenke haben eine Knorpelschicht, wie z. B. die Schambeinfuge.

Synovialgelenke sind die frei beweglichen, funktionellen Hauptgelenke des Körpers. Dazu gehören Scharniergelenke wie der Ellbogen und das Knie, die sich hauptsächlich beugen und strecken, sowie Kugelgelenke wie die Hüfte und die Schulter, die sich abstrecken, heranziehen und rotieren lassen.

BEWEGUNGSARTEN	
Beugung	Gelenkwinkel wird generell kleiner.
Streckung	Gelenkwinkel wird generell größer.
Abduktion	Glied bewegt sich vom Körper oder seiner Mittellinie weg.
Adduktion	Glied bewegt sich zum Körper hin.
Außenrotation	Glied dreht sich weg vom Körper.
Innenrotation	Glied dreht sich zum Körper hin.
Axiale Rotation	Wirbelsäule rotiert um ihre Achse.
Plantarflexion	Fuß zeigt vom Körper weg.
Dorsiflexion	Fuß zeigt zum Körper hin.

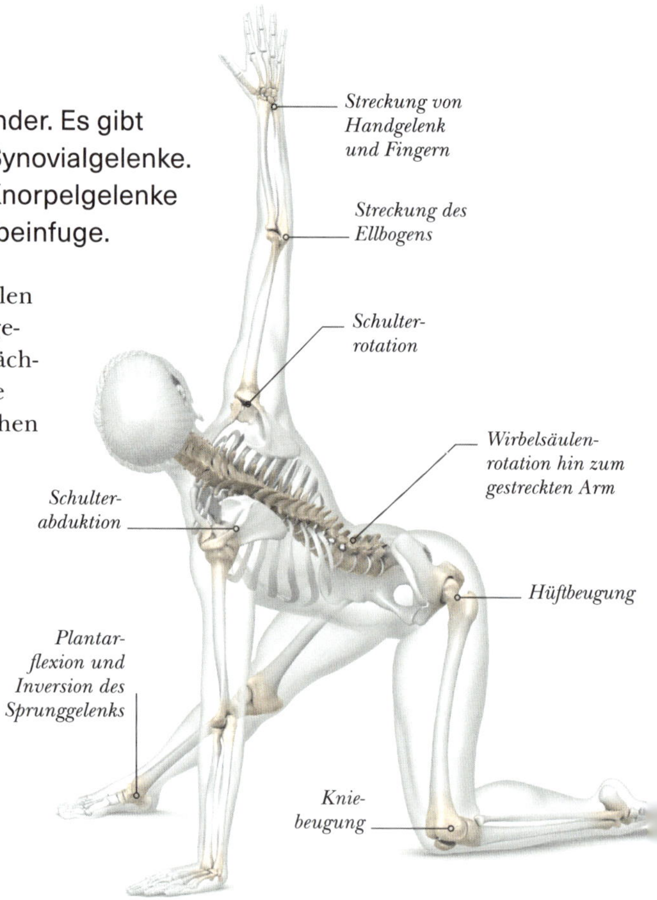

THREAD THE NEEDLE (S. 94)

Das Innere eines Gelenks

Synovialgelenke zeichnen sich durch eine Gelenkhöhle und durch Beweglichkeit aus. Die Synovialmembran, ein spezialisiertes Bindegewebe, produziert Synovialflüssigkeit, die die Gelenkflächen schmiert und mit Nährstoffen versorgt. Fettpolster in Synovialmembran und -kapsel können sich lokal frei bewegen, wenn sich die Gelenke bei Bewegung verändern, und dienen als Polster zwischen den Knochen.

SYNOVIALGELENK

Gelenkknorpel, ein spezielles Bindegewebe, bedeckt die Gelenkflächen der einzelnen Knochen eines Gelenks. Der Knorpel sorgt für Unterstützung, Polsterung und Gleitfähigkeit.

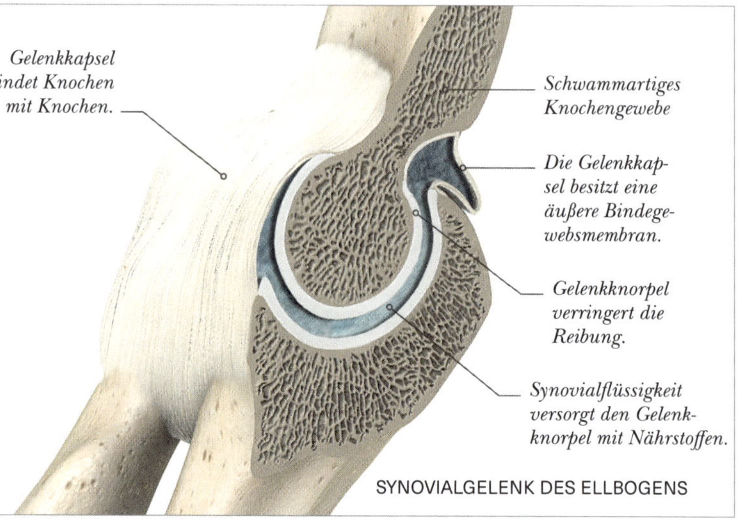

SYNOVIALGELENK DES ELLBOGENS

BEWEGUNGSUMFANG
Wie weit sich ein Gelenk bewegen kann, hängt von vielen Faktoren ab, wie den Muskeln, der Knochenstruktur, dem Weichteilgewebe, den Bändern und den angrenzenden Knochen, z. B. Oberschenkel und Wade, die bei der Kniebeuge aufeinandertreffen.

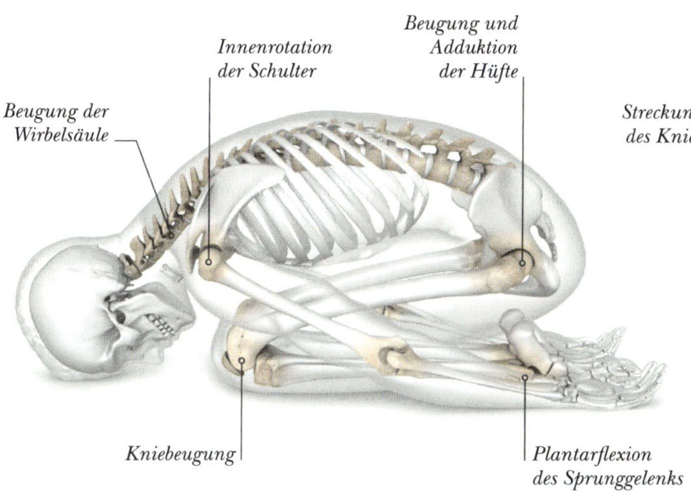

KINDHALTUNG (S. 78)

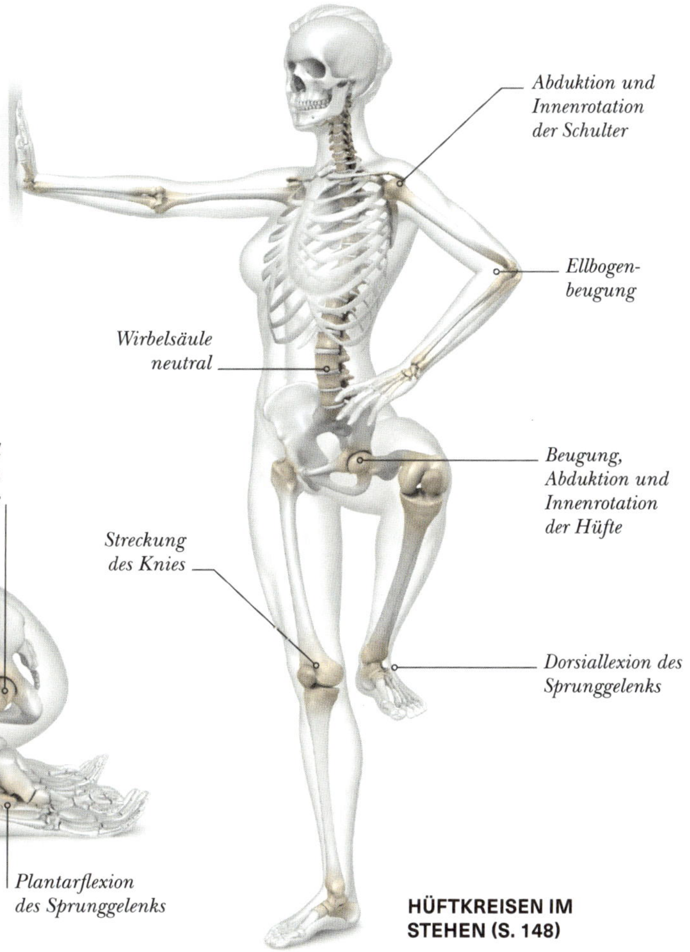

HÜFTKREISEN IM STEHEN (S. 148)

Arthrose

Die Arthrose ist eine entzündliche Erkrankung, bei der das Gelenkgewebe degeneriert. Manchmal ist sie symptomlos, doch können bereits im frühen Stadium Schmerzen und Steifheit auftreten. Am häufigsten sind Anomalien im Gelenkknorpel, in der Gelenkinnenhaut und im subchondralen Knochen. Dehnen kann den Bewegungsumfang aufrechterhalten und Arthritis lindern.

PROGRESSION
Mit Fortschreiten der Arthritis können Schwellungen von Knochen und Kapseln, Synovialergüsse und Osteophyten (Knochensporne) auftreten, die den Bewegungsumfang und die Gelenkfunktion beeinträchtigen.

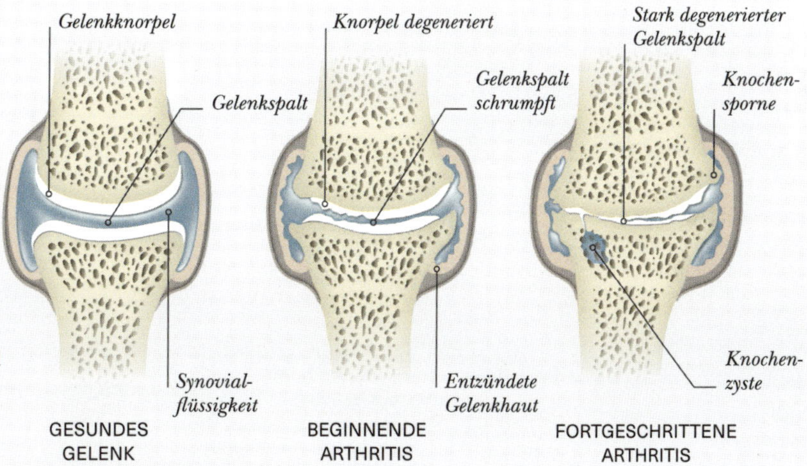

DAS NERVEN-SYSTEM

Das Nervensystem ist ein Netzwerk von Zellen, Geweben und Organen, die die Reaktionen des Körpers auf innere und äußere Reize steuern. Man unterscheidet das zentrale (ZNS) und das periphere (PNS) Nervensystem.

Das ZNS umfasst das Gehirn und das Rückenmark. Es verarbeitet Signale aus dem PNS und erzeugt eine Reaktion. Das PNS ist unterteilt in das somatische System, das bewusste Bewegungen und Sinneswahrnehmungen steuert, und das autonome Nervensystem (ANS), das unbewusste Funktionen wie Herzfrequenz und Atmung reguliert. Das ANS wiederum besteht aus dem Sympathikus und dem Parasympathikus. Das Nervensystem empfängt sensorische Informationen über den Körper, z. B. die Position der Gliedmaßen bei einer Streckung, und nutzt diese, um Bewegungen anzupassen und zu verfeinern.

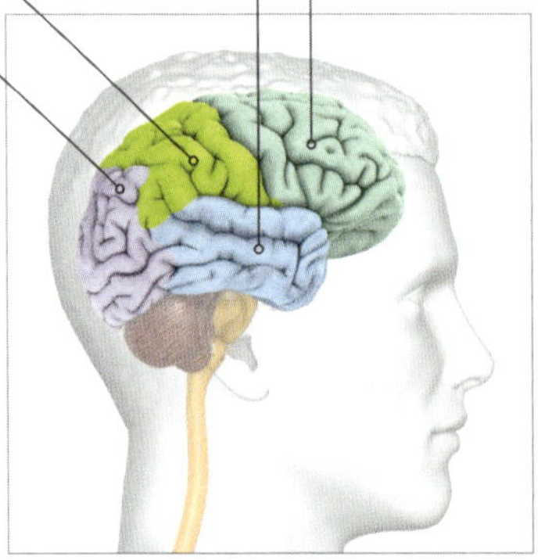

GROSSHIRNRINDE
Dies ist die stark gefaltete äußere Schicht des Großhirns. Eine Furche zwischen Frontal- und Parietallappen trennt die Bereiche, die hauptsächlich für motorische und sensorische Kontrolle zuständig sind.

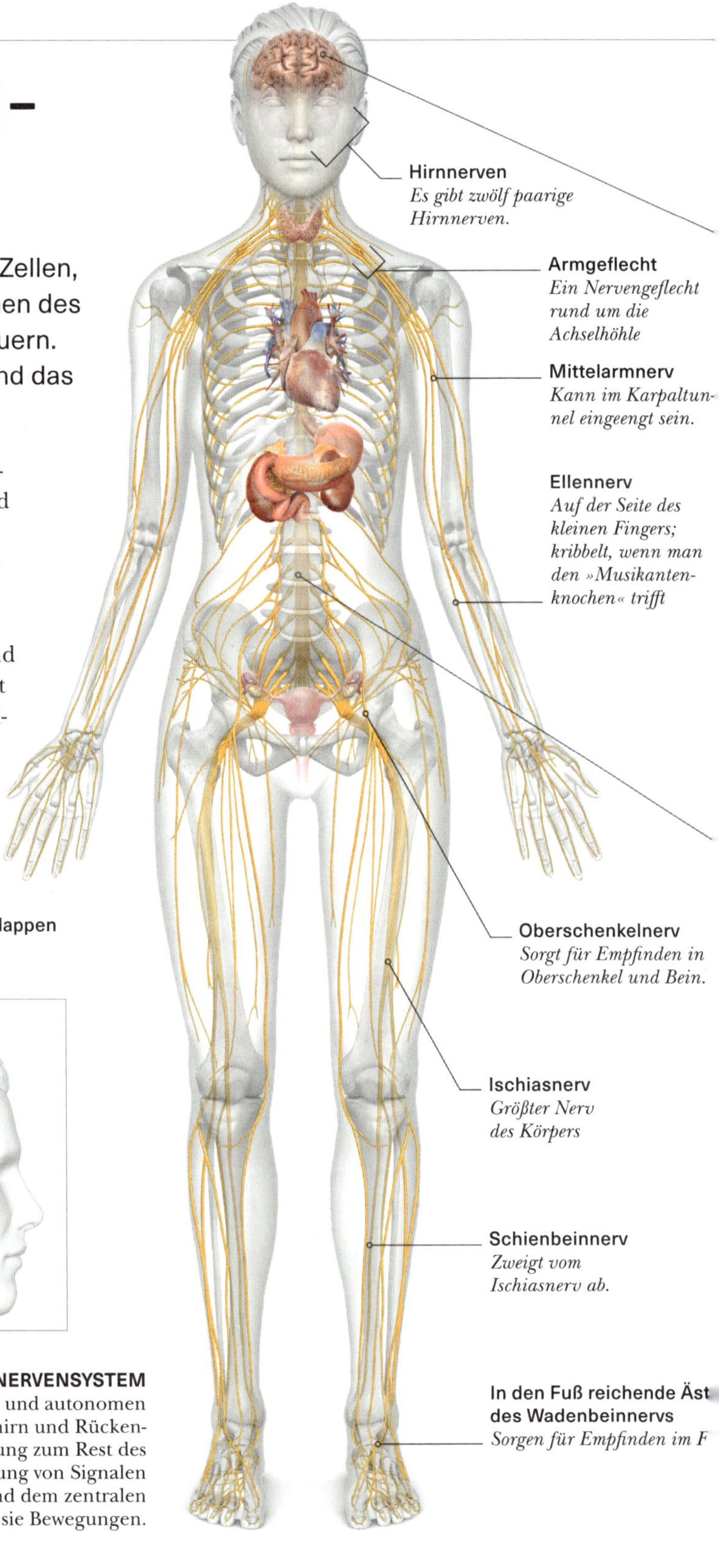

PERIPHERES NERVENSYSTEM
Die sensorischen, motorischen und autonomen Nerven außerhalb von Gehirn und Rückenmark stellen die Verbindung zum Rest des Körpers her. Durch Übermittlung von Signalen zwischen dem Körper und dem zentralen Nervensystem steuern sie Bewegungen.

NEURODYNAMIK

Die Nerven verlaufen durch den Körper und passen sich bei Bewegung an unterschiedliche Belastungen an. Ihre »Schnittstelle« ist das Muskel-Skelett-System mit den Faszien, der Haut, den Knochen und Muskeln und den Blutgefäßen. Werden die Nerven bei Verletzung oder Bewegungsmangel nicht mehr normal belastet, können Schmerzen auftreten. Neurodynamische Techniken zur Nervenmobilisierung können sie lindern.

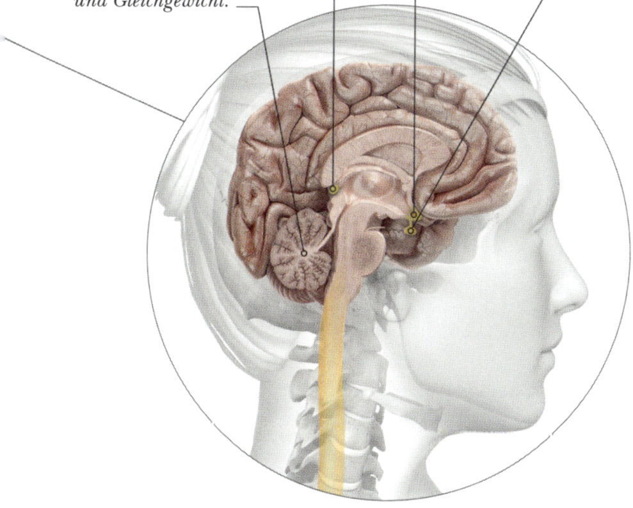

Querschnitt durchs Gehirn

Das Kleinhirn ist am motorischen Lernen und an der Planung und Ausführung reibungsloser, koordinierter Bewegungen beteiligt. Wichtige Drüsen im Gehirn steuern verschiedene Körperfunktionen, indem sie Hormone in den Blutkreislauf abgeben. Hormone übermitteln Signale an Organe, Muskeln und andere Gewebe.

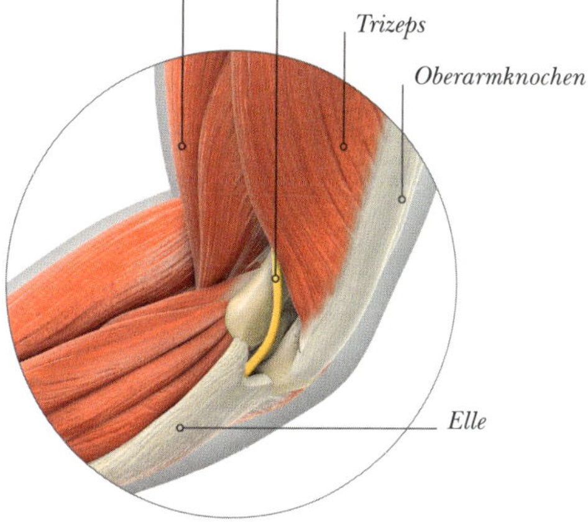

SCHNITTSTELLE MUSKEL-SKELETT-SYSTEM

Nerven, die durch Muskeln und an Knochen verlaufen, sind Kräften wie Dehnung, Kompression und Gleiten ausgesetzt. Gesunde Bewegung des Nervengewebes durch seine mechanische Schnittstelle, wie oben bei einem Arm gezeigt, fördert die Beweglichkeit von Körper und Gliedmaßen.

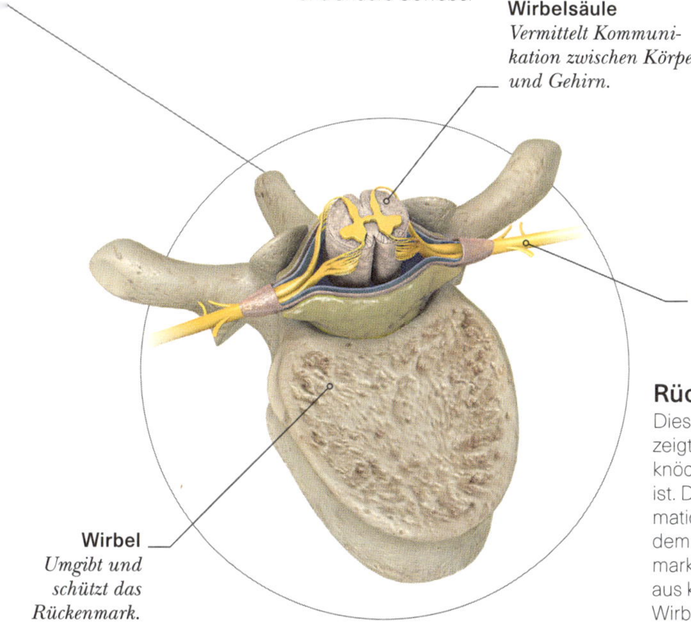

Rückenmark

Diese Aufsicht auf einen Wirbel zeigt das Rückenmark, das von der knöchernen Wirbelsäule umgeben ist. Das Rückenmark überträgt Informationen zwischen dem Gehirn und dem Rest des Körpers. Die Rückenmarksnerven treten auf beiden Seiten aus kleinen Öffnungen zwischen den Wirbeln aus.

NATUR UND THEORIE DES SCHMERZES

Jeder empfindet Schmerz anders, abhängig von biologischen, psychischen und sozialen Faktoren. Es ist wichtig, dass man versteht, welche Rolle das Nervensystem bei Schmerzen spielt, um sie wirksam behandeln zu können.

WAS IST SCHMERZ?

Die Internationale Organisation für Schmerzforschung (IASP) definiert Schmerz als eine »unangenehme sensorische und emotionale Erfahrung, die mit einer tatsächlichen oder potenziellen Gewebeschädigung verbunden ist oder dieser ähnelt«. Schmerz kann uns warnen, z. B. vor einer heißen Herdplatte oder einer Verletzung wie einem gebrochenen Knochen.

Schmerz kann in Intensität, Qualität und Dauer individuell sehr unterschiedlich empfunden werden. Nicht immer zeigt er eine Gewebeschädigung an, und seine Intensität entspricht nicht immer der Gefahr. So kann ein kleiner Schnitt stark schmerzen, erfordert aber keine Behandlung. Der IASP zufolge ist Schmerz immer »eine persönliche Erfahrung, die in unterschiedlichem Grad von biologischen, psychologischen und sozialen Faktoren beeinflusst ist«, nicht nur von sensorischen Neuronen. Er kann vorübergehend sein und durch eine bestimmte Verletzung verursacht werden, bis die Ursache behoben ist. Er kann aber auch chronisch sein, über Wochen oder Jahre anhalten und die Lebensqualität eines Menschen erheblich beeinträchtigen. Schmerzen sind multifaktoriell. Daher gibt es verschiedene Therapien, u. a. Medikamente und Physiotherapie. Dehnen und Bewegung können die Schmerzwahrnehmung verringern und das psychische Wohlbefinden bessern, indem sie Stress und Depressionen abbauen, die häufig mit chronischen Schmerzen auftreten. Bewegung kann, individuell verordnet, ein wichtiger Bestandteil einer Schmerzbehandlung sein.

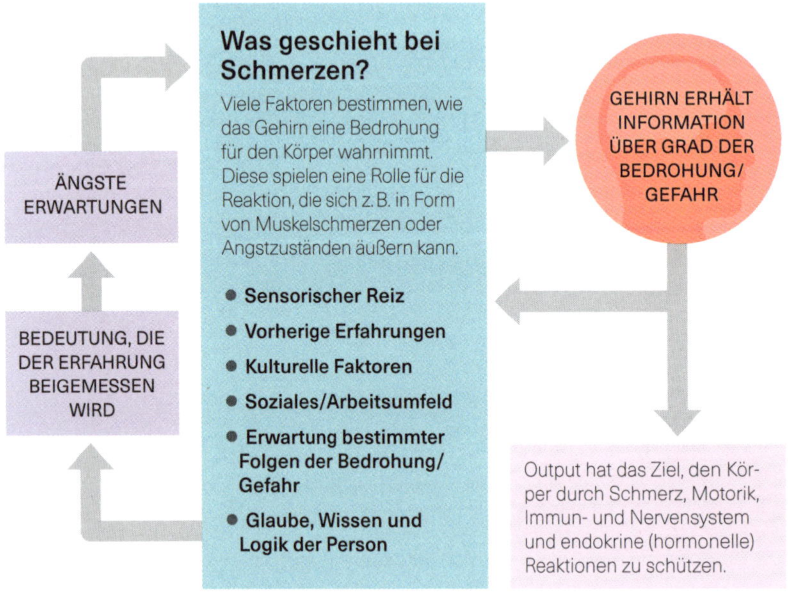

ZENTRALE SENSIBILISIERUNG

Das zentrale und das periphere Nervensystem sind an allen Wegen der Schmerzwahrnehmung beteiligt. Das ZNS interpretiert die vom peripheren Nervensystem gesendeten Informationen und erzeugt als Reaktion ein Schmerzsignal. Dieses verstärkt es manchmal, sodass das Nervensystem überempfindlich mit zentraler Sensibilisierung reagiert. Diese kann sich unterschiedlich äußern, z. B. als Stress, chronische Schmerzen des Bewegungsapparats, Magen- oder Kopfschmerzen.

ARTEN VON SCHMERZ

Chronische Schmerzen des Bewegungsapparats, z. B. im unteren Rücken, verursachen weltweit die meisten gesundheitlichen Einschränkungen. Nach Angaben der Weltgesundheitsorganisation leiden bis zu 33 Prozent der Weltbevölkerung an Schmerzen des Bewegungsapparats. Die Kenntnis der häufigsten Schmerzarten kann helfen, die Schmerzen mit besseren Ergebnissen und zu geringeren Kosten zu behandeln.

DREI ARTEN VON SCHMERZ

Die vielen Schmerzarten lassen sich grob in drei Hauptarten unterteilen: nozizeptive, neuropathische und noziplastische Schmerzen.

Nozizeptive Schmerzen entstehen bei tatsächlicher oder unmittelbar drohender Schädigung nichtneuralen Gewebes. Sie werden als »stechend« beschrieben und können eindeutig lokalisiert und erklärt werden, z. B. als Verletzung oder Entzündung. Neuropathische Schmerzen entstehen durch Beeinträchtigung oder Schädigung von Nerven. Sie werden in der Regel als »brennend«, »schießend« oder »pochend« beschrieben.

Neuropathische Schmerzen gehen oft mit sensorischen Defiziten wie verminderter Empfindung einher. Kribbeln, Schwäche oder Taubheit, vor allem in Händen und Füßen, können ebenfalls auftreten, vor allem bei einer Krebsbehandlung. Neuropathische Schmerzen können auch bei orthopädischen Problemen (die einen Nerv »einklemmen«) oder Stoffwechselkrankheiten wie Diabetes vorliegen.

Noziplastische bzw. psychosomatische Schmerzen können durch veränderte Nozizeption verursacht sein, ohne eindeutige Gewebeschädigung oder Gefährdung. Sie können an mehreren Stellen zugleich empfunden werden. Vermutlich spielen sie eine Rolle bei chronischen Schmerzzuständen wie Rückenschmerzen und Fibromyalgie – Schmerzen im Muskel-Skelett-Apparat, die von Müdigkeit, Gedächtnis- und Stimmungsproblemen begleitet sind.

ÜBERTRAGUNGSSCHMERZ

Übertragungsschmerz wird woanders als am Ursprungsort gespürt. Seine Mechanismen sind noch nicht vollständig geklärt. Vermutlich hängt er mit der Organisation der die Schmerzsignale übertragenden Nerven in Rückenmark und Gehirn zusammen. Die Nervenbahnen, die Schmerzsignale aus verschiedenen Körperbereichen weiterleiten, treffen im Rückenmark auf dieselben Nervenzellen, was das Gehirn verwirren kann. So kann das Herz Schmerzen in den Arm leiten und die Leber in die Schulter. Eine Unterform ist der Ausstrahlungsschmerz, der entlang dem von einer Spinalnervenwurzel versorgten Bereich empfunden wird (siehe Dermatomdiagramme, links).

Übertragungsschmerz kann, je nach Ursprung, verschiedene Muster aufweisen und manche Erkrankungen diagnostizieren helfen.

Dermatome

Dies sind Hautareale, die wie eine Landkarte durch Nerven mit der Wirbelsäule verbunden sind. Man hat 30 Dermatome, versorgt durch 8 Nerven der Hals-, 12 Nerven der Brust-, 5 Nerven der Lendenwirbelsäule und 5 Nerven des Kreuzbeins. Die Spinalnervenwurzeln leiten sensorische Informationen, z. B. Schmerzen, von den Hautarealen ans Gehirn weiter. Ihre Funktionsstörung kann Schmerzen im entsprechenden Bereich verursachen (siehe Übertragungsschmerz, rechts).

LEGENDE

- Trigeminusnerv (sensorische Wahrnehmung der Gesichtshaut und anderer Kopfbereiche)
- Bereich der Halswirbelsäule
- Bereich der Brustwirbelsäule
- Bereich der Lendenwirbelsäule
- Bereich des Kreuzbeins

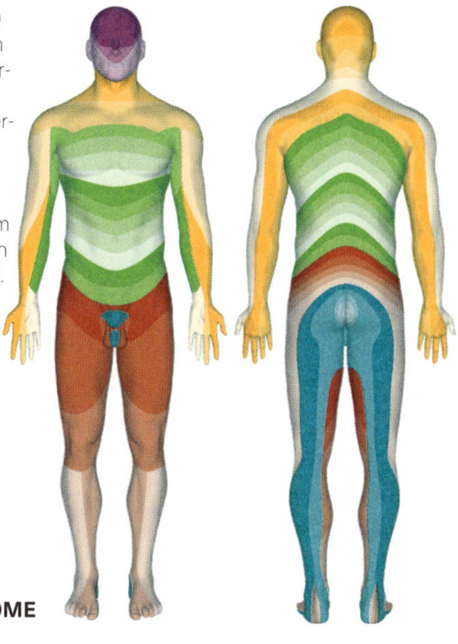

LAGE DER DERMATOME

BEWEGUNG FÜR DAS GEHIRN

Bewegung beginnt im Gehirn. Der prämotorische Cortex erstellt einen Plan, der dann vom primären motorischen Cortex durch Kommunikation mit den Muskeln ausgeführt wird. Dazu werden Nervensignale über die wichtigste motorische Bahn gesendet, die bewusste Bewegungen steuert.

MUSKELKONTROLLE

Die Pyramidenbahn im Rückenmark ist für bewusste Bewegungen und die Kommunikation mit den Muskeln zuständig. Um eine Bewegung auszuführen, erstellt das Gehirn einen Bewegungsplan. Dann sendet es ein Signal über die Pyramidenbahn im Rückenmark zu den spezifischen Muskelfasern, die sich zusammenziehen, um den Körper entsprechend zu bewegen.

Neben dem motorischen Cortex sind weitere Gehirnbereiche an der Steuerung und Verfeinerung von Bewegungen beteiligt. So sind das Kleinhirn und die Basalganglien an der Koordinierung von Bewegungen beteiligt, sodass diese reibungslos und genau ausgeführt werden.

Sensorische Informationen vom Körper, z. B. über die Körperposition und vom Tastsinn, dienen der Anpassung und Verfeinerung von Bewegungen in der Ausführung.

Eine Bewegung ist ein komplexes Zusammenspiel von Gehirn und mehreren Körperregionen und Systemen, mit dem Ziel, Körperbewegungen genau zu koordinieren und präzise auszuführen.

MOTORISCHES LERNEN
Durch Üben wird das Nervensystem effizienter darin, Bewegungen zu steuern und unnötige Muskeln nicht mit zu aktivieren, da es lernt, nur die für eine Bewegung erforderlichen Muskeln zu aktivieren und die unnötigen zu unterdrücken.

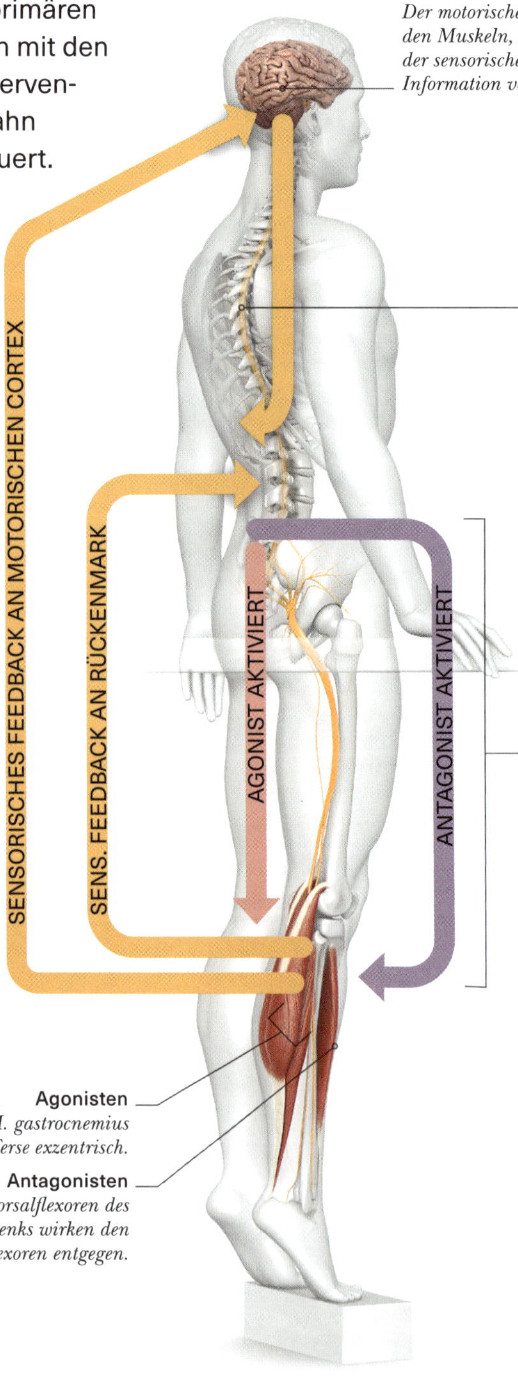

Gehirn
Der motorische Cortex signalisiert den Muskeln, sich zu bewegen, der sensorische Cortex empfängt Information von den Muskeln.

Rückenmark
Überträgt Signale zum und vom Gehirn.

Mit zunehmender Geschicklichkeit werden die Bewegungen zwischen dem Agonisten (dem führenden Muskel) und dem Antagonisten (Gegenspieler des führenden Muskels) besser koordiniert.

Agonisten
Der M. gastrocnemius senkt die Ferse exzentrisch.

Antagonisten
Die Dorsalflexoren des Sprunggelenks wirken den Plantarflexoren entgegen.

GESUNDES GEHIRN

Regelmäßige Bewegung fördert nachweislich die Gesundheit des Gehirns, indem sie die Neurogenese und Neuroplastizität anregt. Durch stärkere Durchblutung erhöht sich die Sauerstoff- und Nährstoffzufuhr zum Gehirn, was die Neurogenese unterstützt. Bewegung von geringer Intensität wie Gehen oder Dehnen steigert die Produktion neurotropher Faktoren, die das Wachstum und die Aufrechterhaltung von Nervenzellen fördern.

Neurogenese

Bewegung kann das Wachstum neuer Neuronen (Nervenzellen) im Hippocampus anregen, einer Hirnregion, die für das Lernen und das Gedächtnis zentral ist. Die positiven Auswirkungen von Bewegung auf diese sogenannte Neurogenese kommen Menschen jeden Alters zugute, auch bei neurologischen Erkrankungen wie Alzheimer. Selbst geringe tägliche Bewegung fördert in jedem Alter die Gesundheit des Gehirns.

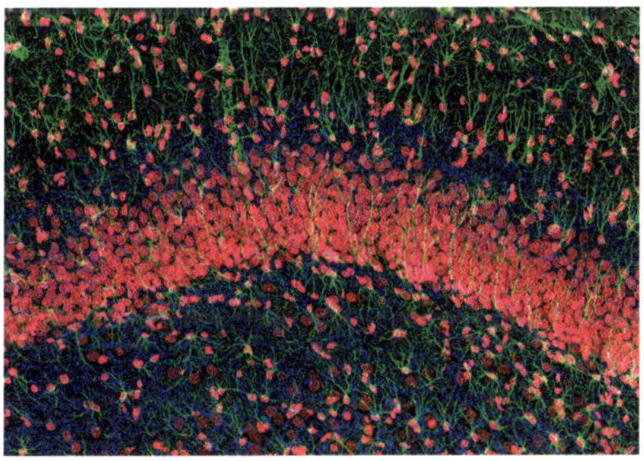

NEUE GEHIRNZELLEN
In dieser mikroskopischen Aufnahme des Hippocampus sind die Zellkörper der Neuronen rosa eingefärbt. Bewegung fördert die Bildung neuer Neuronen.

Geist-Muskel-Verbindung

Dies ist die Fähigkeit, sich auf die Kontraktion bestimmter Muskeln zu konzentrieren und die gewünschte Bewegung beim Training zu visualisieren. Das kann die Muskelaktivierung verbessern. Durch Verlagerung des Bewusstseins in die anvisierte Muskelgruppe lässt sich die motorische Kontrolle und die Rekrutierung bestimmter Muskelfasern verbessern, um Muskelwachstum und Kraftzuwachs zu fördern. Die Geist-Muskel-Verbindung wird häufig beim Widerstandstraining genutzt, kann aber auch beim Dehnen und anderen Sportarten angewendet werden.

Neuroplastizität

Neuroplastizität ist ein Prozess, bei dem strukturelle und funktionelle Anpassungen des Gehirns erfolgen. Aktivität regt das Gehirn an, neue Verbindungen zu bilden und bestehende neu zu organisieren. Schwierige Bewegungen, die Lernen erfordern, fördern die Neuroplastizität, da sich das Gehirn neuen Anforderungen anpassen und sich reorganisieren muss.

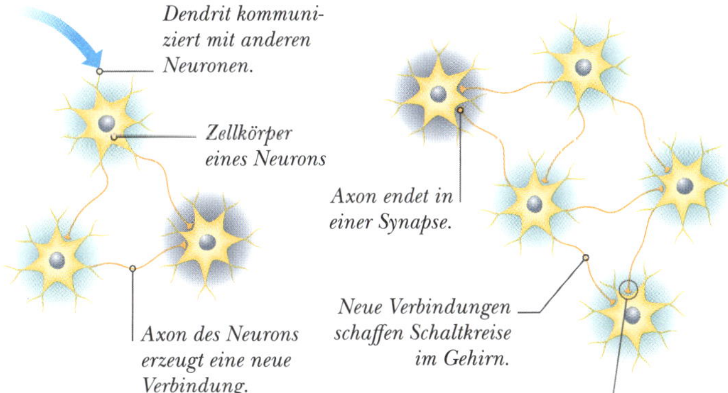

VERBINDUNGEN SCHAFFEN
Neuronen bilden Verbindungen, die durch Wiederholung eines Reizes verstärkt werden. Auf diese Weise werden die neuronalen Bahnen im Gehirn gestärkt.

Neurochemie

Eine Synapse ist eine Verbindungsstelle zwischen zwei Neuronen, an der diese über Neurotransmitter wie Dopamin miteinander kommunizieren. Mit dieser Kommunikation zwischen Neuronen über Synapsen verarbeitet und überträgt das Gehirn Informationen. Dies ist zentral für verschiedene Gehirnfunktionen wie Lernen, Gedächtnis und Bewegung.

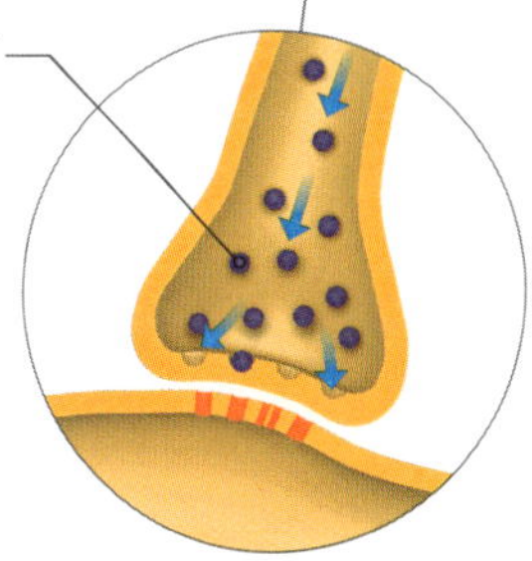

Die Synapse
Ein Neuron sendet über eine Synapse ein Signal in Form eines Neutrotransmitters an ein anderes Neuron, das das Signal empfängt und entsprechend reagiert.

BEWEGUNGSUMFANG UND BEWEGLICHKEIT

Die Biomechanik der Gelenkbewegung, die Muskelaktivierung und die Elastizität des Gewebes entscheiden über die Beweglichkeit, die sich in dem Bewegungsumfang (ROM) eines Gelenks und der Anpassung des Weichgewebes zeigt.

WAS GESCHIEHT BEIM DEHNEN?

Vereinfacht gesagt, werden Muskeln und Weichgewebe über ihre Ruhelänge hinaus gedehnt, was zu verschiedenen physiologischen Reaktionen im Körper führen kann. Deren Ausmaß hängt von individuellen Faktoren, wie Alter und Physiologie, und von den Dehnungsparametern, wie Intensität und Dauer, ab.

Die Fähigkeit, sich zu bewegen, hängt vom Bewegungsumfang der Gelenke, der Kraft, der Koordination und der Propriozeption (Wahrnehmung der eigenen Bewegung) ab. Da Dehn- und Beweglichkeitstraining meistens den Bewegungsumfang verbessern will, ist es wichtig, die Begriffe zu definieren, um die Komplexität des Körpers zu verstehen.

»Gelenkbeweglichkeit« bezeichnet den vorhandenen Bewegungsumfang eines Gelenks – oder mehrerer, wie z. B. bei der Dorsalflexion des Sprunggelenks. Der volle Bewegungsumfang kann aktiv oder passiv erzielt werden, je nach Muskelanspannung. Der aktive kann sich vom passiven unterscheiden. »Gelenkbeweglichkeit« ist die Bewegung innerhalb der Gelenkkapsel zwischen den Gelenkflächen. Eingeschränkt wird sie durch Veränderungen der Gelenkflächen, z. B. bei Arthrose, sowie der das Gelenk umgebenden Kapsel. »Muskeldehnbarkeit« ist die Fähigkeit des Muskels, sich durch äußere Kraft zu verlängern, wie Kontraktion des Gegenspielers. »Kontraktilität« bezeichnet die Fähigkeit des Muskels, durch Zug an seinen Ansatzpunkten Spannung zu erzeugen. »Elastizität« bezeichnet die Fähigkeit des Muskels, nach Kontraktion oder Dehnung zur Ruhelänge zurückzukehren.

REFLEXE

Für die Einnahme einer Dehnposition sind viele Vorgänge im Körper erforderlich. Reflexe – vor allem der Dehnungsreflex und der Golgi-Sehnenreflex – schützen vor Verletzungen.

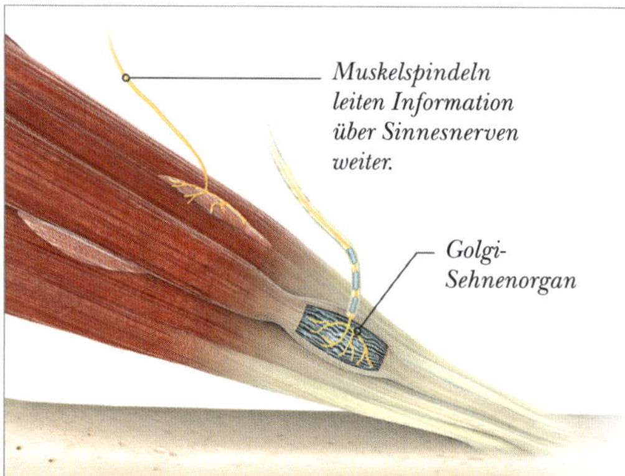

Feedback ans Gehirn

Muskelspindeln sind Sinnesorgane innerhalb der Skelettmuskelfasern, die Veränderungen der Muskellänge feststellen. Die Muskelspindelfasern besitzen sensorische Nervenenden, die einen Dehnungsreflex auslösen, der den Muskel zur Kontraktion veranlasst, um sich weiterer Dehnung zu widersetzen. Das Golgi-Sehnenorgan (GTO) ist ein sensorischer Rezeptor in einer Muskelsehne. Es ist wichtig für die Kontrolle der Muskelspannung oder -kraft während der Muskelkontraktion. Diese beiden Sinnesorgane regulieren zusammen die Muskellänge und -spannung und gewährleisten die ordnungsgemäße Muskelfunktion.

QUADRIZEPS DEHNEN IM HALBEN KNIESTAND

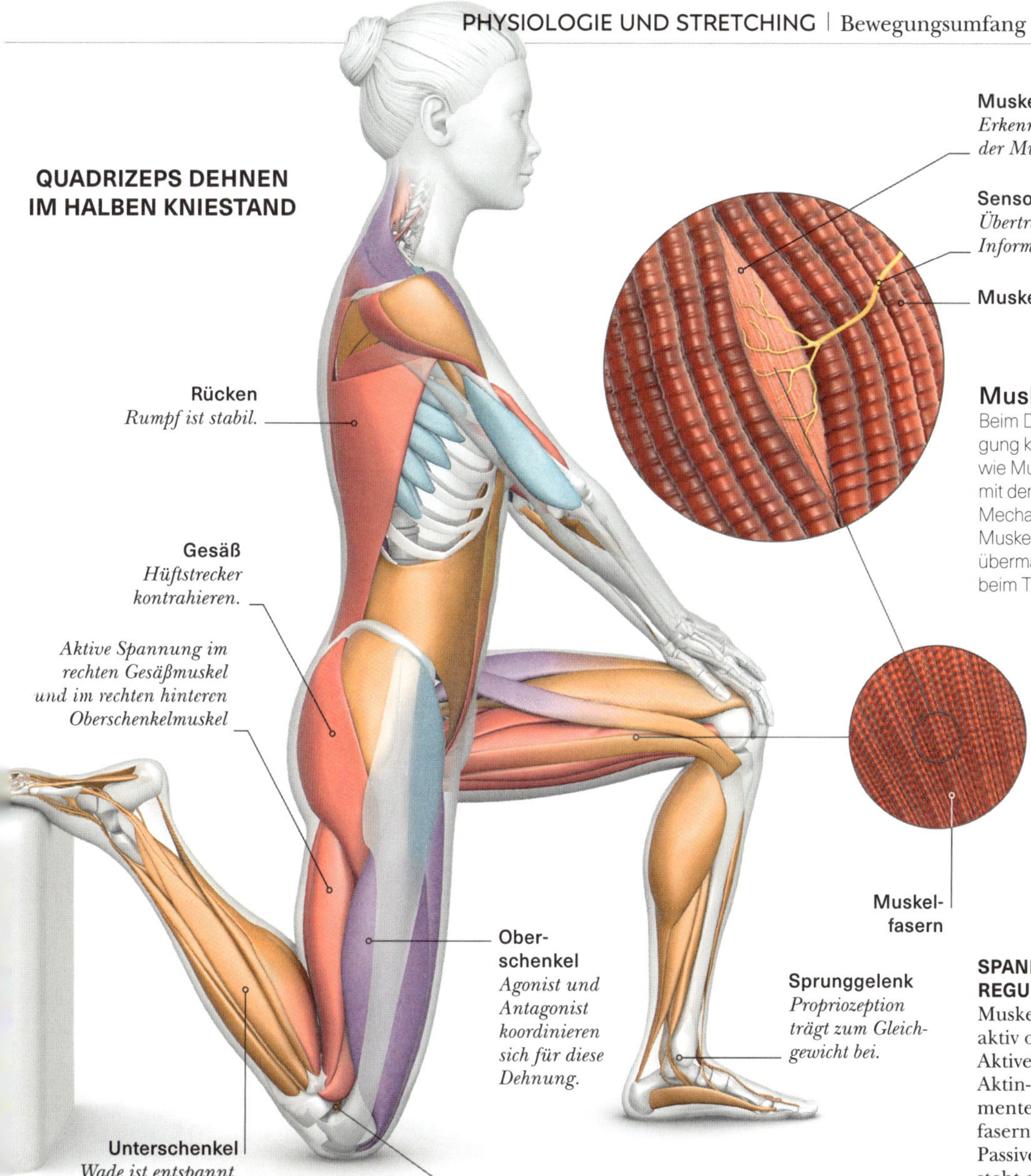

Muskelspindeln

Beim Dehnen und bei Bewegung kommunizieren Organe wie Muskelspindeln und GTOs mit dem Gehirn, das wiederum Mechanismen auslöst, die den Muskel vor Überdehnung oder übermäßiger Krafterzeugung beim Training schützen.

SPANNUNGSREGULIERUNG

Muskelspannung kann aktiv oder passiv sein. Aktive Spannung bringt Aktin- und Myosinfilamente in den Muskelfasern näher zusammen. Passive Spannung entsteht durch Dehnen des Bindegewebes über seine Ruhelänge hinaus.

Gelenke

»Gelenkspiel« bezeichnet die akzessorischen, zusätzlichen Bewegungen eines Gelenks. Das Knie (ein Scharniergelenk) lässt sich beugen und strecken, kann sich aber auch ein wenig drehen. Bei seiner Bewegung tritt eine Kombination akzessorischer Bewegungen, wie Abrollen und Gleiten, auf.

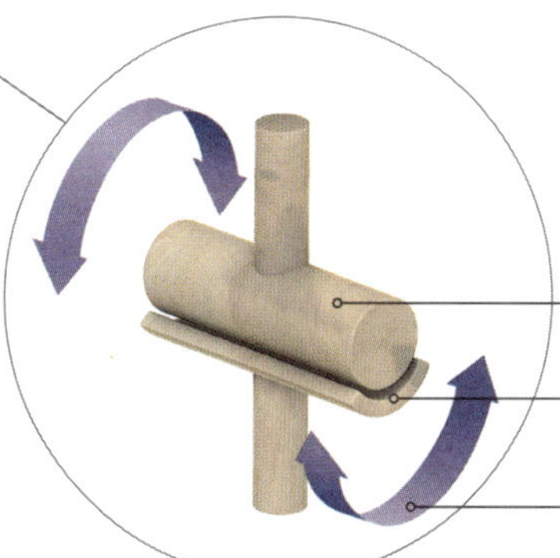

MUSKELSTEIFIGKEIT UND BEWEGLICHKEIT MESSEN

Muskelsteifigkeit ist eine biomechanische Eigenschaft von Muskelgewebe, die sich auf dessen Beweglichkeit und damit auf den Bewegungsumfang eines Gelenks auswirkt. Die Methoden zur Messung dieser Eigenschaft wurden im Laufe der Jahre verbessert.

Das Ziel eines Dehnungsprogramms besteht, unabhängig von der Art der Dehnung, darin, den Bewegungsumfang eines Gelenks oder einer Körperregion zu verbessern, häufig als Vorbereitung auf eine Aktivität wie Laufen, Tennis oder Krafttraining, als Teil eines Sportprogramms oder zur Steigerung der Flexibilität und Verringerung von Muskelsteifigkeit. Fortschritte werden meist durch Messung des Bewegungsumfangs der Gelenke ermittelt.

STEIF ODER VERSPANNT?

Muskelsteifigkeit ist der Widerstand eines Muskels gegen Dehnung bzw. Verlust an Beweglichkeit. Sie wird von Faktoren wie Zusammensetzung der Muskelfasern, Muskeltemperatur und Viskosität bzw. Dicke des umgebenden Gewebes beeinflusst. Bisher war es schwierig, die Muskelsteifigkeit zu messen, da hochwertige Messmethoden fehlten. Herkömmliche Methoden wie manuelle Palpation – Drücken auf die Körperoberfläche zur Feststellung von Anomalien – waren subjektiv und hingen vom Untersuchenden ab. Doch die Scherwellen-Elastografie mittels Ultraschall zeigt die Gewebesteifigkeit an und ist eine vielversprechende neue Methode zur Quantifizierung der Steifigkeit eines Weichteilbereichs.

Muskelverspannung bezeichnet ein unangenehmes Gefühl oder den Widerstand gegen Bewegung, den man im Muskel spürt. Es ist ein subjektives Gefühl, beeinflusst von Faktoren wie Muskelermüdung, Muskelkater und psychologischem oder emotionalem Stress. Muskelverspannung kann, muss aber nicht, mit Muskelsteifigheit zusammenhängen und mit Bindegewebserkrankungen einhergehen. Subjektive Symptome können mittels Fragebögen oder visuellen Analogskalen erhoben werden, um Veränderung bei einer Person zu messen. Da solche subjektiven Messungen jedoch von einer Vielzahl von Faktoren beeinflusst werden können, sollten sie in Verbindung mit objektiven Methoden bewertet werden, um eine umfassende Beurteilung der Muskelfunktion zu erhalten.

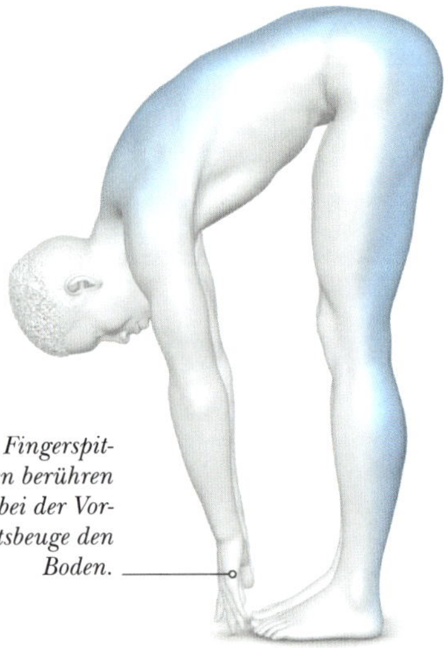

Die Fingerspitzen berühren bei der Vorwärtsbeuge den Boden.

VORHER

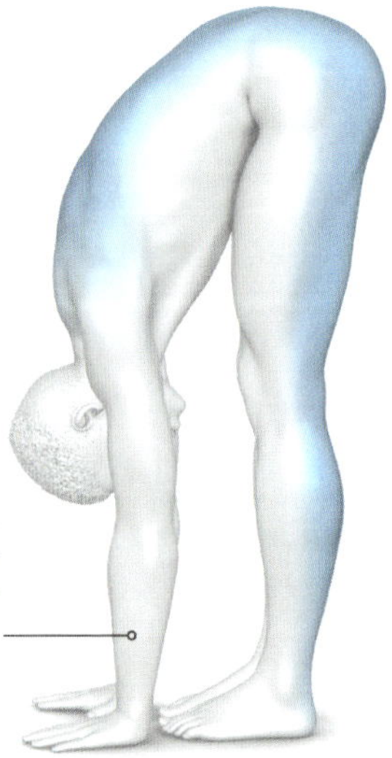

Die Handflächen berühren bei der Vorwärtsbeuge den Boden.

NACHHER

EINFACHE BEWERTUNG
Eine einfache Bewertung des Bewegungsumfangs, z. B. durch Berühren der Zehen, kann Veränderungen der Beweglichkeit nach wiederholtem Training aufzeigen. Bei dieser Bewegung werden mehrere Strukturen mechanisch belastet, darunter die hintere Oberschenkelmuskulatur, die Ischiasnerven und die Hüftgelenke.

ALTER, GESCHLECHT UND GENE

Diese drei Faktoren können die Muskelflexibilität unterschiedlich beeinflussen. Älterwerden wird mit geringerer Beweglichkeit in Verbindung gebracht, während Hormone, Gelenkstruktur sowie die genetisch bestimmte Zusammensetzung von Muskeln, Sehnen und Bindegewebe eine Rolle spielen können.

In der Regel nimmt die Beweglichkeit vom frühen Erwachsenenalter bis ins hohe Alter ab. Das hat mehrere Ursachen, u.a. Veränderungen von Körperbau, Bindegewebe und körperlicher Aktivität. Widerstandstraining kann die Körperfunktionen und aerobes Training die kardiovaskuläre Gesundheit verbessern, aber Alltagsaufgaben erfordern dennoch eine Grundbeweglichkeit. Beweglichkeitstraining bekämpft nicht alle Veränderungen, etwa der Gelenkstruktur, doch insbesondere Übungen für die Hüftbeuger und die unteren Gliedmaßen verbessern den Gang und das Gleichgewicht und verringern bei Älteren Schmerzen im unteren Rücken. Die Gelenkstruktur kann sich geschlechtsspezifisch unterscheiden. Frauen haben meist breitere Hüften und beweglichere untere Extremitäten. Training und Lebensstil bewirken individuelle Unterschiede. Genetisch bedingt können sich die Gelenkstruktur und das Kollagen und damit der Bewegungsumfang und die Beschaffenheit von Muskeln und Sehnen unterscheiden.

HYPERMOBILITÄT

Die generalisierte Gelenkhypermobilität ist eine erblich bedingte Veranlagung, die eine übermäßige Beweglichkeit der Gelenke verursacht. Manchmal tritt sie zusammen mit Fibromyalgie (Ganzkörperschmerzen), Angstzuständen und Verletzungen des Muskel-Skelett-Systems auf.

Gelenkhypermobilität reicht von der asymptomatischen generalisierten Hypermobilität bis zum Ehlers-Danlos-Syndromen (EDS), einer Gruppe seltener Erberkrankungen. Wissenschaftlich sind sie noch nicht ganz verstanden, werden aber immer noch unterschätzt. Zu ihren Symptomen gehören diffuse Schmerzen in belasteten Gelenken, z.B. den Knien, sowie Muskelschmerzen, Nervenschmerzen oder zentrale Schmerzen. Die Diagnose und Klassifizierung erfolgen in der Regel durch eine Reihe von Tests. Besonders häufig ist Hypermobilität bei Aktivitäten wie Balletttanz, Gymnastik und Schwimmen. Bei EDS können Gelenkschmerzen oder Instabilität, Neigung zu Druckstellen in der Haut oder Symptome in anderen Körpersystemen wie Verdauungs-, Harnwegs- oder Herz-Kreislauf-System auftreten.

Spektrum der Hypermobilitäts-Symptome

Hypermobilität weist ein ganzes Spektrum von Symptomen auf, die individuell unterschiedlich ausgeprägt sind. Der Grad der Hypermobilität entspricht nicht immer dem Schweregrad der Symptome.

Periphere Gelenkhypermobilität
- Hände und Füße sind betroffen.
- Asymptomatisch

Lokale Gelenkhypermobilität
- Eines oder mehrere Gelenke sind betroffen.
- Asymptomatisch

Generalisierte Gelenkhypermobilität
- Fünf oder mehr Gelenke betroffen
- Asymptomatisch
- Keine Komorbiditäten (andere Erkrankungen, die gleichzeitig bestehen)

Symptomatische Gelenkhypermobilität
- Hypermobilitäts-Spektrum-Disorder und EDS
- Genetisch bedingt
- Muskel-Skelett-System betroffen
- Schmerzen und Komorbiditäten häufig

DEHNMETHODEN

Der Einfachheit halber beschränken wir uns in diesem Buch auf statisches und dynamisches Dehnen sowie die Propriozeptive Neuromuskuläre Fazilitation (PNF). Die Wahl der Methode hängt von den individuellen Zielen und Fähigkeiten ab.

DYNAMISCHES DEHNEN

Bei dieser Dehnmethode wird ein Gelenk in einem bestimmten Bewegungsumfang kontrolliert bewegt. Dies wird mehrmals wiederholt. Man unterscheidet hierbei aktives und ballistisches Dehnen.

Bei dynamischem, aktivem Dehnen bewegen Sie ein oder mehrere Gelenke durch ihren gesamten Bewegungsumfang bis zu den Endpunkten und wiederholen dies mehrmals. Es dient häufig dem Aufwärmen vor einer Aktivität und kann durch spezifische Bewegungen und kurzfristige Verbesserung des Bewegungsumfangs auf eine Aktivität zugeschnitten sein. Dynamisches Dehnen steigert die Kraft bzw. die Leistung und verbessert nachweislich die Leistung beim Laufen oder Springen. Dynamisches, ballistisches Dehnen (siehe S. 42) verlängert Muskeln durch schnelle, Wechselbewegungen oder Schwingen eines Körperteils, z. B. eines Beins. Es aktiviert den Dehnungsreflex, der die Muskeln zu frühzeitiger Kontraktion anregt. Es kann zwar im Rahmen eines Aufwärmprogramms die Leistung steigern, ist aber als alleinige Methode zur Verbesserung der Beweglichkeit nicht empfehlenswert, da die schwungvolle Bewegung das Verletzungsrisiko erhöht.

AKTIVE BEWEGUNG
Im Gegensatz zum statischen Dehnen, bei dem man eine Dehnposition hält, wird beim dynamischen Dehnen ein Bewegungsumfang durch aktives Bewegen vergrößert. Bei Thread the Needle (S. 94) bewegt sich der Arm wiederholt durch seinen gesamten Bewegungsumfang.

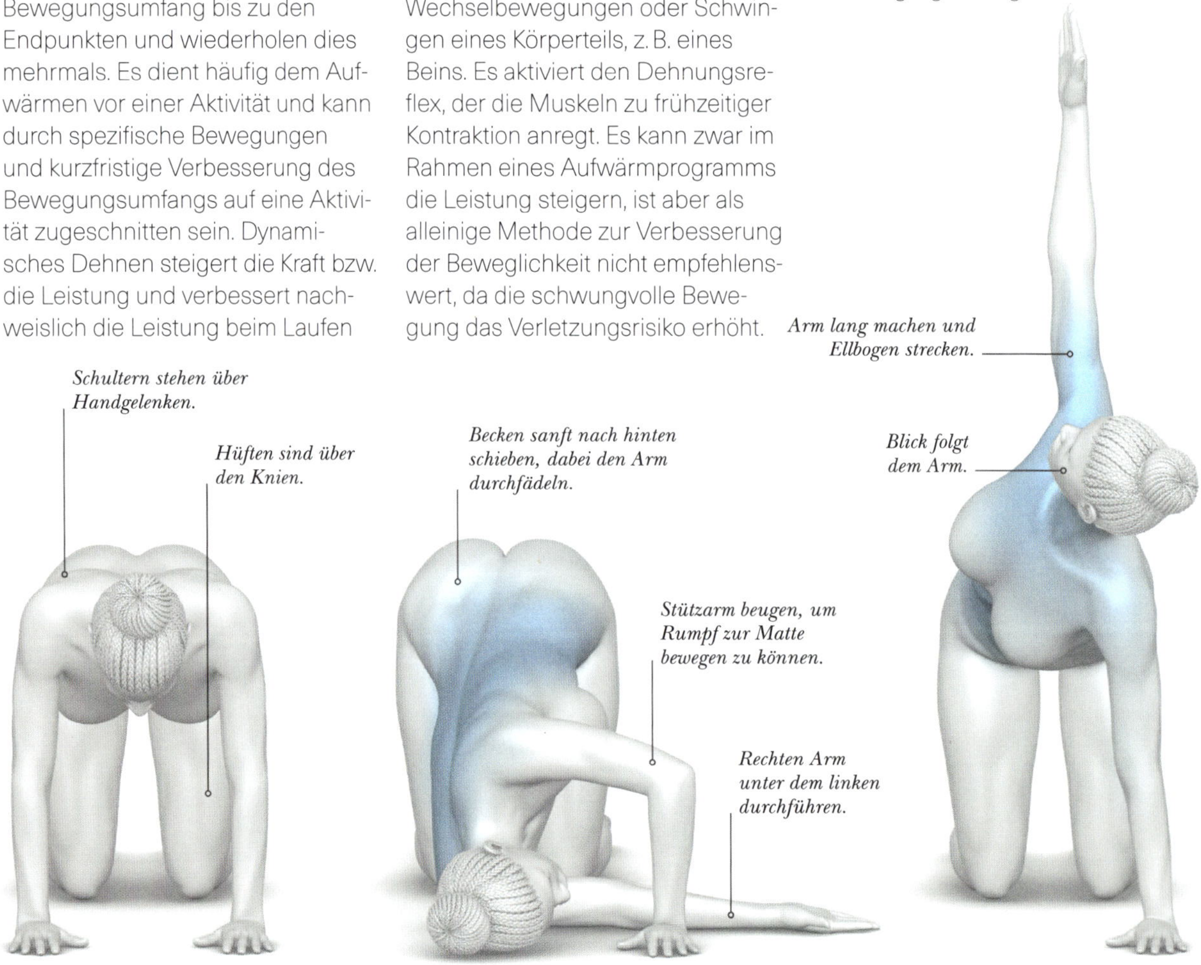

STATISCHES DEHNEN

Hier nimmt man eine Position ein, die den Muskel bis zum Dehnungsgefühl anspannt, um dessen Bewegungsumfang zu steigern. Statisches Dehnen kann auch mithilfe eines Objekts wie einer Wand erfolgen.

Beim statischen Dehnen wird eine Dehnung länger gehalten, in der Regel 15–30 Sekunden, maximal 2 Minuten. Es eignet sich für Anfänger oder Personen, die komplexere dynamische Dehnungen nicht durchführen können.

Die Dauer der Dehnung hängt von der Zielsetzung ab. Um für Positionen mit großem Bewegungsumfang wie Spagat flexibel zu werden, kann man eine Dehnung länger halten. Auch die Dehnungsintensität kann die Resultate des statischen Dehnens beeinflussen. Studien zufolge vergrößert Widerstandstraining den Bewegungsumfang ebenso effektiv wie sanftes Dehnen. Wenn statisches Dehnen nicht funktioniert, steigern Sie Ihren Bewegungsumfang allmählich durch Krafttraining.

TIMING

Statisches Dehnen wie diese Wadendehnung mit gebeugtem Knie (siehe S. 168) wird in der Regel durchgeführt, wenn sich der Körper in einer Ruhephase befindet, z. B. vor oder nach einem Training oder zu Beginn oder am Ende einer Yogastunde.

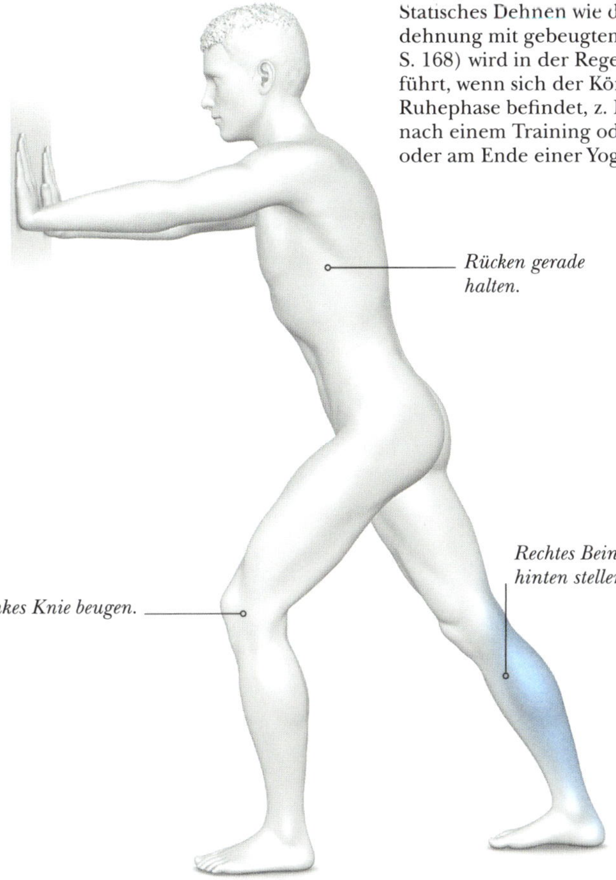

> *»Statisches Dehnen im Rahmen des Aufwärmtrainings, gefolgt von einer dynamischen Aktivität, kann den Bewegungsumfang verbessern, ohne die anschließende sportliche Leistung zu beeinträchtigen.«*

PROPRIOZEPTIVE NEUROMUSKULÄRE FAZILITATION (PNF)

Beim PNF-Stretching werden die gedehnten Muskeln angespannt und anschließend entspannt, um ihren Bewegungsumfang zu vergrößern. Es zählt zu den effektiveren Techniken, die sofortige Fortschritte erzielen.

PNF-Stretching wurde in den 1940er-Jahren von Dr. Herman Kabat und den Physiotherapeutinnen Dorothy Voss und Maggie Knott eingeführt. Es diente als praktische Behandlungsmethode, mit der Ärzte die Bewegung der Patienten analysieren und bewerten und zugleich effiziente Strategien für funktionelle Bewegungsformen entwickeln konnten. PNF-Stretching wird in vielen Szenarien für unterschiedliche Personen eingesetzt und kann die Beweglichkeit, die Kraft und die Leistung verbessern.

Studien zufolge kann PNF die Muskelleistung verbessern, wenn es nach dem oder ohne Training durchgeführt wird, wird es aber vorher durchgeführt, kann es die Leistung beeinträchtigen.

CONTRACT-RELAX (CR)

Bei der Anspannungs-Entspannungs-Methode (CR) von PNF wird der Zielmuskel gestreckt und in einer Position gehalten. Dann wird er 3–10 Sekunden lang isometrisch (siehe S. 20) bis zu seiner maximalen Leistungsfähigkeit kontrahiert. Nun wird der Zielmuskel entspannt und passiv weiter gedehnt. Die Sequenz wird 2–4-mal wiederholt.

Studien zeigten, dass diese Methode die Beweglichkeit und den Bewegungsumfang verschiedener Muskelgruppen, darunter die hintere Oberschenkelmuskulatur, Waden, Schultern und Hüftbeuger, vergrößerte. In einer anderen Studie steigerte diese Methode die Beweglichkeit der Oberschenkelrückseiten wirksamer als statisches Dehnen, während sie in einer weiteren Studie den Bewegungsumfang der Schulter wirksamer verbesserte als gar kein Dehnen. Natürlich vergrößert sich ein Bewegungsumfang langfristig erst nach mehreren Wochen konsequenten Trainings.

Nach einer anderen Theorie wirkt PNF durch autogene Hemmung, den Entspannungsreflex eines Muskels, der auftritt, wenn er mit hoher Kraft

Ballistisches Dehnen

Beinschwingen mit Schwung ist ein Beispiel für ballistisches Dehnen, bei dem wiederholte Bewegungen bis zum Endpunkt ausgeführt werden. Diese haben in der Regel das Ziel, den Bewegungsumfang und die Flexibilität zu erhöhen. Ballistisches Dehnen wird den meisten Menschen eher nicht empfohlen, ist aber für erfahrene Sportler und Profis geeignet.

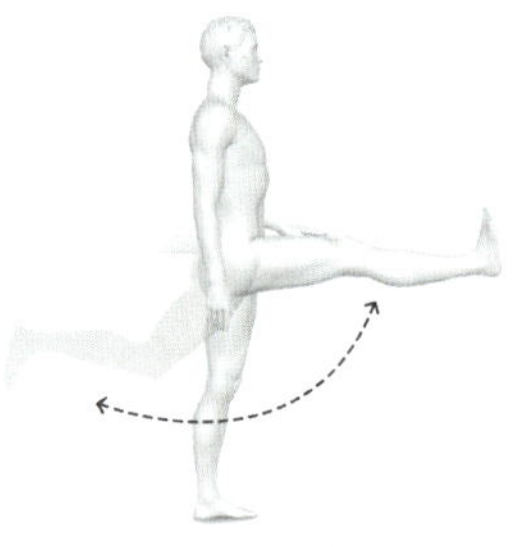

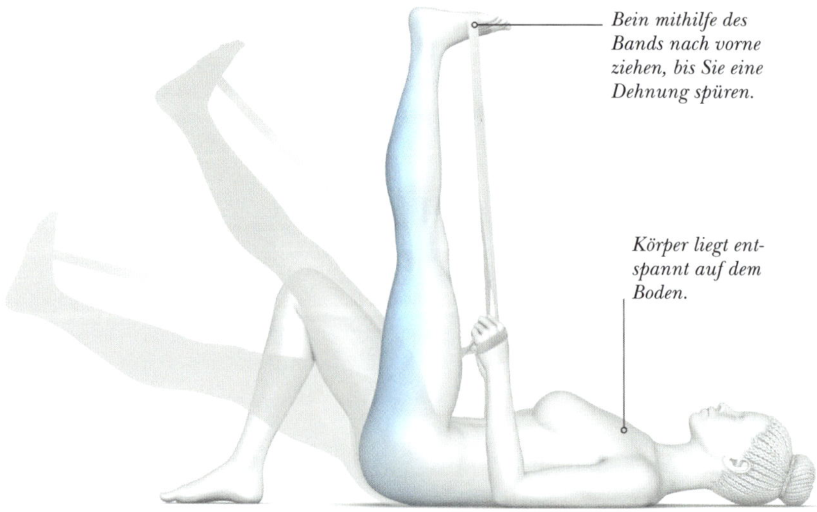

CONTRACT-RELAX-DEHNUNG
Die Contract-Relax-Methode kann mit einem Band oder mithilfe eines Partners ausgeführt werden. Ziehen Sie das Bein in eine moderate Dehnung, bevor Sie in die Kontraktion gehen.

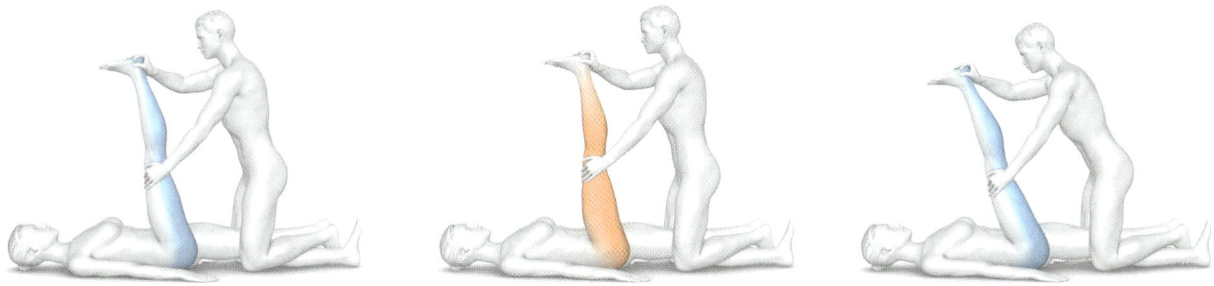

PASSIVES DEHNEN: 10 SEK. ISOMETRISCHES HALTEN: 6 SEK. PASSIVES DEHNEN: 30 SEK.

HOLD-RELAX (HR)-METHODE
Dies ist die häufigste Form von PNF-Stretching. Der Teilnehmer kontrahiert die Muskeln gegen einen Widerstand – hier einen Partner – isometrisch. Quadrizepse und Hüftbeuger werden passiv für eine stärkere Dehnung in einen größeren Bewegungsumfang gedrückt. Sowohl bei der CR- als auch bei der CRAC-Methode erfolgt passive Dehnung gefolgt von aktiver Anspannung.

kontrahiert wird, um seinen Bewegungsumfang zu erreichen. Dieser Reflex wird durch die Golgi-Sehnenorgane aktiviert. Die autogene Hemmung verbessert die Muskelentspannung und vergrößert die Flexibilität und den Bewegungsumfang.

CR – AGONIST CONTRACT

Bei der CRAC-Methode (Contract Relax – Agonist Contract) wird das gleiche Protokoll wie bei der CR-Methode befolgt, jedoch eine weitere Komponente hinzugefügt. Statt den Zielmuskel passiv zu dehnen, wird aktiv der Antagonist des Zielmuskels für eine vorgegebene Zeit isometrisch gegen Widerstand kontrahiert.

Indem die CRAC-Methode die Kontraktion entgegengesetzter Muskelgruppen nutzt, ermöglicht sie eine stärkere Dehnung, die sowohl auf den Agonisten als auch auf den Antagonisten zielt. Es wird angenommen, dass diese Methode auch über autogene Hemmung funktioniert. Indem der Teilnehmer die Reaktion auf die Dehnung verändert, kann er das Gelenk in einen größeren Bewegungsumfang bringen. Studien haben gezeigt, dass die CRAC-Methode die Beweglichkeit verschiedener Muskelgruppen wirksam verbessern kann. Untersucht wurden die hintere Oberschenkelmuskulatur, Hüftbeuger, Adduktoren und Quadrizepse.

Insgesamt ist die CRAC-Methode ein weiteres wertvolles Instrument für alle, die ihren Bewegungsumfang und ihre Flexibilität verbessern möchten. Zu beachten ist, dass die verschiedenen Methoden des PNF-Stretchings sehr intensiv sein können und nur unter Anleitung eines Experten durchgeführt werden sollten.

Darüber hinaus sollten Personen mit bestimmten Erkrankungen, wie Muskel- oder Gelenkverletzungen, diese Methoden des Dehnens wenn möglich vermeiden oder ihren Bedürfnissen entsprechend anpassen.

Pro und Kontra der einzelnen Dehnmethoden

DEHNUNG	PRO	KONTRA
Statisch	Gut für Anfänger und ältere Erwachsene; verbessert größere Bewegungsumfänge.	Erfordert Zeit; kann Leistung beeinträchtigen.
Dynamisch	Kann Leistung unterstützen, beeinträchtigt Leistung nicht; benötigt nicht viel Zeit.	Verbessert größere Bewegungsumfänge nicht unbedingt; Lernkurve; erfordert Kraft.
PNF	Vergrößert Bewegungsumfang schnell; kann Leistung und neuromuskuläre Kontrolle verbessern.	Kann intensiv und zeitaufwendig sein; Lernkurve.

AUSWIRKUNGEN UND VORTEILE DES DEHNENS

Bewegung und körperliche Aktivität haben eindeutig positive Auswirkungen auf Gehirn und Körper. Dehnen kann ein Mittel sein, um aktiv zu bleiben – was wir alle brauchen. Am bemerkenswertesten ist jedoch, wie sich Dehnen auf den Bewegungsumfang auswirkt.

THEORIEN ZUR ANPASSUNG AN DAS DEHNEN

Es gibt zwei Haupttheorien, wie sich der Körper an das Dehnen anpasst, unabhängig davon, welche Dehnmethode man anwendet. Das Verständnis der Sensorik und der Mechanik des Körpers kann helfen, seine Anpassungsleistungen zu verstehen.

Nachweislich verbessern alle Dehnmethoden den Bewegungsumfang. Wissenschaftler haben verschiedene Mechanismen entdeckt, die erklären könnten, was nach einer Muskeldehnung geschieht und wie dies die Gelenkbeweglichkeit beeinflusst. Viele Faktoren spielen bei der individuellen Reaktion auf das Dehnen eine Rolle, u. a. Alter, Erfahrung und körperliche Eigenschaften. Dennoch will die Wissenschaft diese Mechanismen auf Basis der allgemeinen Physiologie des Menschen erklären.

SENSORISCHE THEORIE

Der sensorischen Theorie zufolge wird die Anpassung in erster Linie durch Veränderungen der Dehnungstoleranz bewirkt, die aus neuronalen Anpassungen resultiert. Dazu gehört die Regulierung der Muskelspannung während des Dehnens durch Golgi-Sehnenorgane und Muskelspindeln (siehe S. 36). Demnach stimuliert das Dehnen eines Muskels sensorische Rezeptoren innerhalb des Muskels und des umliegenden Bindegewebes. Im Fall der reziproken und autogenen Hemmung unterstützt das Golgi-Sehnenorgan die Regulierung der Muskelspannung.

Bei der reziproken Hemmung wird die antagonistische Muskelgruppe kontrahiert, um den gedehnten Muskel zu hemmen, während bei der autogenen Hemmung der gedehnte Muskel kontrahiert wird, um das Golgi-Sehnenorgan zu stimulieren und weitere Kontraktion zu verhindern. Sensorische Rezeptoren senden Signale ans zentrale Nervensystem, das die Sensibilität der Rezeptoren moduliert. Bei wiederholtem statischem

Schon gewusst?

IN EINIGEN **STRETCHING-PROGRAMMEN,** DIE MEHRERE WOCHEN DAUERTEN, WURDE BEI TEILNEHMERN **EIN UM 17 PROZENT VERGRÖSSERTER GELENKWINKEL** BEOBACHTET.

»Die weitere Forschung zum Dehnen könnte die Effekte verschiedener Techniken, Dauer und Frequenzen sowie die Tiefenmechanismen der Anpassung untersuchen.«

Dehnen können sich die Muskelspindeln anpassen und weniger sensibel werden, sodass sich der Muskel stärker dehnen lässt, ohne dass der gegenläufige Reflex eintritt. Mit der Zeit führt diese Modulation des sensorischen Inputs zur Vergrößerung des wahrgenommenen Bewegungsumfangs.

Studien zufolge bestätigt sich die sensorische Theorie bei einzelnen Dehnsitzungen und 3–8-wöchigen Dehnprogrammen. Dabei wurde die Dehnintensität nicht erhöht und das Drehmoment bzw. die Kraft des Muskels konstant gehalten. Die Teilnehmer sollten sich in eine angenehme Dehnung bewegen und die Position ohne weitere Anleitung halten. Schon nach wenigen 10–90-Sekunden-Intervallen war die Beweglichkeit verbessert. In den mehrwöchigen Studien wurde eine Zunahme des Gelenkwinkels um 17 Grad festgestellt, während die von den Teilnehmern selbst angegebene Dehnintensität konstant blieb.

MECHANISCHE THEORIE

Muskeln sind »viskoelastisch«: Muskel-Sehnen-Einheiten weisen sowohl viskose als auch elastische Eigenschaften auf, sodass sie sich verformen und unter Einwirkung einer Kraft, z. B. einer Dehnung, in ihre ursprüngliche Form zurückkehren können. Werden Muskeln und Bindegewebe gedehnt, durchlaufen sie einen Prozess, das viskoelastische Kriechen, bei dem sie sich allmählich dehnen und an die neue Länge anpassen.

Die Theorien zur Dehnungsanpassung auf Ebene der Muskelzelle sind komplex. Ein Mechanismus betrifft strukturelle und kontraktile Proteine. Während Aktin und Myosin kontraktile Proteine sind, die bei der Muskelkontraktion Kraft erzeugen (siehe S. 21), sorgt das Strukturprotein Titin für Elastizität und strukturelle Integrität der Muskelzelle. Wird der Muskel gedehnt, werden auch die Titinmoleküle gedehnt. Man nimmt an, dass diese größere passive Spannung die Muskelzelle verlängert und zu ihrer mechanischen Anpassung beiträgt. Eine andere Möglichkeit ist, dass Dehnen die Produktion von Bindegewebe, z. B. Kollagen, anregt, das die Elastizität und die Kraft des Muskels erhöht.

Mit der Zeit führen diese Veränderungen zu erhöhter Viskoelastizität des Gewebes, sodass es größeren Kräften standhält und sich leichter dehnt. PNF-Stretching (siehe S. 42) beeinflusst wohl ebenso die sensorischen wie auch die mechanischen Eigenschaften des Muskels, einschließlich der Rezeptoren, sowie Veränderungen der viskoelastischen Eigenschaften des Muskelgewebes.

Insgesamt legt die mechanische Theorie nahe, dass Dehnen Muskelgewebe physisch verändert, was sich als größerer Bewegungsumfang und bessere Beweglichkeit zeigt. Die relative Bedeutung der mechanischen und sensorischen Theorie der Dehnungsanpassung ist jedoch noch ungeklärt.

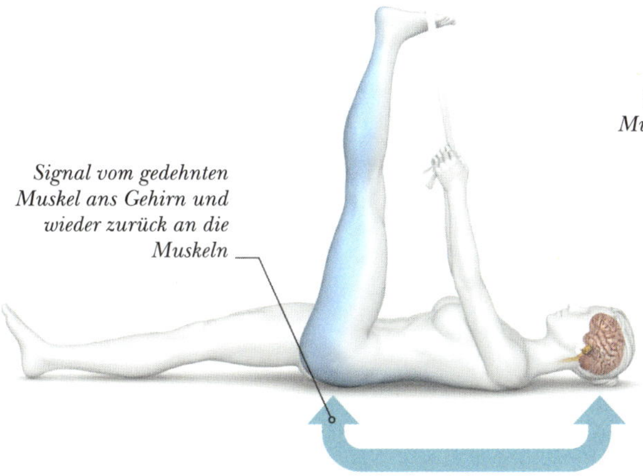

AUTOGENE HEMMUNG
Kontraktion der hinteren Oberschenkelmuskulatur und anschließendes Entspannen vergrößern den Bewegungsumfang aufgrund von verminderter Reflexaktivität über autogene Hemmung.

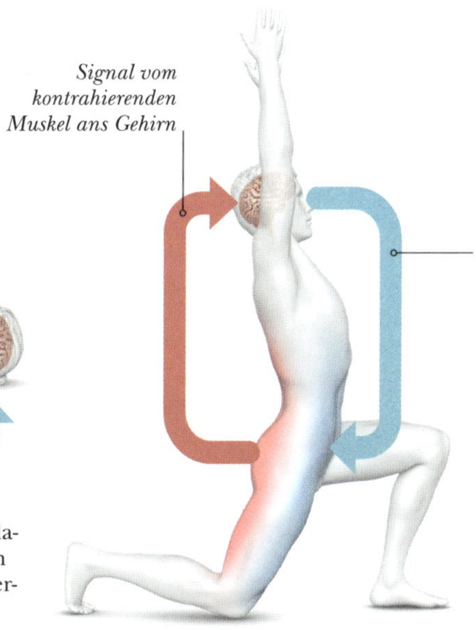

REZIPROKE HEMMUNG
Bei dieser Dehnung des Hüftbeugers werden durch reziproke Hemmung die Gesäßmuskeln kontrahiert, sodass sich die andere Hüftseite entspannen kann, um den Hüftbeuger zu dehnen.

> »Regelmäßige körperliche Aktivität mit einfachen Dehnungen oder Übungen von geringer Intensität kann älteren Menschen helfen, ihre körperliche Unabhängigkeit zu bewahren.«

MIKROVASKULÄRE STRUKTURELLE VORTEILE

Es hat sich gezeigt, dass Dehnen die Struktur und Funktion unserer kleinen Blutgefäße (Mikrogefäße) verbessert. Dieser Effekt ist individuell verschieden. Welche Übungen ihn bewirken, ist unklar, aber es ergeben sich interessante Möglichkeiten für die Gefäßgesundheit.

Regelmäßiges Dehnen erhöht die Anzahl und Dichte der Kapillaren in den Muskeln und verbessert somit deren Durchblutung und Sauerstoffversorgung. Der erhöhte Blutfluss trägt auch dazu bei, Abfallprodukte effizienter aus den Muskeln zu entfernen, wodurch sich die Muskelgesundheit verbessert. Darüber hinaus verbessert Dehnen die Funktion des Endothels, der inneren Auskleidung der Blutgefäße. Die Blutgefäße sind gesünder und das Risiko für Herz-Kreislauf-Erkrankungen, u.a. hohen Blutdruck, sinkt.

Eine Studie zeigte, dass Dehnen bei älteren Menschen die mikrovaskuläre Dichte verbessert und sich so der Blutfluss und die Nährstoffversorgung der Muskeln erhöhen. Weitere Forschungen sind nötig, um die Mechanismen hinter diesen mikrovaskulären Anpassungen vollständig zu verstehen.

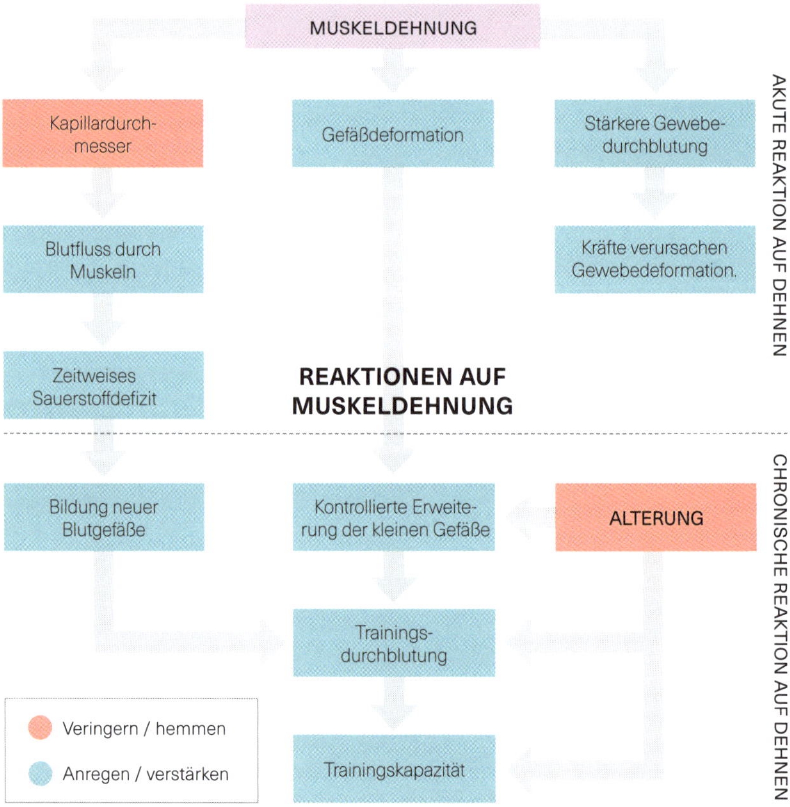

Gesund altern

Die mikrovaskulären Veränderungen, die bei älteren Menschen nach regelmäßigem Dehnen beobachtet werden, können deren Allgemeinbefinden und Lebensqualität erheblich steigern. Durch verbesserte Durchblutung und Nährstoffversorgung der Muskeln fördert Dehnen die Muskelregeneration und -reparatur und steigert die Muskelkraft und -funktion. Darüber hinaus beugt eine verbesserte mikrovaskuläre Funktion altersbedingten Herz-Kreislauf-Erkrankungen, kognitivem Verfall und Mobilitätsverlust vor. Diese potenziellen Vorteile zeigen, dass regelmäßiges Dehnen für ältere Menschen eine einfache und wirksame Möglichkeit darstellt, sich ihre Gesundheit und Unabhängigkeit zu bewahren.

VORTEILE FÜR KÖRPER UND GEIST

Körperliche Aktivität wie das Dehnen kommt uns in vielerlei Hinsicht zugute. Die geringe Intensität des Dehnens, das in der Regel auf bessere Gelenkbeweglichkeit abzielt, wirkt sich nachweislich auch auf andere Bereiche positiv aus, darunter das Gehirn und die geistige Gesundheit.

LINDERT ARBEITSPLATZBEDINGTE SCHMERZEN

Regelmäßige Dehnpausen lindern bei Büroangestellten nachweislich Nacken-, Schulter- und Rückenschmerzen im Vergleich zum alleinigen Verlass auf einen ergonomisch eingerichteten Arbeitsplatz.

REGT NEUROPLASTIZITÄT AN

Stretching und andere sanfte Sportarten steigern die Durchblutung und die Sauerstoffversorgung des Gehirns und fördern die Neuroplastizität und die kognitiven Funktionen, indem sie die neurotrophen Faktoren und weitere Wachstumsfaktoren anregen.

VERBESSERT DEN BLUTDRUCK

Regelmäßiges Dehnen kann Bluthochdruck senken. Wenn sich die Muskeln dehnen, dehnen sich auch die Blutgefäße, und eventuelle Veränderungen in der Mikrovaskulatur können den Blutfluss beeinflussen.

ERHÄLT DIE KOGNITIVEN FUNKTIONEN

Erwachsene über 65 Jahre, die sich regelmäßig bewegen und Sport einschließlich Stretching praktizieren, erzielen bessere Ergebnisse in Gedächtnistests und haben ein geringeres Demenzrisiko.

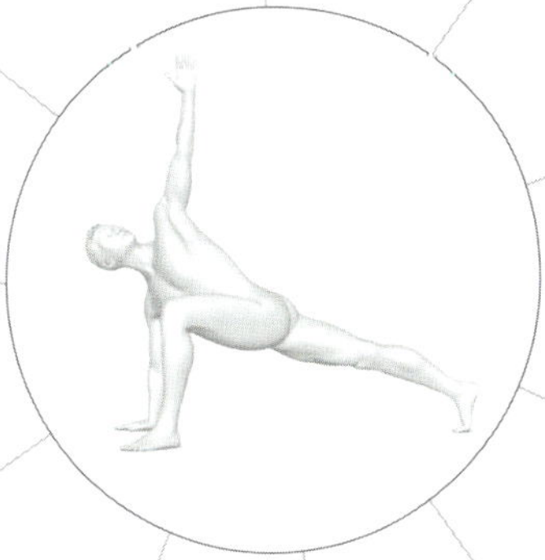

VERBESSERT DIE BEWEGLICHKEIT

Dehnen erhält und verbessert die Beweglichkeit, was sich das ganze Leben hindurch positiv auf alle Körperfunktionen auswirkt, insbesondere bei älteren Erwachsenen.

VERBESSERT NEUROMUSKULÄRE KONTROLLE UND FUNKTION

Die regelmäßige Aktivierung der Muskeln in dynamischen Dehnungen, einschließlich PNF-Techniken, kann ihre Funktionsweise und die Bewegungskontrolle verbessern.

VERBESSERT DIE GEISTIGE GESUNDHEIT

Studien haben einen positiven Einfluss von Dehnübungen und sanften Aktivitäten auf die Stimmung, Depressionen und Angstzustände sowie eine verbesserte Serotonin-Aufnahme im Gehirn festgestellt.

VERBESSERTE SCHLAFQUALITÄT

Regelmäßiges Dehnen kann die Schlafqualität verbessern, insbesondere bei älteren Erwachsenen mit kognitiven Beeinträchtigungen und Schlafstörungen.

WIRKT EINER SITZENDEN LEBENSWEISE ENTGEGEN

Ein regelmäßiges Dehnprogramm bietet die Möglichkeit, sich mit geringer Intensität zu bewegen und die Dauer des Sitzens mit all seinen negativen Auswirkungen zu verringern.

VERBESSERTE LAUNE UND GEISTIGE LEISTUNG

Intensives Dehnen verbessert die Stimmungslage, was sich möglicherweise positiv auf die kognitive Leistung von körperlich inaktiven Menschen auswirkt.

DEHNEN UND ERHALT DER FITNESS

Körperliche Aktivität ist ein wichtiger Bestandteil einer gesunden Lebensweise, und Hindernisse dabei zu überwinden, hat für Gesundheitsinitiativen weltweit hohe Prioriät. Neuere Erkenntnisse belegen, wie wichtig Dehnen für die körperliche Fitness ist.

SO WICHTIG IST FITNESS

Es ist eindeutig belegt, dass regelmäßige körperliche Betätigung für die Erhaltung und Verbesserung der körperlichen Fitness unerlässlich ist. Der Zuwachs an Kraft und Ausdauer kann die Gesundheit und das Wohlbefinden maximieren.

Physische Fitness schenkt ein Wohlbefinden, das körperliche und geistige Gesundheit umfasst. Sie zeigt sich darin, dass man Alltagsaufgaben leicht und ohne übermäßige Ermüdung ausführt und genug Energie für Freizeitaktivitäten übrig hat.

Sie ist charakterisiert durch kardiorespiratorische Ausdauer, Muskelkraft, Muskelausdauer, Flexibilität, Körperzusammensetzung sowie Fähigkeiten und Fertigkeiten wie Beweglichkeit, Gleichgewicht, Koordination, Kraft, Reaktionszeit und Geschwindigkeit. Physische Fitness erreicht man durch regelmäßige Aktivität, die auf individuelle Ziele und Bedürfnisse zugeschnitten ist.

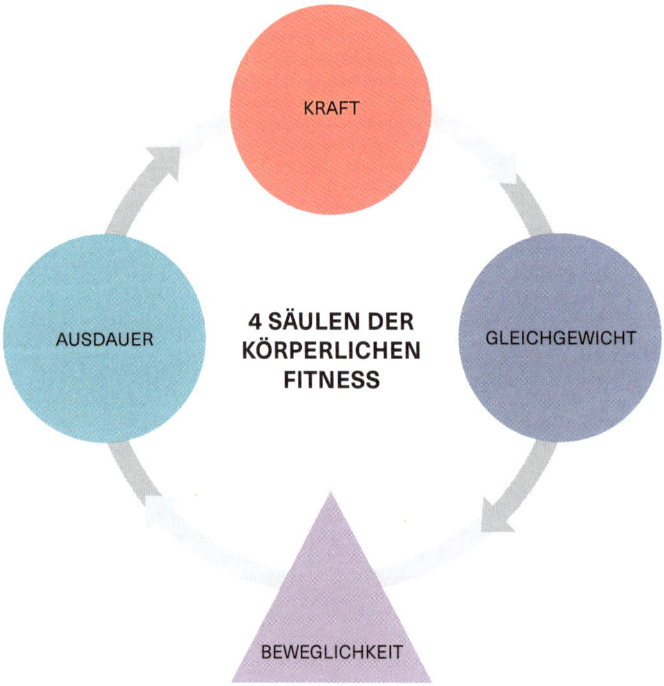

Beweglichkeitstraining durch Dehnen erfordert Engagement und Zeit, da es dauert, bis sich der Körper anpasst. Beweglichkeit lässt sich mithilfe des Bewegungsumfangs, der Dehnungstoleranz, der Bewegungsqualität und des subjektiven Erlebens von Bewegung messen.

Vor diesem Hintergrund ist es sinnvoll, wenn Sie Ihre körperliche Aktivität durch Dehn- und Mobilitätsübungen ergänzen, die Ihre Ziele unterstützen und Ihre Beweglichkeit und Fitness Ihr ganzes Leben lang fördern.

ZIELE UND ROUTINEN

Setzt man sich zu Beginn eines Trainings Ziele, erreicht man die Fitness besser, und Dehnübungen in spezifische Trainingsprogramme aufzunehmen kann helfen, die Ergebnisse zu maximieren. Zentral für jegliche körperliche Veränderung ist jedoch Durchhaltevermögen. Berücksichtigen Sie beim Formulieren Ihrer Ziele Faktoren wie aktuelle Fitness, zeitliche oder andere Einschränkungen und die Trainingsabsicht, wie Sport oder allgemeines Wohlbefinden.

Kraft

Muskelkraft ist die Fähigkeit eines Muskels oder einer Muskelgruppe, gegen einen Widerstand über den gesamten Bewegungsumfang maximale Kraft zu erzeugen. Kraft kann die Knochendichte, die Blutzuckerregulierung, den Blutdruck und Herz und Gefäße verbessern. Grundübungen aktivieren mehrere Gelenke, die auf große Muskelgruppen abzielen. Ein qualifizierter Trainer kann Sie dabei unterstützen.

Übungstipps

Trainieren Sie alle großen Muskelgruppen mindestens zweimal wöchentlich.

Absolvieren Sie 1–3 Sets mit je 8–12 Wiederholungen mit einem Gewicht, das 60–80 Prozent Ihres Maximalgewichts für 1 Wiederholung entspricht.

- **Unterkörperübungen, z. B.:** Squats, Ausfallschritte, Kreuzheben.
- **Übungen für den Oberkörper, z. B.:** Bankpressen, Schulterdrücken, Bizepscurls, Trizepsstrecken, Frontheben.
- **Coreübungen, z B.:** Unterarmstütze, Sit-ups.

Gleichgewicht

Gleichgewicht ist die Fähigkeit, den Körperschwerpunkt in jeder sensorischen Umgebung auf dem Stützpunkt zu halten oder dorthin zurückzubringen. Gleichgewichtsübungen verbessern die Propriozeption, die neuromuskuläre Kontrolle und die funktionellen Fähigkeiten und senken das Sturzrisiko. In einem Fitnessprogramm wird das Gleichgewicht mit verschiedenen Untergründen oder einseitigen Übungen trainiert.

Übungstipps

Machen Sie eine Vielzahl unterschiedlicher Übungen, um verschiedene sensorische und motorische Systeme zu fordern. Führen Sie die Übungen in einer sicheren Umgebung unter angemessener Aufsicht durch.

Vorschläge: Auf einem Bein stehen, einbeinige Kniebeugen, auf einer instabilen Unterlage wie einem Schaumstoffpolster stehen. Fordern Sie das sensorische System heraus, indem Sie die Augen öffnen oder schließen oder Kopfdrehungen auf einem Bein ausführen.

Beweglichkeit

Beweglichkeit ist die Fähigkeit eines oder mehrerer Gelenke, sich in ihrem vollen, nicht eingeschränkten Bewegungsumfang (ROM) zu bewegen. Die Beweglichkeit kann durch regelmäßige Dehnübungen verbessert werden, die die wichtigsten Muskelgruppen ansprechen. Diese Übungen können für die allgemeine Fitness, vor einem Training oder als Teil eines Sporttrainings durchgeführt werden.

Übungstipps

Allgemeine Fitness: Absolvieren Sie 2–3 Sets statischen Dehnens von je 15–30 Sekunden, 2–3 Tage pro Woche.

Vor Training: Absolvieren Sie 2–4 Sets mit je 10–15 dynamischen Wiederholungen. Entscheiden Sie sich für statisches Dehnen, schließen Sie daran eine dynamische Aktivität an.

Sport: Diese Beweglichkeitsprogramme können über längere Zeitdauer und mit größerer Intensität ausgeführt werden. Absolvieren Sie 10–15-Minuten-Trainings, 3–4 Tage pro Woche.

Ausdauer

Ausdauer ist die Fähigkeit, körperliche Aktivität über eine längere Zeit auszuführen. Sie ist eine wichtige Komponente der körperlichen Fitness und wird mit Messwerten wie der maximalen Sauerstoffaufnahme (VO2 max) oder der Fähigkeit, ein bestimmtes Tempo oder eine bestimmte Leistung über eine bestimmte Zeit beizubehalten, beurteilt. Sie kann die aerobe, die anaerobe und die muskuläre Ausdauer umfassen.

Übungstipps

- Regelmäßiges progressives Training
- Steigern Sie nach und nach die Dauer, die Intensität oder das Volumen des Trainings.
- Gönnen Sie sich zwischen den Trainingseinheiten ausreichend Ruhe und Erholung.
- Praktizieren Sie Intervalltraining.

Aerobes Training, z. B.: Laufen, Radfahren, Schwimmen.
Anaerobes Training, z. B.: Sprinten, Gewichtheben.
Muskeltraining, z. B.: Körpergewichtstraining, plyometrisches Training, isometrische Übungen, Gewichtstraining mit vielen Wiederholungen, Zirkeltraining.

STRETCHING NACH VERLETZUNG UND BEI SCHMERZEN

Schmerzen und Verletzungen können viele Ursachen haben. Wie Dehnen dabei helfen kann, hängt von vielen Faktoren ab. Da Stretching zur Vorbereitung auf den Sport und zur Schmerzlinderung entwickelt wurde, wollen wir hier die Grundlagen erläutern.

DIE VERLETZUNGSANFÄLLIGKEIT SENKEN

Es gibt viele Gründe für Verletzungen. Während man nicht jede Verletzung verhindern kann, lässt sich das Risiko dafür senken. Eine Ursache von Verletzungen ist Überlastung. Daher sollten Prävention und Rehabilitation auf den Betroffenen, seinen Sport und die Verletzung ausgerichtet sein.

Je nach Aktivität werden unterschiedliche Dehnungen bevorzugt, Stretching vor dem Sport verbessert zwar die Beweglichkeit, doch ist nicht hinreichend geklärt, in welcher Weise es Verletzungen des Bewegungsapparats vorbeugt.

Die Erkenntnisse sprechen dafür, weiterhin einen multimodalen Ansatz zu verfolgen, um das Verletzungsrisiko zu senken – denn Dehnen allein kann nicht alle Arten von Verletzungen verhindern. Vielmehr sollten Aspekte wie Belastungsmanagement, guter Schlaf, Erholung, Ernährung, Krafttraining und Vorbereitung auf die Aktivität Vorrang erhalten. Dehnen kann ein vollständiges, individuell auf eine bestimmte Aktivität zugeschnittenes Trainingsprogramm ergänzen, damit die Verletzungsprävention möglichst erfolgreich ist.

Doch Dehnübungen zur Behandlung von Verletzungen oder Schmerzen sollten nur unter ärztlicher oder physiotherapeutischer Kontrolle erfolgen, um eine Überdehnung oder weitere Verletzungen zu vermeiden.

Profil des Verletzungsrisikos

Warum kommt es zu Verletzungen? Eine komplexe Kombination von Faktoren trägt zum persönlichen Verletzungsrisiko jedes Menschen bei. Dieses steigt oder sinkt abhängig von der Interaktion interner und externer Faktoren.

INTERN/PERSÖNLICH	EXTERN/UMWELTBEDINGT
Biologische Risikofaktoren Diese internen Faktoren sind die physischen und physiologischen Merkmale einer Person. Dazu zählen Faktoren wie Alter, Größe, Ermüdungsgrad, frühere Verletzungen, Fitnessniveau, Trainingsprogramm und biomechanische Faktoren.	**Physische Risikofaktoren** Diese beziehen sich auf das physische Umfeld bei der Teilnahme einer Person am Sport: Elemente wie das Wetter, die verfügbaren Einrichtungen, das Gelände und die Ausrüstung. Diese Merkmale sind unabhängig von der Person.
Psychologische Risikofaktoren Diese internen Faktoren stehen für die psychischen Merkmale einer Person. Dazu zählen Faktoren wie Stressoren und Lebensereignisse, Stimmung, Bewältigungsfähigkeiten, Überzeugungen und Einstellungen. Alle zusammen beeinflussen das psychische Wohlbefinden.	**Soziokulturelle Risikofaktoren** Bei diesen Risikofaktoren handelt es sich um äußere Einflüsse wie die Qualität der Funktionäre eines Sports, die Trainer und den sozialen Druck, Sport zu treiben oder Leistung zu erbringen. Diese Merkmale prägen das soziokulturelle Umfeld, in dem sich eine Person befindet.

» Das Verletzungsrisiko verändert sich im Zusammenspiel von internen und externen Faktoren, die eine Person beeinflussen. «

MUSKEL-SKELETT-VERLETZUNGEN

Hier werden gängige Verletzungsarten erläutert. Eine Verletzung mag entmutigen, aber kennt man die Physiologie, kann man die Anpassungs- und Heilungsprozesse des Körpers besser unterstützen.

Verletzungen des Bewegungsapparats – Knochen, Sehnen, Bänder, Muskeln und anderer Weichteile – sind häufig. Die Genesungszeit hängt von Faktoren wie Schwere der Verletzung, betroffenem Gewebe und der Person ab.

Die Rehabilitation erfordert den individuellen Plan eines Spezialisten mit dem Ziel, die Erholung des Gewebes zu unterstützen und Funktionen wiederherzustellen, z. B. Gehen und Joggen nach einem Knöchelbruch. Es ist normal, dass Gewebe bei längerer Ruhigstellung an Flexibilität verliert. Solange bestimmte Übungen oder Widerstandstraining noch nicht möglich sind, können angeleitete Dehnungen oder andere sanfte Übungen den Bewegungsumfang der Gelenke wiederherstellen. Zu den Zielen jeder Reha nach einer Verletzung gehören Lindern von Schmerzen und Schwellungen, Wiederherstellen des Bewegungsumfangs der Gelenke, Propriozeptionstraining, Kräftigung und neuromuskuläre Kontrolle sowie Erstellung eines Plans zur Wiedererlangung normaler Aktivität. Dehnungen sollten immer nur einen umfassenden Plan ergänzen.

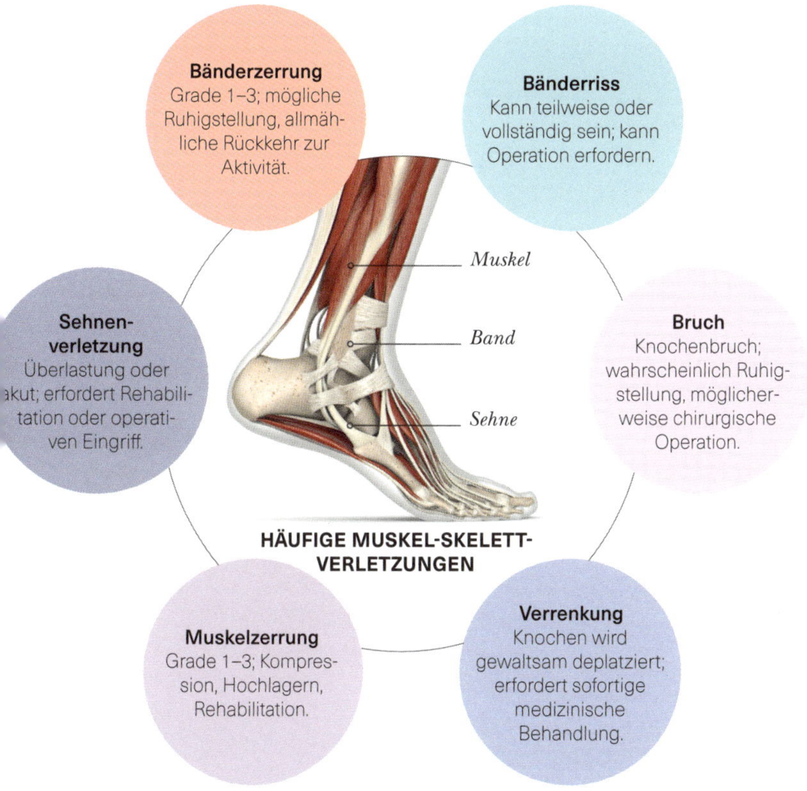

Zerrungen

Dieser Begriff kann Verletzungen in verschiedenen Strukturen meinen. Eine Zerrung kann durch eine übermäßige Dehnung im Muskel stattfinden. Auch die Bänder an einem Gelenk können durch Zerrung verletzt werden.

- **Muskeln:** Eine übermäßige Kraft überfordert den Muskel. Beispiele: Zerrung im Oberschenkel (vordere oder hintere Muskeln).
- **Bänder:** Ein Gelenk wird über seine normalen Grenzen hinaus bewegt, was zur Verletzung der Bänder führt.
- **Grade:** auf einer Skala von I–III

VERLETZUNGSARTEN

Akute, chronische und Überlastungsverletzungen sind Verletzungsmuster des Muskel-Skelett-Systems. Akute Verletzungen entstehen durch plötzliche und heftige Stöße oder Traumata, z. B. Frakturen, Verstauchungen und Zerrungen. Sie verursachen meist sofortige Symptome und können ärztliche Hilfe erfordern. Chronische Verletzungen bestehen über lange Zeit oder kehren häufig wieder, wie Schmerzen im unteren Rücken. Überlastungsverletzungen entstehen durch wiederholte Belastung oder Beanspruchung eines bestimmten Körperteils über längere Zeit, z. B. Tendinopathien und Ermüdungsbrüche.

Die Behandlung all dieser Verletzungen variiert, umfasst aber in der Regel das Lindern von Schmerzen und Entzündungen, Physiotherapie, eine Operation oder eine andere Behandlung. Bei chronischen und Überlastungsverletzungen können eine Veränderung der Aktivität oder der Lebensweise, Rehabilitation und Behandlung einer Grunderkrankung angeraten werden.

MÖGLICHKEITEN DER SCHMERZLINDERUNG

Körperliche Aktivität kann Schmerzen wirksam bekämpfen, auch Dehnen – insbesondere Schmerzen am Bewegungsapparat. Regelmäßige Bewegung kann den Bedarf an Schmerzmitteln senken. Da Schmerzen sehr komplex sind, gibt es viele Behandlungsmöglichkeiten.

Studien haben gezeigt, dass regelmäßige körperliche Betätigung bei Menschen mit chronischen Schmerzen zu deutlicher Schmerzlinderung und Funktionsverbesserung führt, die Gesundheitskosten senkt und den Bedarf an Schmerzmedikamenten verringert. Stretching lindert insbesondere Schmerzen aller Art im unteren Rücken, Kniearthrose und chronische Nackenschmerzen. Es kann die Beweglichkeit steigern sowie Steifheit und Schmerzen wegen verschiedener Erkrankungen des Muskel-Skelett-Systems verringern. Wichtig ist, einen von einer medizinischen Fachkraft erstellten individuellen Plan zur Schmerzbehandlung zu befolgen, der die Art und den Grad der Schmerzen sowie die individuelle Gesundheit und Lebensstilfaktoren berücksichtigt.

EIN SIGNAL DES KÖRPERS

Schmerz ist ein Signal des Körpers, das auf Gewebeschädigung hinweisen kann, aber nicht muss. Weitere erfolgreiche Ansätze zur Schmerzbehandlung sind Achtsamkeitstherapie, Atemarbeit und kognitive Verhaltenstherapie (KVT). Achtsamkeit lehrt, mit einer offenen, nicht wertenden Haltung präsent zu sein. Atemarbeit nutzt Atemtechniken, die Entspannung fördern und Stress abbauen. Sie lindert Schmerzen, indem sie Stress und Anspannung abbaut. Eine KVT lehrt Menschen, anders über Schmerz zu denken und auf ihn zu reagieren. Diese Ansätze können allein oder in Kombination mit weiteren Behandlungsstrategien, z. B. Medikamenten oder Physiotherapie, eingesetzt werden.

BEWEGUNG UND SCHMERZLINDERUNG
Schmerz ist eine persönliche Erfahrung, die von vielen Variablen beeinflusst wird. Es gibt mehrere nicht-pharmakologische Möglichkeiten der Schmerzlinderung, darunter regelmäßiges Training von niedriger Intensität.

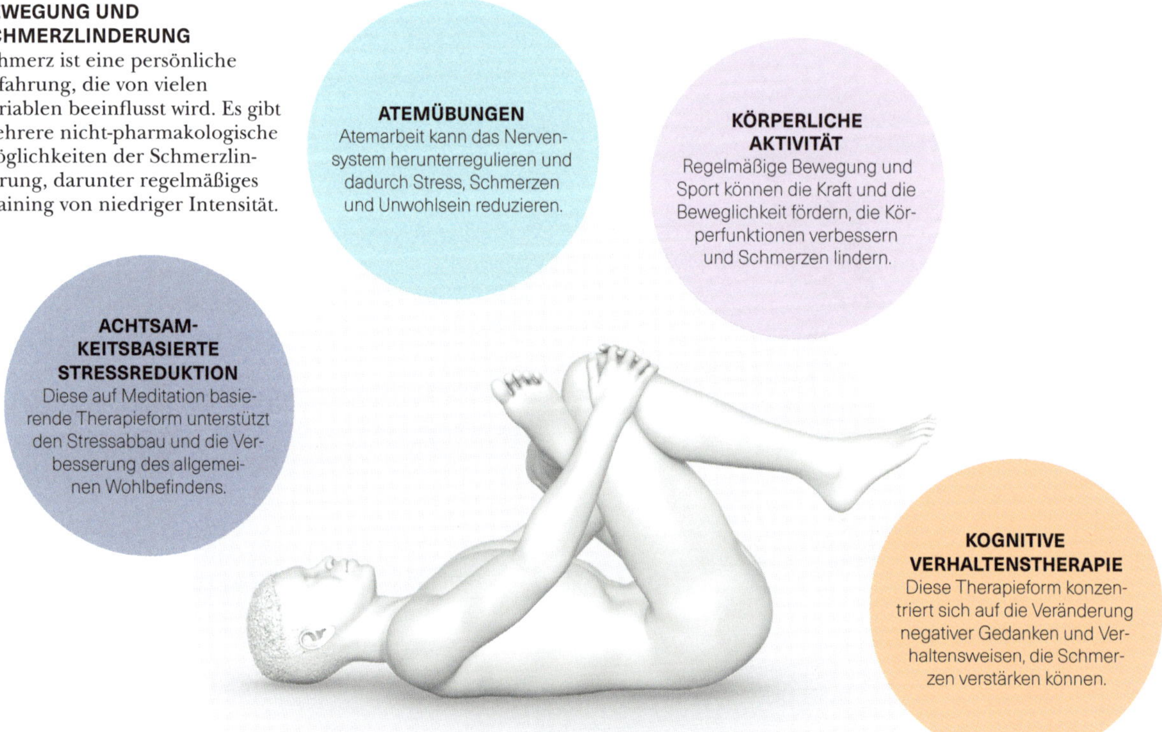

NICHT-PHARMAKOLOGISCHE STRESSLINDERUNG

DIE BEDEUTUNG DER ATMUNG

Die Atmung spielt nicht nur eine Rolle beim Stressabbau und für die Vitalzeichen, die Atemmuskeln beeinflussen auch, wie wir uns bewegen und den Druck in der Bauchhöhle regulieren.

Die wichtigsten Atemmuskeln sind das Zwerchfell und die Zwischenrippenmuskeln. Das Zwerchfell ist zentral, da es sich kontrahiert und abflacht, um Luft in die Lunge zu ziehen. Die Zwischenrippenmuskeln unterstützen die Ausdehnung des Brustkorbs und erhöhen die Lungenkapazität bei der Einatmung.

Die Atemhilfsmuskeln unterstützen die Atmung, wenn die primären Muskeln überlastet sind, z. B. bei Sport oder bei Schwächung der primären Muskeln durch Krankheit oder Verletzung. Zu den Atemhilfsmuskeln zählen die Bauchmuskeln, der große Kopfwender, die Treppenmuskeln im Hals und die Trapezmuskeln in Nacken und Schultern. Sie wirken unterstützend, zu große Belastung kann aber zu ihrer Überlastung und Ermüdung führen.

ATEMMECHANIK

Unter ruhiger Atmung versteht man die normale, automatische Atmung des Körpers im Ruhezustand. Zwerchfell und Zwischenrippenmuskeln kooperieren, um den Brustkorb zu weiten und Luft in die Lunge zu ziehen, ohne bewusste Anstrengung oder Kontrolle. Die aktive Atmung hingegen erfordert eine bewusstere Kontrolle der Atmung. Dazu zählen Techniken wie Tiefenatmung und Bauchatmung.

> »*Auf Entspannung ausgerichtete Atemübungen sind ein nützliches Instrument zur Verbesserung der Beweglichkeit und zur Verringerung von Schmerzen in Nacken, Brust und Schultern.*«

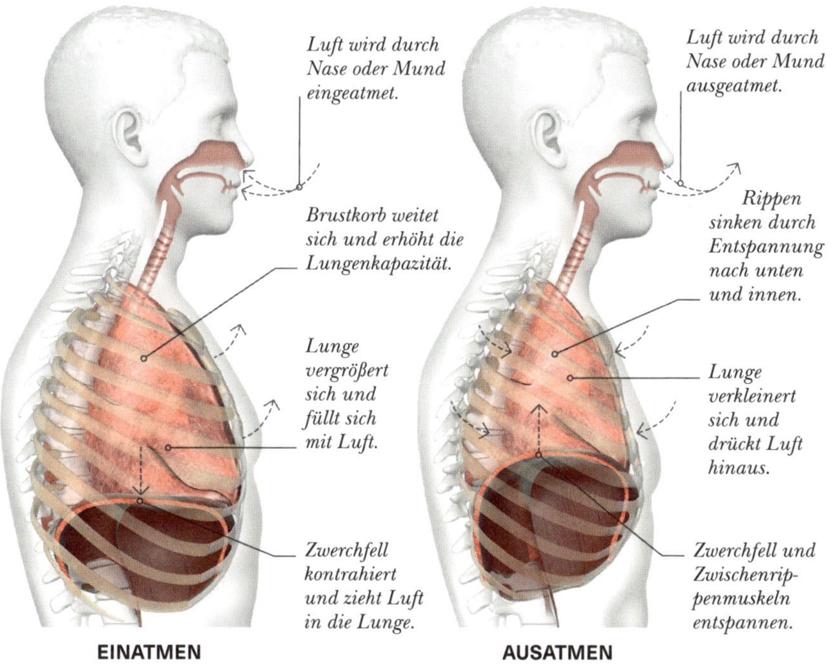

BEWUSSTE KONTROLLE
Die bewusste Atemkontrolle bei körperlicher Aktivität kann Muskelverspannungen und Ängste verringern und ist somit hilfreich für die Schmerzlinderung. Bei der Zwerchfellatmung aktivieren wir den kuppelförmigen Zwerchfellmuskel unter der Lunge, um der Lunge mehr Luft und dem Gehirn mehr Sauerstoff zuzuführen. Das verlangsamt den Herzschlag und senkt den Blutdruck.

STRETCHING UND GESUNDES ALTERN

Die Skelettmuskelmasse und -kraft nimmt mit dem Alter ab, was als Sarkopenie bezeichnet wird. Als Folge davon kann die Mobilität eingeschränkt sein. Aktiv zu bleiben ist eine Möglichkeit, sich die körperliche Funktionsfähigkeit und Unabhängigkeit zu erhalten.

MUSKELN UND LEBENSALTER

Die alternde Skelettmuskulatur unterliegt Veränderungen, u.a. einer Verringerung von Größe und Anzahl der Muskelfasern. Die Fähigkeit, schnell Kraft zu erzeugen, aber auch die Gelenkbeweglichkeit nehmen ab. All diese Aspekte können die Alltagsfunktionen des Körpers beeinträchtigen.

Mehrere Veränderungen im Skelettmuskel tragen zum altersbedingten Schwund von Muskelmasse und Kraft bei. Zunächst kommt es zum progressiven Verlust von Muskelfasern und Gesamtmuskelkraft. Auch die Zahl und die Funktion der Motoneuronen, die die Muskelkontraktion steuern, nimmt ab. Ein Rückgang der Muskelproteinsyntheserate und ein beschleunigter Muskelabbau verursachen den allmählichen Verlust von Muskelmasse. Stoffwechselveränderungen, z.B. langsamerer Energiestoffwechsel, können die Muskelfunktion ebenfalls beeinträchtigen.

Auch die Sehnen verändern sich mit dem Alter. Sie werden steifer, was die Gelenkbeweglichkeit verringert. Die Sehnen übertragen die Kraft der Muskeln auf die Knochen, bei steiferen Sehnen ist dies beeinträchtigt. Die Kombination aus altersbedingten Veränderungen von Muskeln und Sehnen wirkt sich negativ auf die Körperfunktionen und die Mobilität aus. Daraus resultierende Stürze können die Lebensqualität älterer Menschen erheblich beeinträchtigen.

Sarkopenie ist ein fortschreitendes, altersbedingtes Syndrom, das zum Verlust der Skelettmuskelkraft

Sarkopenie

Dieser Begriff bezeichnet den Verlust von Masse, Kraft und Funktionsfähigkeit des alternden Skelettmuskels. Auch die Mitochondrien im Muskel degenerieren mit dem Alter und mit Inaktivität. Um der Sarkopenie vorzubeugen, ist es wichtig, aktiv zu bleiben, sich gesund zu ernähren und Krafttraining zu betreiben.

JUNGES ALTER/KÖRPERLICH AKTIV

Muskel
Der Skelettmuskel besitzt normale Masse, Kraft und Funktion. Der Aufbau bei einem angemessenen Reiz erfolgt problemlos.

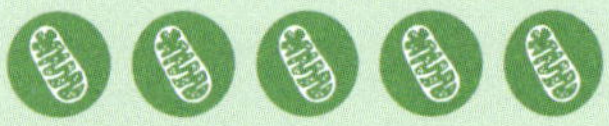

Mitochondrien
Junge, aktive Muskeln haben viele Mitochondrien, die für eine hohe Energieproduktion und gute Skelettfunktion sorgen.

HÖHERES ALTER/KÖRPERLICH AKTIV

Muskel
Bei ausreichender Aktivität können sich die Skelettmuskeln eine gewisse Kraft und Masse erhalten, was ihre Funktion fördert.

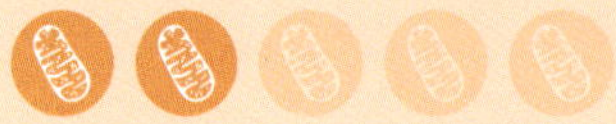

Mitochondrien
Bewegung erhält die Gesundheit und die Funktion der Mitochondrien und damit eine kontinuierliche Energieproduktion.

HÖHERES ALTER/INAKTIVITÄT

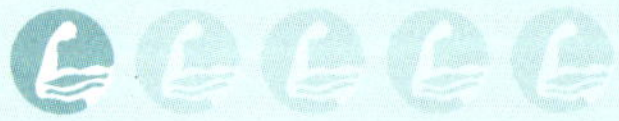

Muskel
Der Skelettmuskel hat weniger Masse und Kraft, was seine Funktion beeinträchtigt.

Mitochondrien
Alternde Skelettmuskeln haben bei häufigem Sitzen wenige, funktionsschwache Mitochondrien; Schwund ist größer als die Produktion.

führt, der häufig vor dem Verlust von Muskelmasse und -funktion auftritt, aber je nach Ursache und Dauer verhindert, behandelt und kontrolliert werden kann. Widerstandstraining und anderes Gewichtstraining kann die Muskelmasse und die Kraft erhalten und verbessern und zugleich das Sehnenwachstum anregen. Mit etwas Übung können auch ältere Erwachsene noch unbedenklich verschiedenste Sportarten praktizieren.

MUSKELANPASSUNGEN

Auch wenn der Alterungsprozess den Schwund von Muskelmasse und -kraft verursacht, behält die Skelettmuskulatur in höheren Jahren ihre Fähigkeit, sich anzupassen, sofern sie einem angemessenen Trainingsreiz ausgesetzt wird. Studien lassen vermuten, dass ältere Muskeln in gleicher Weise auf Bewegung reagieren wie jüngere, auch wenn das Tempo und das Ausmaß der Reaktion geringer ausfallen kann.

Statisches und dynamisches Dehnen, wie in diesem Buch vorgestellt, verbessert die Muskelbeweglichkeit und den Bewegungsumfang der Gelenke im höheren Alter. Eine angemessene Proteinzufuhr ist für die Muskelproteinsynthese und die Hypertrophie (Muskelaufbau) als Reaktion auf regelmäßiges Training unverzichtbar.

Zusammenfassend lässt sich sagen, dass Dehnen für den Erhalt der Beweglichkeit und des Bewegungsumfangs einer alternden Skelettmuskulatur vorteilhaft ist, es aber mit anderen Trainingsarten, z. B. Widerstandstraining, sowie einer angemessenen Ernährung kombiniert werden sollte, um die optimale Muskelgesundheit und -funktion zu gewährleisten.

ANFORDERUNGEN AN DIE KÖRPERLICHE AKTIVITÄT

Bewegungsmangel ist ein großer Risikofaktor für viele chronische Krankheiten und Todesfälle weltweit. Daher hat die Weltgesundheitsorganisation (WHO) Richtlinien für körperliche Aktivität erstellt.

Erwachsenen von 18–64 Jahren werden mindestens 150 Minuten pro Woche mäßig intensive aerobe körperliche Aktivität oder mindestens 75 Minuten pro Woche intensive aerobe körperliche Aktivität oder eine gleichwertige Kombination aus beidem empfohlen. Sie sollten auch mindestens zweimal pro Woche die Muskeln mit Krafttraining stärken. Diese Aktivitäten sollten alle großen Muskelgruppen wie Hüftbeuger, Kniestrecker und Schultermuskeln ansprechen und mit mäßiger bis hoher Intensität durchgeführt werden. Wenig körperliche Aktivität ist besser als gar keine – der Einzelne sollte sich im Rahmen seiner Fähigkeiten und Möglichkeiten um möglichst viel Aktivität bemühen. Bewegungsmuffel sollten ihre Aktivität allmählich steigern, gegebenenfalls in Absprache mit ihrem Arzt.

Die Steigerung der körperlichen Aktivität zielt darauf ab, chronische Krankheiten zu verringern, die psychische Gesundheit und das allgemeine Wohlbefinden zu verbessern und die Lebensqualität insgesamt zu erhöhen. Die Leitlinien der WHO weisen darauf hin, dass körperliche Aktivität auf vielfältige Weise in den Alltag integriert werden kann und dass die Menschen Aktivitäten wählen können, die ihrem Fitnessniveau und ihren Fähigkeiten entsprechen.

LEITLINIEN FÜR KÖRPERLICHE AKTIVITÄT

Älteren Erwachsenen wird mäßige und/oder intensive körperliche Betätigung an mehreren Tagen der Woche empfohlen.

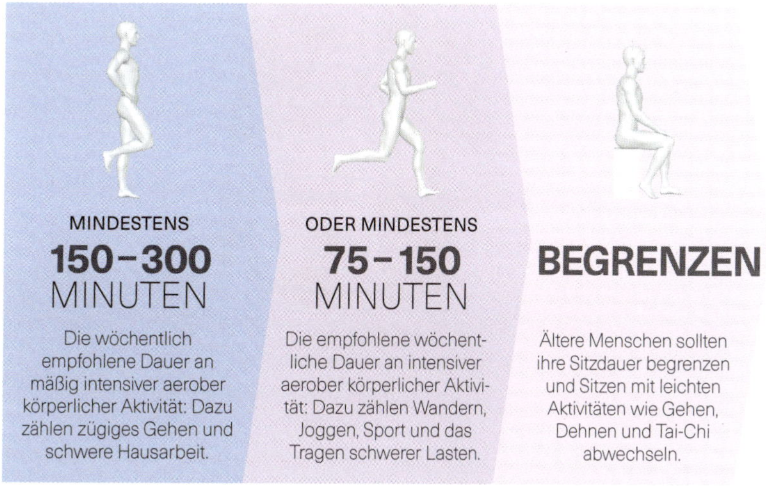
MINDESTENS
150–300
MINUTEN
Die wöchentlich empfohlene Dauer an mäßig intensiver aerober körperlicher Aktivität: Dazu zählen zügiges Gehen und schwere Hausarbeit.
ODER MINDESTENS
75–150
MINUTEN
Die empfohlene wöchentliche Dauer an intensiver aerober körperlicher Aktivität: Dazu zählen Wandern, Joggen, Sport und das Tragen schwerer Lasten.
BEGRENZEN
Ältere Menschen sollten ihre Sitzdauer begrenzen und Sitzen mit leichten Aktivitäten wie Gehen, Dehnen und Tai-Chi abwechseln.

DEHNEN IN HÖHEREM ALTER

Mit zunehmendem Alter wird es immer wichtiger, aktiv zu bleiben. Widerstandstraining und aerobe Sportarten sollten Teil jedes Bewegungsprogramms sein, um die Körperfunktionen zu erhalten. Dehnübungen können älteren Erwachsenen eine einfache, angenehme Möglichkeit bieten, körperlich aktiv zu sein und ihre Gesundheit sowie ihr Wohlbefinden zu verbessern.

In höherem Alter sollte der Erhalt der Körperfunktionen für Alltagsaktivitäten und das Verringern des Sturz- und Verletzungsrisikos im Vordergrund stehen. Älteren Menschen wird empfohlen, ihre Sitzdauer zu reduzieren und sanftere Aktivitäten auszuüben, z. B. Stretching oder Tai-Chi. Beweglichkeit im Oberkörper ist wichtig für Aktivitäten wie Anziehen und Greifen nach Gegenständen, im Unterkörper ist sie wichtig für sicheres Gehen und Bücken. Dehnungen, die auf die im Alltag verwendeten Gelenke abzielen, sollten ebenfalls Teil des Trainings sein.

Natürlich können und sollten ältere Menschen auch anspruchsvollere Trainingsziele verfolgen. Das Training sollte abwechslungsreich sein und den Fokus auf Gleichgewichts- und Krafttraining legen, vorzugsweise bei mittlerer oder höherer Intensität. Es wird an drei oder mehr Tagen pro Woche zusammen mit Dehnübungen empfohlen, um die körperlichen Fähigkeiten zu verbessern und das Sturzrisiko zu verringern.

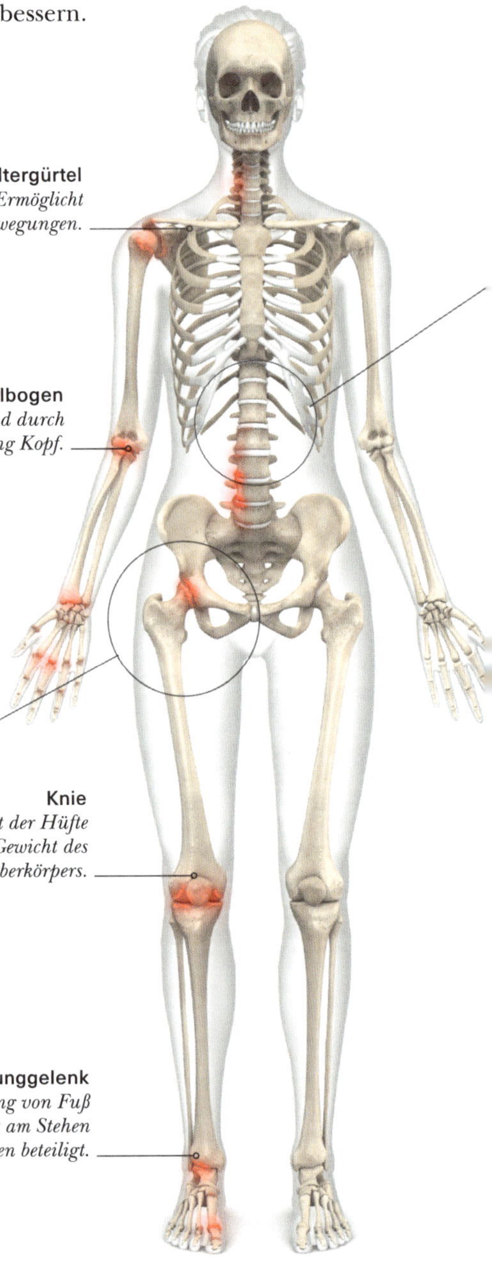

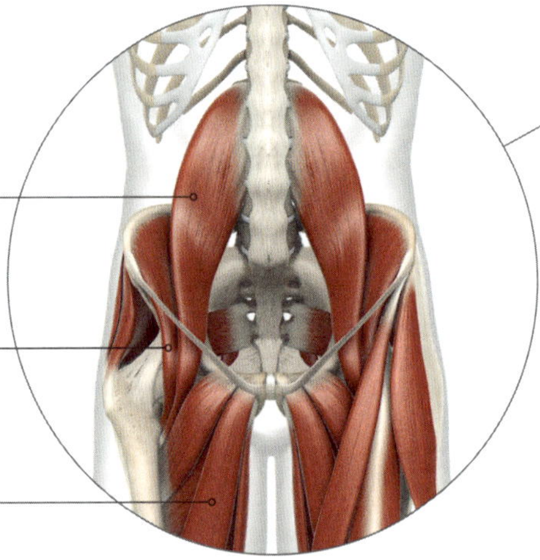

Hüftbeuger
Dehnen der Hüftbeuger und Hüftstrecker verbessert nachweislich das Gangbild älterer Menschen. Dies ist wichtig, um das Sturzrisiko zu senken und um funktionelle Mobilität und Unabhängigkeit zu erhalten.

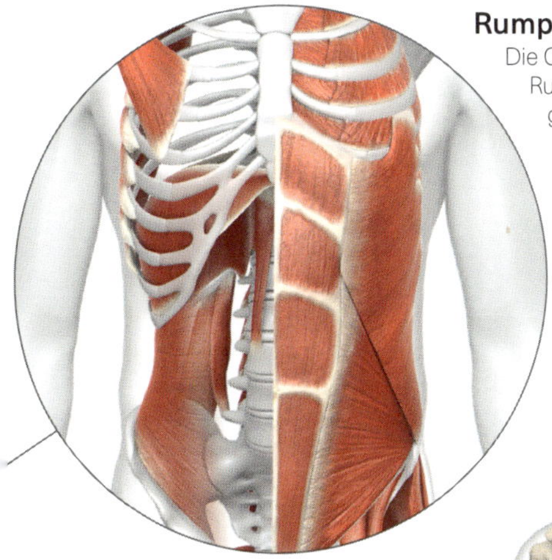

Rumpfmuskulatur

Die Core-Muskeln unterstützen einen stabilen Rumpf, die Körperhaltung und das Gleichgewicht. Die Kraft und Beweglichkeit in diesem Bereich durch regelmäßiges Training wie Pilates und Tai-Chi zu erhalten sorgt für eine bessere Mobilität und eine höhere Lebensqualität.

EMFPOHLENE ÜBUNGEN

Integrieren Sie diese Übungen in ein Programm zur Unterkörperkräftigung.

- **Hüftbeuger dehnen im Stehen (S. 136):** Kombinieren mit Kräftigen von Hüftbeugern und Gesäßmuskeln
- **Figure-4-Stretch im Sitzen (S. 129):** Kombinieren mit Hüftrotation und Kräftigen der Gesäßmuskeln
- **Zwillingswadenmuskel dehnen (S. 166):** Kombinieren mit Wadenkräftigung
- **Oberschenkelrückseiten dehnen im Sitzen (S. 162):** Kombinieren mit Kräftigen von Gesäßmuskeln und Oberschenkelrückseiten.

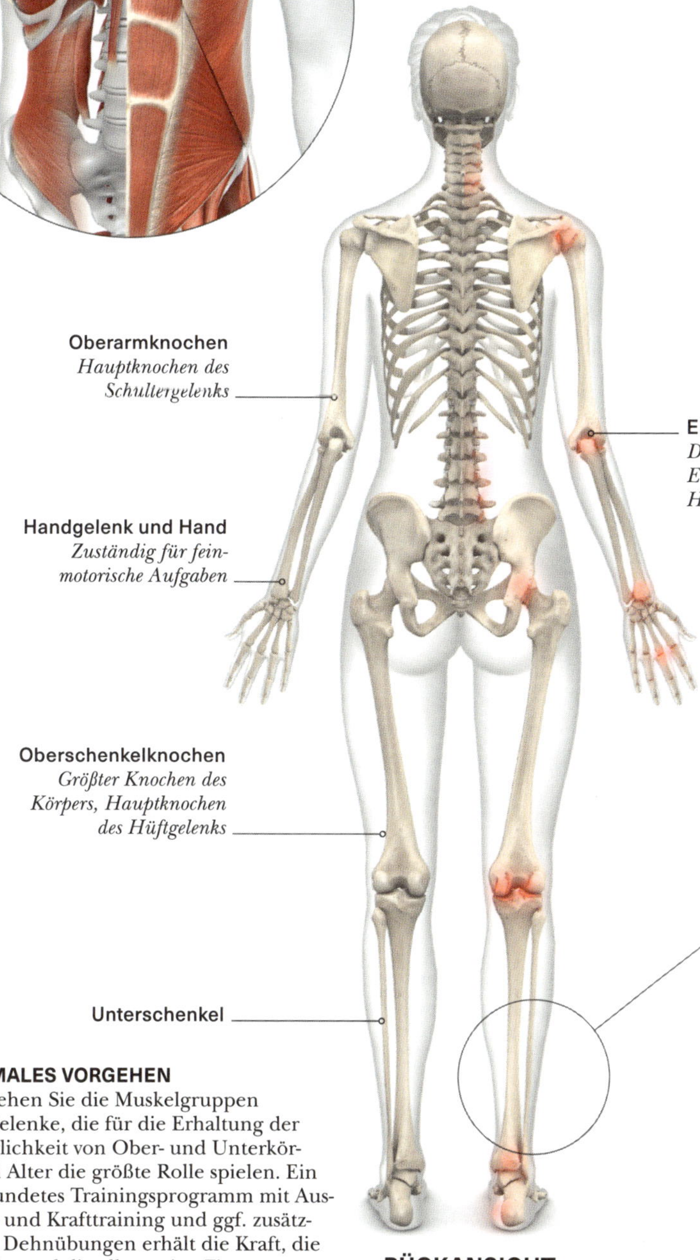

RÜCKANSICHT

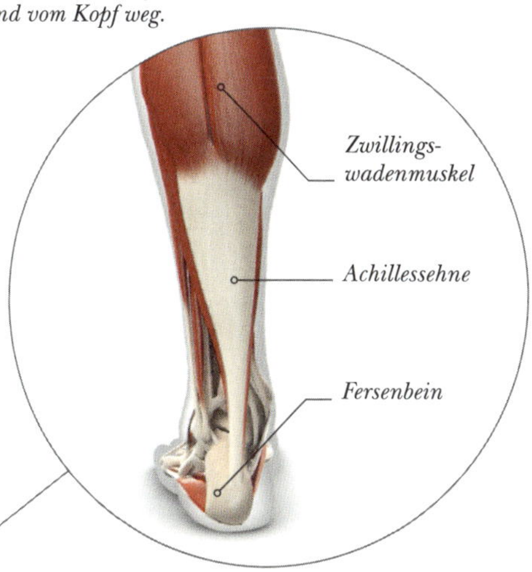

Waden

Die Waden geben dem Körper beim Gehen und Laufen Schub und unterstützen das Gleichgewicht, insbesondere beim Aufstehen aus einer sitzenden Position. Beweglichkeit und Kraft sind für die Wadenfunktion wichtig.

OPTIMALES VORGEHEN

Hier sehen Sie die Muskelgruppen und Gelenke, die für die Erhaltung der Beweglichkeit von Ober- und Unterkörper im Alter die größte Rolle spielen. Ein abgerundetes Trainingsprogramm mit Ausdauer- und Krafttraining und ggf. zusätzlichen Dehnübungen erhält die Kraft, die Gelenke und die allgemeine Fitness.

WANN DEHNEN RISKANT IST

Es ist wichtig zu wissen, welche Vorsichtsmaßnahmen und Kontraindikationen für das Dehnen gelten. Sie sollten immer einen Experten zurate ziehen, wenn Sie durch Dehnen spezifische Verletzungen und Erkrankungen lindern möchten.

VORSICHTSMASSNAHMEN

Dehnen beeinflusst den Bewegungsumfang und die Flexibilität nachweislich positiv. Doch sollte man nicht Verletzungen oder die Verschlimmerung bestehender Beschwerden riskieren. Durch geeignete Vorsichtsmaßnahmen und professionelle Beratung lassen sich die Flexibilität und die Körperfunktionen wirksam verbessern und Risiken vermeiden.

Es gibt Situationen, in denen manche Dehnungen vermieden oder therapeutisch begleitet werden sollten. Dazu gehören akute Verletzungen wie eine Muskelzerrung oder -prellung, Gelenkinstabilität oder eine kürzlich durchgeführte Gelenkersatzoperation. Weitere Fälle sind offene Wunden, eine Verrenkung oder eine Infektion. In diesen Fällen wird Stretching eher nicht sofort empfohlen, da die Schmerzbehandlung oder andere Maßnahmen Vorrang haben.

In manchen Fällen wird zum Schutz des betroffenen Bereichs etwa eine Ruhigstellung vorgenommen. Solche vorübergehenden Vorsichtsmaßnahmen fördern die Heilung.

Vorsicht ist auch bei nicht akuten Erkrankungen und bei Schwangerschaft geboten. So müssen bei chronischen Schmerzen oder Erkrankungen wie Osteoporose oder rheumatoider Arthritis eventuell bestimmte Dehnungen modifiziert oder vermieden werden. Während der Schwangerschaft sollte man manche Positionen anpassen. Eine medizinisch geschulte Person oder ein qualifizierter Trainer können Ihnen gegebenenfalls helfen, sich trotz Bedenken oder Beschwerden risikofrei zu dehnen und effektiv zu trainieren.

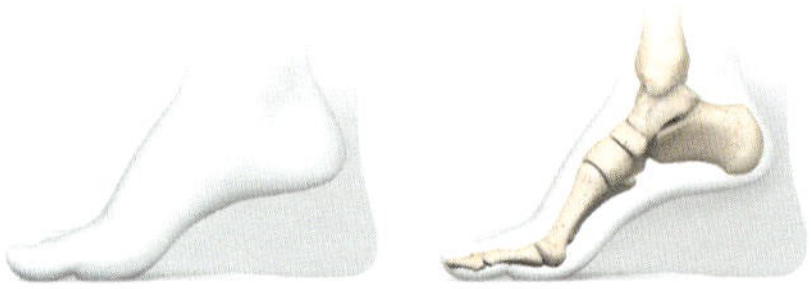

NORMAL

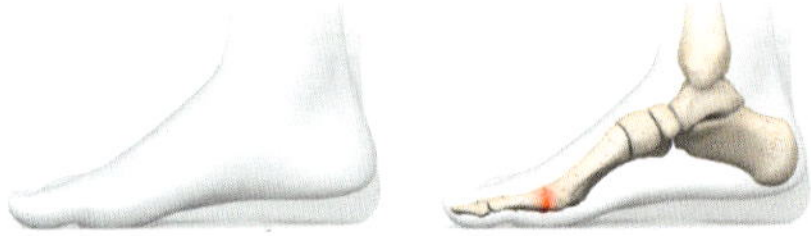

HALLUX LIMITUS

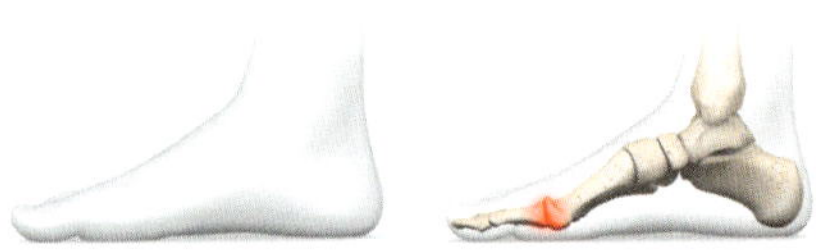

HALLUX RIGIDUS

GROSSZEHENERKRANKUNGEN
Bei normalem Bewegungsumfang der Großzehe lässt sich das Gelenk leicht beugen. Beim Hallux limitus ist der Zeh etwas steif, kann sich aber noch bewegen; beim Hallux rigidus ist der Zeh praktisch unbeweglich.

GELENKVERÄNDERUNGEN

Gelenkveränderungen können den Bewegungsumfang verringern, wenn sie die Struktur und die Funktion der Knochen verändern. So kann Arthrose zum Verlust von Knorpel und zur Bildung von Knochensporen führen, was die Fähigkeit des Gelenks einschränkt, sich reibungslos und frei zu bewegen. Auch Veränderungen der Gelenkkapsel oder des umliegenden Weichgewebes können den Bewegungsumfang einschränken. Verändert sich die propriozeptive Rückmeldung des Gelenks, vermindert sich der sensorische Input und verringert die Bewegungskontrolle. In solchen Fällen sollte man beim Dehnen oder dem Versuch, die Beweglichkeit zu steigern, vorsichtig sein.

Ein Hallux limitus verringert den Bewegungsumfang, weil das Großzehengelenk steif ist. Dennoch ist der Zeh noch bis zu einem gewissen Grad beweglich. Beim Hallux rigidus, einer schwereren Form des Hallux limitus, ist das Großzehengelenk wenig bis gar nicht beweglich, teilweise aufgrund fortgeschrittener Veränderungen der Gelenkoberfläche oder knöcherner Wucherun-

Impingements des Hüftgelenks

Hüftgelenke variieren in Form und Größe. Manche Varianten können zum Femoroacetabulären Impingement-Syndrom (FAI) führen, bei dem der Hüftkopf gegen die Hüftpfanne drückt und Schmerzen, Steifheit und eingeschränkte Beweglichkeit verursacht. Die Behandlung hat das Ziel, die Hüftstabilität, die neuromuskuläre Kontrolle, die Kraft, den Bewegungsumfang und das Bewegungsmuster zu verbessern.

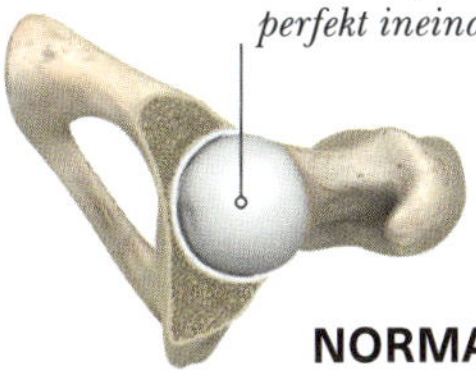

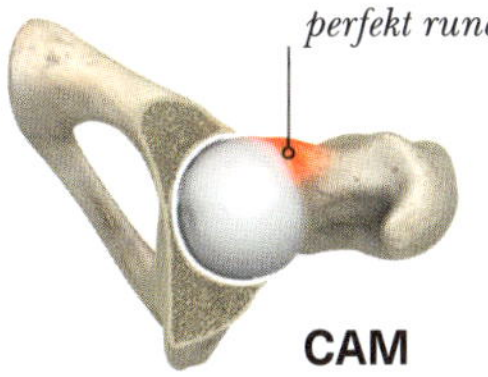

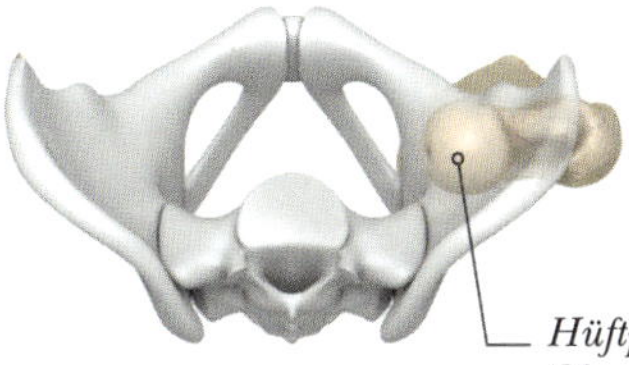

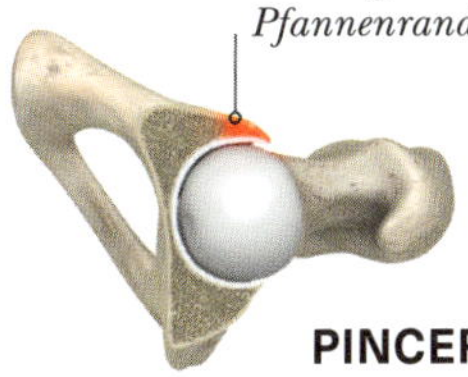

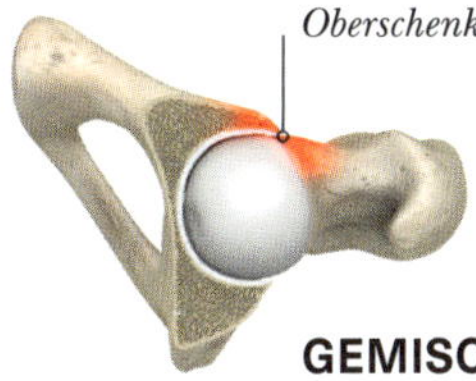

gen, die Beschwerden verursachen.

Anzeichen für gelenkbedingte Bewegungseinschränkungen sind:

- Stechender, dumpfer oder umfassender Schmerz, eventuell bei Bewegung schlimmer
- Steifheit oder Unbeweglichkeit, schlimmer am Morgen oder nach längerer Inaktivität
- Lokale Schmerzen oder Entzündung mit Schmerzen/Steifheit
- Verminderter Bewegungsumfang, leicht bis schwerwiegend
- Schmerzen oder Blockaden, hörbares Knacken.

ANATOMISCHE STRUKTUREN

Auch natürliche Gelenkvarianten, Morphologien genannt, können den Bewegungsumfang einschränken und bei Überlastung oder Stress Schmerzen oder Verletzungen hervorrufen. Sie können in verschiedenen Körperbereichen selten bis häufig auftreten.

Im Hüftgelenk etwa sind die Cam- und die Pincer-Morphologie nicht selten. Sie beeinträchtigen den Bewegungsumfang, insbesondere die Beugung und die Drehung (siehe oben).

Bei einer Pfannenretroversion ist die Hüftpfanne nach hinten gerichtet, was den Bewegungsumfang zwischen Oberschenkelknochen und Hüftpfanne verringert. Bei der Pfannenanteversion ist die Hüftpfanne zur Vorderseite des Beckens gerichtet. Beides kann asymptomatisch sein. Wenn diese Fehlstellungen zu Einschränkungen führen, kann ein Arzt Behandlungsmöglichkeiten wie z. B. Physiotherapie vorschlagen.

Sicherheit und Grenzen

Wenn die Beweglichkeit durch die Gelenkstruktur eingeschränkt ist, lässt sie sich durch Dehnen nur begrenzt verbessern. Es ist wichtig, diese Einschränkungen zu respektieren und zu erkennen, wann man sich bei einer Aktivität, z. B. Dehnen, nicht zu aggressiv in den Endbereich einer Bewegung vorarbeiten sollte. Beachten Sie diese Übungstipps:

- **Stechende, anhaltende Schmerzen** bedeuten Verschlimmerung.
- **Gehen Sie nicht aggressiv** in den Endbereich einer Bewegung.
- **Maximieren Sie die Kraft** im verfügbaren Bewegungsumfang.
- **Steigern Sie schrittweise** die körperliche Aktivität und die Übungsintensität.
- **Modifizieren Sie Dehnungen,** damit sie angenehm werden – viele Dehnübungen in diesem Buch bieten Varianten von unterschiedlicher Intensität, im Sitzen und im Liegen.
- **Lassen Sie sich** professionell anleiten.

DEHN-ÜBUNGEN

In diesem Kapitel finden Sie eine leicht verständliche Schritt-für-Schritt-Anleitung zum Zusammenstellen eines durchdachten Dehnprogramms. Die Übungen gehen nach Körperbereichen vor, sodass kein Körperteil – auch nicht die Handgelenke – ungedehnt bleibt. Da keine Geräte erforderlich sind, können Sie sofort mit dem Stretching beginnen – es lässt sich auf vielerlei Weise in eine bestehende sportliche Routine integrieren. Dank Varianten und Sicherheitshinweisen kann jeder, ungeachtet des persönlichen Niveaus, seine Mobilität und Flexibilität verbessern, ohne eine Überlastung oder Verletzung befürchten zu müssen.

EINFÜHRUNG IN DIE ÜBUNGEN

Stretching hat sich im Laufe der Zeit enorm weiterentwickelt, sowohl in seiner Praxis als auch in unserem Verständnis davon. Es ist Gegenstand der Forschung, wie sich das Dehnen auf unseren Körper auswirkt und unsere Lebensweise sowie unsere Aktivitäten beeinflusst. Dies ist eine kleine Einführung.

Bevor Sie mit dem Dehnen beginnen, sollten Sie einiges wissen. Wenn Sie die Technik des statischen Dehnens beherrschen, halten Sie die Positionen 15–30 Sekunden, bis Sie sich daran gewöhnt haben, und dann bis zu maximal 60 Sekunden. So werden Sie optimal flexibel. Für größere Bewegungsumfänge und Sportarten wie Turnen können die Dehnungen höhere Intensität und Dauer erfordern.

Zusätzlich zu den Dehnübungen in diesem Buch ist auch ein umfassendes Widerstandstraining sinnvoll, um den Bewegungsumfang der Gelenke zu verbessern. Dieses wirkt sich auch positiv auf die Gewebetoleranz aus. Der beste Rat ist jedoch, das ganze Leben lang möglichst aktiv zu bleiben.

ABSICHTEN UND ZIELE

Welche Dehnungen für Sie richtig sind, bestimmen Ihre Ziele. Vielleicht wünschen Sie sich grundlegende funktionelle Mobilität oder größere Flexibilität. Dynamische Dehnungen können Ihren Lieblingssport ergänzen, ob Laufen oder Fußballspielen, und statische Dehnungen steigern Ihre Beweglichkeit gezielt für bestimmte Sportarten. Vielleicht möchten Sie sich aber auch einfach generell etwas mehr bewegen. Gelegentlich kann sich eine Übung ganz anders anfühlen als am Tag zuvor, besser oder schlechter. Machen Sie sich Ihre Empfindungen und die Qualität Ihrer Bewegungen bewusst. Der Körper braucht Zeit und wiederholte Anstrengung, um sich anzupassen.

Wie Sie dieses Buch nutzen, entscheiden Sie. Es soll Sie mit aktuellem Wissen versorgen und Hindernisse für körperliche Aktivität ausräumen.

BEIDSEITIG DEHNEN

Viele der folgenden Übungen, wie der Stehende Halbmond (siehe S. 92), werden für eine Körperseite (links oder rechts) beschrieben. Stets ist es jedoch wichtig, die gleiche Dehnung auf der anderen Körperseite zu wiederholen.

Ausrüstung

Für viele Dehnübungen sind keine Geräte erforderlich. Doch Kleingeräte können nicht nur den Komfort, sondern auch die Intensität der Dehnungen erhöhen oder durch aktives Dehnen die Ergebnisse verbessern. Beispiele sind Widerstandsbänder, Yogaklötze, Übungsmatten oder eine Bank. Yogaklötze eignen sich hervorragend, um die Dehnungstiefe zu modifizieren oder die benötigte Reichweite zu verringern. Widerstandsbänder können aktive Bewegungen, z. B. Wanddrehungen, intensivieren. Bei einigen der in diesem Buch vorgestellten Übungen kommen sie zum Einsatz.

- **Widerstandsbänder:** Erhältlich als große Schlaufen oder lange Bänder. Können verschiedene Dehnungen durch eine Kraftkomponente ergänzen.
- **Yogaklötze:** Klötze oder Kissen modifizieren den Bewegungsumfang und stützen den Körper.
- **Übungsmatte:** Bietet Komfort auf einer harten Unterlage; erhältlich in verschiedenen Dicken.

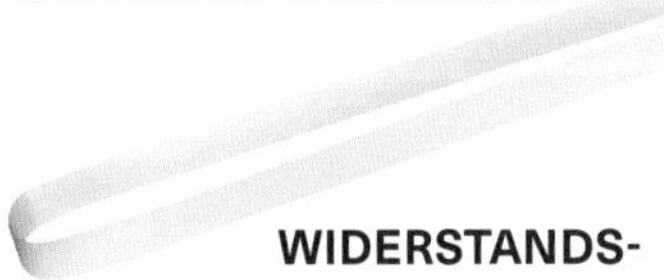

WIDERSTANDSBAND

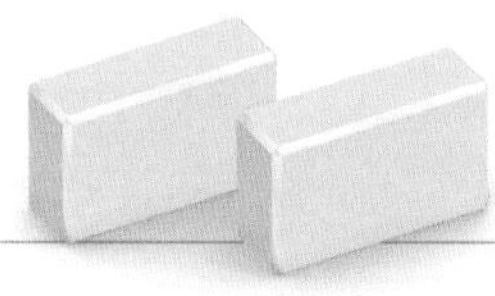

YOGAKLÖTZE

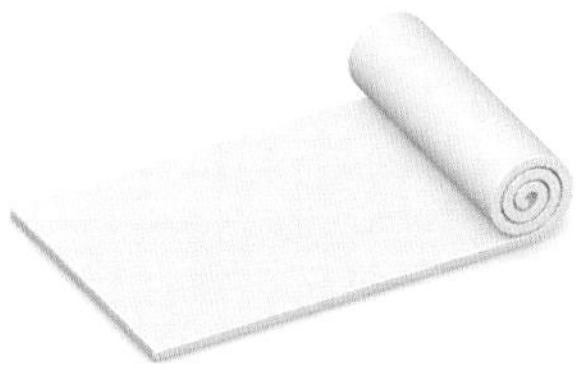

ÜBUNGSMATTE

VERSCHIEDENE DISZIPLINEN

Die Disziplinen unterscheiden sich durch ihre Geschichte und ihre Vorgehensweise, ihre Prinzipien und ihren Schwerpunkt. Einige der folgenden Dehnungen sind diesen Disziplinen entnommen, andere sind neu.

Zu den gängigen Disziplinen, die Dehnungen praktizieren, gehören Yoga, Pilates und Tai-Chi. Es gibt weitere Schulen mit jeweils eigenen Philosophien, Leitlinien und Zielen. Viele der Dehnübungen gibt es in all diesen Disziplinen, und sie haben stets ähnliche oder identische Namen.

Die Kindhaltung (S. 78) wird z. B. im Yoga und in vielen anderen Disziplinen praktiziert. Auch Katze – Kuh (S. 74) ist Bestandteil verschiedener Fitnessschulen. Diese Übungen können in umfassenderen Yogasequenzen enthalten sein und mit anderen Positionen, Atemtechniken und Meditationsübungen kombiniert werden. Insgesamt spiegeln die Unterschiede zwischen den einzelnen Disziplinen die vielfältigen Ziele und Vorlieben der körperlich aktiven Menschen sowie ihre spezifischen Bedürfnisse und Anforderungen wider.

WAHL DER ÜBUNGEN

Welche Übungen Sie wählen, hängt von Faktoren wie Ihren Zielen, Ihren körperlichen Fähigkeiten und eventuellen Beschwerden oder Verletzungen ab. Es gibt Richtlinien, aber auch normale Fähigkeiten variieren. Sie entscheiden, ob Sie Bereiche dehnen möchten, die Ihre Beweglichkeit vergrößern, oder ob Sie für eine bestimmte körperliche Aktivität fitter werden möchten. Viele Dehnübungen sind einseitige oder asymmetrische Haltungen, die zu beiden Seiten ausgeführt werden sollten.

Für ein optimales Ergebnis sollte ein Dehnprogramm auch andere Übungsarten einbeziehen. Ein gewisses Maß an Unbehagen ist normal, doch sollte es vorübergehen. Bei anhaltenden Schmerzen oder Beschwerden ziehen Sie z. B. einen Physiotherapeuten oder einen Personal Trainer zurate.

Dieses Buch bietet

aktuelles Wissen über das Dehnen, räumt Hindernisse für körperliche Aktivität aus und fördert den Spaß an der Bewegung.

- ✓ Einführung in Hintergrundwissen und die aktuelle Forschung
- ✓ Allgemeine Bewegungen
- ✓ Wertschätzung der Bewegung und der Fähigkeiten des Körpers

Dieses Buch ist kein:

Ersatz für eine medizinische Beratung oder Behandlung und kein Instrument zur Selbstbehandlung. Holen Sie bei Beschwerden stets ärztlichen Rat ein.

- ✗ Kein medizinischer Ratgeber
- ✗ Individuelle Einschränkungen können die Ausführung von Übungen beeinträchtigen. Verletzungen erfordern Behandlung.

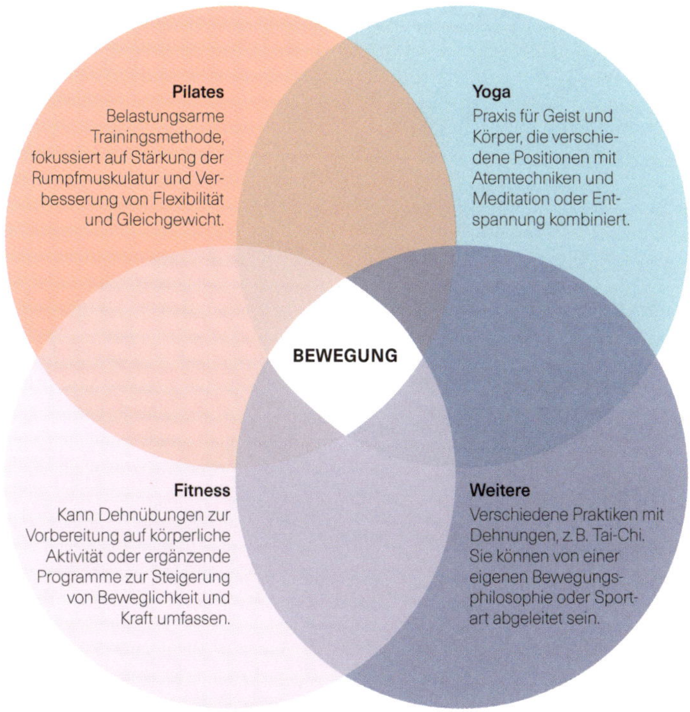

DER GEMEINSAME NENNER
Dehnen ist Bestandteil unterschiedlichster Disziplinen, von Yoga über Pilates bis zu allgemeinem Fitnesstraining. Auch wenn sie sich in ihren Absichten und Philosophien unterscheiden, steht bei allen die Bewegung im Mittelpunkt.

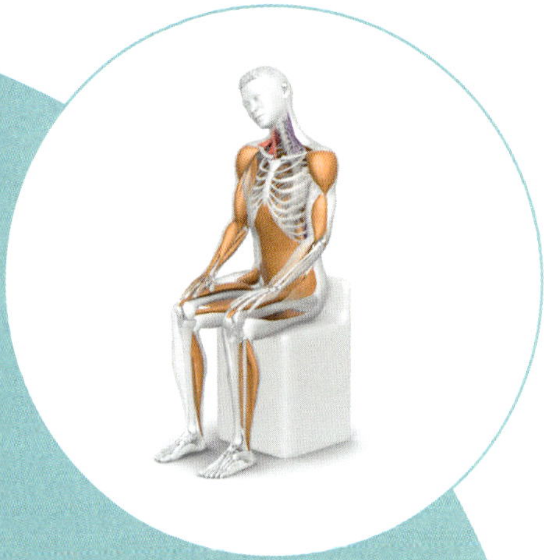
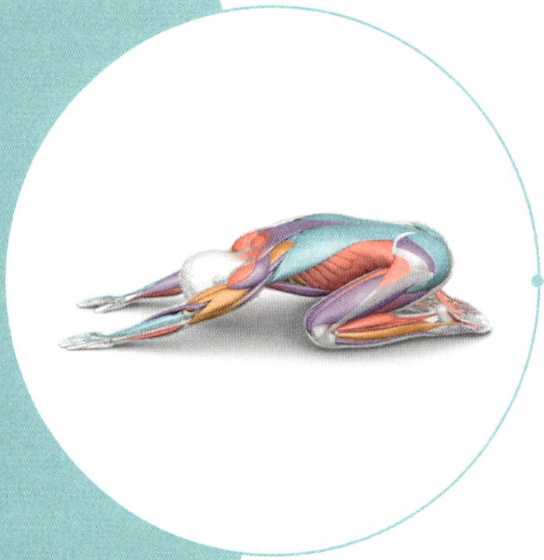
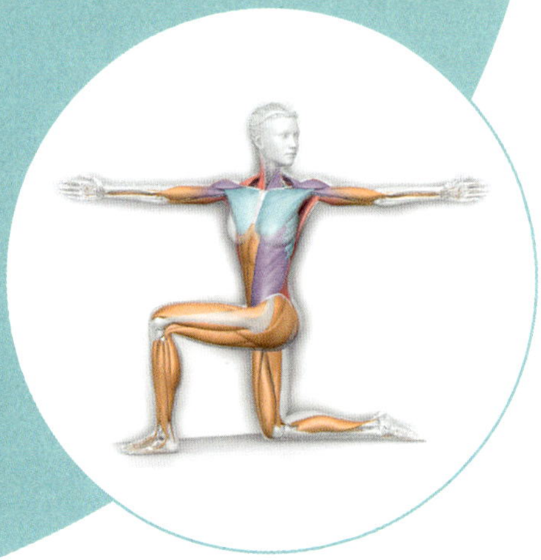

ÜBUNGEN FÜR HALS UND WIRBELSÄULE

Die Wirbelsäule ist ein hart arbeitender Körperteil. Sie ermöglicht dem Rumpf Bewegungen in allen Ebenen – vorwärts und rückwärts, von einer Seite zur anderen sowie Drehungen nach rechts und links. Zudem stützt sie den Körper, unterstützt die Atmung und schützt das Rückenmark und die Nerven. Der Hals bzw. die Halswirbelsäule kann als der beweglichste Teil der Wirbelsäule bei Überbeanspruchung schmerzen. Die Übungen in diesem Kapitel fördern die Beweglichkeit der Wirbelsäule in allen ihren Abschnitten, reduzieren damit Schmerzen und Steifheit in diesem Bereich und verbessern die Wirbelsäulenfunktion.

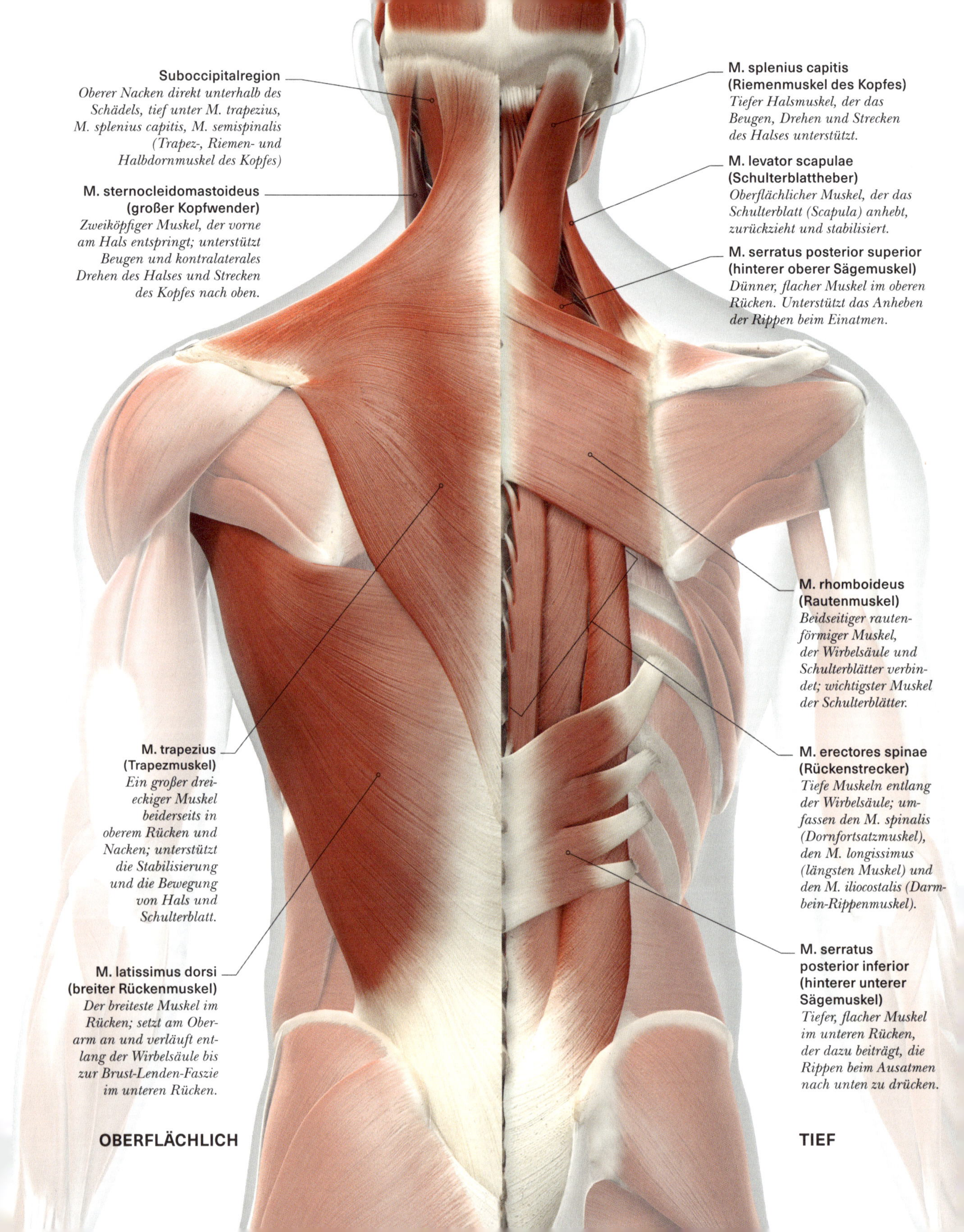

Suboccipitalregion
Oberer Nacken direkt unterhalb des Schädels, tief unter M. trapezius, M. splenius capitis, M. semispinalis (Trapez-, Riemen- und Halbdornmuskel des Kopfes)
M. sternocleidomastoideus (großer Kopfwender)
Zweiköpfiger Muskel, der vorne am Hals entspringt; unterstützt Beugen und kontralaterales Drehen des Halses und Strecken des Kopfes nach oben.
M. trapezius (Trapezmuskel)
Ein großer dreieckiger Muskel beiderseits in oberem Rücken und Nacken; unterstützt die Stabilisierung und die Bewegung von Hals und Schulterblatt.
M. latissimus dorsi (breiter Rückenmuskel)
Der breiteste Muskel im Rücken; setzt am Oberarm an und verläuft entlang der Wirbelsäule bis zur Brust-Lenden-Faszie im unteren Rücken.
OBERFLÄCHLICH
M. splenius capitis (Riemenmuskel des Kopfes)
Tiefer Halsmuskel, der das Beugen, Drehen und Strecken des Halses unterstützt.
M. levator scapulae (Schulterblattheber)
Oberflächlicher Muskel, der das Schulterblatt (Scapula) anhebt, zurückzieht und stabilisiert.
M. serratus posterior superior (hinterer oberer Sägemuskel)
Dünner, flacher Muskel im oberen Rücken. Unterstützt das Anheben der Rippen beim Einatmen.
M. rhomboideus (Rautenmuskel)
Beidseitiger rautenförmiger Muskel, der Wirbelsäule und Schulterblätter verbindet; wichtigster Muskel der Schulterblätter.
M. erectores spinae (Rückenstrecker)
Tiefe Muskeln entlang der Wirbelsäule; umfassen den M. spinalis (Dornfortsatzmuskel), den M. longissimus (längsten Muskel) und den M. iliocostalis (Darmbein-Rippenmuskel).
M. serratus posterior inferior (hinterer unterer Sägemuskel)
Tiefer, flacher Muskel im unteren Rücken, der dazu beiträgt, die Rippen beim Ausatmen nach unten zu drücken.
TIEF

HALS UND WIRBELSÄULE – ÜBERSICHT

Zu den wichtigsten Hals- und Rückenmuskeln zählen die Trapezmuskeln und die Rautenmuskeln, die Rückenstrecker, der breite Rückenmuskel und die Muskeln der Halswirbelsäule – tiefe Beuger, Riemenmuskeln, großer Kopfwender und Treppenmuskeln. Diese Muskeln richten den Körper auf, stabilisieren den Rumpf und bewegen den Hals.

Die Hals- und Rückenmuskeln sind wichtig, um den Kopf zu stützen, den Körper aufrecht zu halten und Bewegungen in mehreren Ebenen zu ermöglichen. Auch unterstützen sie die Atmung. Die Trapezmuskeln und die Rautenmuskeln, die wichtigsten Muskeln des Schultergelenks, sorgen für Beweglichkeit und Stabilität der Schulter. Der breite Rückenmuskel kann die Schulter strecken und zum Körper hinführen. Er spielt beim Rudern, Schwimmen und Klettern eine wichtige Rolle. Die Rückenstrecker richten den Rücken auf und spielen bei Alltagsaktivitäten wie aufrechtem Sitzen, Tragen von Gegenständen und dem Umschauen nach hinten eine wichtige Rolle.

Dehn- und Krafttraining kann Verspannungen abbauen und den Bewegungsumfang, die Kraft und die Ausdauer verbessern. Zu den Kraftübungen, die diese Muskeln trainieren, zählen Rudern und Latzüge (Pull-downs).

KAPITELÜBERSICHT

SCHULTERN DEHNEN

Der Bereich von Hals und Nacken kann aus verschiedenen Gründen verspannt sein, etwa weil man lange mit hochgezogenen Schultern am Schreibtisch sitzt. Dagegen hilft, die Muskeln gezielt zu trainieren, die die Schultern anheben.

Die Schulterblattheber liegen beiderseits des Halses und verlaufen vom medialen Rand des Schulterblatts zur Schädelbasis. Nehmen Sie diese Übung in ein Trainingsprogramm für Hals und Schulter auf oder praktizieren Sie sie bei Bedarf einzeln.

LEGENDE

- •-- *Gelenke*
- ○— *Muskeln*
- Verkürzt sich unter Spannung
- Verlängert sich unter Spannung
- Verlängert sich ohne Spannung
- Haltend-statisch

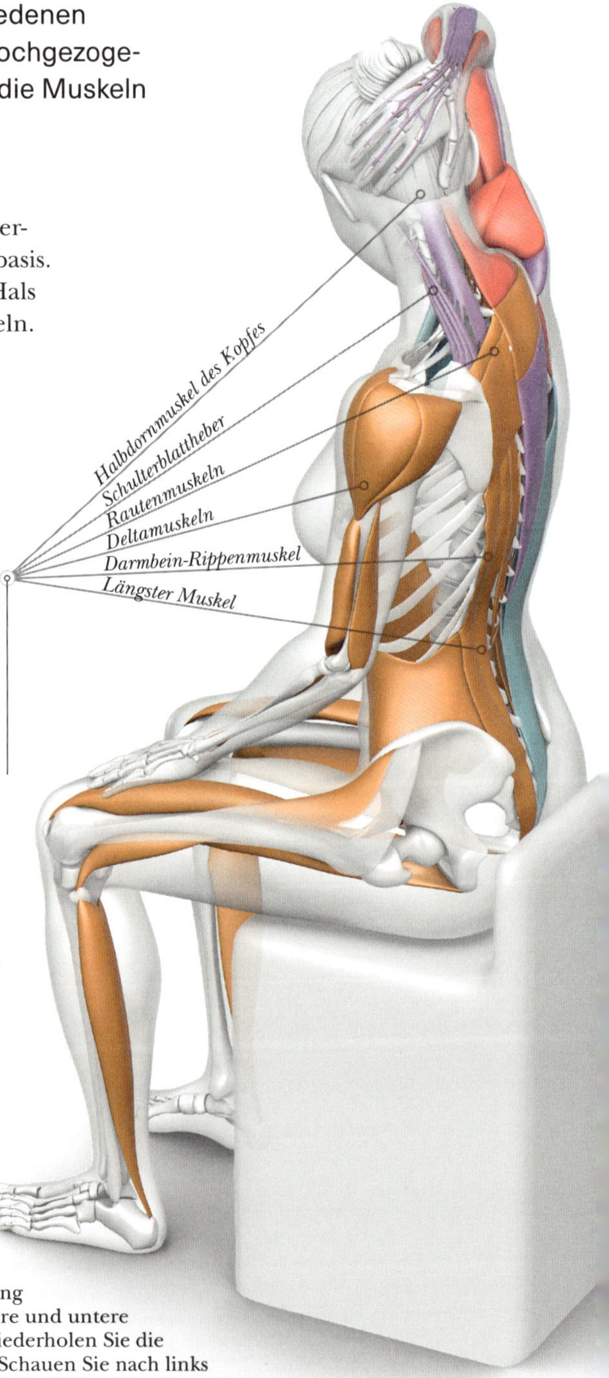

Arme und Nacken
Ihr rechter Arm ermöglicht die Dehnung entlang des **Schulterblatthebers** auf der linken Seite von Hals und **Schulterblatt,** das Brustbein ist nach vorne gerichtet. Die Dehnung ist vom **Nacken** bis zum **medialen Rand** des Schulterblatts zu spüren.

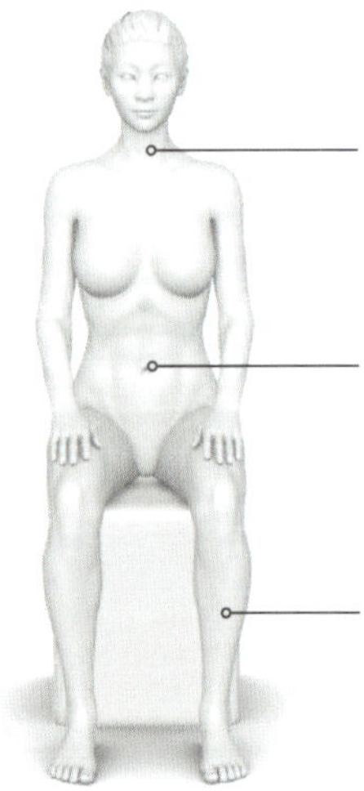

VORBEREITUNG
Setzen Sie sich auf einen Stuhl, die Schultern entspannt, die Füße flach. Der Blick geht nach vorne, die Wirbelsäule ist neutral, die Hände ruhen locker auf den Oberschenkeln.

STUFE 1 UND 2
Drehen Sie Kopf und Nacken nach rechts und leicht nach unten, mit Blick auf die rechte Achselhöhle. Legen Sie die rechte Hand flach an den Hinterkopf und wölben Sie sich nach unten, um die Dehnung zu intensivieren. Der mittlere und untere Rücken bleiben neutral. Wiederholen Sie die Dehnung zur linken Seite: Schauen Sie nach links und halten Sie den Kopf mit der linken Hand.

SUBOCCIPITALBEREICH MANUELL DEHNEN

Diese sanfte Übung lindert Nackenverspannungen, die von den vier kurzen Nackenmuskeln an der Schädelbasis ausgehen, die den Kopf und das Kinn nach oben strecken. Das Zurückziehen und Neigen des Kinns Richtung Brust (Beugung der oberen Halswirbelsäule) zielt auf diese Muskeln ab.

Diese Dehnung kann Schmerzen in den Kiefergelenken – die den Unterkiefer mit dem Schädel verbinden –, Nackenschmerzen und Spannungskopfschmerzen lindern. Sie kann als Teil eines Trainingsprogramms für Hals und Kiefergelenke oder einzeln ausgeführt werden und ist insbesondere geeignet, wenn man regelmäßig am Computer arbeitet.

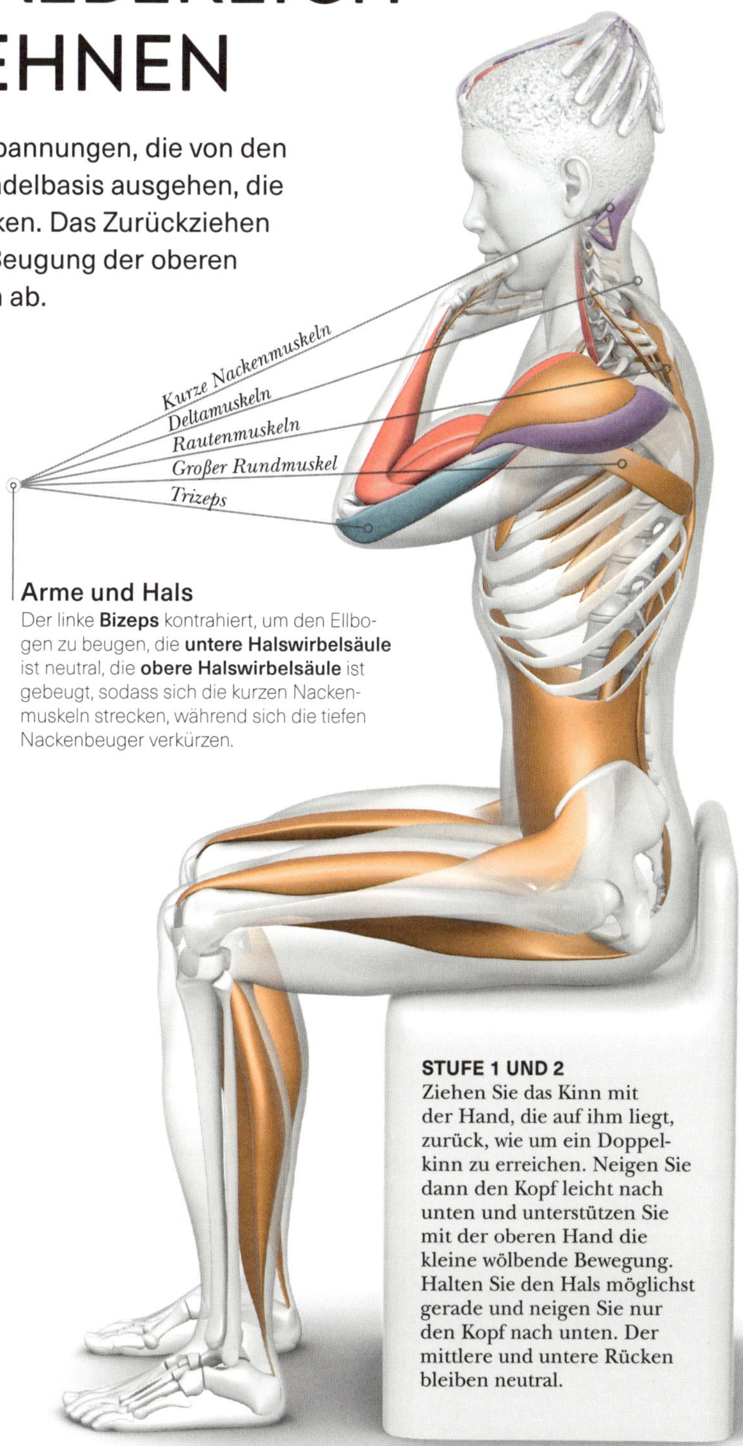

Arme und Hals

Der linke **Bizeps** kontrahiert, um den Ellbogen zu beugen, die **untere Halswirbelsäule** ist neutral, die **obere Halswirbelsäule** ist gebeugt, sodass sich die kurzen Nackenmuskeln strecken, während sich die tiefen Nackenbeuger verkürzen.

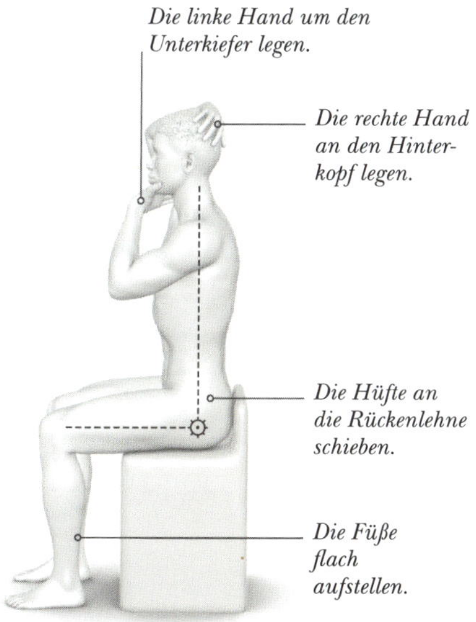

VORBEREITUNG

Beginnen Sie im Sitzen, die Füße stehen flach auf dem Boden, der Blick ist nach vorne gerichtet, die Wirbelsäule ist neutral. Legen Sie das Kinn in die linke Hand, zwischen Daumen und Zeigefinger, und die rechte Hand an den Hinterkopf.

STUFE 1 UND 2

Ziehen Sie das Kinn mit der Hand, die auf ihm liegt, zurück, wie um ein Doppelkinn zu erreichen. Neigen Sie dann den Kopf leicht nach unten und unterstützen Sie mit der oberen Hand die kleine wölbende Bewegung. Halten Sie den Hals möglichst gerade und neigen Sie nur den Kopf nach unten. Der mittlere und untere Rücken bleiben neutral.

GROSSEN KOPFWENDER DEHNEN

Der große Kopfwender, ein zweiköpfiger Muskel, verläuft vom Schlüsselbein zur Schädelbasis in Kiefernähe. Er neigt den Kopf nach oben und zieht den Hals nach vorne. Bei schräg gehaltenem Hals oder schlechter Atemtechnik kann er verspannt sein.

Diese Dehnung sorgt bei temporomandibulärer Dysfunktion (Schmerzen rund um das Kiefergelenk), Nackenschmerzen und Spannungskopfschmerz für Linderung. Sie kann im Rahmen eines Trainingsprogramms für Nacken, Kiefer und Schulter oder einzeln bei Bedarf praktiziert werden. Sie können auch nur Stufe 1 ausführen, wenn Sie glauben, dass dies ausreicht. Die Dehnung sollte angenehm sein. Achten Sie darauf, dass Sie die gesamte Übung in einem schmerzfreien Bewegungsumfang ausführen.

LEGENDE

- *Gelenke*
- *Muskeln*
- Verkürzt sich unter Spannung
- Verlängert sich unter Spannung
- Verlängert sich ohne Spannung
- Haltend-statisch

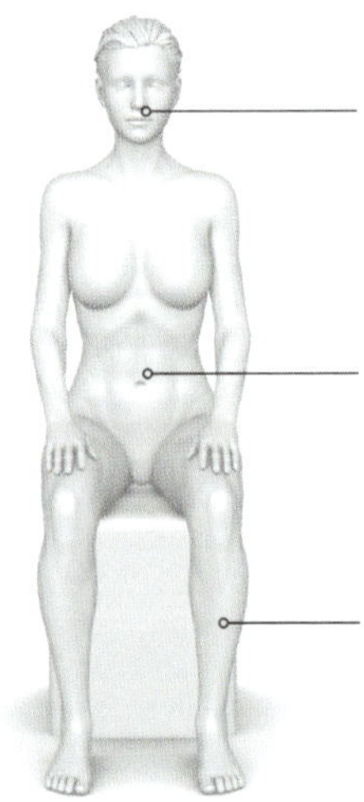

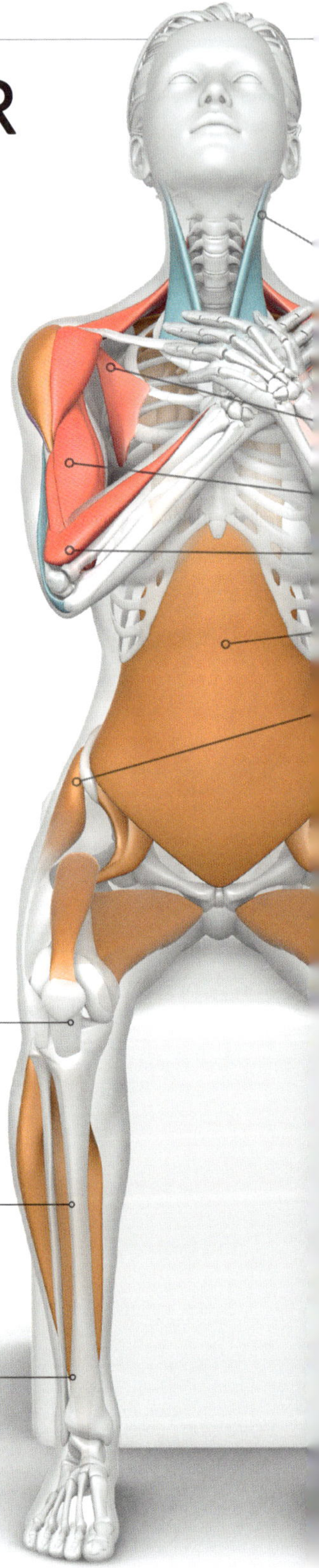

VORBEREITUNG
Beginnen Sie im Sitzen. Die Schultern sind entspannt, die Füße stehen flach, der Blick geht nach vorne, die Wirbelsäule ist neutral.

»Der große Kopfwender hat zwei Köpfe, die einzeln oder zusammen arbeiten können.«

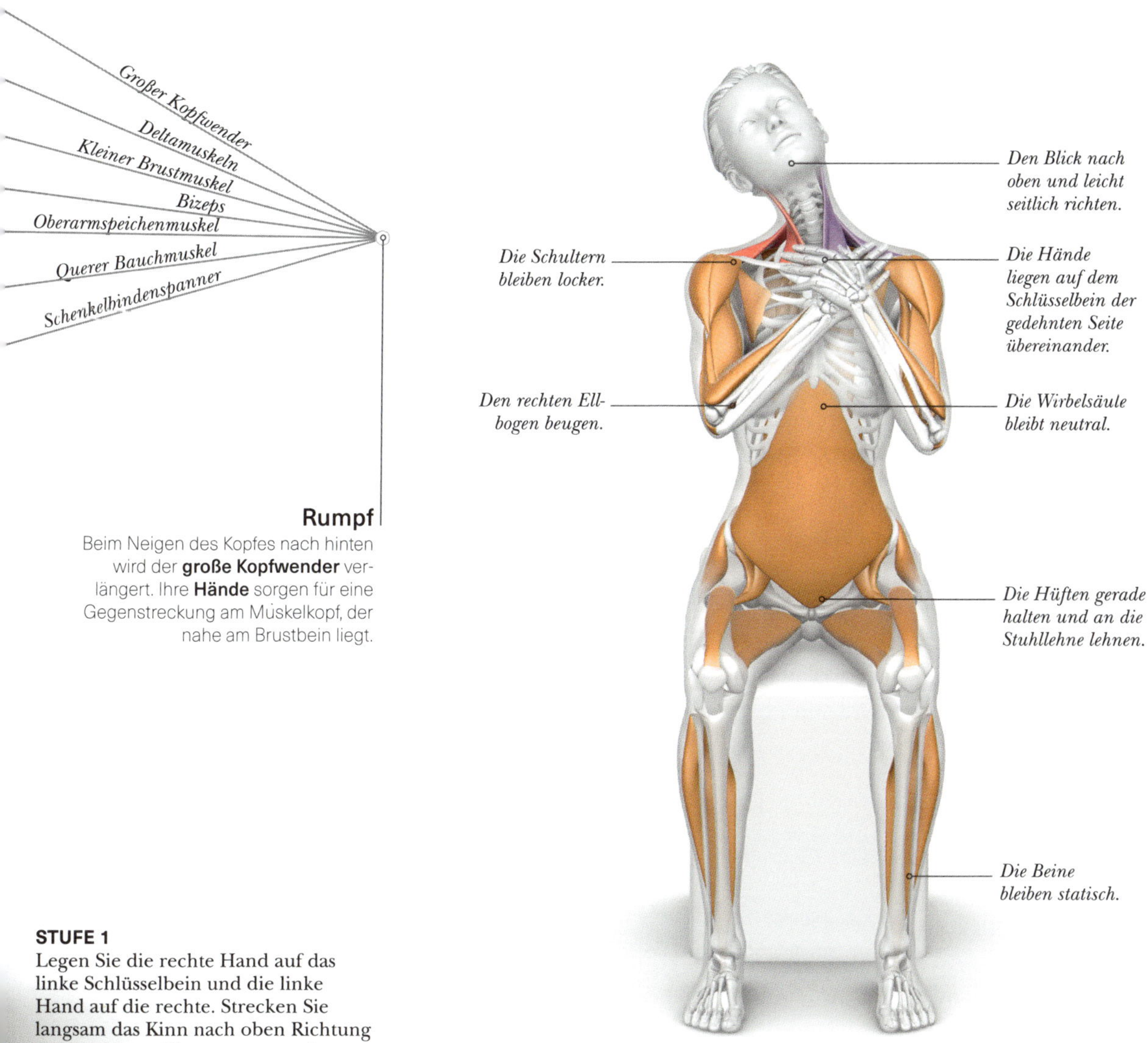

Rumpf
Beim Neigen des Kopfes nach hinten wird der **große Kopfwender** verlängert. Ihre **Hände** sorgen für eine Gegenstreckung am Muskelkopf, der nahe am Brustbein liegt.

STUFE 1
Legen Sie die rechte Hand auf das linke Schlüsselbein und die linke Hand auf die rechte. Strecken Sie langsam das Kinn nach oben Richtung Decke. Atmen Sie entspannt weiter.

STUFE 2
Das Kinn bleibt oben, der Hals leicht gestreckt. Neigen Sie Kopf und Hals nach rechts. Der mittlere und untere Rücken bleiben neutral. Kehren Sie in die Vorbereitungshaltung zurück und führen Sie die Dehnung dann zur anderen Seite aus.

TREPPENMUSKELN DEHNEN

Die drei Treppenmuskeln liegen tiefer als der große Kopfwender, seitlich der Halswirbelsäule, und verbinden die Wirbel mit den ersten beiden Rippen. Als Atemhilfsmuskeln heben sie die Rippen an. Zudem unterstützen sie die Bewegungen von Kopf und Hals.

Verspannung oder Dysfunktion der Treppenmuskeln kann eine Vielzahl von Problemen verursachen. Dazu gehören Nackenschmerzen, das Thoracic-Outlet-Syndrom (Kompression von Nerven, Arterien und Venen in Hals und Brustkorb) und verminderte Atemkapazität. Das Dehnen der Treppenmuskeln kann als Teil eines Trainingsprogramms für Hals, Nacken und Schultern oder bei Bedarf einzeln als einfache Übung praktiziert werden. Sie können sich auch nur auf Stufe 1 beschränken. Weil dieser Bereich viele Nerven und andere sensible Strukturen enthält, achten Sie darauf, sich nur so weit zu dehnen, wie es für Sie angenehm ist.

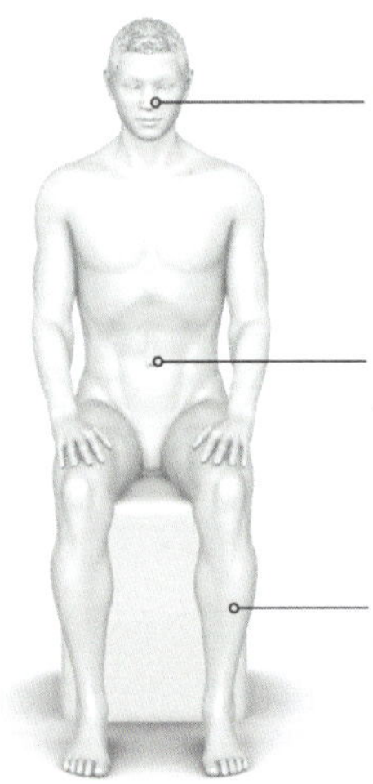

VORBEREITUNG
Setzen Sie sich auf einen Stuhl. Die Schultern sind entspannt, die Füße stehen flach. Der Blick geht nach vorne, die Wirbelsäule ist neutral.

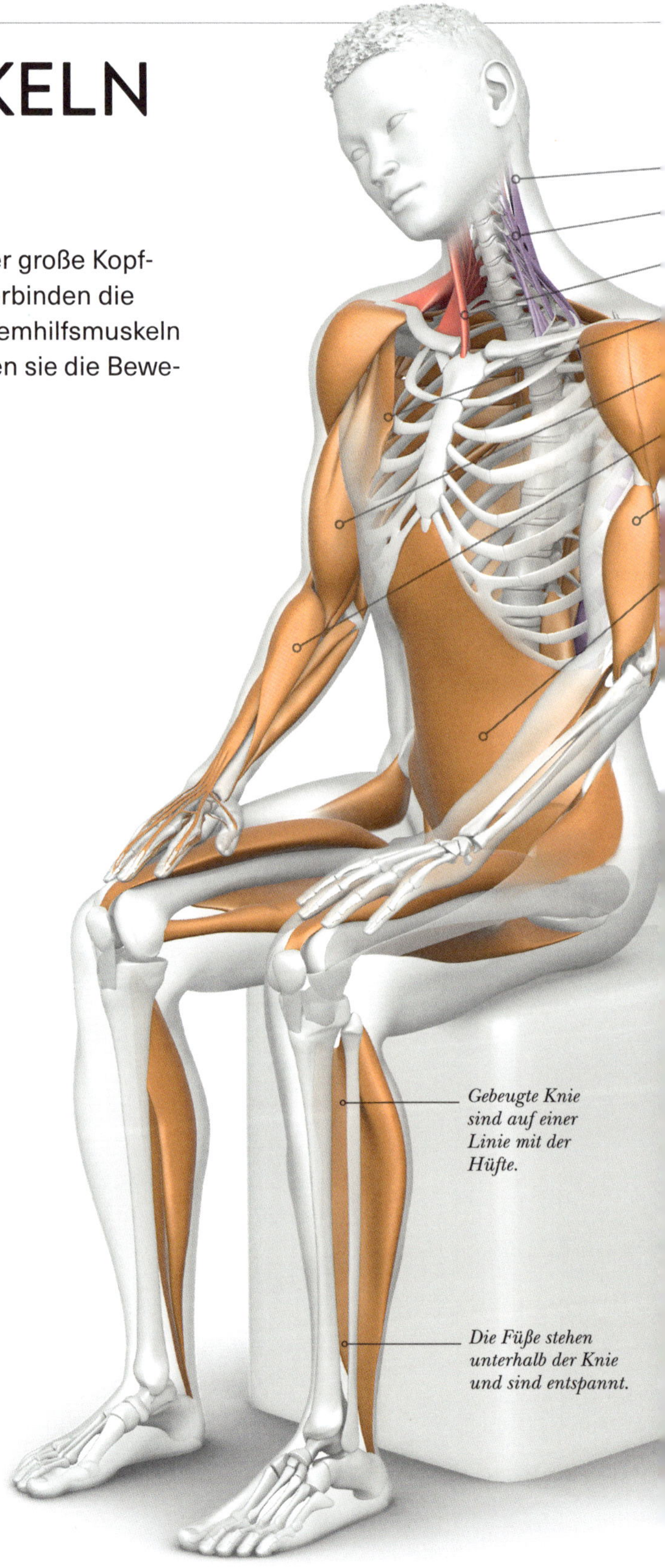

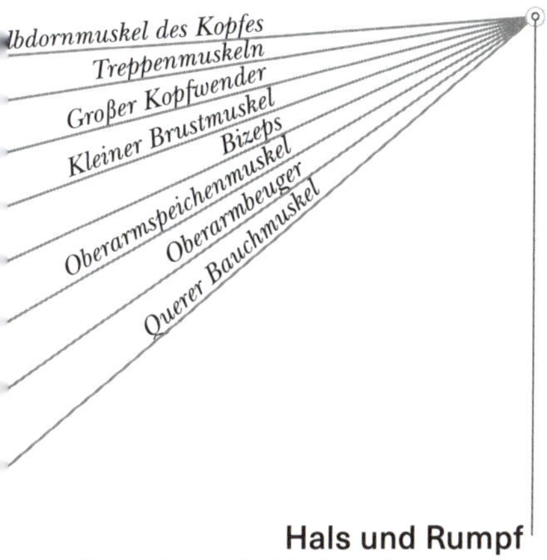

Hals und Rumpf
Der rechte **große Kopfwender** neigt den Kopf seitlich, und die **Zwischenrippenmuskeln** bewegen die **Rippen** bei der Ausatmung nach unten, um das Dehnen der **Treppenmuskeln** zu unterstützen.

> *»Der Plexus brachialis, die Arteria subclavia, die Vena subclavia und der Nervus phrenicus sind Strukturen, die an verschiedenen Stellen durch die Treppenmuskeln verlaufen.«*

LEGENDE

- •-- *Gelenke*
- o— *Muskeln*
- Verkürzt sich unter Spannung
- Verlängert sich unter Spannung
- Verlängert sich ohne Spannung
- Haltend-statisch

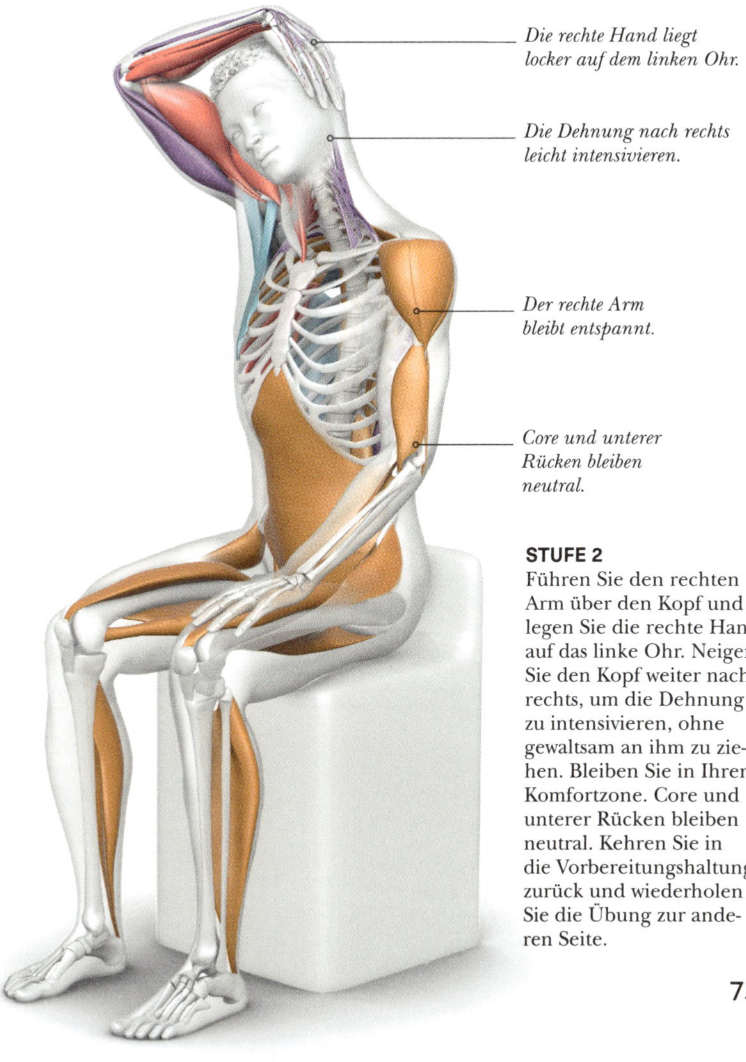

STUFE 1
Neigen Sie langsam Kopf und Hals nach rechts. Atmen Sie entspannt weiter, der Blick bleibt nach vorne gerichtet.

STUFE 2
Führen Sie den rechten Arm über den Kopf und legen Sie die rechte Hand auf das linke Ohr. Neigen Sie den Kopf weiter nach rechts, um die Dehnung zu intensivieren, ohne gewaltsam an ihm zu ziehen. Bleiben Sie in Ihrer Komfortzone. Core und unterer Rücken bleiben neutral. Kehren Sie in die Vorbereitungshaltung zurück und wiederholen Sie die Übung zur anderen Seite.

KATZE – KUH

Die Katzenstellung ahmt die Haltung einer verängstigten Katze nach, die Kuhstellung verdankt ihren Namen der Einbuchtung im Rücken von Kühen. Die fließende Abfolge von Katze und Kuh ist gut geeignet, um die Mobilität der Wirbelsäule zu verbessern.

Die Beugung und Streckung der Wirbelsäule in Katze – Kuh aktiviert diese auf der ganzen Länge und beansprucht die Bauch- und Brustmuskeln. Diese Übung eignet sich perfekt, um Gelenksteifheit zu reduzieren und kann als Aufwärmübung oder als tägliche Routine verwendet werden.

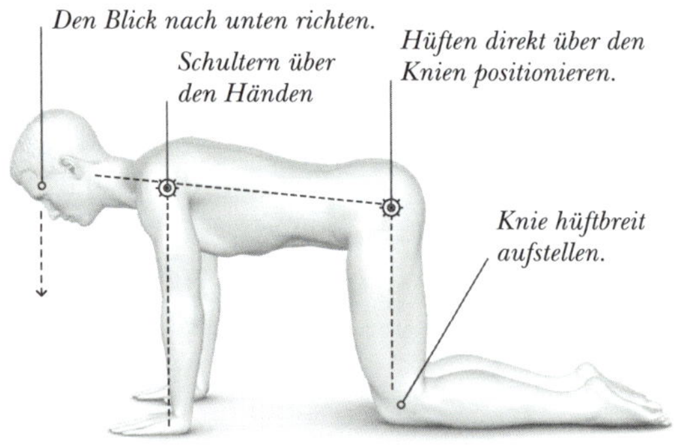

VORBEREITUNG
Beginnen Sie im Vierfüßlerstand. Die Schultern befinden sich über den Handgelenken, die Hüften über den Knien sowie Kopf und Nacken bilden eine Linie. Halten Sie Ihre Wirbelsäule neutral: im mittleren, komfortablen Bereich zwischen vollständig gebeugter und vollständig gestreckter Haltung.

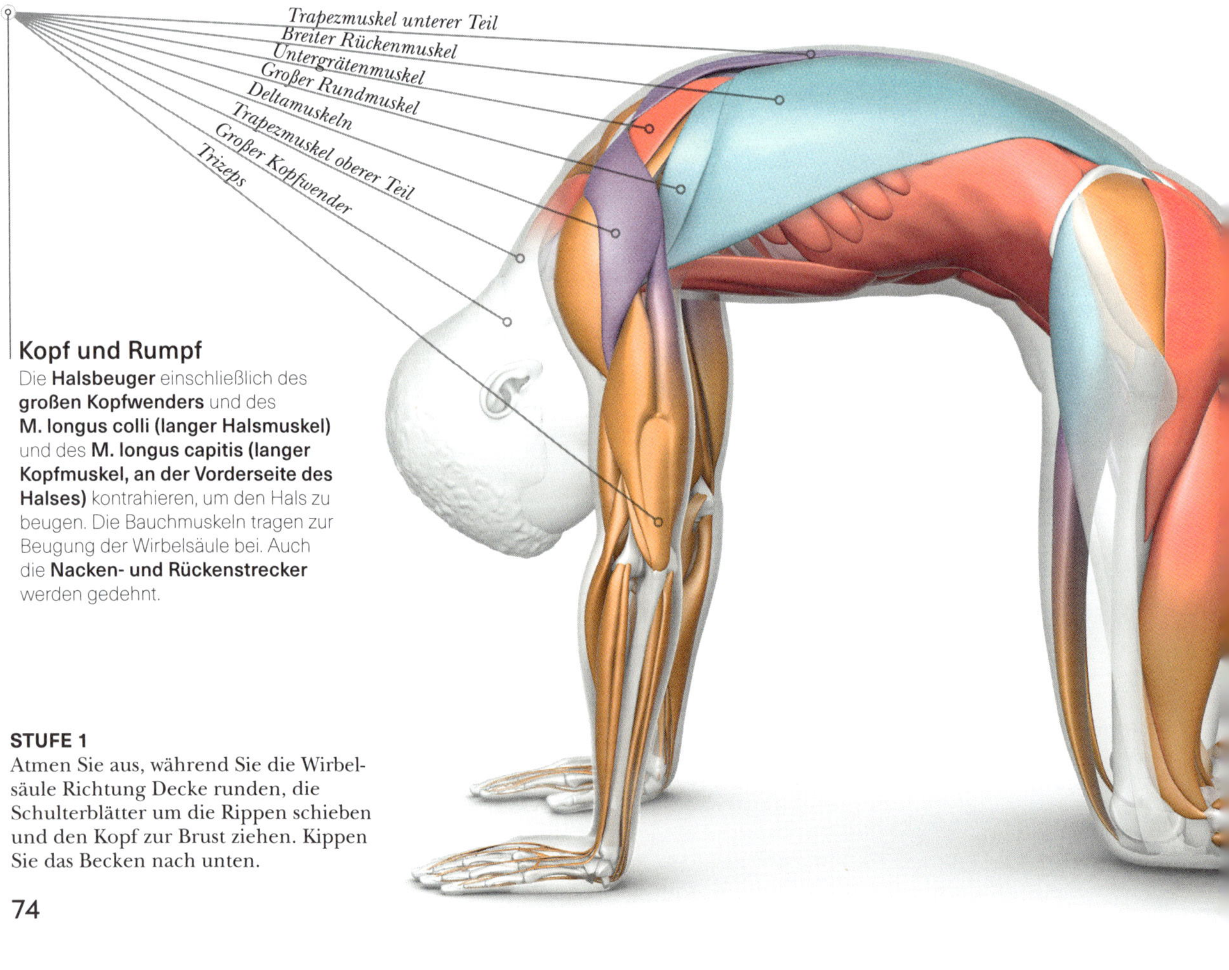

Kopf und Rumpf
Die **Halsbeuger** einschließlich des **großen Kopfwenders** und des **M. longus colli (langer Halsmuskel)** und des **M. longus capitis (langer Kopfmuskel, an der Vorderseite des Halses)** kontrahieren, um den Hals zu beugen. Die Bauchmuskeln tragen zur Beugung der Wirbelsäule bei. Auch die **Nacken- und Rückenstrecker** werden gedehnt.

STUFE 1
Atmen Sie aus, während Sie die Wirbelsäule Richtung Decke runden, die Schulterblätter um die Rippen schieben und den Kopf zur Brust ziehen. Kippen Sie das Becken nach unten.

LEGENDE

- *Gelenke*
- *Muskeln*
- Verkürzt sich unter Spannung
- Verlängert sich unter Spannung
- Verlängert sich ohne Spannung
- Haltend-statisch

VARIANTE: IM SITZEN

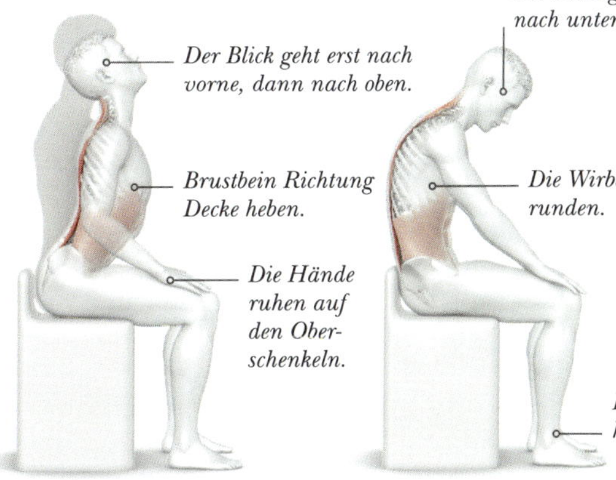

VORBEREITUNG
Setzen Sie sich aufrecht auf einen Stuhl, die Hände ruhen auf den Oberschenkeln, die Füße stehen flach. Die Wirbelsäule ist in der neutralen Position, in der Sie sich am aufrechtesten fühlen und bequem sitzen.

STUFE 1
Atmen Sie langsam ein und bilden Sie ein Hohlkreuz, schauen Sie nach oben und heben Sie Ihr Brustbein Richtung Decke. Bewegen und strecken Sie die ganze Wirbelsäule in einer einzigen fließenden Bewegung.

STUFE 2
Atmen Sie aus und wölben Sie die Wirbelsäule nach oben, sodass der Kopf nach unten gebeugt und das Brustbein zur Hüfte gerichtet ist. Ziehen Sie Kopf und Hals gleichzeitig nach unten zur Brust.

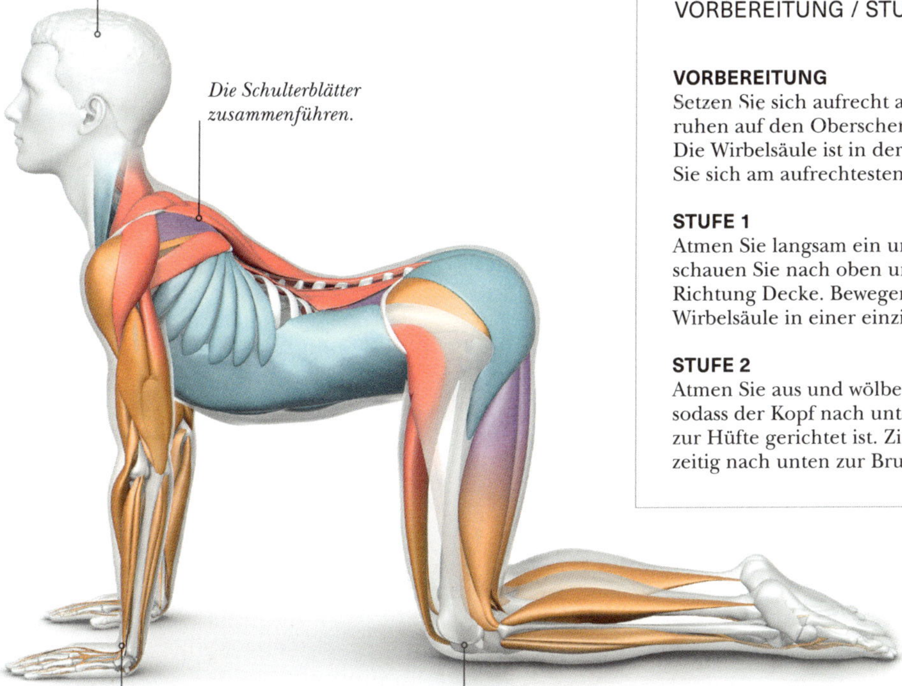

STUFE 2
Mit dem Einatmen senken Sie den Bauch Richtung Boden, heben Kopf und Hals und biegen gleichzeitig die Wirbelsäule nach unten durch. Versuchen Sie, die gesamte Wirbelsäule in einer einzigen fließenden Bewegung zu bewegen und zu dehnen.

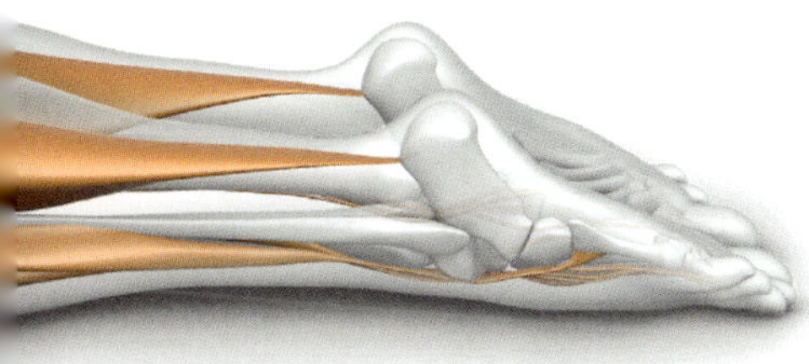

QUADRATISCHEN LENDENMUSKEL DEHNEN

Der hinten in der Bauchwand liegende quadratische Lendenmuskel ist der tiefste Rückenmuskel. Er trägt zur Stabilisierung der Lendenwirbelsäule und zu Seitbeugen bei und ist ein Atemhilfsmuskel. Seine Überbeanspruchung kann Rückenschmerzen verursachen.

Den quadratischen Lendenmuskel zu dehnen löst Verspannungen in Rücken und Schultern sowie an der Hüftaußenseite. Durch Kreuzen der Beine und Strecken eines Arms dehnen Sie die seitlichen Muskeln von der Schulter bis unterhalb des Beckens. Diese Dehnung kann Teil eines Hüft-, Rücken- oder Schultertrainings sein.

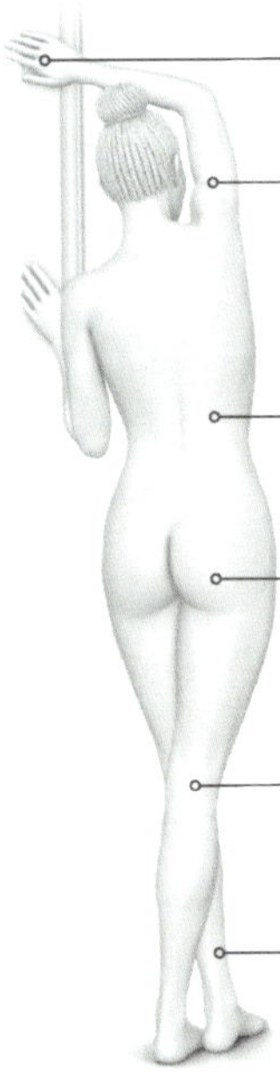

VORBEREITUNG
Stellen Sie sich an eine Tür und kreuzen Sie das linke Bein über das rechte. Führen Sie die rechte Hand über den Kopf an den Türrahmen und die linke Hand vor sich an den Rahmen, Ellbogen angewinkelt. Stehen Sie aufrecht und schauen Sie geradeaus.

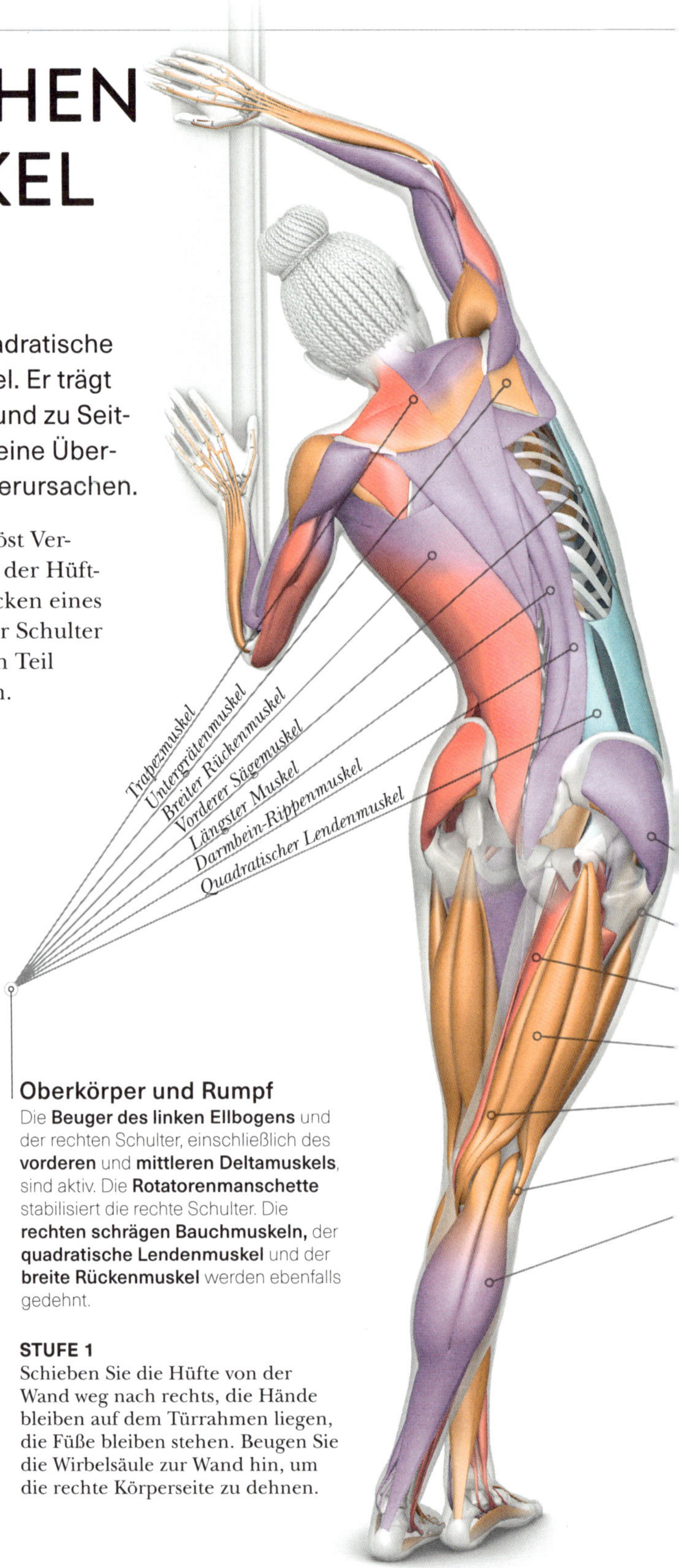

Oberkörper und Rumpf

Die **Beuger des linken Ellbogens** und der rechten Schulter, einschließlich des **vorderen** und **mittleren Deltamuskels**, sind aktiv. Die **Rotatorenmanschette** stabilisiert die rechte Schulter. Die **rechten schrägen Bauchmuskeln,** der **quadratische Lendenmuskel** und der **breite Rückenmuskel** werden ebenfalls gedehnt.

STUFE 1
Schieben Sie die Hüfte von der Wand weg nach rechts, die Hände bleiben auf dem Türrahmen liegen, die Füße bleiben stehen. Beugen Sie die Wirbelsäule zur Wand hin, um die rechte Körperseite zu dehnen.

LEGENDE

- *Gelenke*
- *Muskeln*
- Verkürzt sich unter Spannung
- Verlängert sich unter Spannung
- Verlängert sich ohne Spannung
- Haltend-statisch

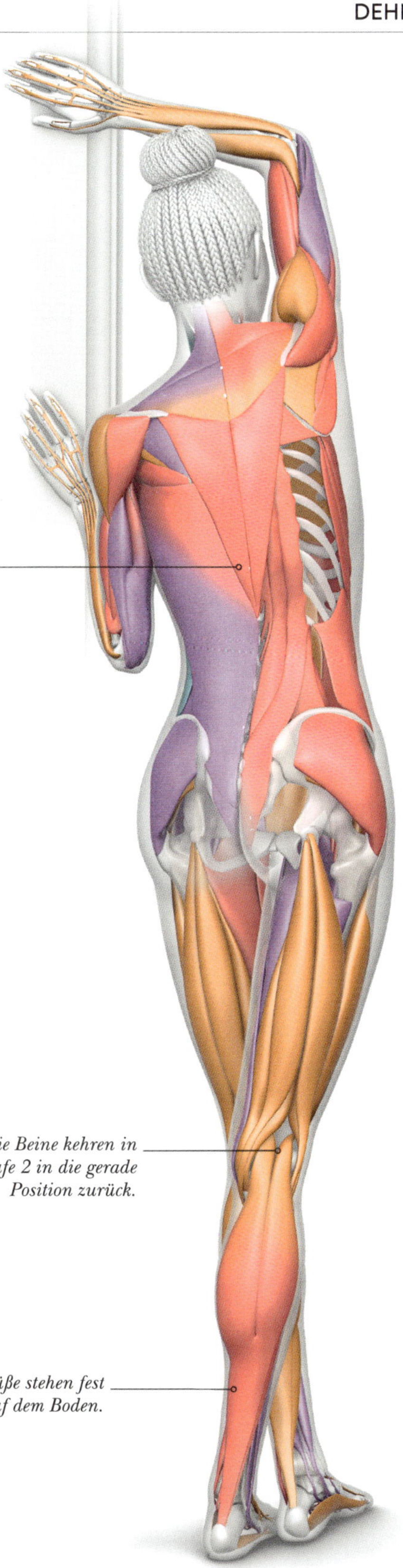

Unterkörper

Der **rechte Zwillingswadenmuskel** wird gedehnt, die **hintere Oberschenkelmuskulatur** und die **Gesäßmuskeln** stabilisieren die Hüfte. **Hinterer Schienbeinmuskel, langer Wadenbeinmuskel** und **langer Großzehenbeuger** stabilisieren Fuß und Sprunggelenk.

ittlerer Gesäßmuskel
er Schenkelmuskel
Großer Adduktor
ehniger Muskel
embranöser M.
Oberschenkelm.
gswadenmuskel

VARIANTE: IM SITZEN

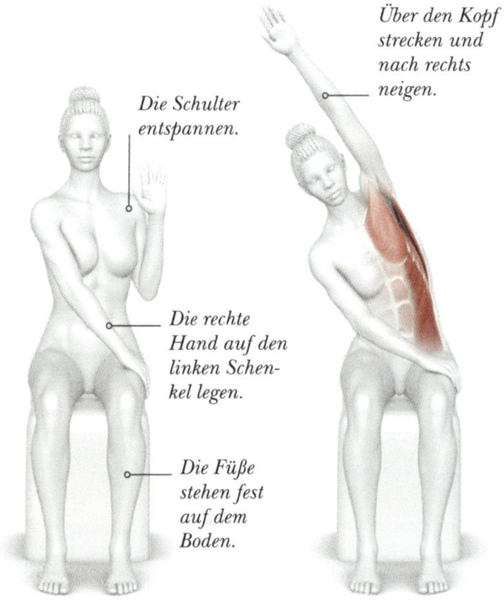

VORBEREITUNG
Beginnen Sie im Sitzen, die Füße stehen auf dem Boden, die Wirbelsäule ist neutral, der Blick geht nach vorne. Legen Sie die rechte Hand außen auf den linken Oberschenkel und halten Sie die linke Hand etwa auf Schulterhöhe.

STUFE 1
Mit dem Ausatmen strecken Sie den linken Arm über Kopf und in einem Bogen nach rechts, die rechte Hand bleibt auf dem linken Oberschenkel. Die Wirbelsäule sollte sich beim Strecken nach rechts beugen.

STUFE 2
Kehren Sie in die Vorbereitungshaltung zurück: Bringen Sie den linken Arm wieder auf Schulterhöhe und richten Sie die Wirbelsäule auf. Wiederholen Sie die Übung zur anderen Seite.

STUFE 2
Bewegen Sie die Hüfte wieder Richtung Tür, um die Wirbelsäule aufzurichten. Kehren Sie mit den Armen in die Vorbereitungshaltung zurück, nehmen Sie den aufrechten Stand ein und richten Sie den Blick nach vorne. Wiederholen Sie die Übung zur anderen Seite.

KINDHALTUNG

Diese ausgleichende Dehnung entspannt den Rücken und das Becken und dehnt Arme und Sprunggelenke. Die sanfte Wirbelsäulenbeugung löst Verspannungen, insbesondere im unteren Rücken. Sie hilft auch bei Gelenksteifheit.

Nehmen Sie die seitliche Variante hinzu (siehe gegenüber), um die Rückseiten und den breiten Rückenmuskel zu dehnen. Bleiben Sie dabei innerhalb Ihrer Komfortzone. Entspannen Sie sich in der Dehnung mithilfe Ihrer Atmung.

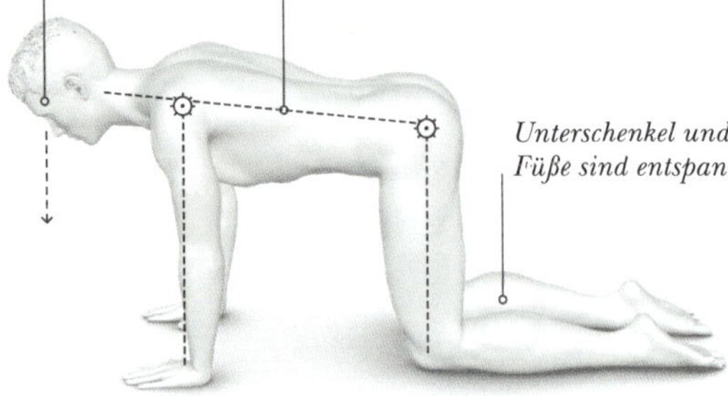

VORBEREITUNG
Beginnen Sie im Vierfüßlerstand: Schultern über den Handgelenken, Hüften über den Knien und Kopf und Hals auf einer Linie. Halten Sie Ihre Wirbelsäule neutral – in der angenehmen Mittelposition zwischen vollständig gebeugt und vollständig gestreckt.

Hals und Arme
Ihre **Riemenmuskeln des Kopfes** und **des Halses** strecken sich ebenso wie Ihre **hinteren Deltamuskeln**. Ihre **Armmuskeln** gehen Richtung Boden, wenn Ihre Schultern sich über den Kopf strecken.

LEGENDE
- •-- *Gelenke*
- o— *Muskeln*
- Verkürzt sich unter Spannung
- Verlängert sich unter Spannung
- Verlängert sich ohne Spannung
- Haltend-statisch

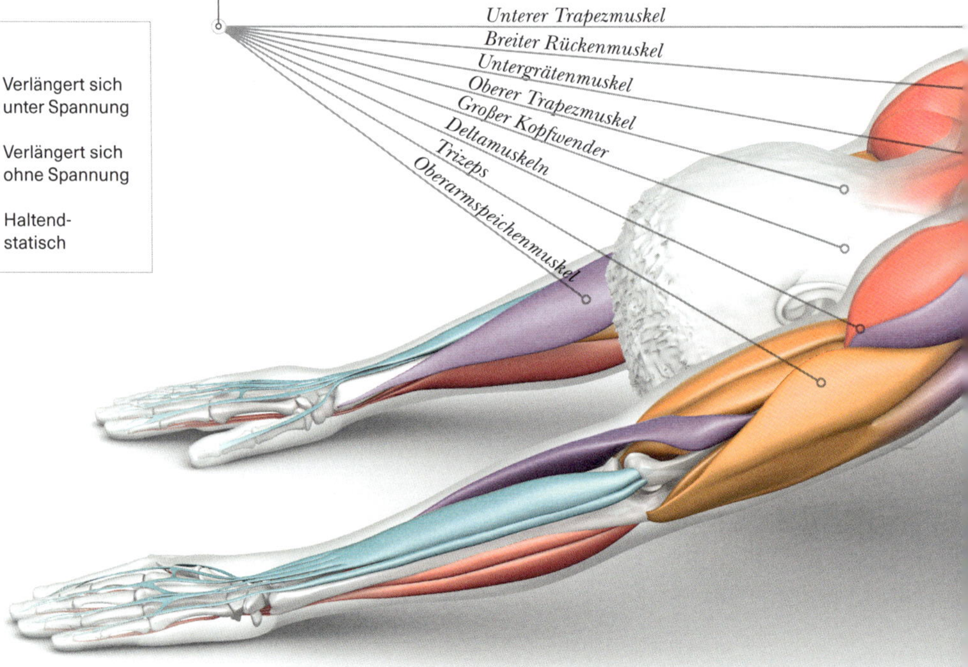

STUFE 1
Setzen Sie sich langsam auf die Fersen und strecken Sie die Arme nach vorne, die Handflächen auf dem Boden. Lassen Sie den Oberkörper zwischen die Beine sinken und entspannen Sie Rücken und Schultern mit dem Ausatmen.

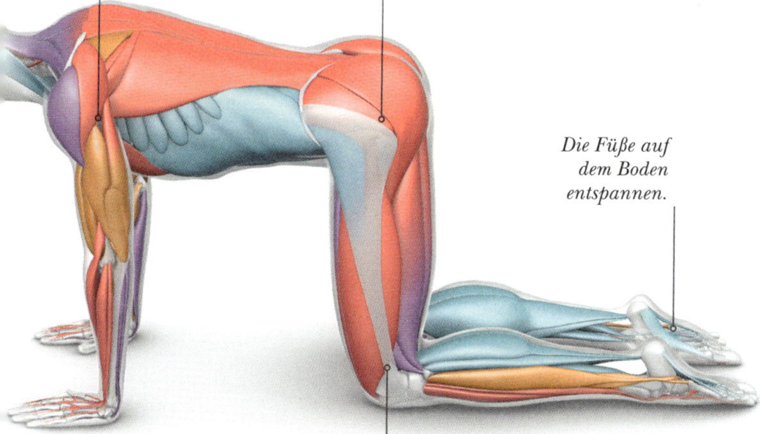

STUFE 2
Kehren Sie in den Vierfüßlerstand zurück, mit den Schultern über den Handgelenken, den Hüften über den Knien und Kopf und Hals auf einer Linie.

VARIANTE: ZUR SEITE

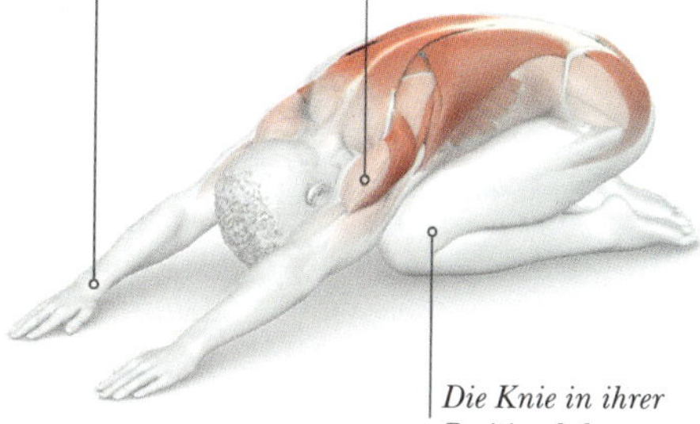

ALTERNATIVE STUFE 2
Gehen Sie mit den Händen zu einer Körperseite, die Arme bleiben gestreckt. Zur anderen Seite wiederholen.

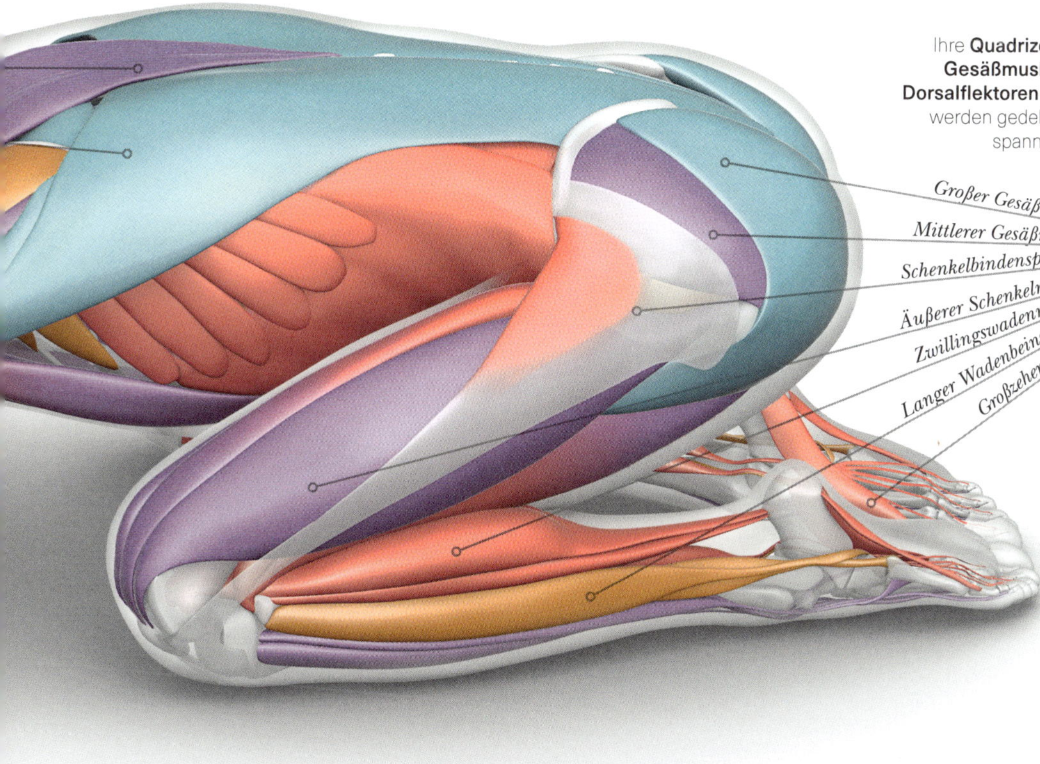

Unterkörper
Ihre **Quadrizepse** und die **großen Gesäßmuskeln** dehnen sich, die **Dorsalflektoren des Sprunggelenks** werden gedehnt, während Ihr Fußspann auf dem Boden ruht.

KOBRA

Die Kobra ist eine beliebte Yogaposition, die die Bauchmuskeln und die Hüftbeuger dehnt und die Beweglichkeit der Wirbelsäule verbessert. Sie kann Teil eines täglichen Dehnprogramms sein oder praktiziert werden, um die Flexibilität der Wirbelsäule zu steigern.

Während sich der Brustkorb verlängert und Bauchmuskeln und Hüften gedehnt werden, sind die Muskeln in Rücken, Schultern und Armen aktiv, um die Position zu halten. Achten Sie auf etwaige Beschwerden oder Schmerzen in Rücken oder Schultern und verändern Sie gegebenenfalls die Position, z. B. indem Sie sich weniger weit nach oben drücken, bis Sie sich an die Dehnung gewöhnt haben.

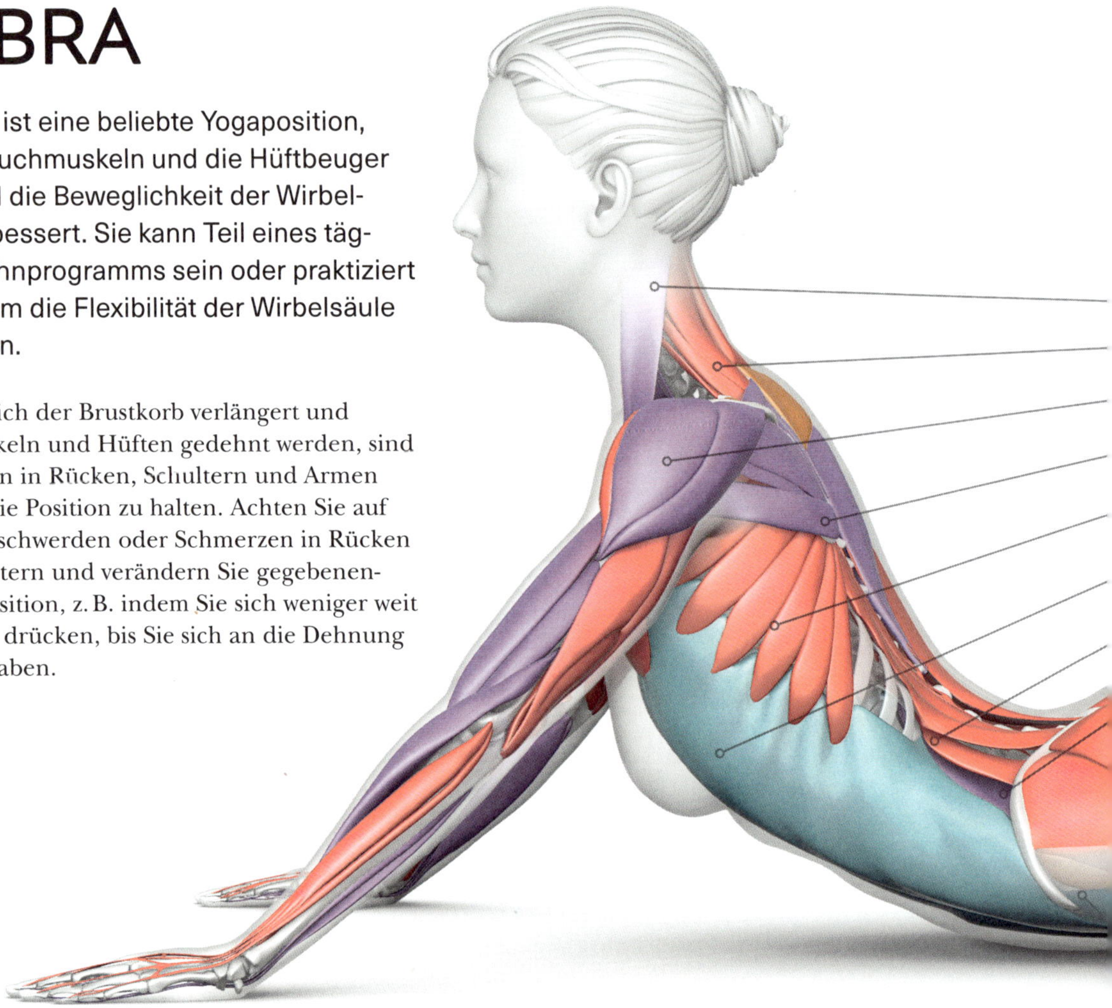

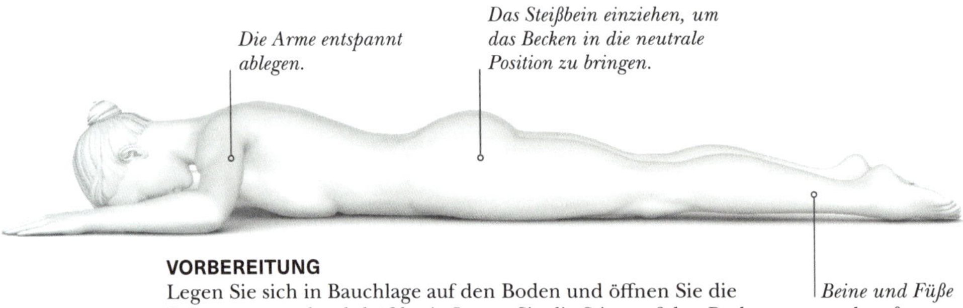

VORBEREITUNG
Legen Sie sich in Bauchlage auf den Boden und öffnen Sie die Beine etwas mehr als hüftbreit. Legen Sie die Stirn auf den Boden, strecken Sie den Nacken und ziehen Sie das Kinn leicht heran. Die Arme liegen seitlich, die Ellbogen sind um 90 Grad gebeugt. Die Unterarme liegen flach, mit den Handflächen nach unten. Atmen Sie ein, und ziehen Sie Ihr Steißbein sanft ein.

LEGENDE
- *Gelenke*
- *Muskeln*
- Verkürzt sich unter Spannung
- Verlängert sich unter Spannung
- Verlängert sich ohne Spannung
- Haltend-statisch

Oberkörper

Die **Nackenstrecker** halten den Kopf aufrecht; die **Rückenstrecker** sind aktiv, um die Wirbelsäule zu strecken. Die **Bauchmuskeln** verlängern sich, und die **Schulterblattmuskeln** sind aktiv, um die Schulterblätter zusammenzuziehen.

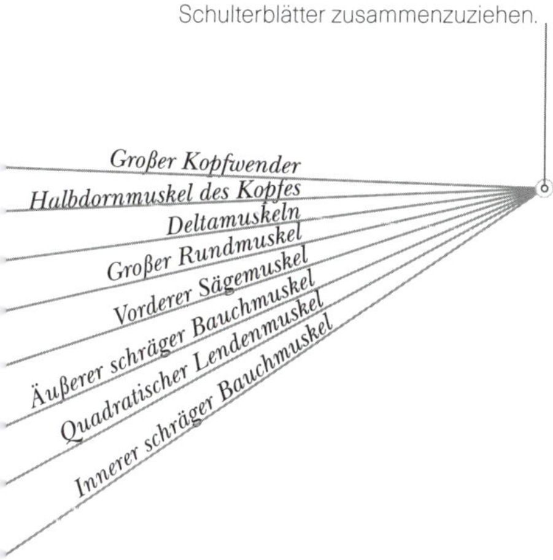

VARIANTE: GEDREHTE KOBRA

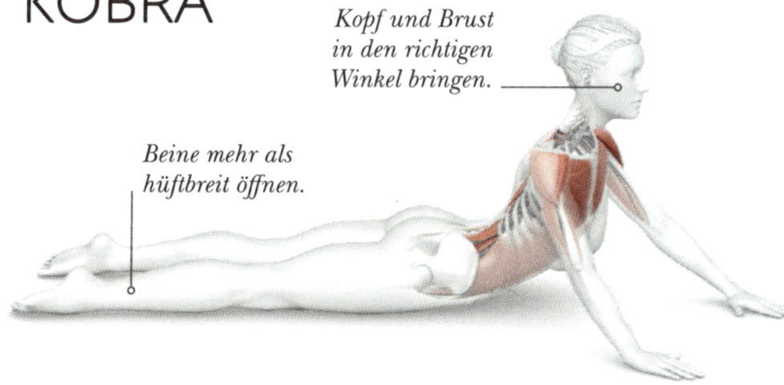

STUFE 1

Wandern Sie in der Kobra-Haltung mit beiden Händen zur rechten Seite. Die Ellbogen bleiben gestreckt, der Oberkörper bleibt lang. Sinken Sie möglichst nicht auf einer Seite ein. Halten Sie den Brustkorb oben und die Schlüsselbeine weit geöffnet. Atmen Sie ein und halten Sie die Position. Atmen Sie aus und wandern Sie dann mit den Händen zur linken Seite.

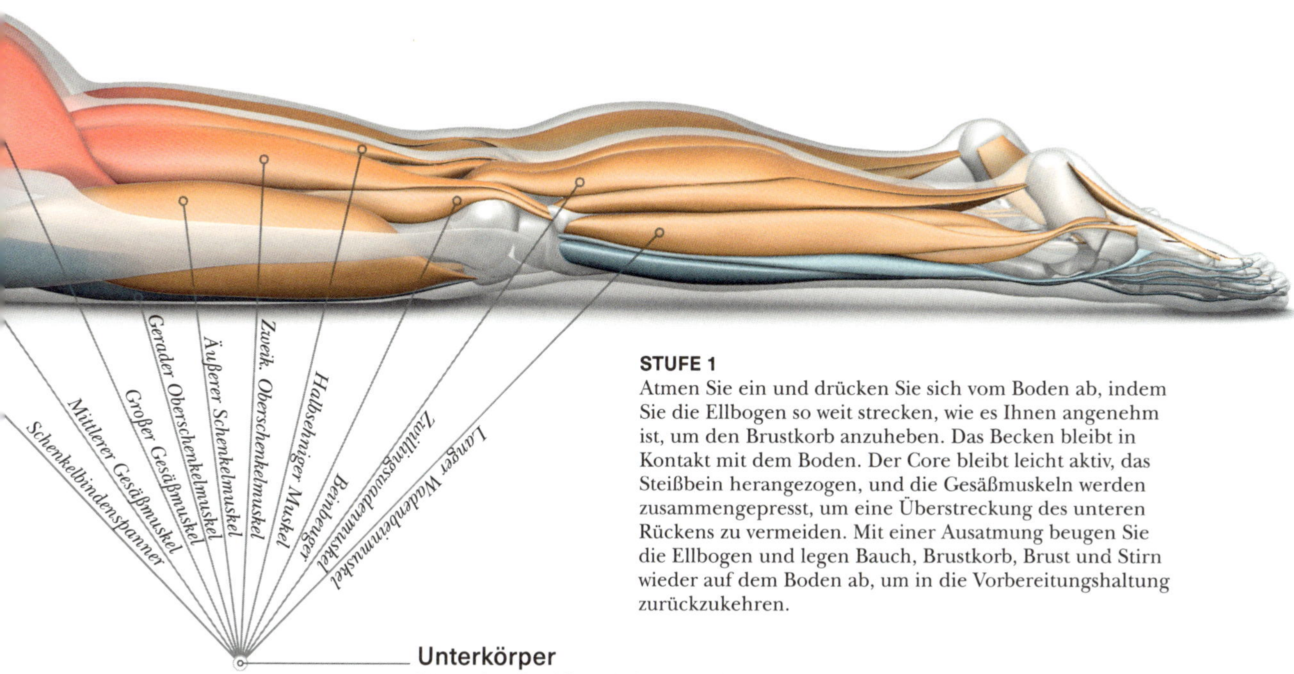

STUFE 1

Atmen Sie ein und drücken Sie sich vom Boden ab, indem Sie die Ellbogen so weit strecken, wie es Ihnen angenehm ist, um den Brustkorb anzuheben. Das Becken bleibt in Kontakt mit dem Boden. Der Core bleibt leicht aktiv, das Steißbein herangezogen, und die Gesäßmuskeln werden zusammengepresst, um eine Überstreckung des unteren Rückens zu vermeiden. Mit einer Ausatmung beugen Sie die Ellbogen und legen Bauch, Brustkorb, Brust und Stirn wieder auf dem Boden ab, um in die Vorbereitungshaltung zurückzukehren.

Unterkörper

Die **großen Gesäßmuskeln** und die **hintere Oberschenkelmuskulatur** sind aktiv, um die Hüfte in dieser Haltung zu stützen. Die **Hüftbeuger** verlängern sich. Der **mittlere** und der **kleine Gesäßmuskel** tragen zur Stabilisierung der Hüfte bei. Die **Quadrizepse** auf der Vorderseite der Oberschenkel unterstützen aktiv die Kniestreckung.

» VARIANTEN

Diese beiden Kobra-Varianten üben weniger Druck auf die Schultern aus und beugen den Rücken weniger. Sie eignen sich, wenn man sich wegen Beschwerden in Handgelenken oder Schultern nicht hochdrücken kann, aber die Wirbelsäule dehnen möchte.

HÄNDE WEIT ABGESTRECKT

Liegen die Hände weiter weg, ist die Streckung der Lendenwirbelsäule geringer. Diese Variante eignet sich für Personen, denen die Wirbelsäulenstreckung Probleme bereitet. Sie können auch mit dieser Variante beginnen und die Dehnung allmählich intensivieren, indem Sie die Hände immer näher an die Seiten bringen, um sich höher zu drücken.

LEGENDE

- Primärer Zielmuskel
- Sekundärer Zielmuskel

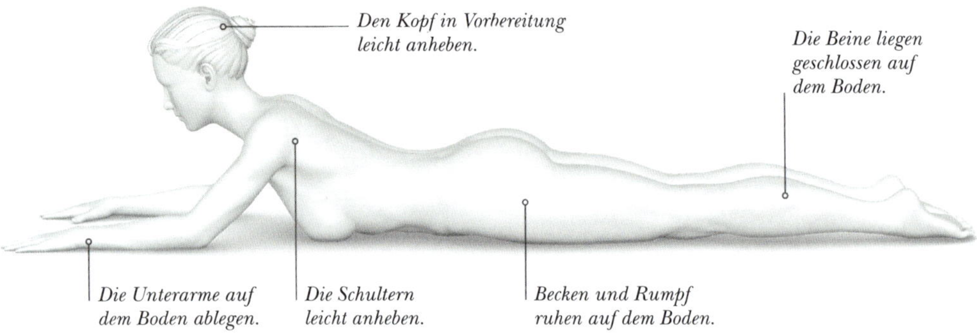

VORBEREITUNG
Beginnen Sie in Bauchlage. Die Ellbogen sind leicht gebeugt, die Arme liegen vor dem Körper.

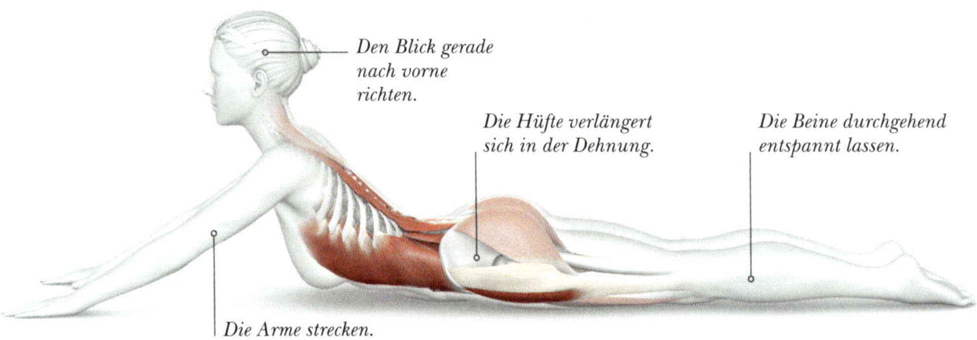

STUFE 1
Drücken Sie sich mit dem Ausatmen aus den Unterarmen vom Boden ab, indem Sie die Brust aus den Ellbogen hochdrücken. Der Core bleibt leicht aktiv, das Steißbein herangezogen, die Gesäßmuskeln sind zusammengepresst. Heben Sie den Bauch leicht an.

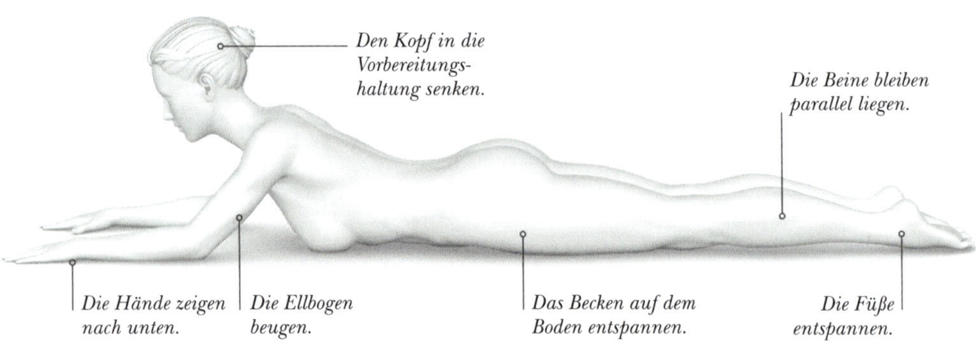

STUFE 2
Legen Sie sich langsam ab und richten Sie den Blick wieder auf den Boden.

»Die Dehnungen und Übungen lassen sich an die individuellen Fähigkeiten anpassen, die sich stets ändern können.«

AUF DEN ELLBOGEN

Diese Kobra-Abwandlung verringert den Druck auf Schultern und Hände und dehnt den unteren Rücken weniger stark. Sie eignet sich für jene, die sich wegen Einschränkungen in Handgelenk oder Schulter nicht hochdrücken können, die Wirbelsäule aber dennoch dehnen möchten. Die Übung kann im Rahmen eines täglichen Dehnprogramms oder zur Verbesserung der Wirbelsäulenmobilität praktiziert werden.

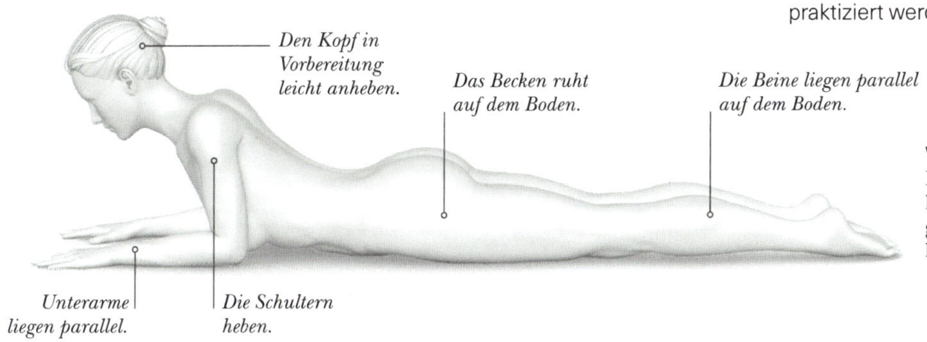

VORBEREITUNG
Beginnen Sie in Bauchlage, die Ellbogen sind gebeugt, die Unterarme liegen parallel.

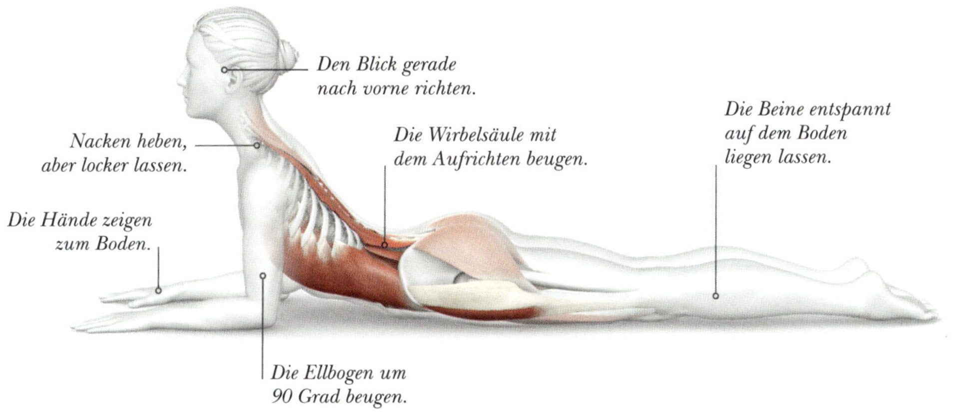

STUFE 1
Drücken Sie sich mit dem Ausatmen aus den Unterarmen vom Boden ab, indem Sie die Brust aus den Ellbogen hochdrücken. Der Core ist leicht aktiv, das Steißbein ist herangezogen, die Gesäßmuskeln sind zusammengepresst, um den unteren Rücken nicht zu überstrecken. Heben Sie dann den Bauch leicht an.

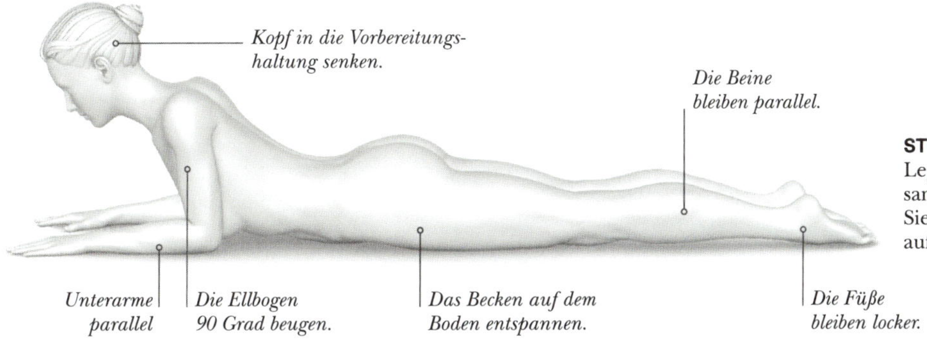

STUFE 2
Legen Sie sich langsam ab und richten Sie den Blick wieder auf den Boden.

BRUSTKORB DEHNEN GEGEN DIE WAND

Für diese einfache Dehnung gegen Steifheit in oberem Rücken und in den Schultern benötigen Sie nur eine Wand. Sie kann als Teil eines täglichen Dehntrainings praktiziert werden oder zur Verbesserung der Wirbelsäulenbeweglichkeit, bei Nackenschmerzen oder zur Vergrößerung des Bewegungsumfangs der Schulter dienen.

Dic Beweglichkeit des Brustkorbs beeinflusst auch die Beweglichkeit der Schulter sowie die Körperhaltung, insbesondere im mittleren und unteren Rücken. Beweglichkeit im Brustkorb ist für gesundes Funktionieren des Oberkörpers wichtig. Das Dehnen des Brustkorbs gegen die Wand verlängert den oberen Rücken und wird häufig bei Schmerzen in Nacken, Schulter oder oberem Rücken empfohlen. Sie bestimmen selbst, wie stark Sie Ihre Finger spreizen – richten Sie sich danach, was für Sie am angenehmsten ist.

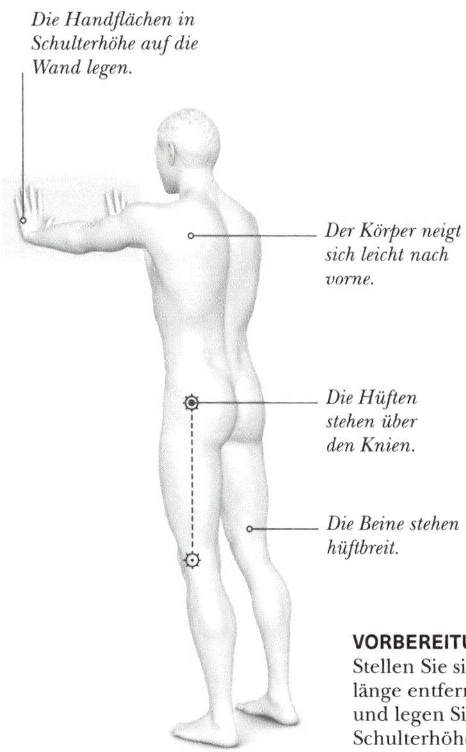

VORBEREITUNG
Stellen Sie sich etwa eine Armlänge entfernt vor eine Wand und legen Sie die Handflächen in Schulterhöhe flach auf die Wand.

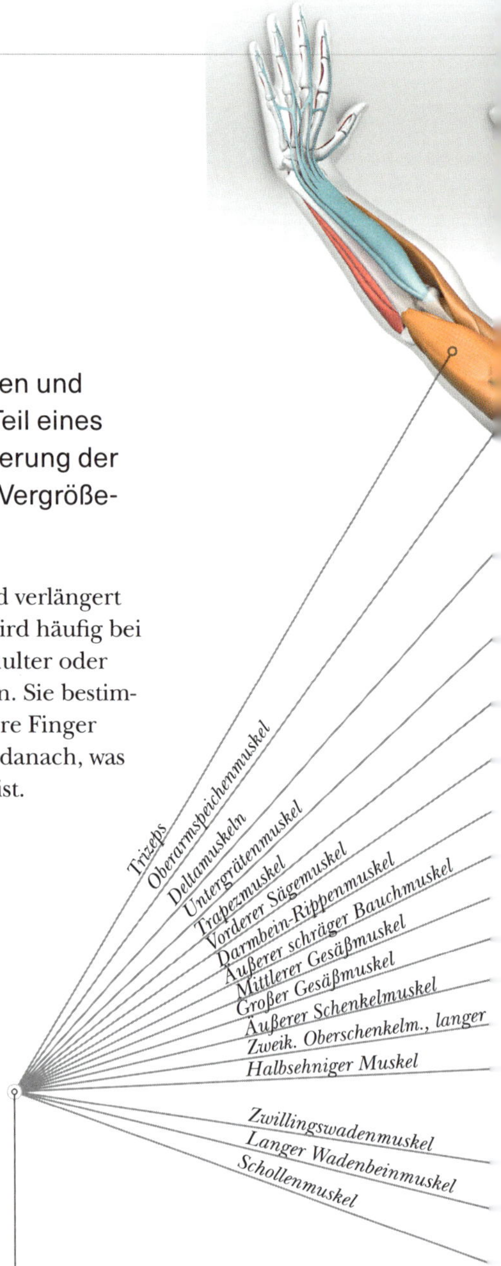

Ober- und Unterkörper

Die **Trizepse** stabilisieren die Ellbogen, der **vordere Sägemuskel** und die **Brustmuskeln** tragen zur Stabilisierung der Schultern bei, wenn diese gebeugt werden. Der **breite Rückenmuskel** und der **Unterschulterblattmuskel** werden ebenfalls gedehnt. Die **Rückenstrecker** verlängern die Brustwirbelsäule. Die **Hüftbeuger** und die **Quadrizepse** beugen die Hüften und stabilisieren die Knie, sodass die **hintere Oberschenkelmuskulatur** gedehnt wird.

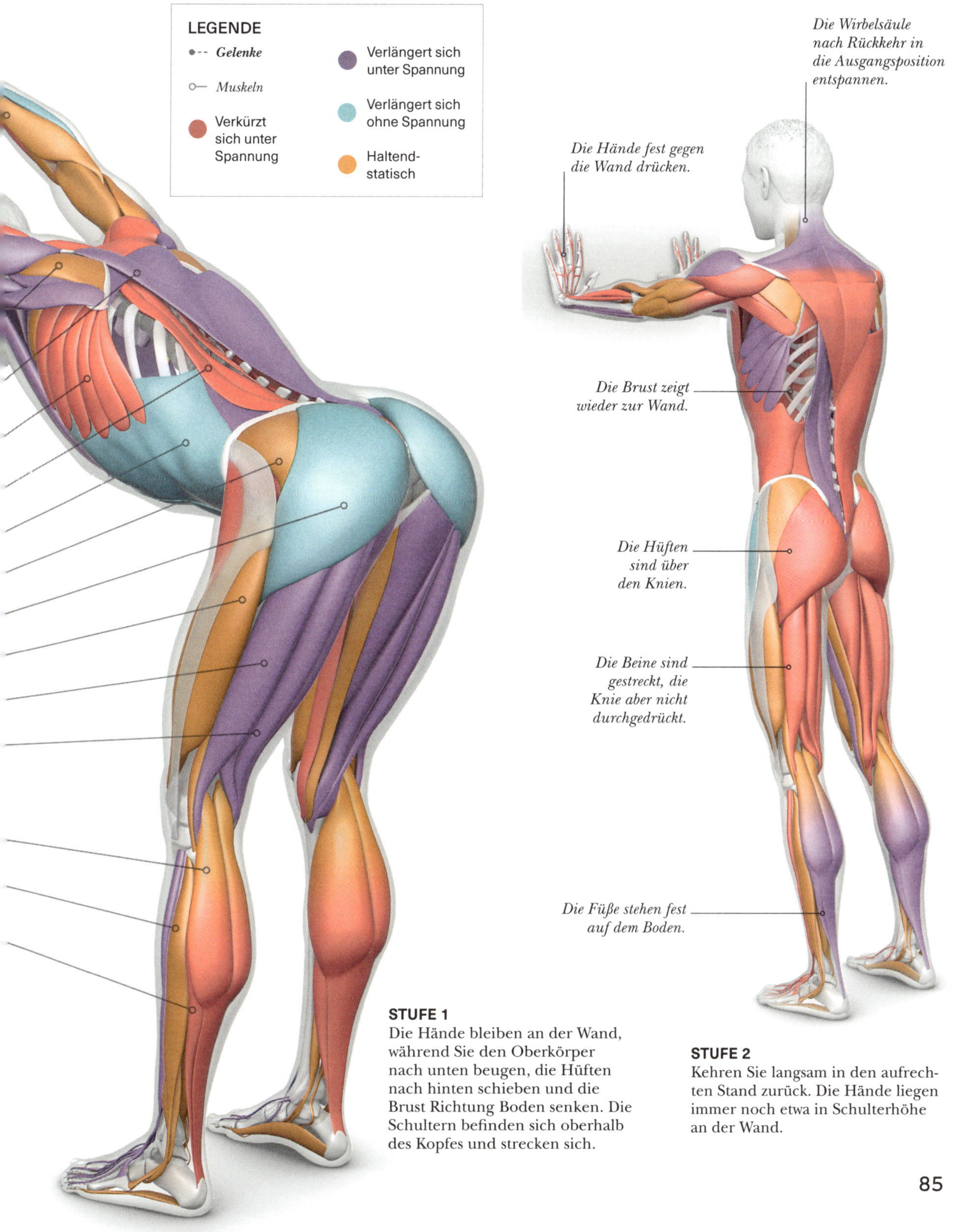

STUFE 1
Die Hände bleiben an der Wand, während Sie den Oberkörper nach unten beugen, die Hüften nach hinten schieben und die Brust Richtung Boden senken. Die Schultern befinden sich oberhalb des Kopfes und strecken sich.

STUFE 2
Kehren Sie langsam in den aufrechten Stand zurück. Die Hände liegen immer noch etwa in Schulterhöhe an der Wand.

» VARIANTEN

Diese Varianten können auf dem Boden ausgeführt werden, wodurch die hintere Oberschenkelmuskulatur weniger beansprucht wird, als wenn die Übung im Stehen ausgeführt wird. Sie fordern die Arme mehr und dehnen den Brustkorb intensiver.

LEGENDE

- Primärer Zielmuskel
- Sekundärer Zielmuskel

ARME AUF DEM STUHL

Diese Variante intensiviert die Dehnung, indem die Ellbogen gebeugt und die Arme auf kürzere Distanz gestreckt werden. Die Übung verbessert die Beweglichkeit von Brustkorb, Schultern und breitem Rückenmuskel und lindert Schmerzen oder Steifheit in Nacken und Schultern.

VORBEREITUNG
Beginnend im Kniestand, setzen Sie die Ellbogen auf einen Stuhl und legen die Hände locker auf dem oberen Rücken ab. Der obere Rücken ist über den Stuhl gebeugt.

STUFE 1
Strecken Sie langsam den oberen Rücken und bewegen Sie das Gesäß Richtung Fersen. Nacken und Brustwirbelsäule strecken sich.

STUFE 2
Schieben Sie sich zurück in die Vorbereitungshaltung.

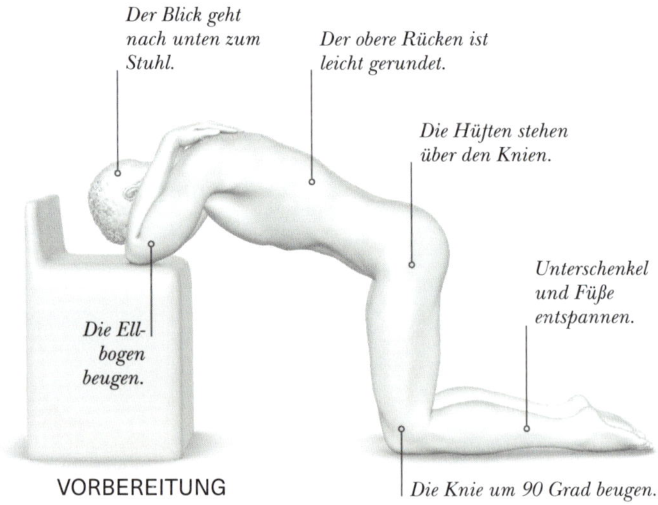

VORBEREITUNG

WELPENHALTUNG

Die Welpenhaltung ist eine Yogastellung, die den Brustkorb genauso dehnt wie die Hauptübung, aber mit gestreckten Armen und auf dem Boden. Sie entspannt und kann im Rahmen einer täglichen Dehnroutine oder zum Verbessern der Hüftbeweglichkeit praktiziert werden.

VORBEREITUNG
Beginnen Sie im Vierfüßlerstand. Die gestreckten Arme stehen etwas vor den Schultern.

STUFE 1
Wandern Sie mit den Händen weiter nach vorne und senken Sie die Brust zum Boden, während die Hüften angehoben und die Knie gebeugt bleiben.

STUFE 2
Kehren Sie in die Vorbereitungshaltung zurück.

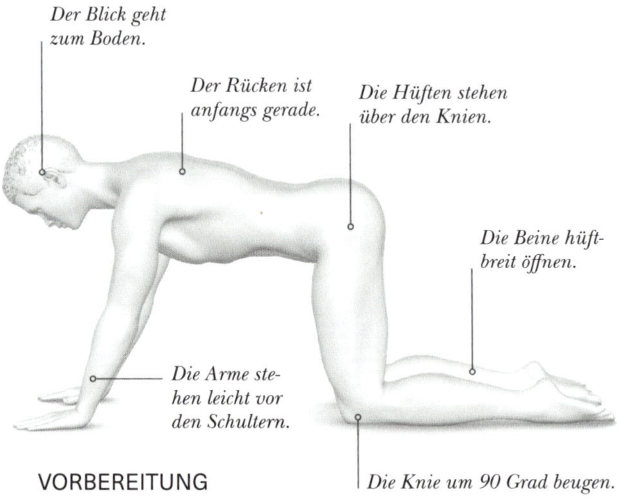

Der Blick geht zum Boden.
Der Rücken ist anfangs gerade.
Die Hüften stehen über den Knien.
Die Beine hüftbreit öffnen.
Die Arme stehen leicht vor den Schultern.
Die Knie um 90 Grad beugen.

VORBEREITUNG

»Variierende Hand- und Schulterpositionen dehnen unterschiedliche Bereiche.«

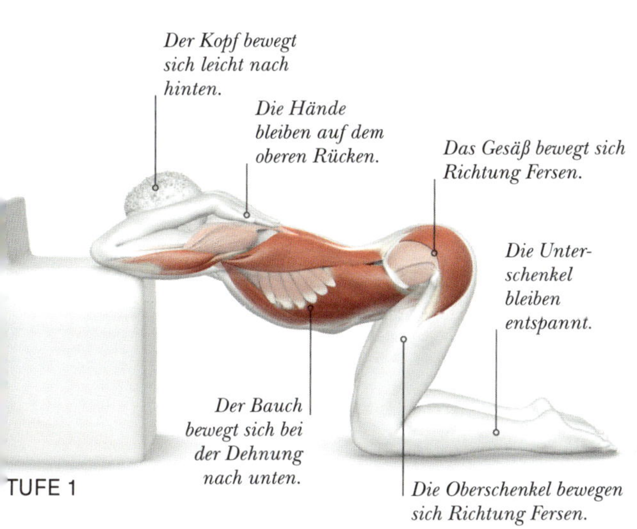

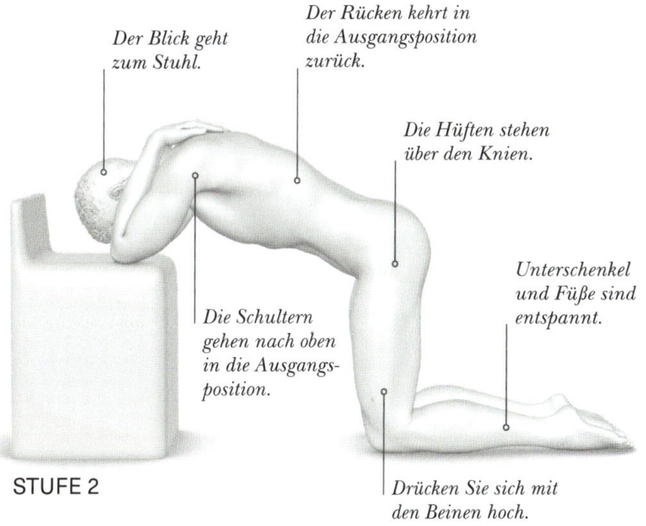

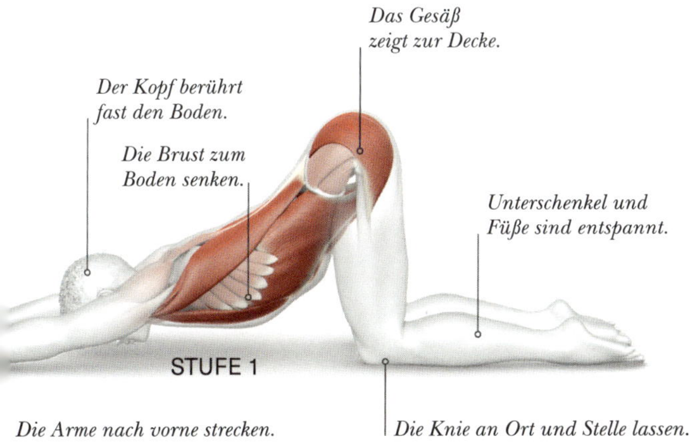

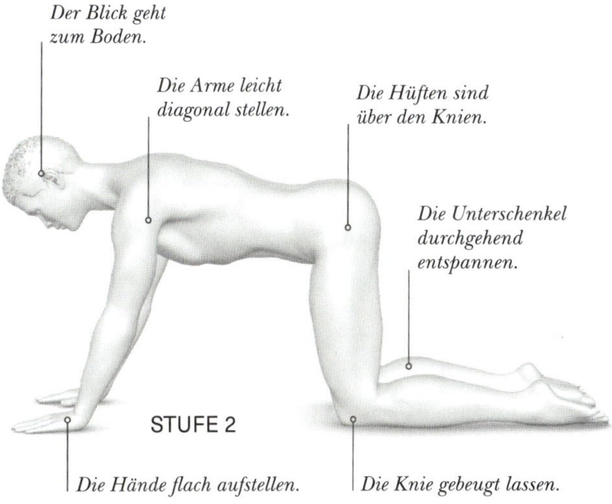

BRUSTKORB DREHEN IM HALBEN KNIESTAND

Die Drehung des Brustkorbs (zwischen Nacken und Zwerchfell), motorische Kontrolle und Kraft sind für mehrdimensionale Bewegungen – auf und ab, von einer Seite zur anderen sowie vorwärts und rückwärts – erforderlich. Trainieren Sie die Beweglichkeit des Brustkorbs regelmäßig, so verhindern Sie die übermäßige Belastung benachbarter Regionen wie der Schulter oder des Nackens. Diese brustöffnende Übung ist dafür optimal.

Dies ist eine gute Dehnung für alle multidirektionalen Sportarten, insbesondere Basketball, Tennis, Golf und Fußball. Der halbe Kniestand an einer Wand verhindert eine Ausgleichsbewegung der Lendenwirbelsäule (unterer Rücken). Diese Übung wird häufig bei Rücken-, Nacken- oder Schulterschmerzen empfohlen.

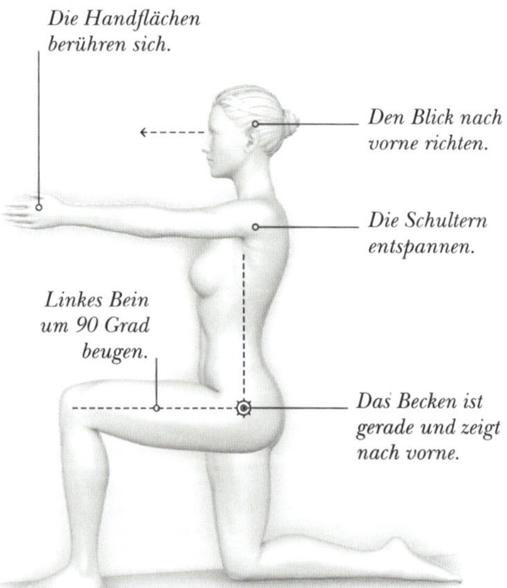

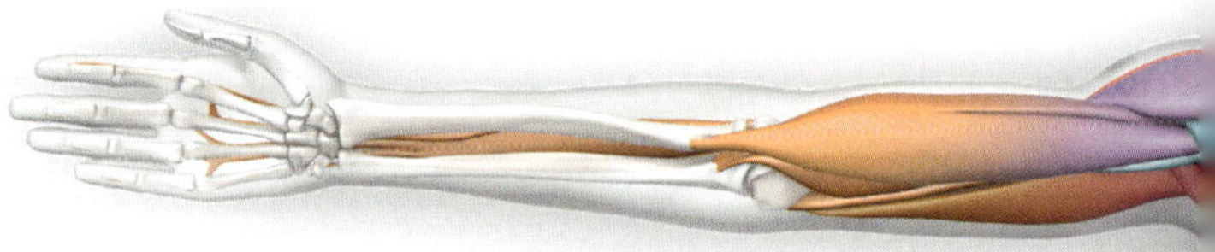

Rumpf und Unterkörper

Die rechten **äußeren schrägen Bauchmuskeln** kontrahieren, um die Vorderseite des Körpers nach links zu drehen. Die linken **Hüftbeuger** und **Adduktoren** stabilisieren das linke Bein, während der **Zwillingswadenmuskel** und die **Stabilisatoren des Sprunggelenks** Fuß und Sprunggelenk ausbalancieren.

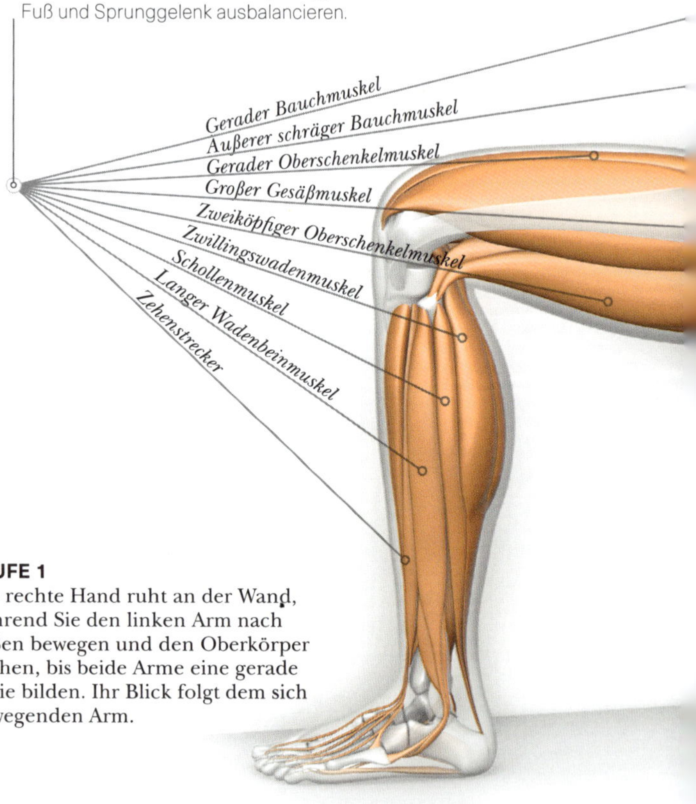

VORBEREITUNG
Beginnen Sie im halben Kniestand an einer Wand: Das rechte Knie liegt auf dem Boden an der Wand, das linke Knie ist 90 Grad gebeugt. Strecken Sie beide Arme nach vorne, die Handflächen berühren einander, die Hüfte steht gerade. Die rechte Hand ruht an der Wand.

STUFE 1
Die rechte Hand ruht an der Wand, während Sie den linken Arm nach außen bewegen und den Oberkörper drehen, bis beide Arme eine gerade Linie bilden. Ihr Blick folgt dem sich bewegenden Arm.

Hals und Oberkörper

Der rechte **große Kopfwender** dreht den Kopf. Der **Trizeps** streckt den Ellbogen. **Deltamuskeln, Trapezmuskel** und **Rautenmuskeln** führen die Schulter mit der Brustkorbrotation horizontal vom Körper weg, während die **Brustmuskeln** gedehnt werden.

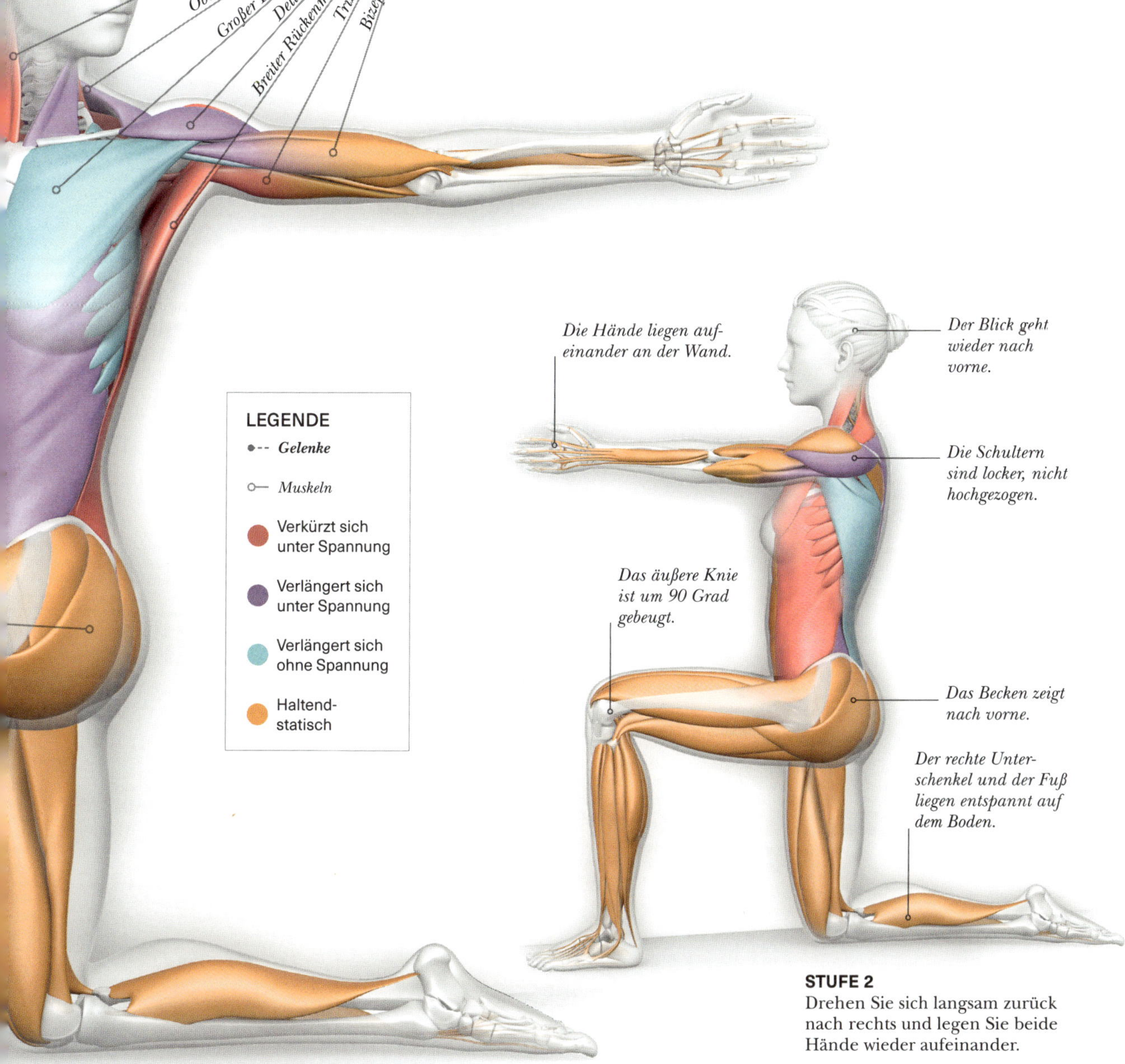

STUFE 2

Drehen Sie sich langsam zurück nach rechts und legen Sie beide Hände wieder aufeinander.

» VARIANTEN

Empfinden Sie den Kniestand als unangenehm oder ist Ihre Beweglichkeit in der Hüfte eingeschränkt, ist die stehende Variante dieser Übung für den Unterkörper eventuell eine bessere Option.

LEGENDE

- Primärer Zielmuskel
- Sekundärer Zielmuskel

BRUSTKORB DREHEN IM STEHEN

Diese Variante können Sie problemlos am Anfang oder Ende eines Trainings oder in der Mittagspause absolvieren. Da Ihr Rumpf nicht fixiert ist, wie wenn Sie auf dem Boden liegen, dreht sich Ihr Becken mit.

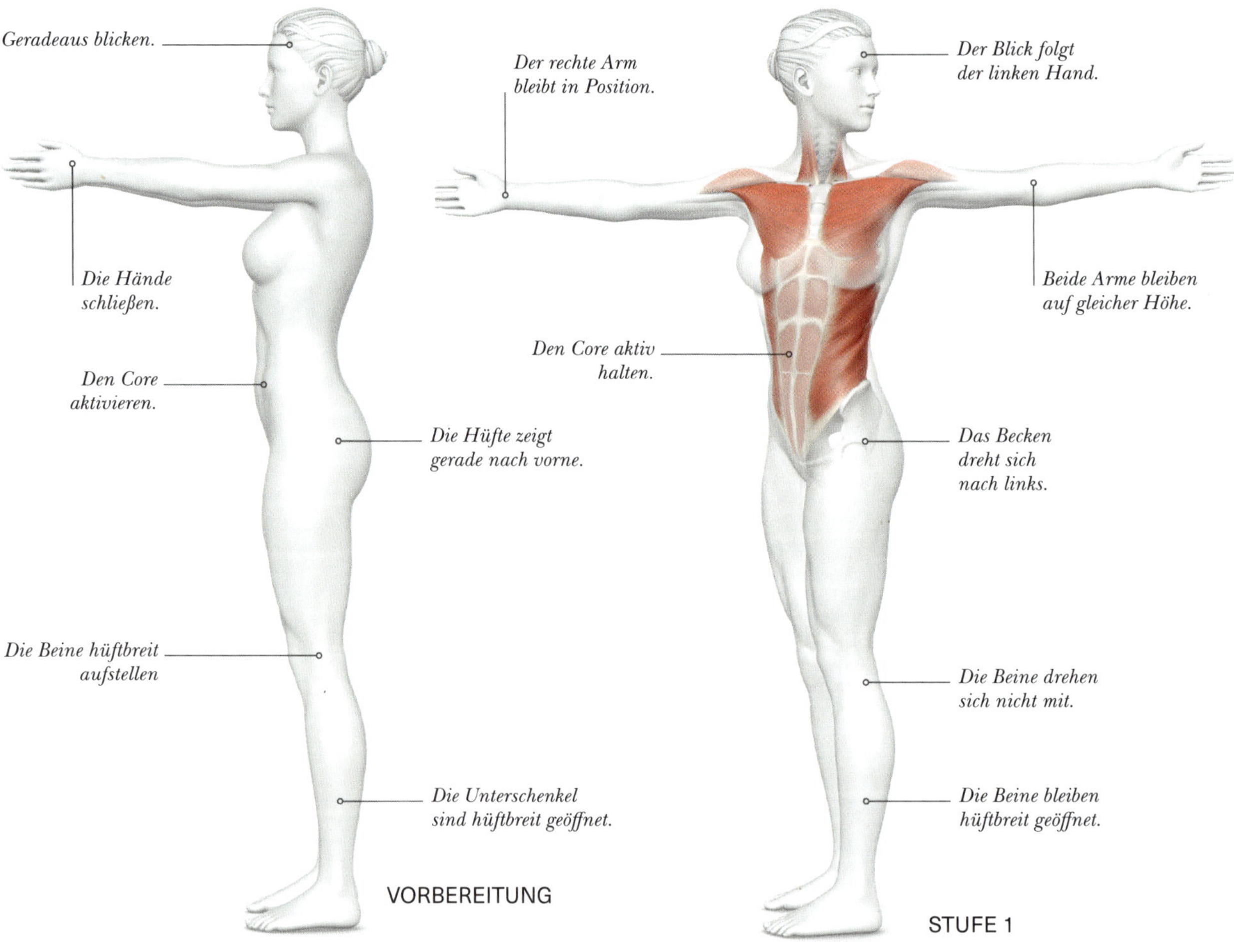

VORBEREITUNG
Stehen Sie aufrecht, die Füße hüftbreit geöffnet, Wirbelsäule und Becken in neutraler Position. Heben Sie beide Arme auf Schulterhöhe, die Schultern entspannt und die Hände geschlossen.

STUFE 1
Mit dem Ausatmen führen Sie den linken Arm möglichst weit nach links und hinten und drehen dabei die Wirbelsäule und den Kopf. Halten Sie den rechten Arm gestreckt und ruhig.

STUFE 2
Kehren Sie mit dem Einatmen zurück in die Vorbereitungshaltung. Wiederholen Sie die Übung zur anderen Seite und fahren Sie im Wechsel fort.

BREZEL

Die Brezel kombiniert die Brustkorbdrehung in Seitenlage mit einer Öffnung der Beine, um die Beckenposition beizubehalten. Zusätzlich wird das Knie mit dem weggedrehten Arm in eine Beugung gezogen, sodass der Quadrizeps und die Brustmuskeln gedehnt werden.

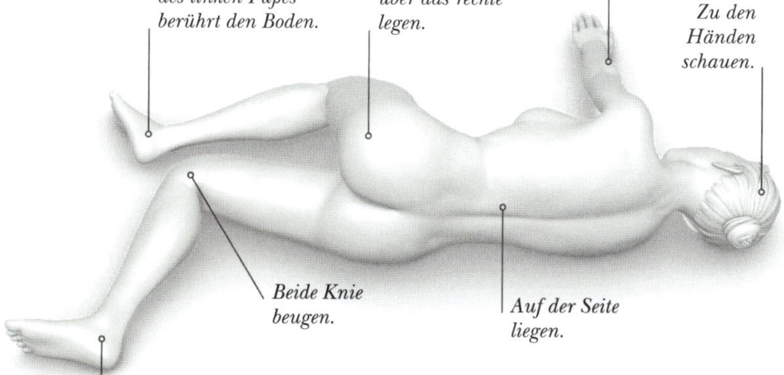

VORBEREITUNG
Beginnen Sie in der rechten Seitenlage. Die Beine sind entspannt gebeugt, das obere Bein kreuzt das untere und ruht auf dem Boden. Strecken Sie die Arme nach vorne und legen Sie die Handflächen aufeinander.

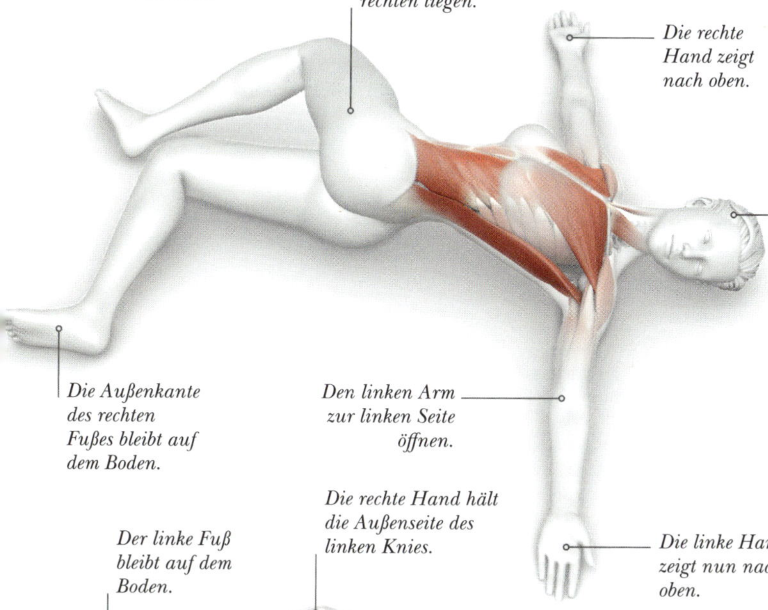

STUFE 1
Öffnen Sie den Brustkorb, indem Sie den Oberkörper und den linken Arm nach links drehen und den Arm auf dem Boden ablegen. Der Unterkörper bleibt in Position. Ihr Blick folgt dem linken Arm.

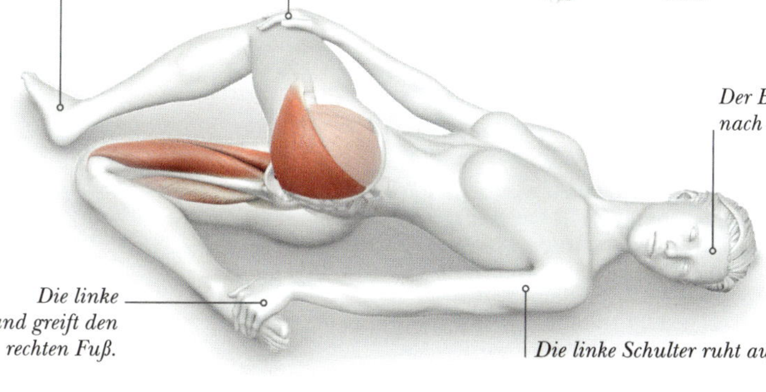

STUFE 2
Legen Sie die rechte Hand auf das linke Knie und greifen Sie den rechten Fuß mit der linken Hand, um den Unterkörper zu dehnen. Wiederholen Sie die Übung zur anderen Seite.

STEHENDER HALBMOND

Diese gegen eine Wand ausgeführte Brustkorbrotation trainiert die Drehung des oberen Rückens hervorragend. Sie steigert die Beweglichkeit von Wirbelsäule, Hals und Schulter und ist perfekt für eine tägliche Dehnroutine.

Die Halbmond-Variante auf dem Boden beansprucht die rotierende Seite weniger stark. Sie ist eine hervorragende Option für alle, denen die stehende Version Probleme bereitet, z. B. wenn Sie in der Drehung Rückenschmerzen verspüren oder Mühe haben, Ihre Arme angehoben zu halten.

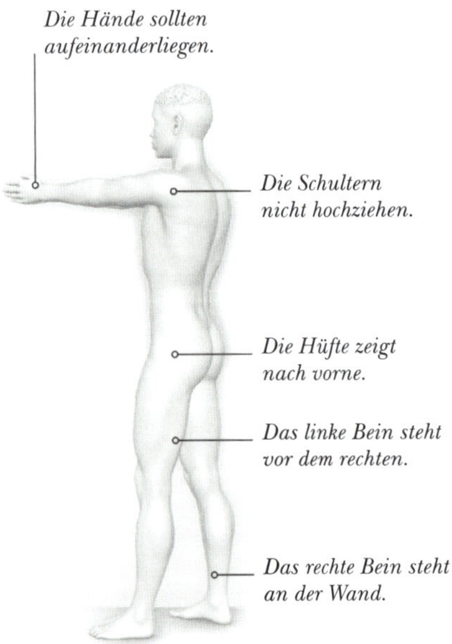

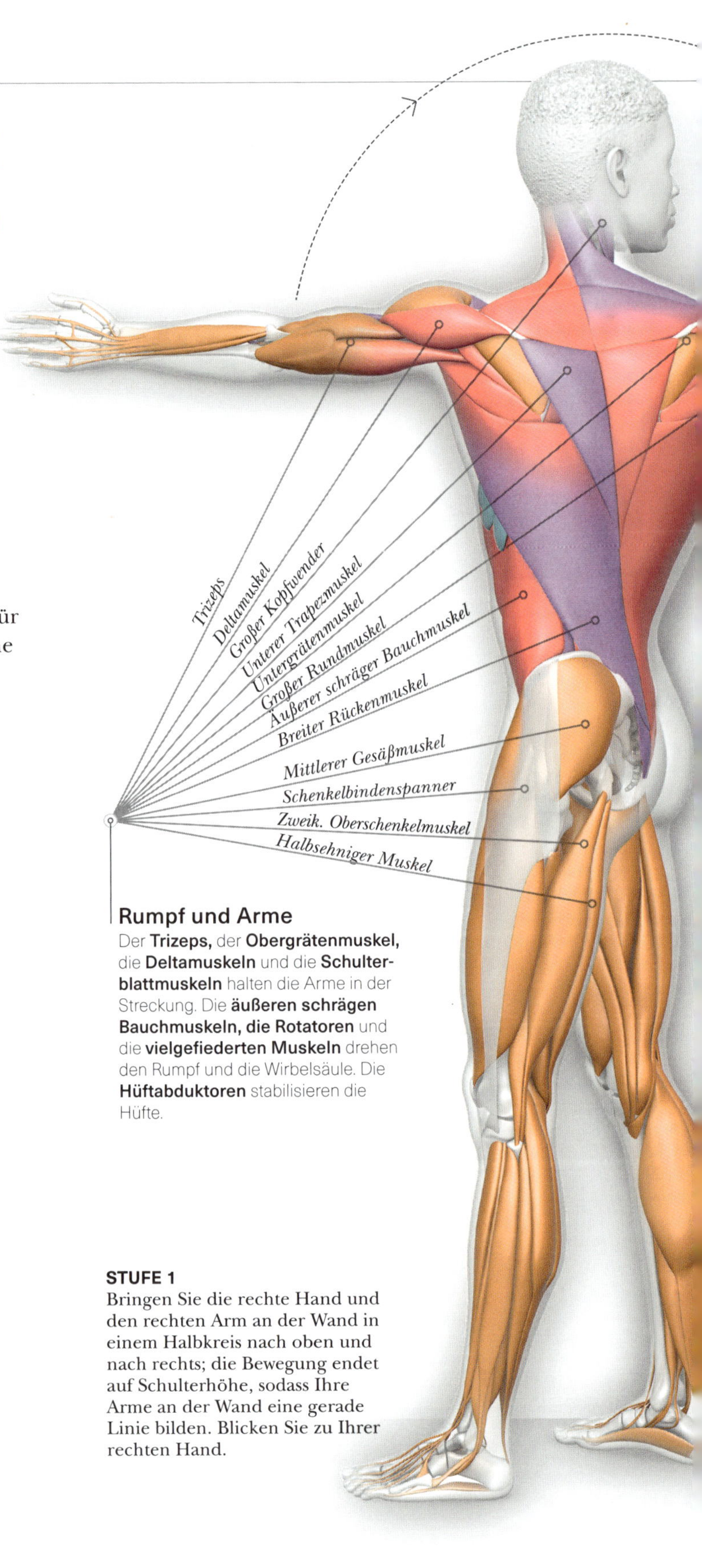

Rumpf und Arme

Der **Trizeps,** der **Obergrätenmuskel,** die **Deltamuskeln** und die **Schulterblattmuskeln** halten die Arme in der Streckung. Die **äußeren schrägen Bauchmuskeln, die Rotatoren** und die **vielgefiederten Muskeln** drehen den Rumpf und die Wirbelsäule. Die **Hüftabduktoren** stabilisieren die Hüfte.

VORBEREITUNG

Beginnen Sie in Schrittstellung an einer Wand rechts neben Ihnen. Das linke Bein steht leicht vor dem rechten, die Arme sind nach vorne gestreckt. Die Hände liegen aufeinander, die Hüfte zeigt gerade nach vorne.

STUFE 1

Bringen Sie die rechte Hand und den rechten Arm an der Wand in einem Halbkreis nach oben und nach rechts; die Bewegung endet auf Schulterhöhe, sodass Ihre Arme an der Wand eine gerade Linie bilden. Blicken Sie zu Ihrer rechten Hand.

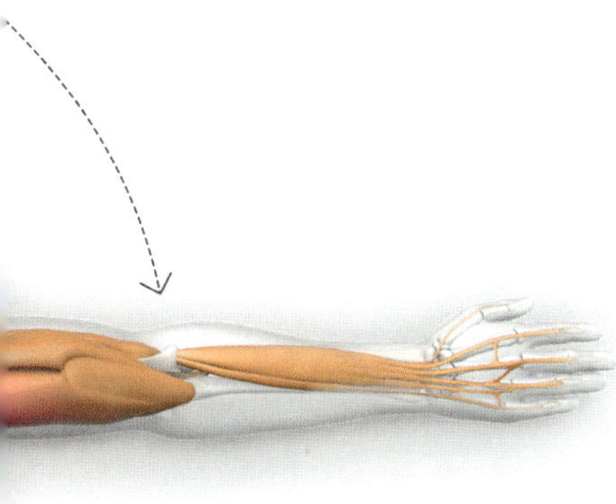

LEGENDE

- •-- *Gelenke*
- ○— *Muskeln*
- Verkürzt sich unter Spannung
- Verlängert sich unter Spannung
- Verlängert sich ohne Spannung
- Haltend-statisch

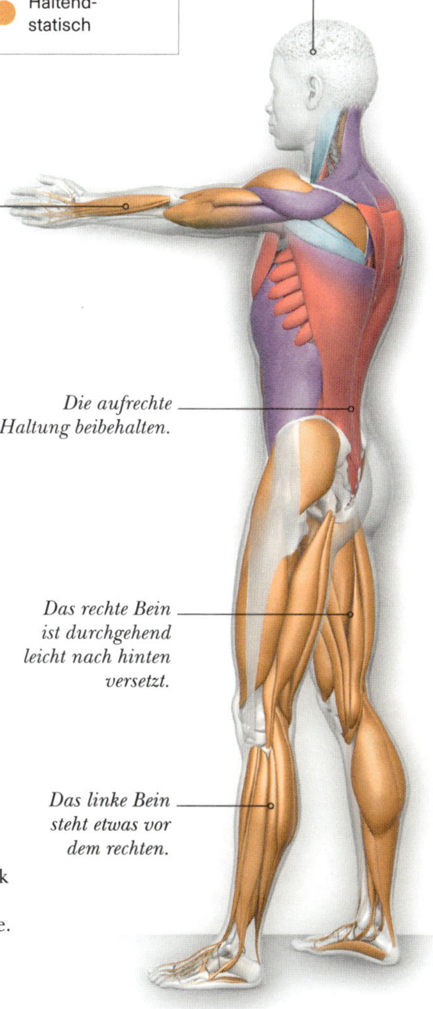

STUFE 2
Führen Sie die rechte Handfläche über den gleichen Halbkreis zurück und drehen Sie den Rumpf wieder nach vorne.

VARIANTE: HALBMOND IM LIEGEN

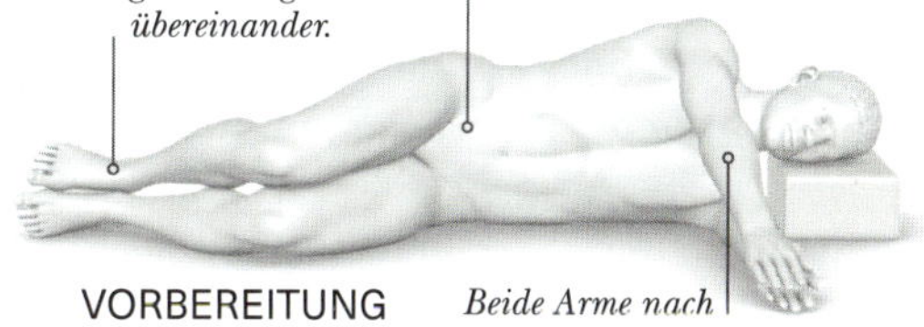

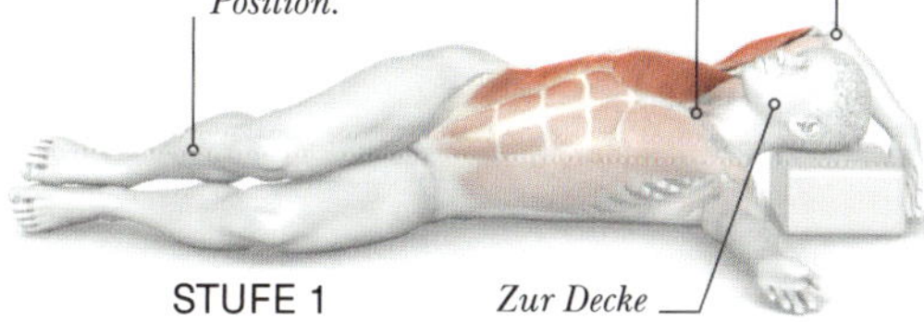

VORBEREITUNG
Legen Sie sich auf die linke Seite, stützen Sie den Kopf mit einem Klotz ab und strecken Sie die Arme nach vorne, die Hände geschlossen, die Hüfte gerade. Beugen Sie Hüfte und Knie.

STUFE 1
Der linke Arm bleibt gestreckt liegen. Den rechten Arm führen Sie über die Brust und beugen den Ellbogen. Die Hand liegt über dem Klotz. Wirbelsäule und Kopf drehen sich nach rechts.

STUFE 2
Führen Sie den rechten Arm im gleichen Halbkreis zurück, ebenso wie Rumpf und Kopf, und legen Sie die Hände wieder aufeinander. Wiederholen Sie die Übung zur anderen Seite.

! Vorsicht

Bewegen Sie den oberen Arm in einem großen Kreis, um dem Schulterblatt die Bewegung zu erleichtern. Bei Beschwerden oder Schmerzen in Nacken, Rücken oder Schultern passen Sie die Übung an, z. B. indem Sie nicht so tief in die Dehnung gehen.

THREAD THE NEEDLE

Diese einfache Mobilitätsübung kann Steifheit verringern und die Brustwirbelsäulenrotation verbessern. Sie verbessert auch die Funktion und die Beweglichkeit von Nacken und Schultern.

Thread the Needle besteht aus einer Rotation des oberen Rückens, der ein Arm als Anker dient. Die Übung kann zum Aufwärmen, zum täglichen Dehnen oder im Rahmen eines gezielten Oberkörpertrainings praktiziert werden. Häufig ist sie Teil einer größeren Sequenz zur Steigerung der Beweglichkeit des Oberkörpers und dient unterstützend bei Sportarten, die häufige Rotationen erfordern, wie Tennis. Auch im Yoga und im Pilates ist diese Übung beliebt.

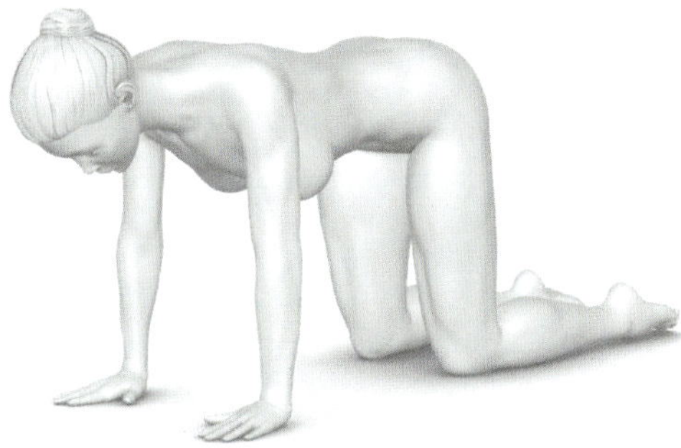

VORBEREITUNG
Beginnen Sie im Vierfüßlerstand mit den Schultern über den Handgelenken, den Hüften über den Knien und Kopf und Hals auf einer Linie. Wirbelsäule und Becken sind und bleiben neutral.

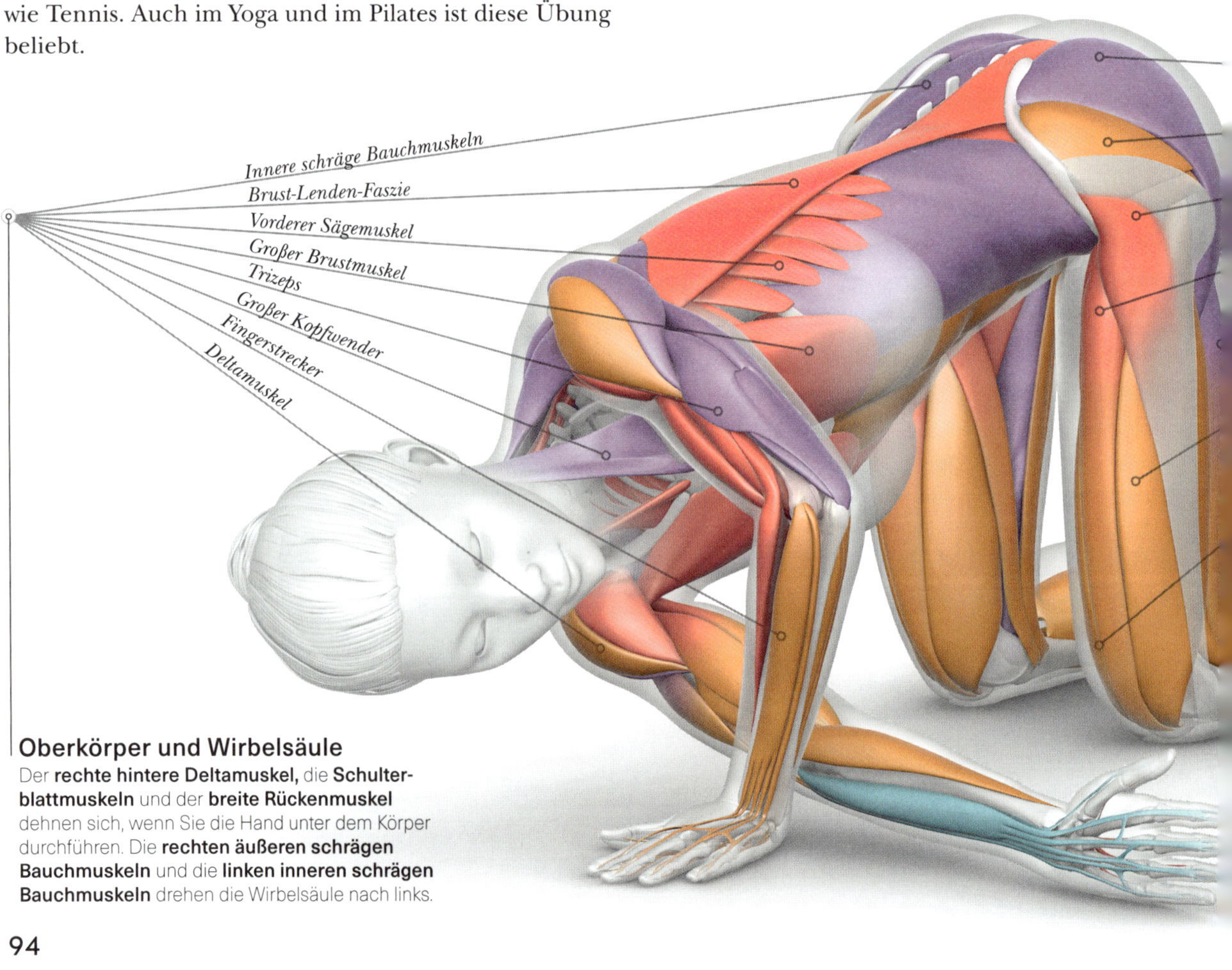

Oberkörper und Wirbelsäule

Der **rechte hintere Deltamuskel,** die **Schulterblattmuskeln** und der **breite Rückenmuskel** dehnen sich, wenn Sie die Hand unter dem Körper durchführen. Die **rechten äußeren schrägen Bauchmuskeln** und die **linken inneren schrägen Bauchmuskeln** drehen die Wirbelsäule nach links.

Vorsicht

Bewegen Sie sich kontrolliert und folgen Sie dem ausgestreckten Arm mit Kopf und Hals. Polstern Sie den Handballen bei Schmerzen im Handgelenk mit einer Handtuchrolle ab und schmerzende Knie mit einem Kissen.

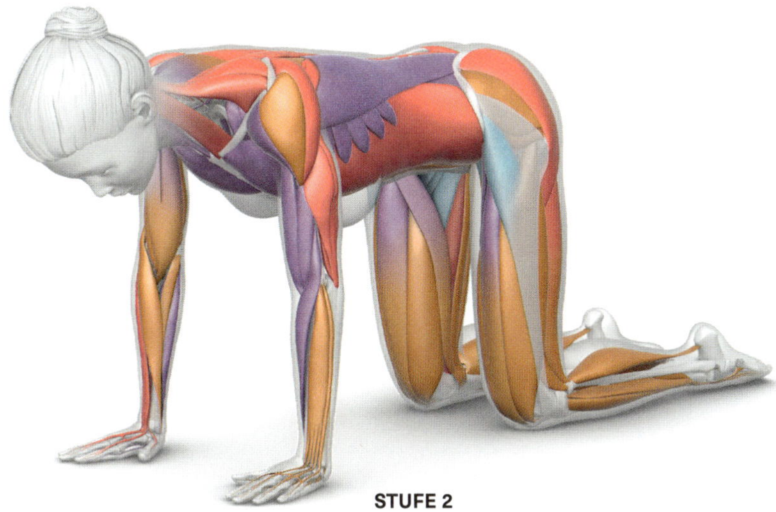

Unterkörper

Die **Gesäßmuskeln** und die **Hüftabduktoren** stabilisieren die Hüfte, wenn sich der Rumpf senkt und dreht. Die **Zehenstrecker** und **Dorsalflexoren des Sprunggelenks** werden auf dem Boden gestreckt.

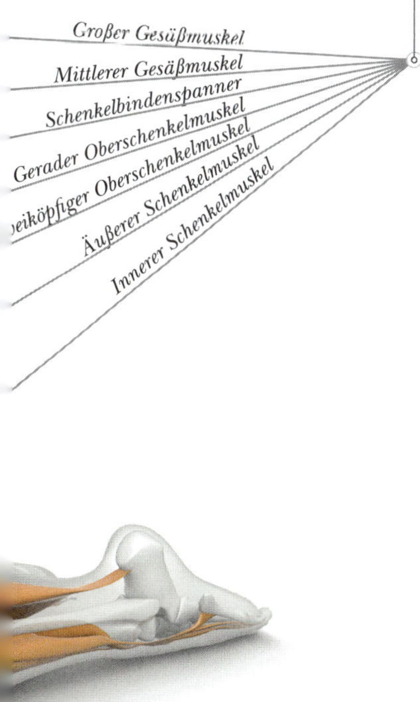

STUFE 2
Kehren Sie in den Vierfüßlerstand zurück, mit den Schultern über den Handgelenken, den Hüften über den Knien und Kopf und Hals auf einer Linie. Als Variante können Sie den rechten Arm Richtung Decke strecken, um die Rotation in die Gegenrichtung zu intensivieren.

»Die Rotation in Thread the Needle verbessert die Beweglichkeit des Brustkorbs, einer wichtigen Region für Schulter und Nacken.«

STUFE 1
Lassen Sie die linke Hand am Boden, während Sie den rechten Arm zwischen linkem Arm, Boden und Knien hindurchführen und die Brustwirbelsäule drehen.

LEGENDE

- •-- *Gelenke*
- o— *Muskeln*
- Verkürzt sich unter Spannung
- Verlängert sich unter Spannung
- Verlängert sich ohne Spannung
- Haltend-statisch

» VARIANTEN

Sie können die Beweglichkeit des Brustkorbs mit einer Reihe von Dehnübungen verbessern, die auf Bewegungen der Brustwirbelsäule zielen. Sie steigern die Beweglichkeit durch verschiedene Bewegungsebenen.

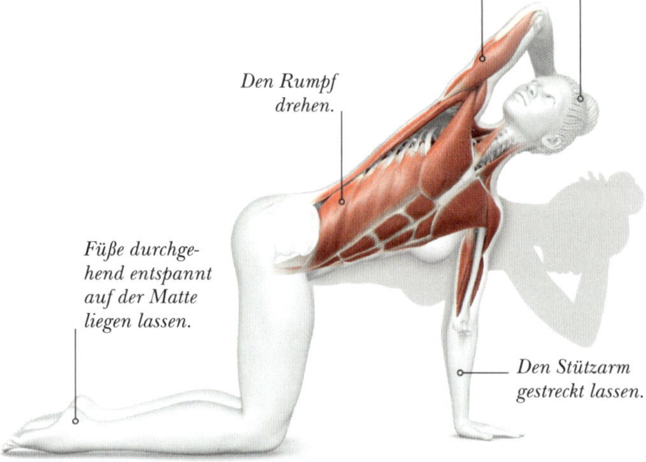

VORBEREITUNG / STUFE 1

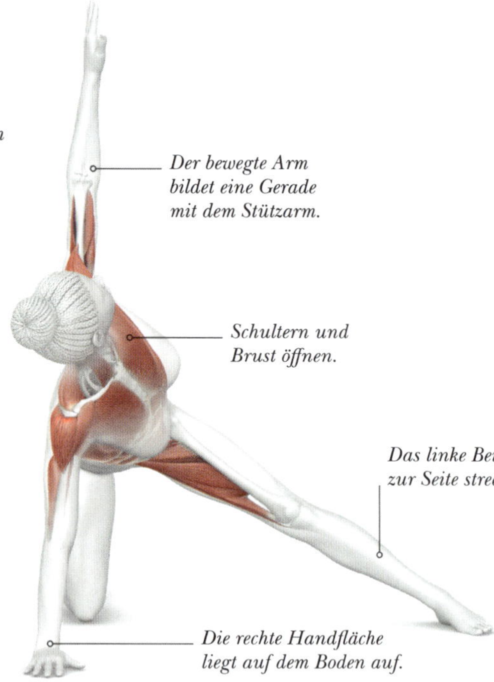

STUFE 1

HAND AM HINTERKOPF

Legen Sie Ihre Hand an den Hinterkopf, verkürzen Sie den Armhebel, was bei verspannten oder empfindlichen Schultern hilfreich ist. Sie können sich mehr auf die Rumpfrotation konzentrieren, wenn der Arm nicht führt. Halten Sie bei dieser Variante unbedingt die Hüfte ruhig.

VORBEREITUNG
Beginnen Sie im Vierfüßlerstand, Schultern über den Handgelenken und Hüften über den Knien. Blicken Sie zum Boden, heben Sie die rechte Hand und legen Sie sie seitlich an den Kopf.

STUFE 1
Mit dem Einatmen drehen Sie den Rumpf aus der Taille und öffnen Brust und Schultern zur rechten Seite. Blicken Sie hoch zum rechten Ellbogen.

STUFE 2
Mit dem Ausatmen kehren Sie in den Vierfüßlerstand zurück, senken den rechten Arm und blicken wieder Richtung Boden. Wiederholen Sie die Sequenz 3–6-mal, dann die Seite wechseln.

THREAD THE NEEDLE IM ADDUKTOREN-STRETCH

Diese Variante hat den Vorteil, dass sie die Oberschenkelinnenseiten und gleichzeitig den Brustkorb und den Oberkörper dehnt. Sie tut dem ganzen Körper wohl. Dehnen Sie sich maßvoll, wenn Ihr Beckenbereich schmerzt.

VORBEREITUNG
Beginnen Sie im Vierfüßlerstand und strecken Sie das linke Bein zur Seite. Mit dem Ausatmen führen Sie den linken Arm unter dem rechten hindurch, was Brust und linke Schulter dem Boden annähert.

STUFE 1
Atmen Sie ein und öffnen Sie den linken Arm nach außen und zur Decke. Ihr Rumpf dreht sich zusammen mit der Brust und dem Kopf. Blicken Sie hinauf zur linken Hand.

STUFE 2
Senken Sie Ihren linken Arm wieder und führen ihn unter dem rechten durch. Nach Wiederholung der Sequenz kehren Sie in den Vierfüßlerstand zurück. Wiederholen Sie die Übung auf der anderen Seite.

MEERJUNGFRAU

Diese Dehnung verlängert und öffnet die Körperseite und mobilisiert die Brustwirbelsäule. Während der Ausführung dieser Übung schaffen Sie Raum im Brustkorb und unterstützen die seitliche Atmung.

LEGENDE

Primärer Zielmuskel

Sekundärer Zielmuskel

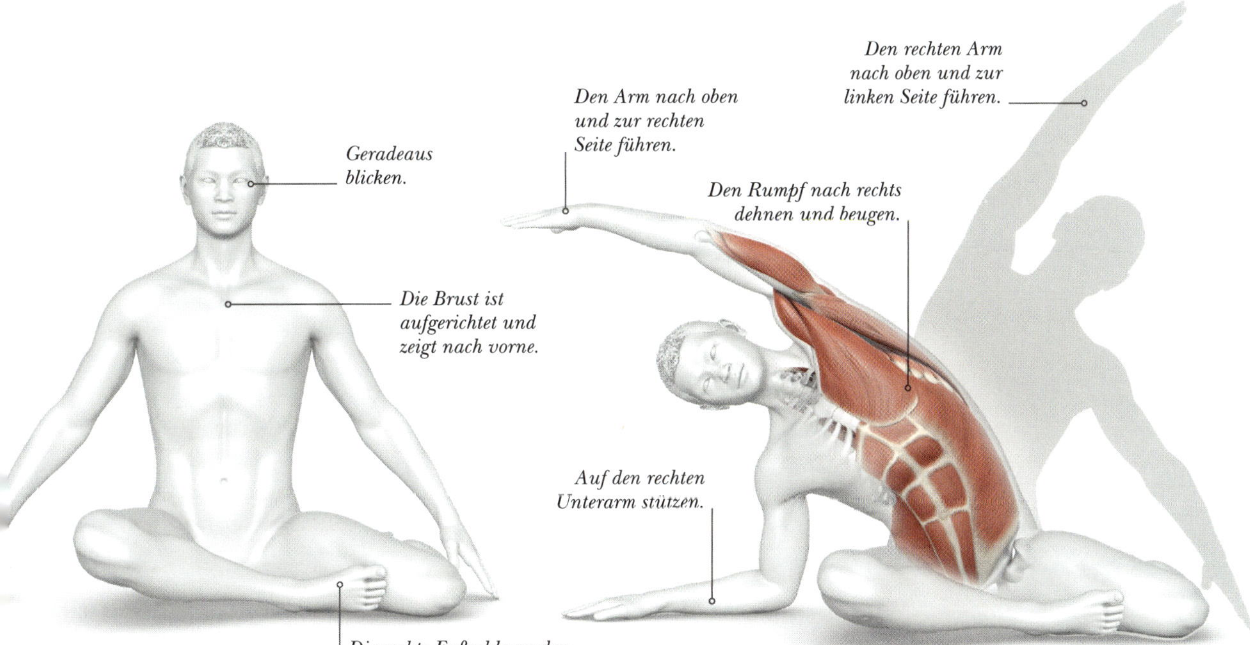

VORBEREITUNG
Setzen Sie sich aufrecht auf den Boden. Kopf, Hals, Wirbelsäule und Becken sind neutral, die Beine werden nach links angewinkelt. Legen Sie die rechte Fußsohle an den linken Oberschenkel. Strecken Sie beide Arme seitlich ab, die Fingerspitzen berühren den Boden.

STUFE 1
Führen Sie mit dem Einatmen den linken Arm über den Kopf zur rechten Seite und beugen Sie Ihre Wirbelsäule dabei nach rechts. Gleiten Sie mit dem rechten Arm über die Matte, bis Sie auf dem Unterarm ruhen. Die Handfläche zeigt nach unten.

STUFE 2
Kehren Sie in die Vorbereitungshaltung im Sitzen zurück und strecken Sie die Arme wieder seitlich ab. Führen Sie nun den rechten Arm nach oben und zur linken Seite und lassen Sie die Wirbelsäule mit einer Beugung nach links folgen.

»Verschiedene Hüftpositionen beim Strecken und Rotieren können bei Bewegungen in verschiedenen Ebenen helfen und die Brustwirbelsäule aktivieren.«

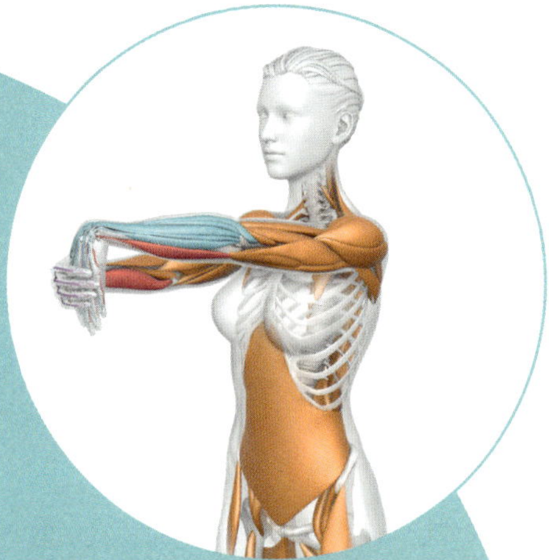

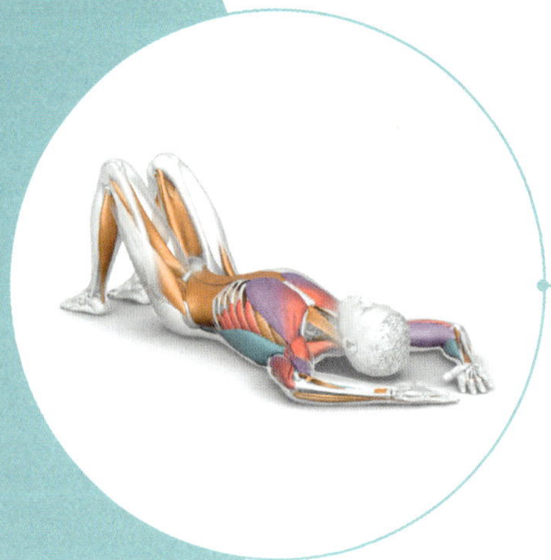

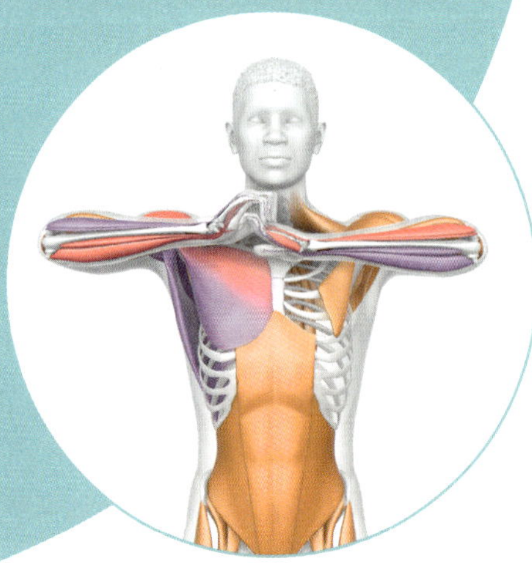

ÜBUNGEN FÜR SCHULTER, ARM UND HAND

Die Schulter gilt als das beweglichste Gelenk des Körpers. Für die erfolgreiche Bewältigung alltäglicher Aufgaben sind die oberen Extremitäten zentral. Bewegungsabläufe in Sport und Alltag, z. B. das Strecken der Arme über den Kopf, erfordern Flexibilität und Kraft in Schultern und Armen. Die Handgelenke und Hände werden beim Dehnen oft vernachlässigt, aber es ist wichtig, dass sie flexibel bleiben und uneingeschränkt funktionieren. Die folgenden Übungen verbessern die Beweglichkeit der genannten Bereiche.

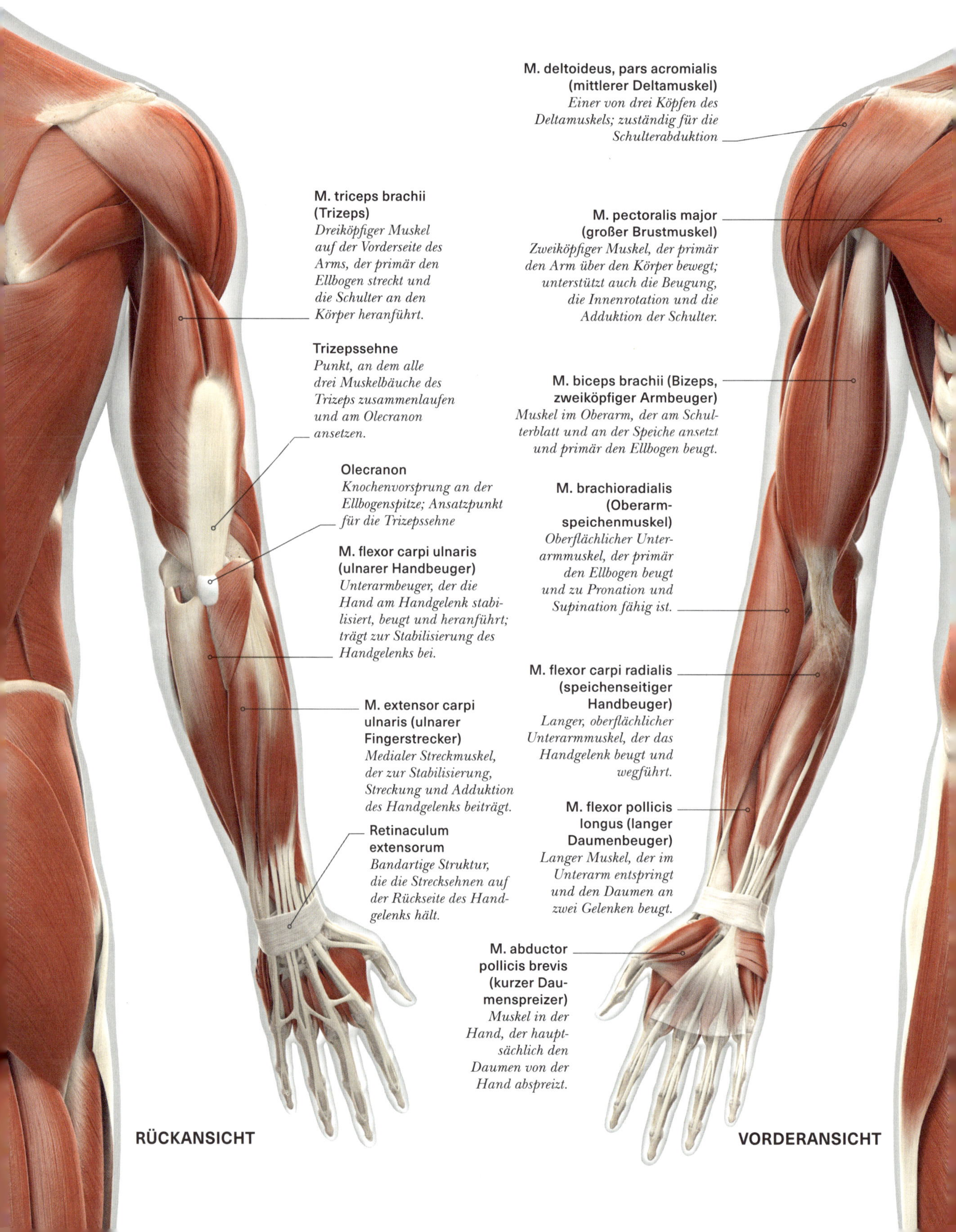
M. triceps brachii (Trizeps)
Dreiköpfiger Muskel auf der Vorderseite des Arms, der primär den Ellbogen streckt und die Schulter an den Körper heranführt.
Trizepssehne
Punkt, an dem alle drei Muskelbäuche des Trizeps zusammenlaufen und am Olecranon ansetzen.
Olecranon
Knochenvorsprung an der Ellbogenspitze; Ansatzpunkt für die Trizepssehne
M. flexor carpi ulnaris (ulnarer Handbeuger)
Unterarmbeuger, der die Hand am Handgelenk stabilisiert, beugt und heranführt; trägt zur Stabilisierung des Handgelenks bei.
M. extensor carpi ulnaris (ulnarer Fingerstrecker)
Medialer Streckmuskel, der zur Stabilisierung, Streckung und Adduktion des Handgelenks beiträgt.
Retinaculum extensorum
Bandartige Struktur, die die Strecksehnen auf der Rückseite des Handgelenks hält.
RÜCKANSICHT
M. deltoideus, pars acromialis (mittlerer Deltamuskel)
Einer von drei Köpfen des Deltamuskels; zuständig für die Schulterabduktion
M. pectoralis major (großer Brustmuskel)
Zweiköpfiger Muskel, der primär den Arm über den Körper bewegt; unterstützt auch die Beugung, die Innenrotation und die Adduktion der Schulter.
M. biceps brachii (Bizeps, zweiköpfiger Armbeuger)
Muskel im Oberarm, der am Schulterblatt und an der Speiche ansetzt und primär den Ellbogen beugt.
M. brachioradialis (Oberarmspeichenmuskel)
Oberflächlicher Unterarmmuskel, der primär den Ellbogen beugt und zu Pronation und Supination fähig ist.
M. flexor carpi radialis (speichenseitiger Handbeuger)
Langer, oberflächlicher Unterarmmuskel, der das Handgelenk beugt und wegführt.
M. flexor pollicis longus (langer Daumenbeuger)
Langer Muskel, der im Unterarm entspringt und den Daumen an zwei Gelenken beugt.
M. abductor pollicis brevis (kurzer Daumenspreizer)
Muskel in der Hand, der hauptsächlich den Daumen von der Hand abspreizt.
VORDERANSICHT

SCHULTER, ARM UND HAND – ÜBERSICHT

Zu den Muskeln von Schulter, Arm und Hand zählen der vordere Sägemuskel, der Deltamuskel, die Rotatorenmanschette, Bizeps, Trizeps, Unterarmbeuger und -strecker sowie die intrinsische Handmuskulatur. Diese wichtigen Muskeln kontrollieren gemeinsam die Bewegungen von Schulter und Ellbogen und ermöglichen viele Alltagsaktivitäten.

Die Muskeln von Schulter, Arm und Hand sind für das Greifen, Heben, Festhalten und die Feinmotorik zuständig. Die Deltamuskeln und die Rotatorenmanschette stabilisieren und bewegen das Schultergelenk und ermöglichen Greifen und Heben. Bizeps und Trizeps bewegen den Ellbogen und sind für Aktionen wie Heben, Schieben oder Ziehen von Gegenständen wichtig. Die Unterarmbeuger und -strecker kontrollieren das Handgelenk und die Griffstärke. Die intrinsische Handmuskulatur ermöglicht feinmotorische Fähigkeiten wie Schreiben und das Bearbeiten von Objekten.

Flexibilitäts- und Krafttraining verbessert die Gelenkbeweglichkeit in den Armen und beeinflusst somit die Ausübung von Alltagsaufgaben sowie vieler Sportarten, bei denen die Arme eingesetzt werden, wie Basketball, Tennis, Klettern, Gymnastik oder Schwimmen.

KAPITELÜBERSICHT

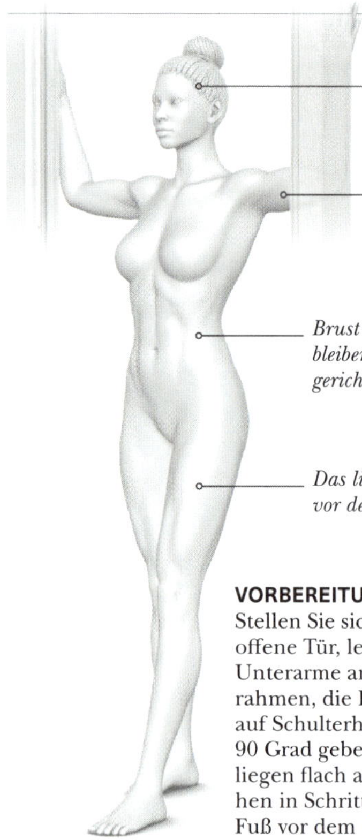

VORBEREITUNG
Stellen Sie sich in eine offene Tür, legen Sie die Unterarme an den Türrahmen, die Ellbogen etwa auf Schulterhöhe und um 90 Grad gebeugt. Die Hände liegen flach auf, die Füße stehen in Schritthaltung (linker Fuß vor dem rechten).

STUFE 1
Halten Sie die Hände und die Unterarme am Türrahmen und treten Sie nach vorne, bis Sie eine Dehnung in Brust und Schultern spüren.

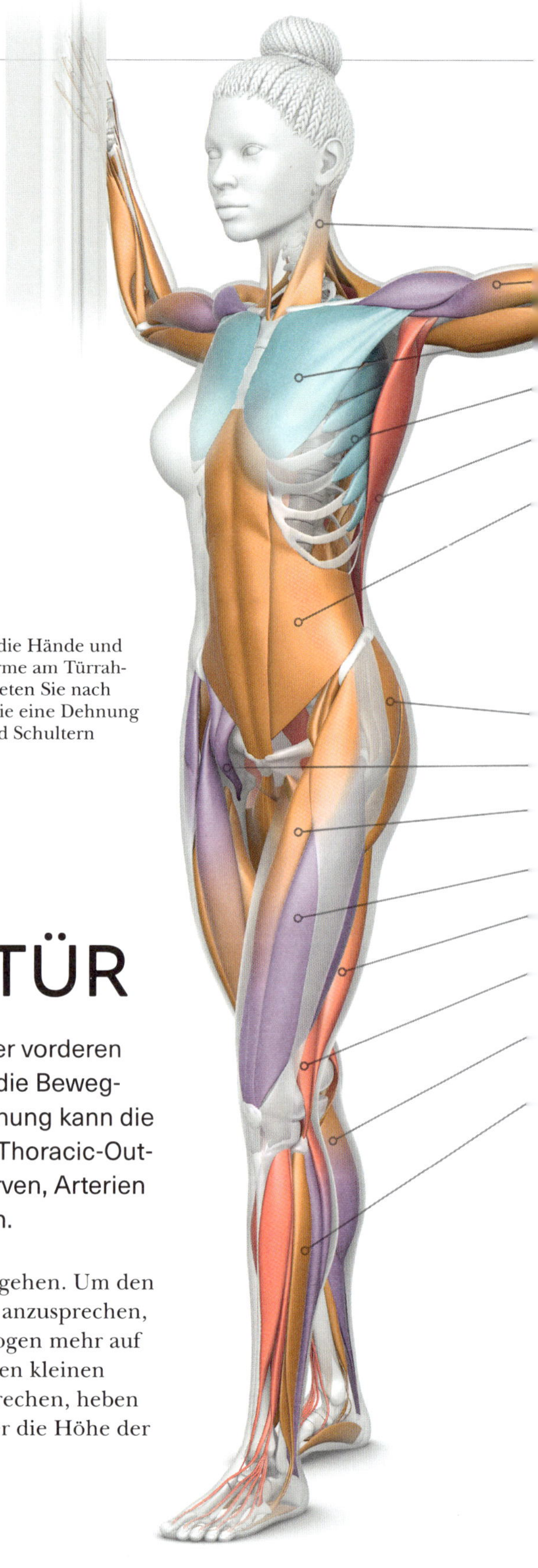

BRUSTMUSKELN DEHNEN IN DER TÜR

Die Brustmuskeln, die die oberen Extremitäten mit der vorderen und seitlichen Thoraxwand verbinden, beeinflussen die Beweglichkeit und Funktionalität der Schulter. Ihre Verspannung kann die Position des Schulterblatts beeinträchtigen und das Thoracic-Outlet-Syndrom hervorrufen – eine Kompression der Nerven, Arterien und Venen im unteren Hals- und oberen Brustbereich.

Ziehen Sie die Schulterblätter zur Wirbelsäule, wenn Sie nach vorne treten. Verändern Sie bei Beschwerden in Nacken, Rücken oder den Schultern die Haltung, indem Sie z. B. die Arme etwas höher oder tiefer halten oder nicht so weit in die Dehnung hineingehen. Um den großen Brustmuskel anzusprechen, bringen Sie die Ellbogen mehr auf Schulterhöhe. Um den kleinen Brustmuskel anzusprechen, heben Sie die Ellbogen über die Höhe der Schultern.

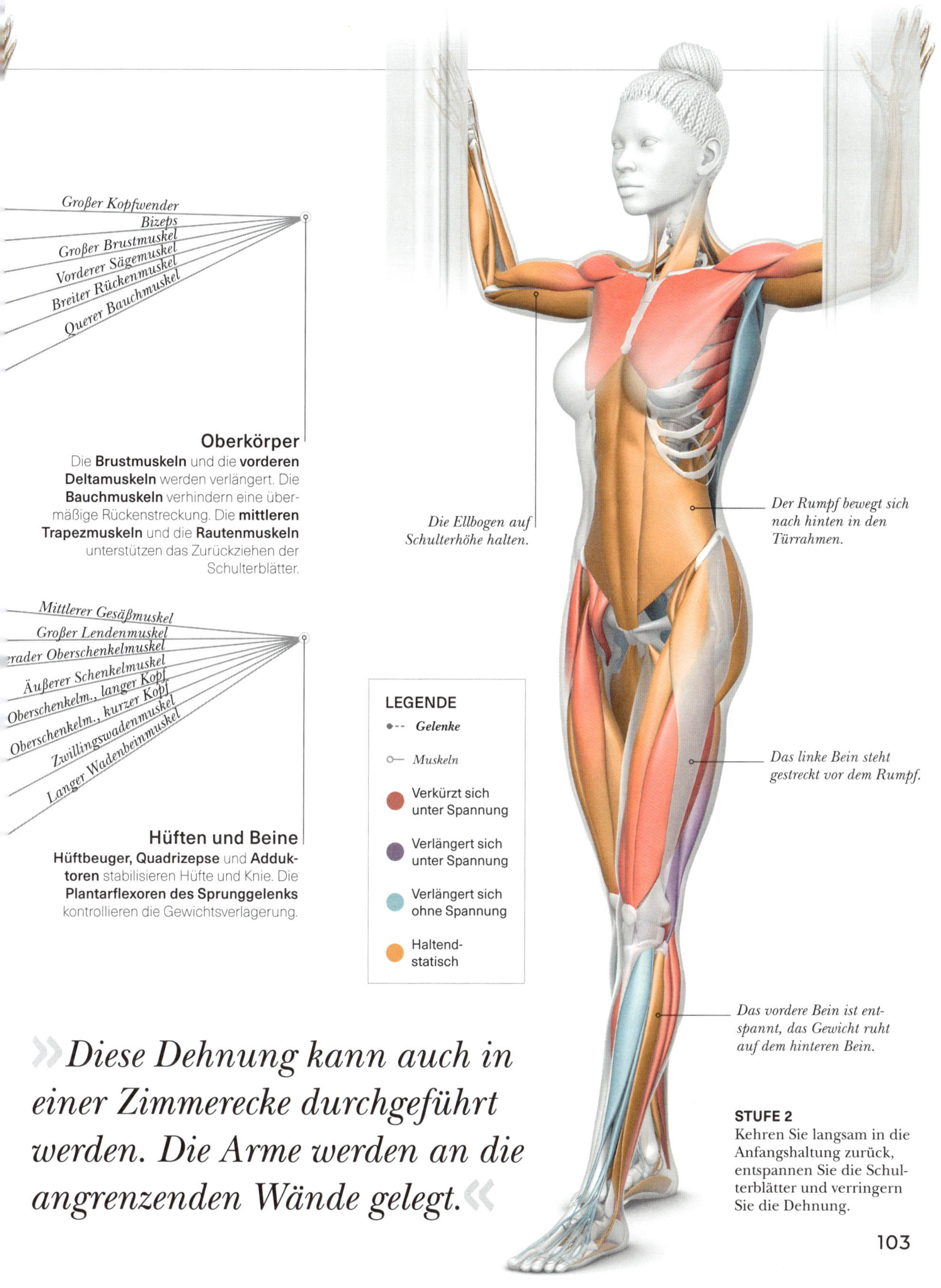

Oberkörper

Die **Brustmuskeln** und die **vorderen Deltamuskeln** werden verlängert. Die **Bauchmuskeln** verhindern eine übermäßige Rückenstreckung. Die **mittleren Trapezmuskeln** und die **Rautenmuskeln** unterstützen das Zurückziehen der Schulterblätter.

Hüften und Beine

Hüftbeuger, Quadrizepse und **Adduktoren** stabilisieren Hüfte und Knie. Die **Plantarflexoren des Sprunggelenks** kontrollieren die Gewichtsverlagerung.

»Diese Dehnung kann auch in einer Zimmerecke durchgeführt werden. Die Arme werden an die angrenzenden Wände gelegt.«

STUFE 2

Kehren Sie langsam in die Anfangshaltung zurück, entspannen Sie die Schulterblätter und verringern Sie die Dehnung.

» VARIANTEN

Die Schulter ist eines der beweglichsten Gelenke des Körpers. Verschiedene Dehnungen, die zu neuen Positionen herausfordern, können die Beweglichkeit in diesem Bereich erhalten.

LEGENDE

- Primärer Zielmuskel
- Sekundärer Zielmuskel

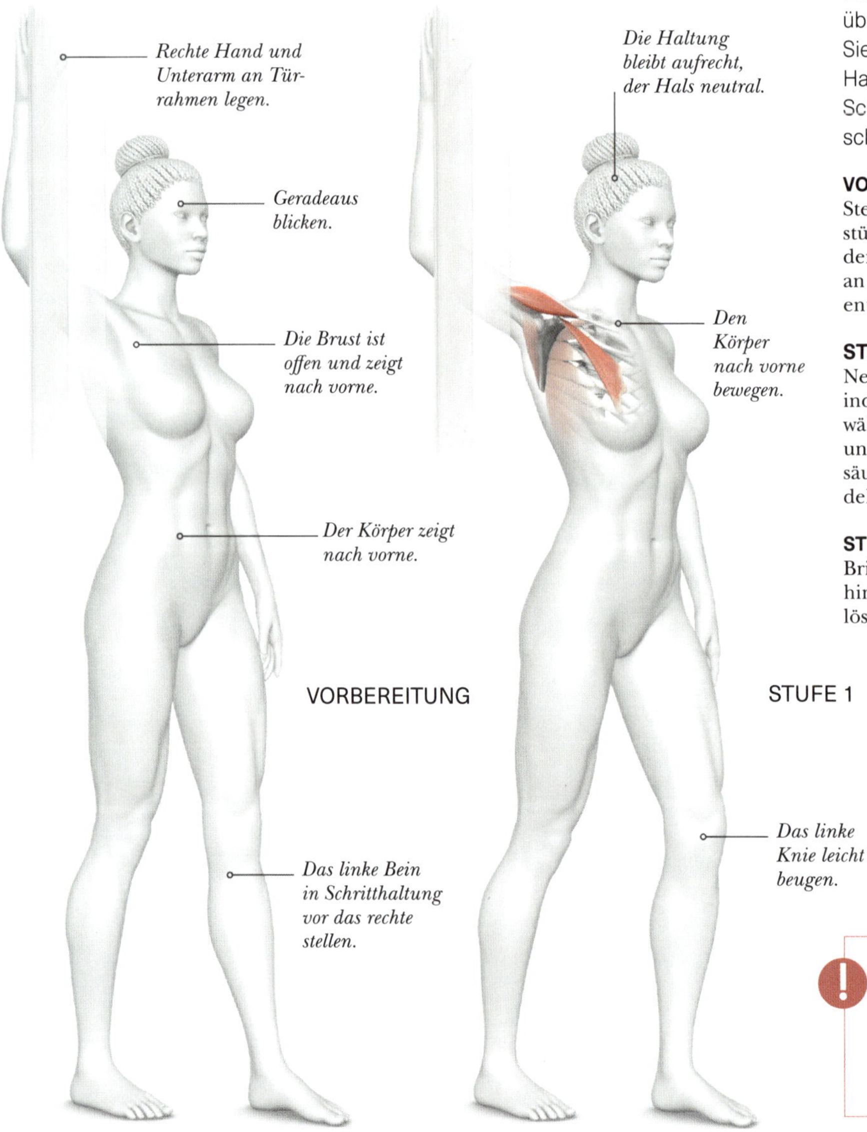

DEN KLEINEN BRUSTMUSKEL DEHNEN

Bei dieser Dehnung wird der Arm wegen des Winkels des Muskels etwas über Schulterhöhe gebracht. Machen Sie die Übung, um Ihre allgemeine Haltung oder die Beweglichkeit der Schulter zu verbessern und um Nackenschmerzen zu lindern.

VORBEREITUNG
Stellen Sie sich neben eine Tür und stützen Sie den rechten Unterarm mit der Hand knapp über Schulterhöhe an den Rahmen. Der linke Arm hängt entspannt seitlich am Körper.

STUFE 1
Neigen Sie sich sanft nach vorne, indem Sie Ihr linkes Knie leicht beugen, während der Körper aufrecht bleibt und die Schulterblätter Richtung Wirbelsäule gezogen werden, um die Brust zu dehnen.

STUFE 2
Bringen Sie Ihr Gewicht wieder nach hinten, um sich aus der Dehnung zu lösen. Zur anderen Seite wiederholen.

Vorsicht

Bei Taubheit oder Kribbeln im Arm oder Nackenschmerzen senken Sie den Ellbogen am Rahmen. Halten die Symptome an, suchen Sie einen Arzt auf.

ARM VOR DEM KÖRPER DEHNEN

Diese Dehnübung spricht die Muskeln auf der Rückseite der Schulter an und verbessert deren Beweglichkeit. Führen Sie sie im Rahmen einer täglichen Dehnroutine durch oder zur Steigerung der Schulterbeweglichkeit.

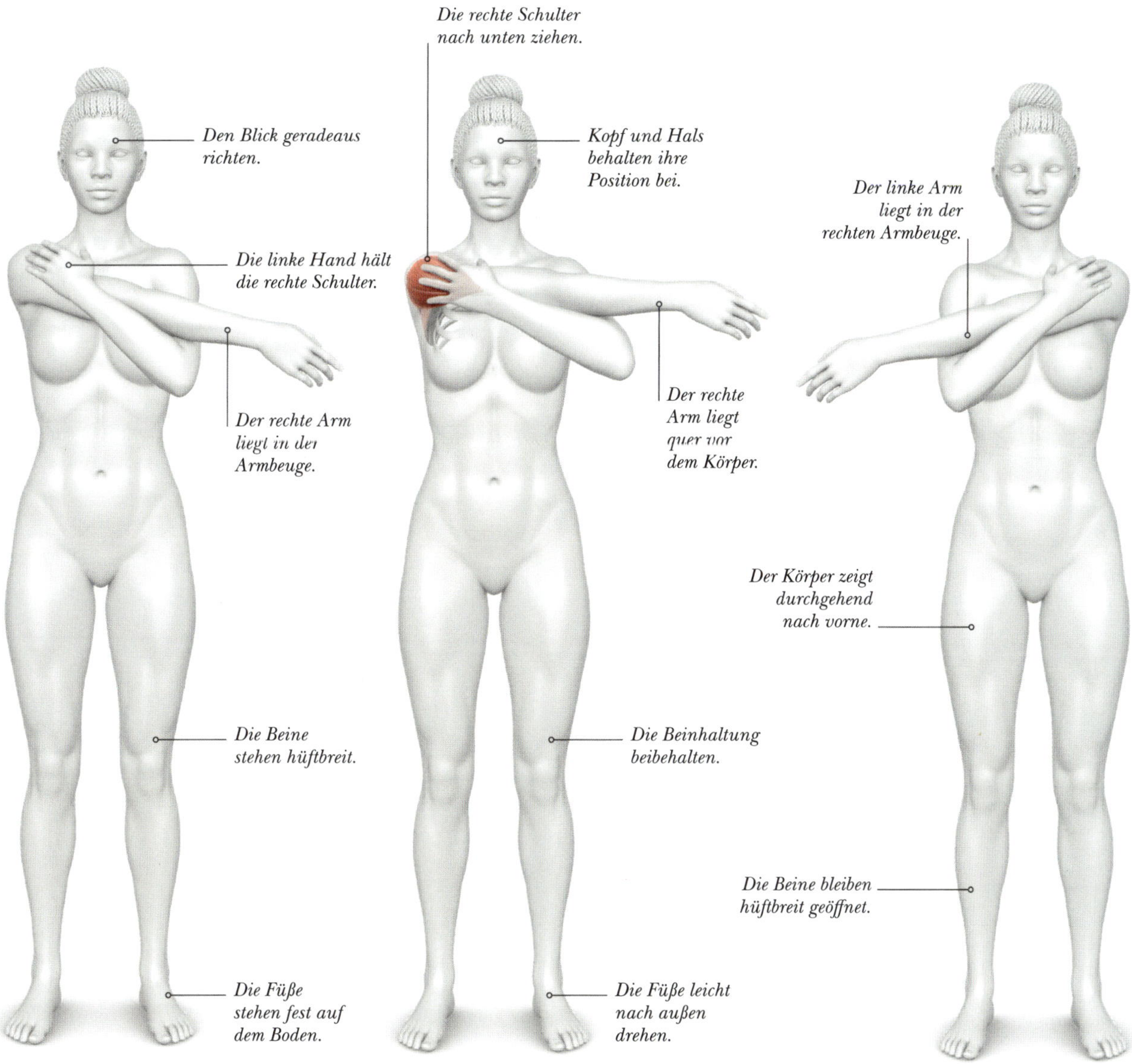

VORBEREITUNG
Legen Sie im aufrechten Stand den rechten Arm quer vor den Körper und halten Sie ihn in der linken Armbeuge.

STUFE 1
Fassen Sie die rechte Schulter mit der linken Hand und ziehen Sie sie sanft nach unten, sodass der rechte Arm quer vor dem Körper gestreckt wird. Die Hüften bleiben gerade, der Körper zeigt nach vorne.

STUFE 2
Lassen Sie locker. Wiederholen Sie die Übung zur anderen Seite. Legen Sie den linken Arm in die rechte Armbeuge und ziehen Sie an der linken Schulter, um den Arm quer zu strecken.

ENGEL

Diese Brustmuskeldehnung ist eine einfache Übung zum Lösen von Verspannungen. Sie öffnet auch die Schultern und aktiviert die Haltungsmuskeln, die die Schulterblätter kontrollieren.

Mithilfe des Feedbacks vom Boden an die Schulterblätter und die Hände lässt sich die Intensität des Schulterblattrückzugs und der Schulteraußenrotation prüfen. Dies ist jedoch eine variable Dehnung, die auch im Stehen an einer Wand ausgeführt werden kann. Praktizieren Sie sie als Teil einer täglichen Dehnroutine oder um gezielt die Beweglichkeit der Schultern zu verbessern und Verspannungen im Nacken zu lösen.

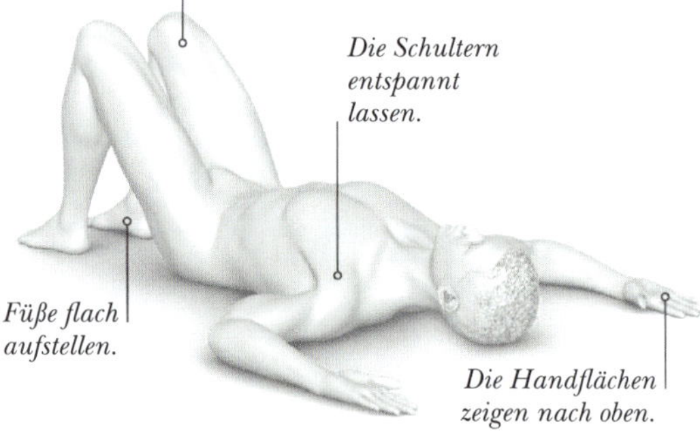

VORBEREITUNG
Legen Sie sich in Rückenlage auf den Boden, die Knie sind gebeugt, die Füße stehen flach. Die Arme liegen neben dem Kopf und sind auf Schulterhöhe um 90 Grad gebeugt.

LEGENDE

- •-- *Gelenke*
- o— *Muskeln*
- Verkürzt sich unter Spannung
- Verlängert sich unter Spannung
- Verlängert sich ohne Spannung
- Haltend-statisch

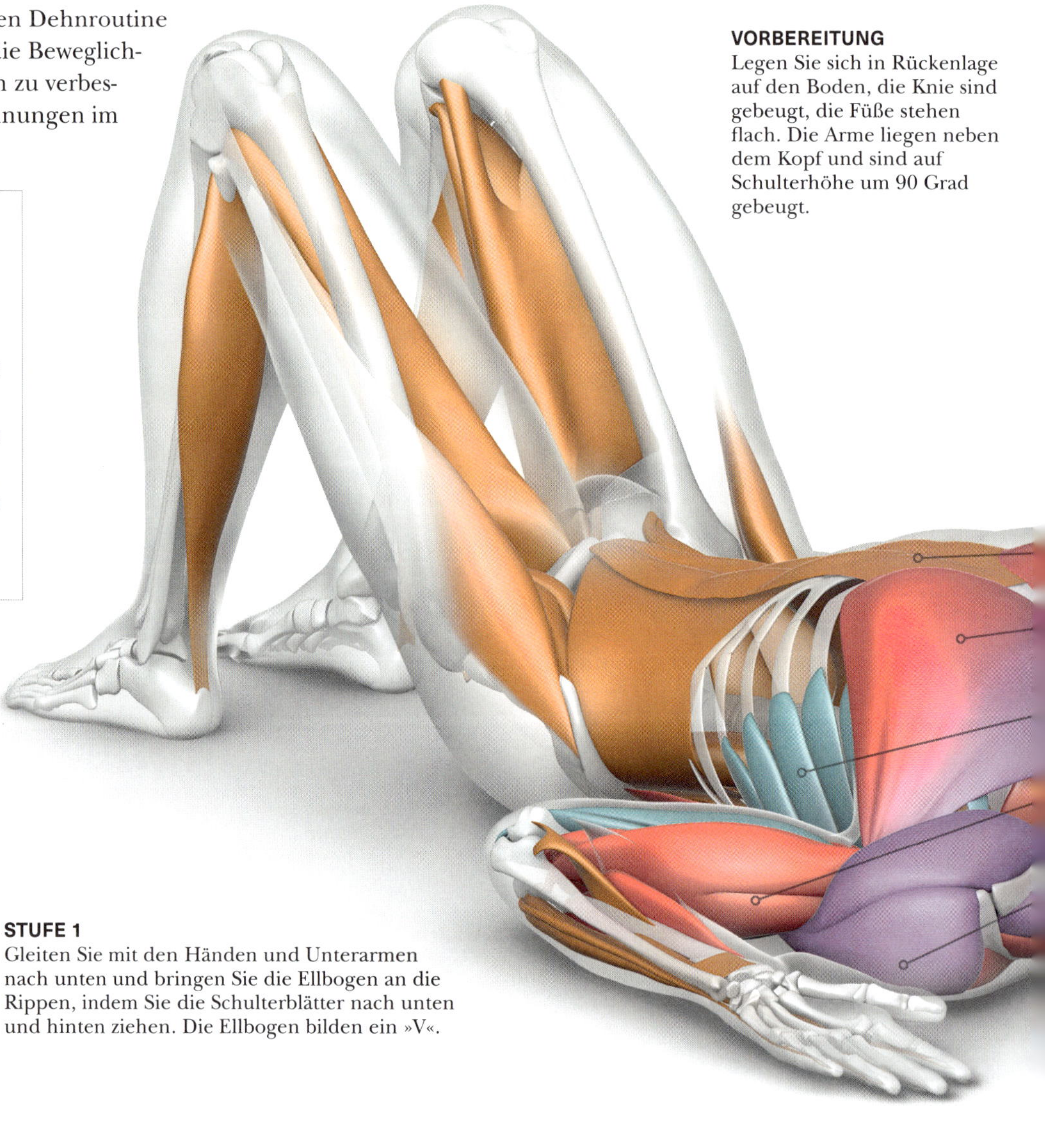

STUFE 1
Gleiten Sie mit den Händen und Unterarmen nach unten und bringen Sie die Ellbogen an die Rippen, indem Sie die Schulterblätter nach unten und hinten ziehen. Die Ellbogen bilden ein »V«.

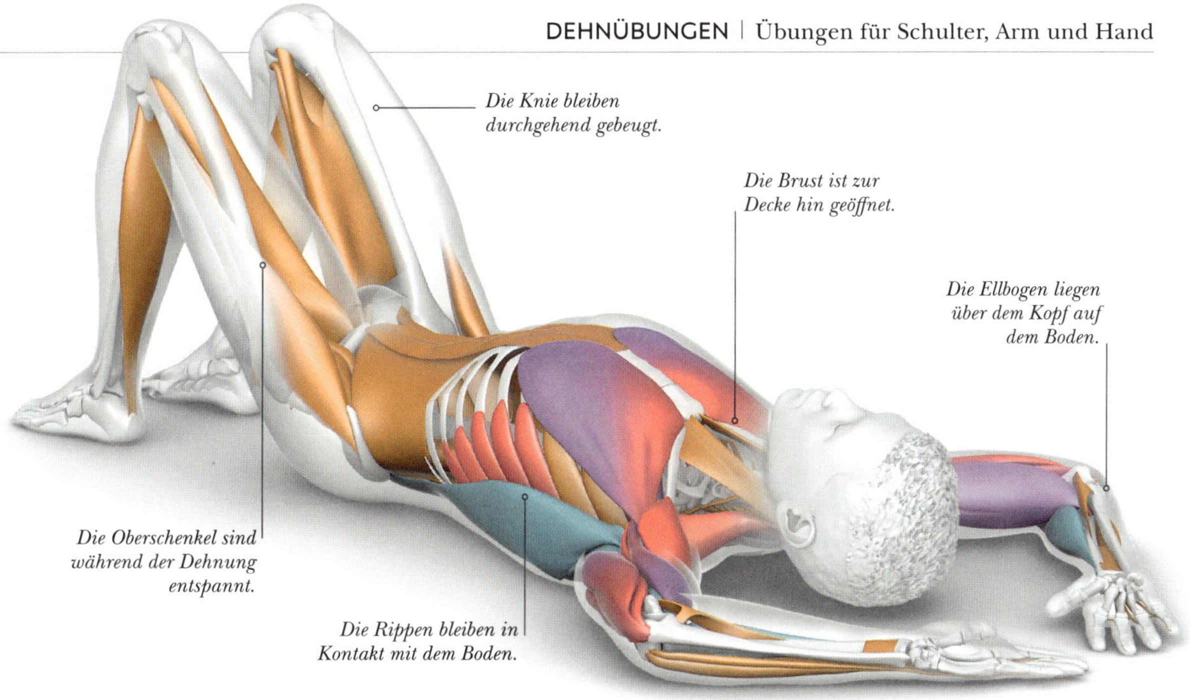

STUFE 2
Schieben Sie die Hände und die Unterarme wieder nach oben Richtung Kopf, bis die Ellbogen über und die Hände hinter dem Kopf liegen und die Fingerspitzen zueinander zeigen. Kehren Sie dann in die Vorbereitungshaltung zurück und wiederholen Sie die Dehnung.

»Der Engel macht die Körperhaltung bewusst, indem er die Muskeln von Schulterblatt und Rotatorenmanschette anspricht.«

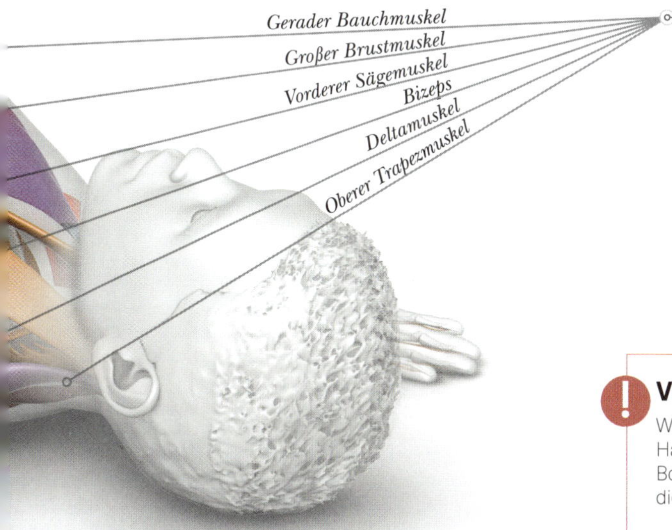

Oberkörper und Brust

Die **Bauchmuskeln** sind aktiv, um die Wirbelsäule in Position zu halten. Die **Brustmuskeln** und der **vordere Deltamuskel** werden gedehnt, während der **große Rundmuskel,** der **breite Rückenmuskel,** der **mittlere** und **untere Trapezmuskel** sowie die **Rautenmuskeln** die Schulterblätter nach unten und hinten ziehen. Der **Untergrätenmuskel** und der **kleine Rundmuskel** sind aktiv, um die Schulter nach außen Richtung Boden zu drehen.

Vorsicht

Wenn Sie ein Stechen in der Schulter spüren, drehen Sie die Handflächen um 90 Grad nach oben, sodass der Daumen den Boden berührt statt des Handrückens. Dadurch verringert sich die für die Dehnung erforderliche Außenrotation der Schulter.

HANDGELENK STRECKEN

Diese einfache Streckung löst Verspannungen in Handgelenken, Unterarmen und Fingerbeugern. Sie können sie jederzeit und überall im Stehen oder Sitzen durchführen.

Die Muskeln des vorderen Unterarms (Flexoren) kontrollieren das Handgelenk und die Finger und setzen am medialen Ellbogen an. Dehnen Sie die Handgelenke im Rahmen Ihrer täglichen Dehnroutine, um ihre Beweglichkeit zu verbessern. Besonders hilfreich ist die Übung, wenn Sie Ihre Hände häufig benutzen, z. B. zum Tippen oder für manuelle Arbeit.

LEGENDE

- •-- ***Gelenke***
- o— *Muskeln*
- Verkürzt sich unter Spannung
- Verlängert sich unter Spannung
- Verlängert sich ohne Spannung
- Haltend-statisch

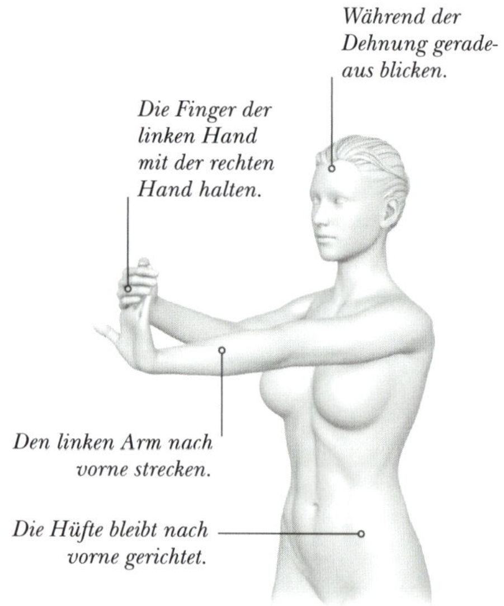

VORBEREITUNG
Beginnen Sie im Stehen. Der linke Arm ist nach vorne gestreckt, die linke Handfläche zeigt nach vorne, die rechte Hand umfasst die Finger der linken Hand.

HANDGELENK BEUGEN

Diese Handgelenkbeugung lässt sich problemlos jederzeit und überall durchführen. Sie adressiert Spannungen in Handgelenk, Unterarm und Fingerstreckern.

Die rückseitigen Unterarmstrecker kontrollieren das Handgelenk und die Finger und setzen seitlich am Ellbogen an. Integrieren Sie diese Übung in Ihre tägliche Dehnroutine oder steigern Sie damit die Beweglichkeit im Handgelenk; Sie können die Dehnung auch zusammen mit der Handgelenkstreckung praktizieren.

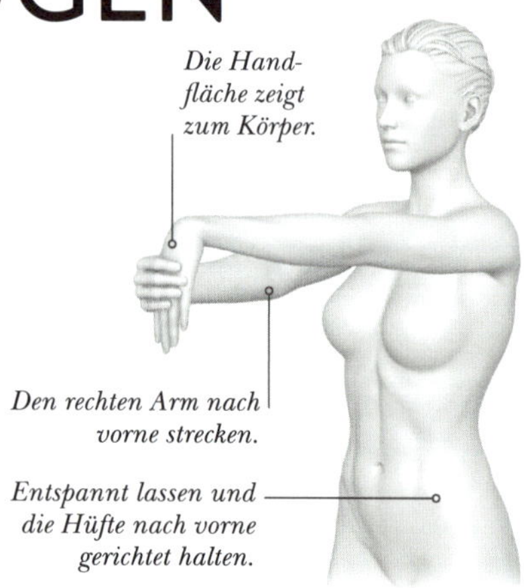

VORBEREITUNG
Beginnen Sie im Stehen, strecken Sie den linken Arm nach vorne, die rechte Hand hält die Finger der linken, die Handfläche zeigt zu Ihnen und ist zum Boden gerichtet.

STUFE 1
Ziehen Sie mit der rechten Hand die linke Hand und ihre Finger sanft nach hinten in die Streckung.

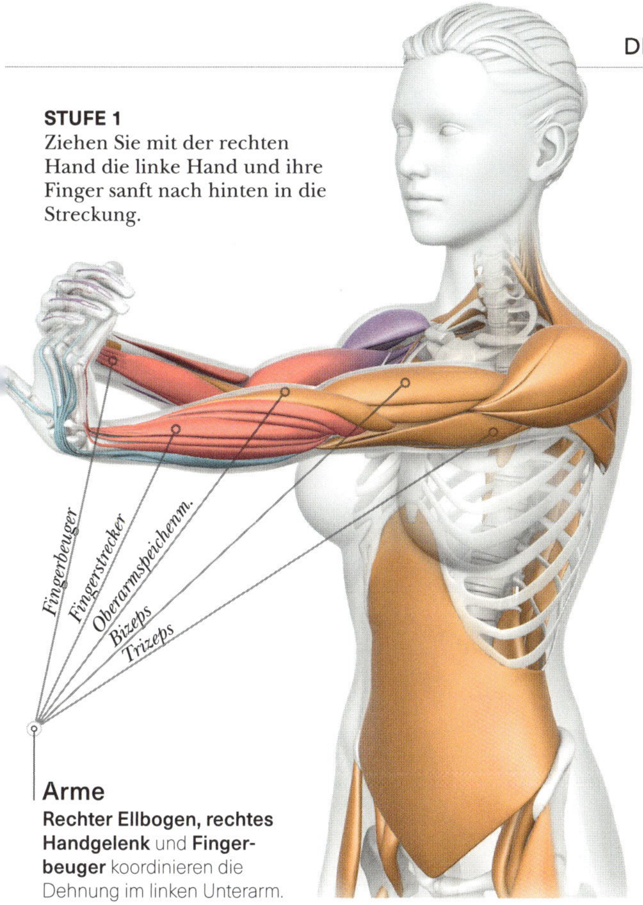

Arme
Rechter Ellbogen, rechtes Handgelenk und **Fingerbeuger** koordinieren die Dehnung im linken Unterarm.

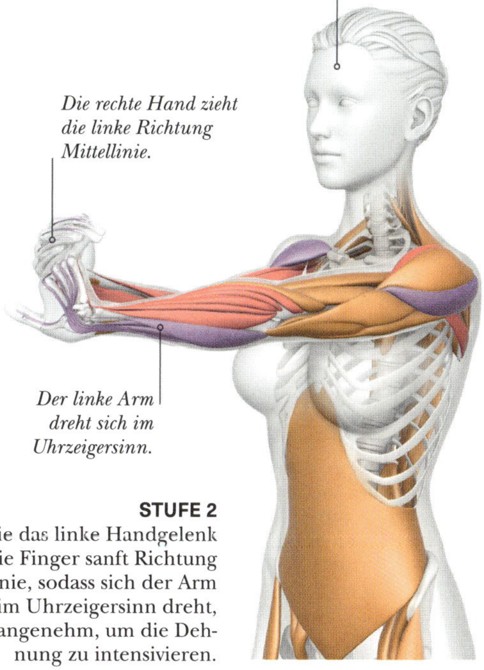

STUFE 2
Ziehen Sie das linke Handgelenk und die Finger sanft Richtung Mittellinie, sodass sich der Arm leicht im Uhrzeigersinn dreht, soweit angenehm, um die Dehnung zu intensivieren.

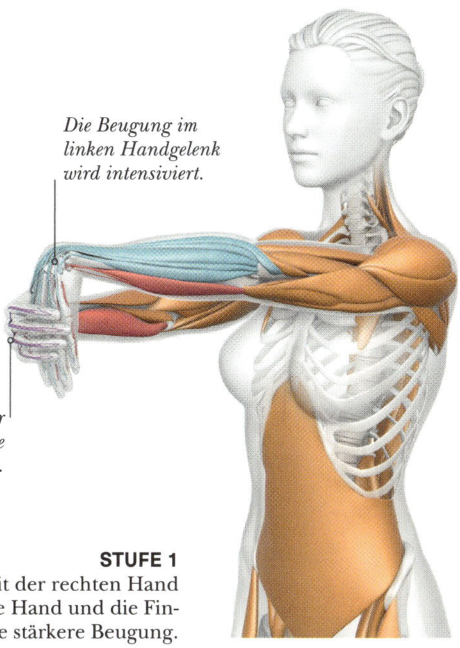

STUFE 1
Ziehen Sie mit der rechten Hand sanft die linke Hand und die Finger in eine stärkere Beugung.

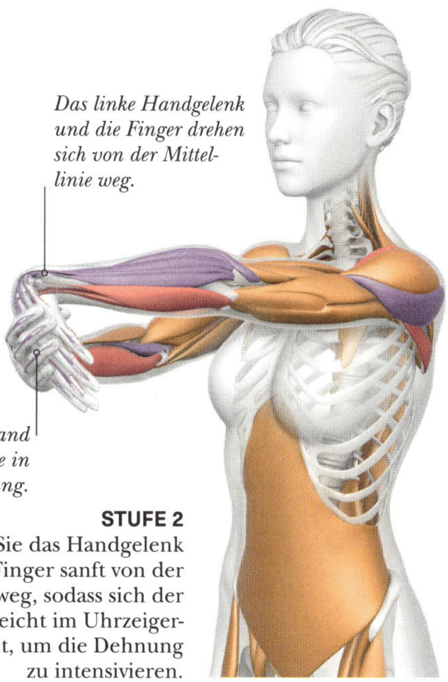

STUFE 2
Ziehen Sie das Handgelenk und die Finger sanft von der Mittellinie weg, sodass sich der linke Arm leicht im Uhrzeigersinn dreht, um die Dehnung zu intensivieren.

» VARIANTEN

Bei vielen Aktivitäten und Sportarten wie Gymnastik oder Yoga müssen die Hände und Handgelenke das Körpergewicht tragen. Diese Varianten verschaffen ihnen die erforderliche Mobilität und senken das Verletzungsrisiko.

LEGENDE

- Primärer Zielmuskel
- Sekundärer Zielmuskel

HANDGELENKE STRECKEN AUF DEM BODEN

Diese Dehnung eignet sich, wenn Sie sich bei Übungen auf dem Boden wohler fühlen. Sie trainiert mit Unterstützung des Bodens die Muskeln des Unterarms, und ermöglicht Ihnen, den Druck individuell zu wählen.

VORBEREITUNG
Beginnen Sie im Vierfüßlerstand mit den Händen flach auf dem Boden, die Finger zeigen zu den Knien.

STUFE 1
Setzen Sie sich sanft auf den Fersen ab, um einen angenehmen Druck in Fingern und Handflächen zu spüren, wenn die Unterarmvorderseite gedehnt wird. Die Innenseiten der Ellbogen zeigen nach vorne. Die Handflächen dürfen sich leicht heben.

STUFE 2
Bringen Sie Ihr Gewicht wieder nach vorne, um die Dehnung zu beenden.

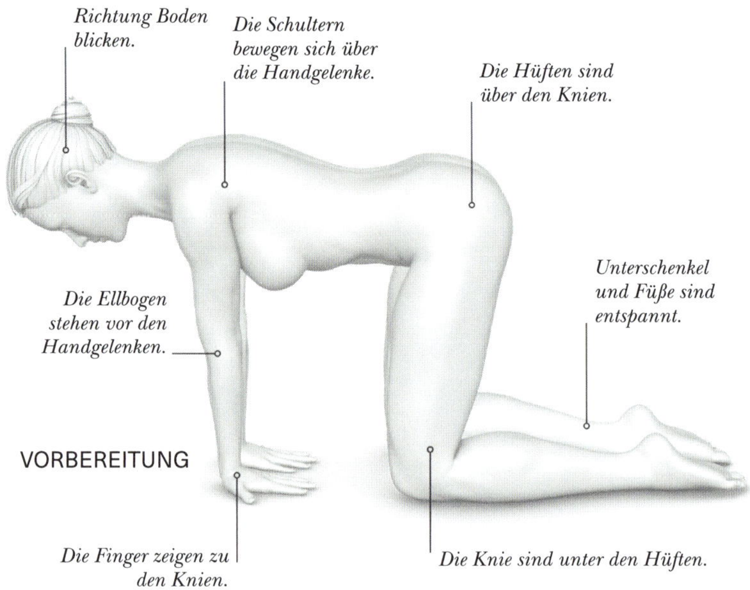

HANDGELENKE BEUGEN AUF DEM BODEN

Diese Dehnung kann mit der Streckung kombiniert werden, um die Handgelenkstrecker sanft zu dehnen. Sie zielt auf die Muskeln des Unterarms ab, wobei Sie so selbst entscheiden, wie viel Druck Sie ausüben möchten.

VORBEREITUNG
Beginnen Sie im Vierfüßlerstand. Die Handgelenke sind gebeugt, mit den Handrücken nach unten, die Schultern stehen vor den Händen.

STUFE 1
Bringen Sie Ihr Gewicht sanft nach hinten, um die Beugung zu intensivieren. Die Ellbogen bleiben nach vorne gedreht.

STUFE 2
Bewegen Sie den Körper wieder nach vorne, um die Dehnung zu beenden.

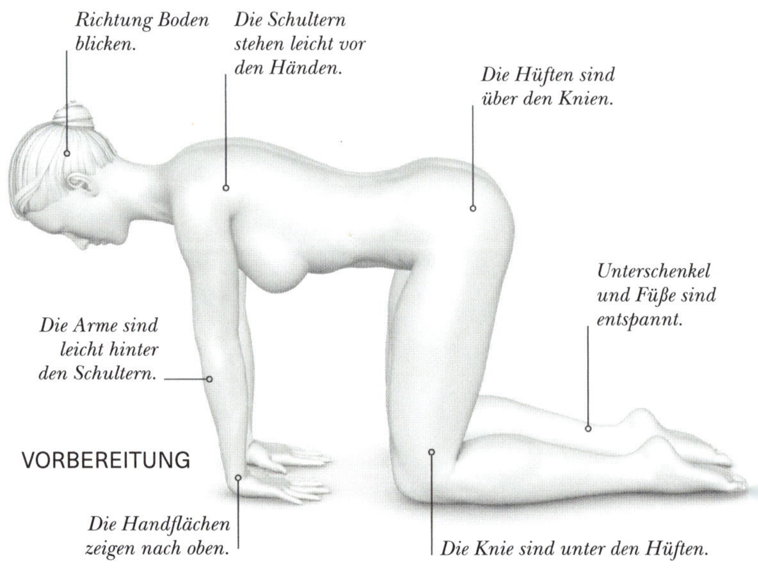

»Die Intensität der Dehnung lässt sich durch den Umfang der Bewegung und das Gewicht auf den Handgelenken modifizieren.«

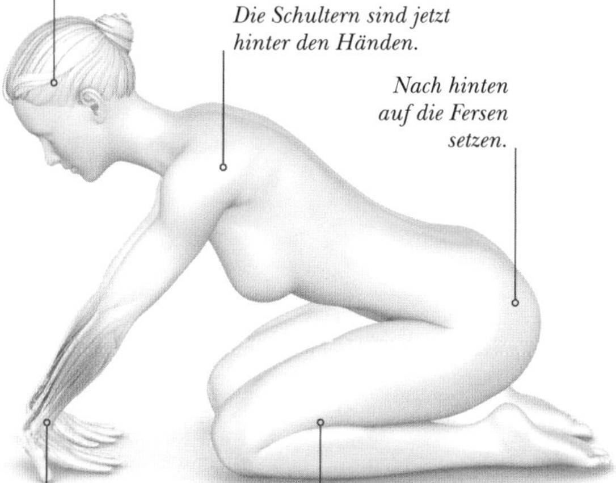

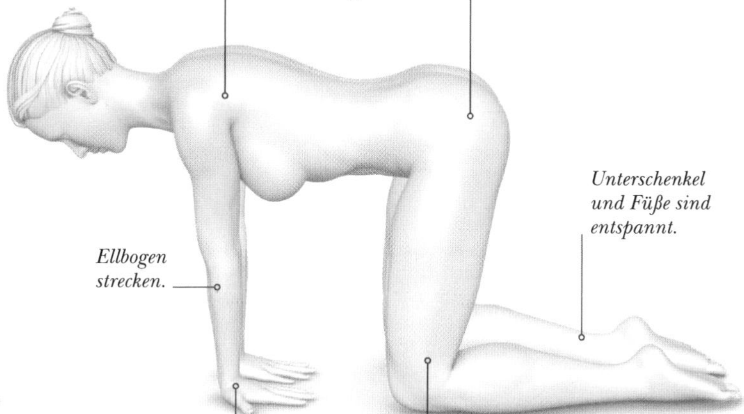

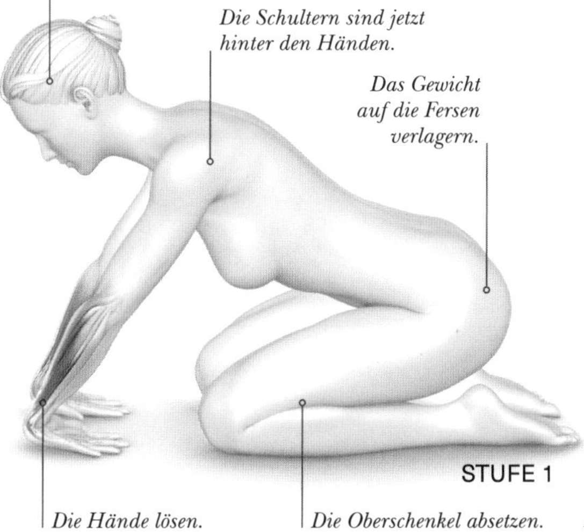
Den Kopf leicht heben.
Die Schultern sind jetzt hinter den Händen.
Das Gewicht auf die Fersen verlagern.
STUFE 1
Die Hände lösen.
Die Oberschenkel absetzen.

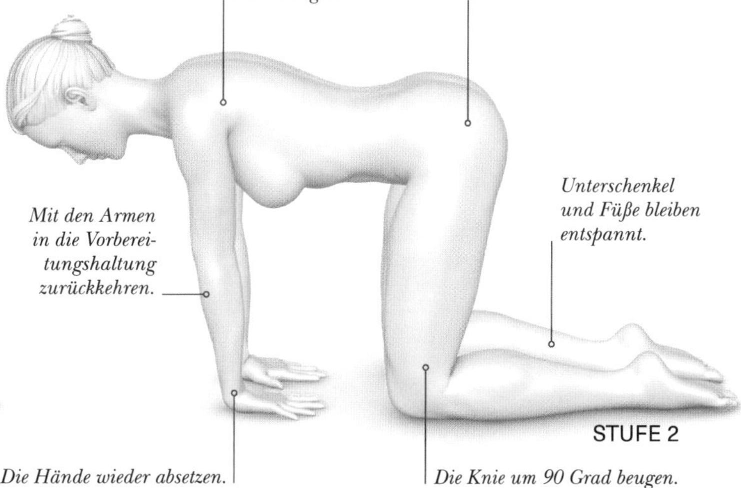

HANDMUSKELN DEHNEN

Diese Dehnung zielt auf Verspannungen in der Hand und den Fingergrundgelenken ab, umgangssprachlich auch Fingerknöchel genannt. Den Sehnen der tiefen Fingerbeuger in der Handfläche entspringen die Musculi lumbricales. Sie verbinden die Beuge- mit den Strecksehnen und können daher die Fingergrundgelenke beugen und die Finger strecken.

Weil die Musculi lumbricales zur Griffstärke beitragen, hilft diese Dehnung besonders, wenn man seine Hände für feinmotorische Aufgaben benutzt, z. B. Schreiben, Malen, Zeichnen und Musizieren, aber auch, wenn man die Hände viel benutzt, etwa für manuelle Arbeiten oder zum Klettern. Die Übung wirkt Ermüdung und Verspannungen in der Hand entgegen, kann aber auch Teil eines umfangreicheren Beweglichkeitstrainings sein.

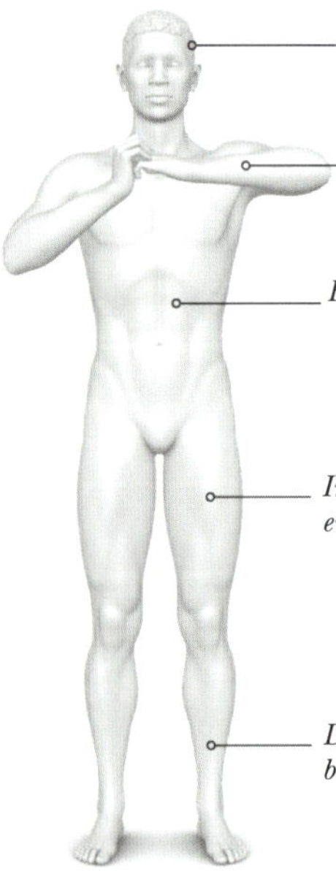

VORBEREITUNG
Beginnen Sie im Stand. Die rechte Hand wölbt sich über die Fingergrundgelenke und Finger der linken Hand.

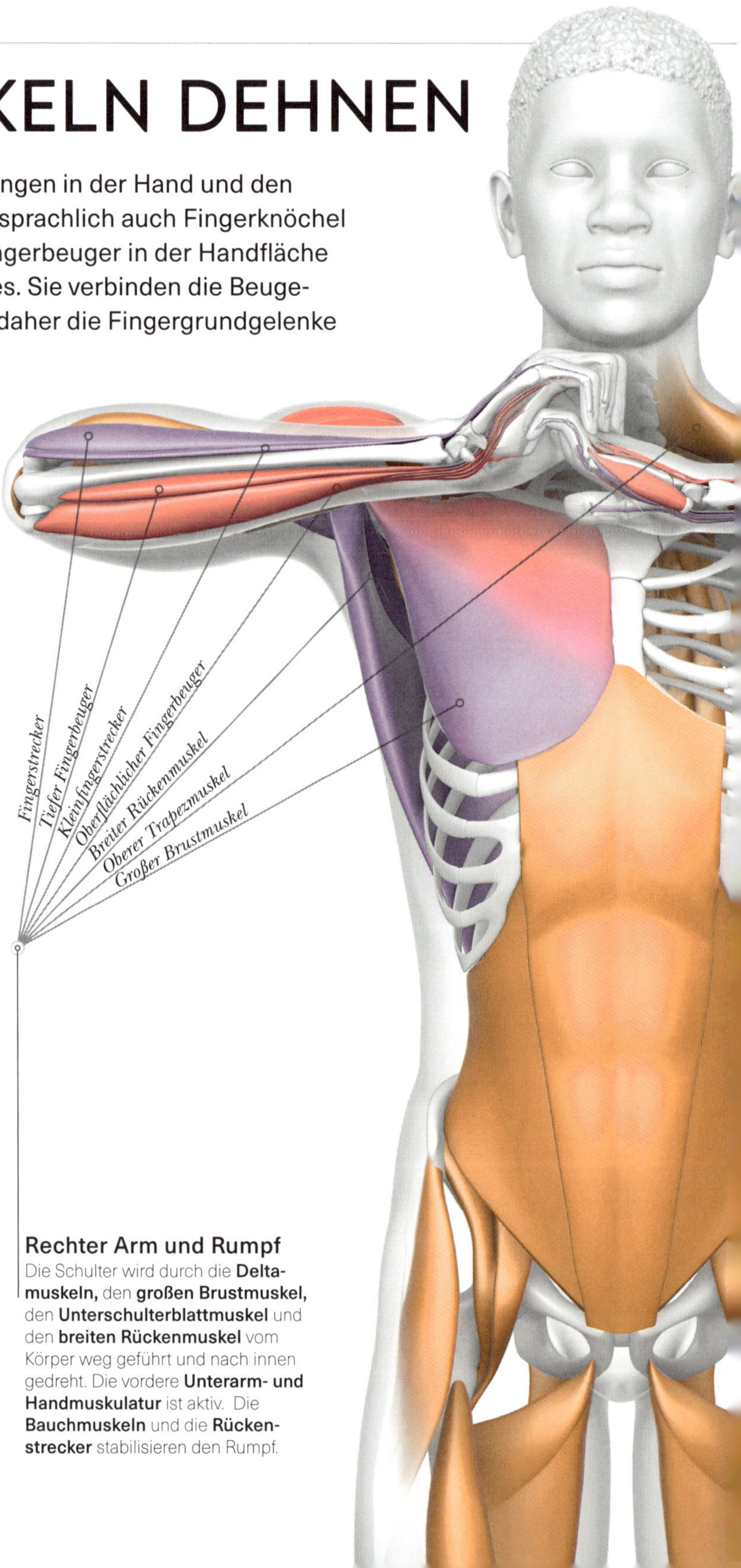

Rechter Arm und Rumpf

Die Schulter wird durch die **Deltamuskeln,** den **großen Brustmuskel,** den **Unterschulterblattmuskel** und den **breiten Rückenmuskel** vom Körper weg geführt und nach innen gedreht. Die vordere **Unterarm- und Handmuskulatur** ist aktiv. Die **Bauchmuskeln** und die **Rückenstrecker** stabilisieren den Rumpf.

LEGENDE

- *Gelenke*
- *Muskeln*
- Verkürzt sich unter Spannung
- Verlängert sich unter Spannung
- Verlängert sich ohne Spannung
- Haltend-statisch

»Es gibt vier Musculi lumbricales, die jeweils einen der vier Mittelhandfinger bewegen.«

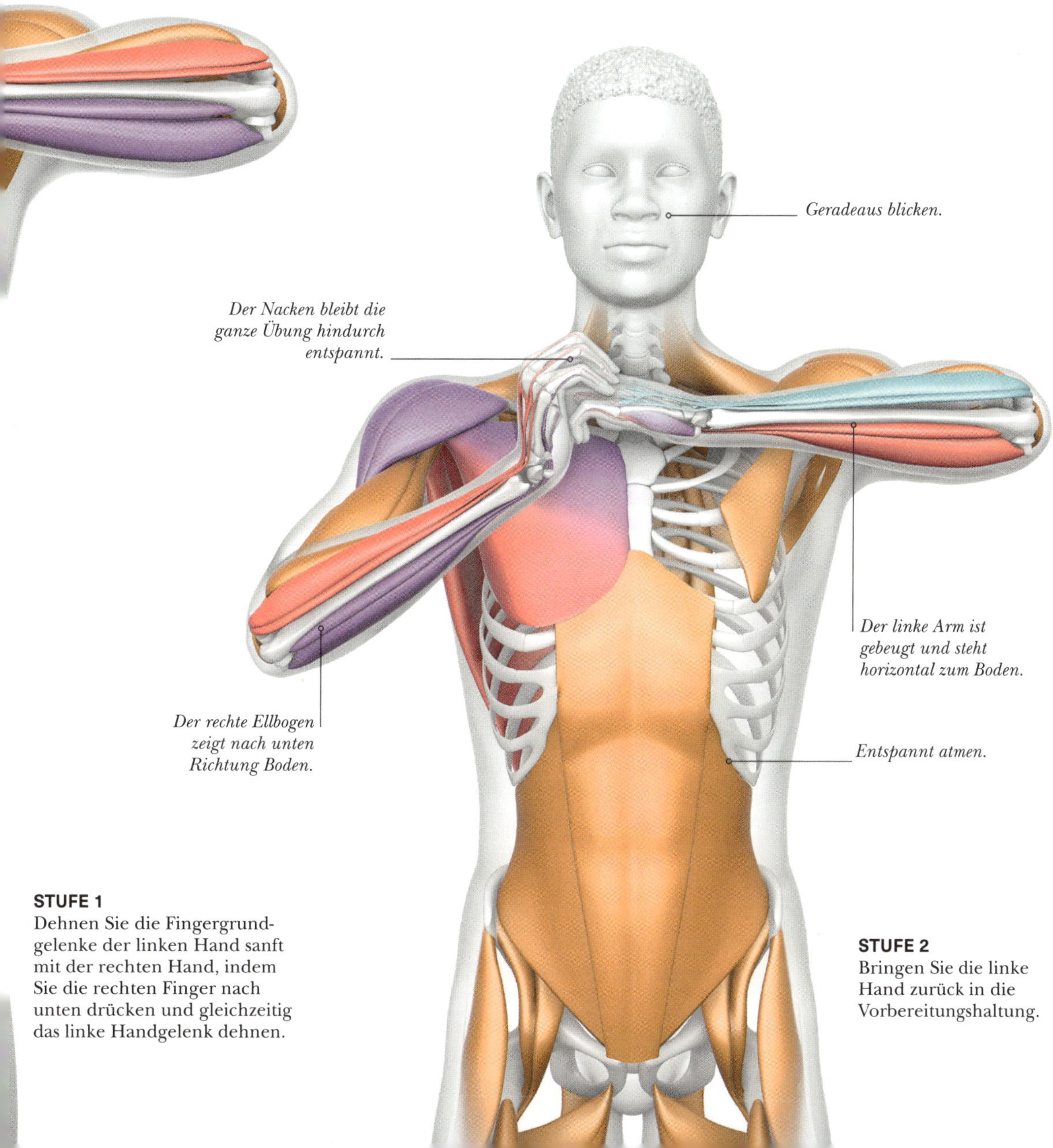

STUFE 1
Dehnen Sie die Fingergrundgelenke der linken Hand sanft mit der rechten Hand, indem Sie die rechten Finger nach unten drücken und gleichzeitig das linke Handgelenk dehnen.

STUFE 2
Bringen Sie die linke Hand zurück in die Vorbereitungshaltung.

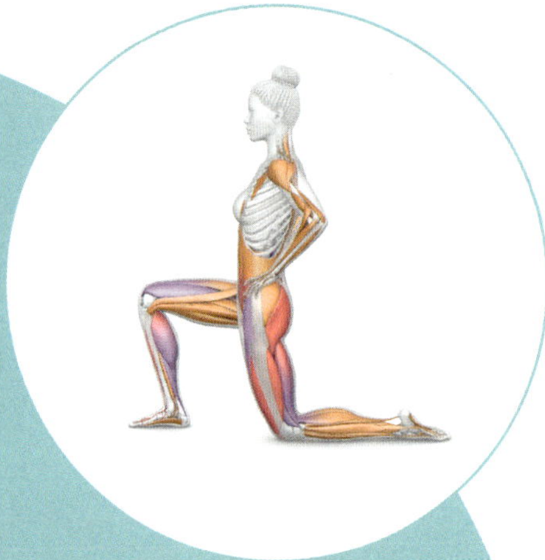

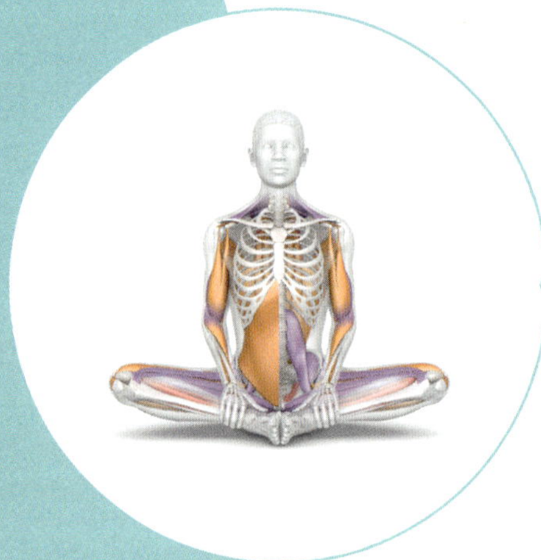

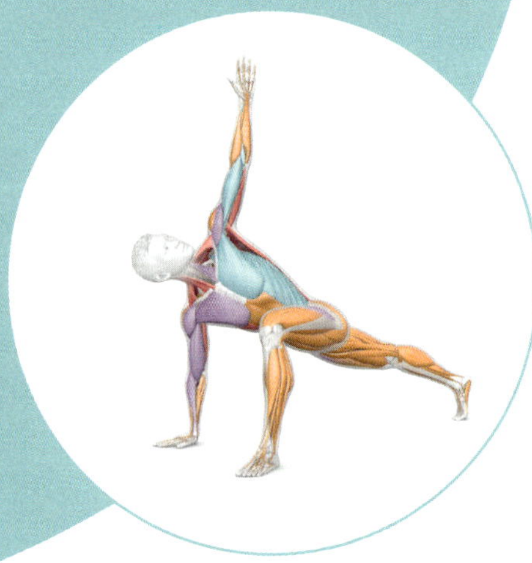

ÜBUNGEN FÜR DIE HÜFTE

Die Hüfte, ein Kugelgelenk, erfüllt eine wichtige Funktion bei der Stabilisierung und Unterstützung des Oberkörpers und beim Tragen von Gewichten. Gleichzeitig besitzt sie die Fähigkeit, sich in allen Bewegungsebenen zu bewegen. In diesem Kapitel werden Übungen vorgestellt, die auf die Hüftmuskulatur abzielen und den Bewegungsumfang dieses wichtigen Gelenks verbessern.

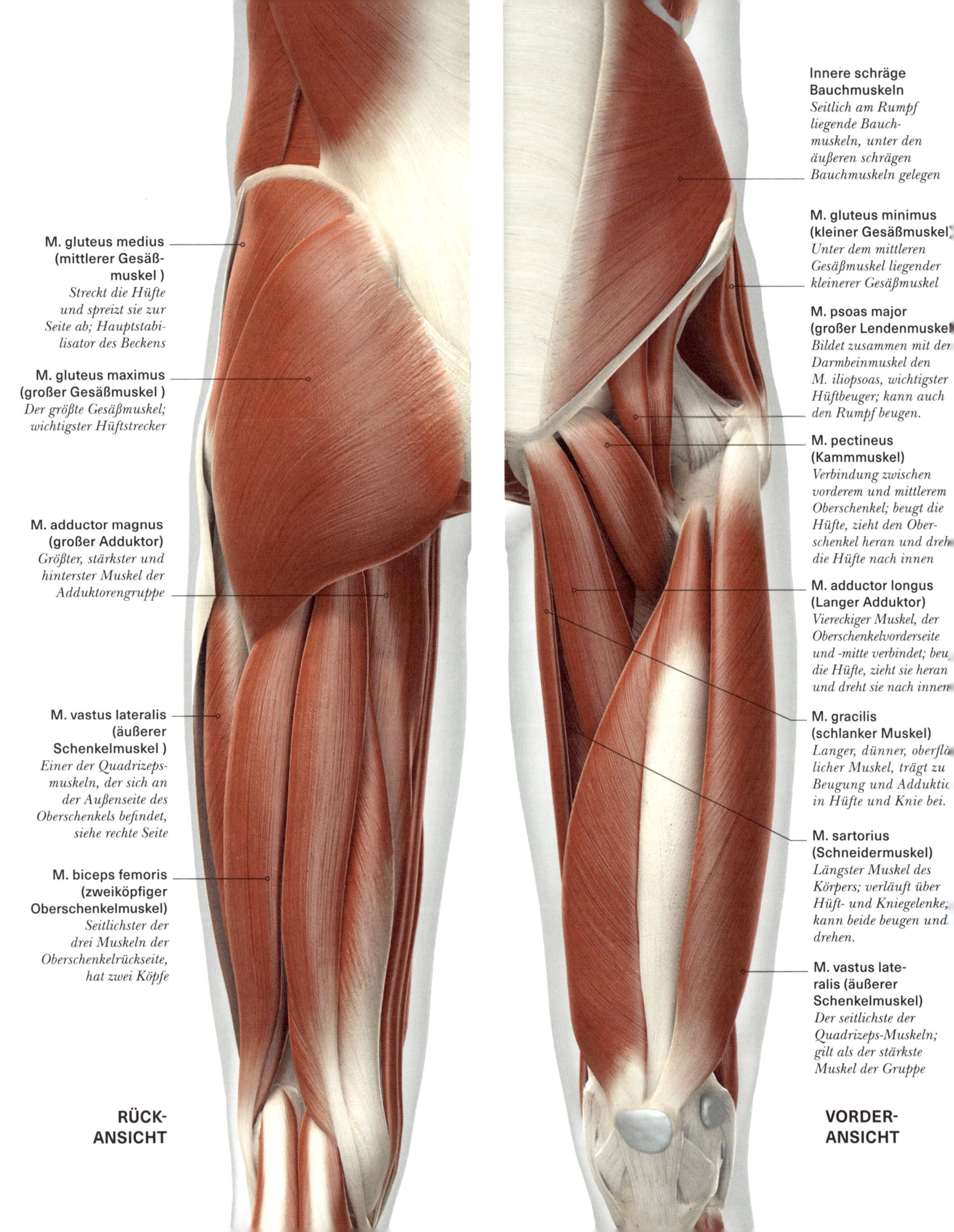

Innere schräge Bauchmuskeln
Seitlich am Rumpf liegende Bauchmuskeln, unter den äußeren schrägen Bauchmuskeln gelegen
M. gluteus medius (mittlerer Gesäßmuskel)
Streckt die Hüfte und spreizt sie zur Seite ab; Hauptstabilisator des Beckens
M. gluteus minimus (kleiner Gesäßmuskel
Unter dem mittleren Gesäßmuskel liegender kleinerer Gesäßmuskel
M. psoas major (großer Lendenmuske
Bildet zusammen mit der Darmbeinmuskel den M. iliopsoas, wichtigster Hüftbeuger; kann auch den Rumpf beugen.
M. gluteus maximus (großer Gesäßmuskel)
Der größte Gesäßmuskel; wichtigster Hüftstrecker
M. pectineus (Kammmuskel)
Verbindung zwischen vorderem und mittlerem Oberschenkel; beugt die Hüfte, zieht den Oberschenkel heran und dreh die Hüfte nach innen
M. adductor magnus (großer Adduktor)
Größter, stärkster und hinterster Muskel der Adduktorengruppe
M. adductor longus (Langer Adduktor)
Viereckiger Muskel, der Oberschenkelvorderseite und -mitte verbindet; beu die Hüfte, zieht sie heran und dreht sie nach innen
M. vastus lateralis (äußerer Schenkelmuskel)
Einer der Quadrizepsmuskeln, der sich an der Außenseite des Oberschenkels befindet, siehe rechte Seite
M. gracilis (schlanker Muskel)
Langer, dünner, oberflä licher Muskel, trägt zu Beugung und Adduktic in Hüfte und Knie bei.
M. sartorius (Schneidermuskel)
Längster Muskel des Körpers; verläuft über Hüft- und Kniegelenke, kann beide beugen und drehen.
M. biceps femoris (zweiköpfiger Oberschenkelmuskel)
Seitlichster der drei Muskeln der Oberschenkelrückseite, hat zwei Köpfe
M. vastus lateralis (äußerer Schenkelmuskel)
Der seitlichste der Quadrizeps-Muskeln; gilt als der stärkste Muskel der Gruppe
RÜCK-ANSICHT
VORDER-ANSICHT

HÜFTE – ÜBERSICHT

Zu den wichtigsten Muskeln von Hüfte und Oberschenkel zählen die Gesäßmuskeln (großer, mittlerer und kleiner Gesäßmuskel), großer Lendenmuskel und Darmbeinmuskel, Quadrizeps (gerader Oberschenkelmuskel und äußerer, mittlerer und innerer Schenkelmuskel), die hintere Oberschenkelmuskulatur (zweiköpfiger Oberschenkelmuskel, halbsehniger Muskel und halbmembranöser Muskel) und die Adduktoren.

Die Muskeln rund um die Hüften haben verschiedene Funktionen, die multidirektionale Bewegungen ermöglichen und Becken und Hüfte stabilisieren. Muskeln wie der Lenden-Darmbeinmuskel und der gerade Oberschenkelmuskel tragen zur Hüftbeugung bei, während andere, wie die Gesäßmuskeln und die hintere Oberschenkelmuskulatur, die Hüftstreckung unterstützen.

Die Hüftabduktoren, zu denen der mittlere Gesäßmuskel und der Schenkelbindenspanner zählen, stabilisieren das Becken, wenn man auf einem Bein steht. Die Adduktoren tragen außer der Adduktion zu vielen weiteren Bewegungen bei, während mehrere Muskeln an der Hüftrotation beteiligt sind.

Der Quadrizeps streckt das Knie, und die hintere Oberschenkelmuskulatur unterstützt die Beugung des Knies sowie die Streckung der Hüfte und spielt somit eine wichtige Rolle für Aktivitäten wie Laufen, Fußball spielen und Gewichtheben.

KAPITELÜBERSICHT

VIERFÜSSLER-SCHAUKEL

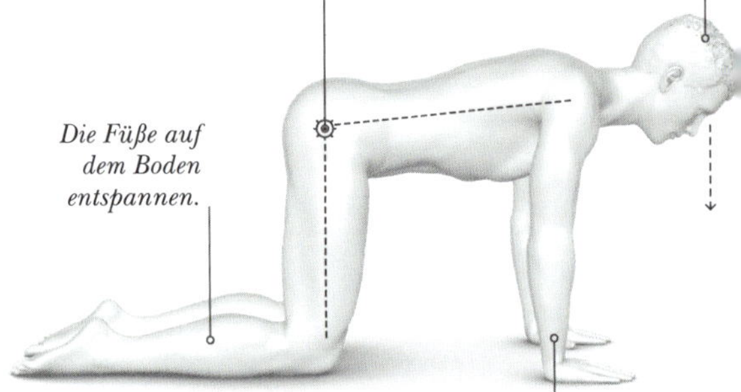

Diese Dehnung ist sehr gut geeignet, um die Hüftbeweglichkeit in einer Position zu steigern, die auch Anfängern leichtfällt. Die Beweglichkeit der Hüftbeuger wird verbessert, indem man Becken und Rumpf nach hinten bewegt, während Hände und Knie fest stehen.

Dies ist eine sanfte, wenig belastende Dehnung, die sich für Anfänger sowie in der Frühphase der Hüftrehabilitation eignet. Sie vergrößert den Bewegungsumfang der Hüfte allmählich, indem das Becken auf dem Hüftgelenk bewegt wird, und ist besonders bei Einschränkungen in der aktiven Bewegung geeignet.

VORBEREITUNG
Beginnen Sie im Vierfüßlerstand, die Schultern stehen über den Handgelenken, die Hüften über den Knien, Kopf und Nacken bilden eine Linie. Halten Sie Ihre Wirbelsäule neutral – in der angenehmen mittleren Position zwischen vollständiger Beugung und vollständiger Streckung.

Unterkörper und Rücken
Die **Rückenstrecker** halten den Rücken in Position. Die **Hüftbeuger** sind aktiv und die **Gesäßmuskeln** werden verlängert, wenn die Hüften nach hinten geschoben werden.

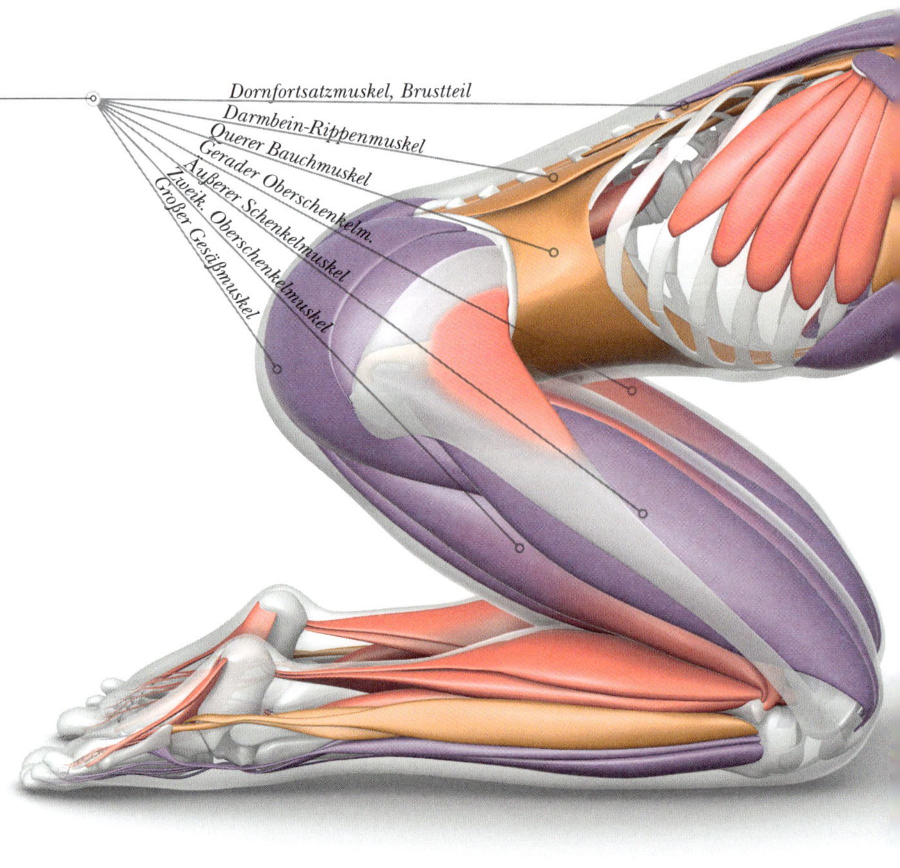

STUFE 1
Schieben Sie die Hüfte sanft nach hinten, bis Sie eine Dehnung in und um die Hüfte spüren. Behalten Sie im Rücken eine angenehme Haltung bei, da die Beckenposition die Tiefe der Dehnung beeinflusst; bleiben Sie im Bereich des Angenehmen und halten Sie die Position einige Sekunden lang.

LEGENDE

- *Gelenke*
- *Muskeln*
- Verkürzt sich unter Spannung
- Verlängert sich unter Spannung
- Verlängert sich ohne Spannung
- Haltend-statisch

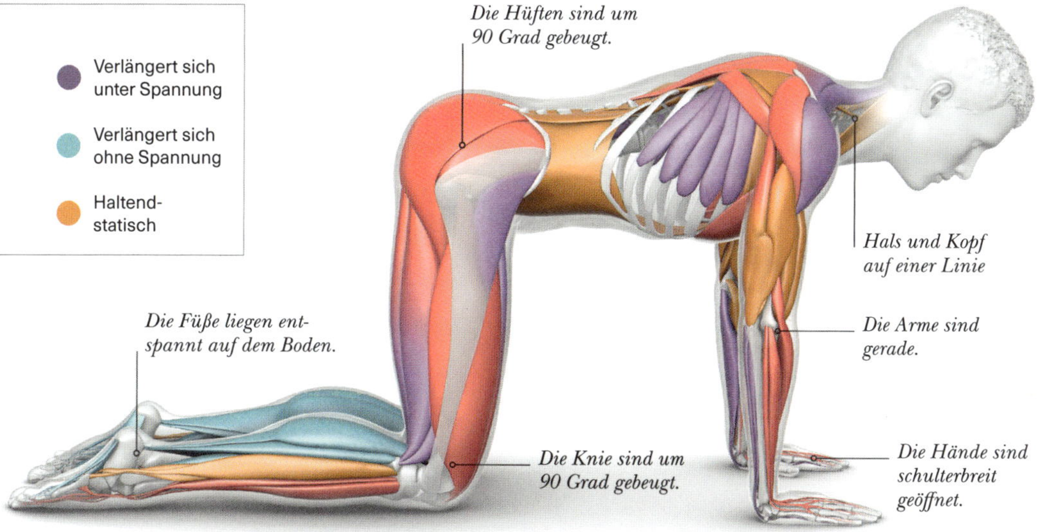

STUFE 2
Bringen Sie den Rumpf aus der Kraft der Arme und der Hüfte wieder nach vorne und kehren Sie in die Ausgangsposition zurück, sodass die Hüfte und die Knie wie in der Vorbereitungshaltung wieder um 90 Grad gebeugt sind.

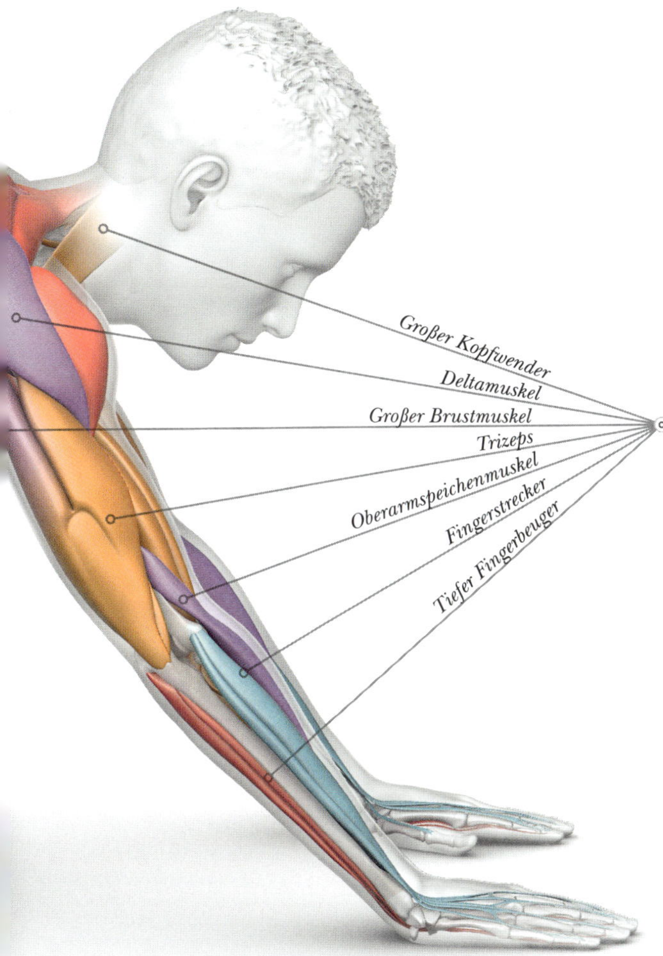

Oberkörper

Die **Trapezmuskeln** und der **vordere Sägemuskel** rotieren die Schulterblätter nach oben, der **vordere Deltamuskel,** der **Hakenarmmuskel** und der **große Brustmuskel** werden aktiv, wenn die Schulter sich beugt. Die **Ellbogenstrecker** stützen den Oberkörper und unterstützen die Hüftbewegung.

Vorsicht

Gehen Sie bei Beschwerden oder Schmerzen in Hüften oder Knien nicht zu tief in die Beugung.

» VARIANTEN

Die Varianten der Vierfüßler-Schaukel beziehen andere Muskelgruppen ein, wenn man sich in die Hüftbeugung begibt. Diese dynamischen Dehnungen eignen sich zur Vorbereitung auf sportliche oder andere Aktivitäten, die vor allem den Unterkörper beanspruchen.

LEGENDE

- Primärer Zielmuskel
- Sekundärer Zielmuskel

ADDUKTOREN-SCHAUKEL

Diese dynamische einseitige Dehnung zielt vor allem auf die Mobilität der Adduktoren und den Bewegungsumfang der Hüfte. Sie kann als Weiterführung der Vierfüßler-Version, als Teil eines dynamischen Aufwärmtrainings oder einer täglichen Dehnroutine praktiziert werden.

VORBEREITUNG
Beginnen Sie mit abgestrecktem linken Bein. Die Handflächen stehen flach auf dem Boden.

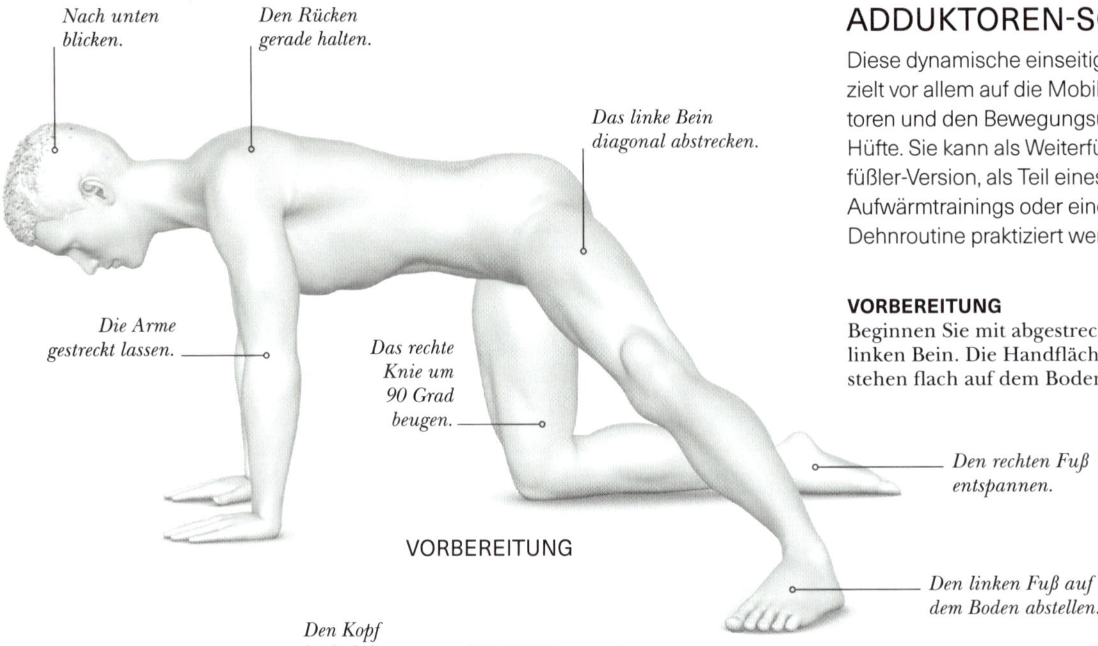

VORBEREITUNG

STUFE 1
Schieben Sie den Körper bei abgestrecktem linkem Bein nach hinten. Spüren Sie die Dehnung in der Oberschenkelinnenseite des ausgestreckten Beins.

STUFE 2
Schieben Sie den Körper über das abgestellte Knie nach vorne, um sich aus der Dehnung zu lösen.

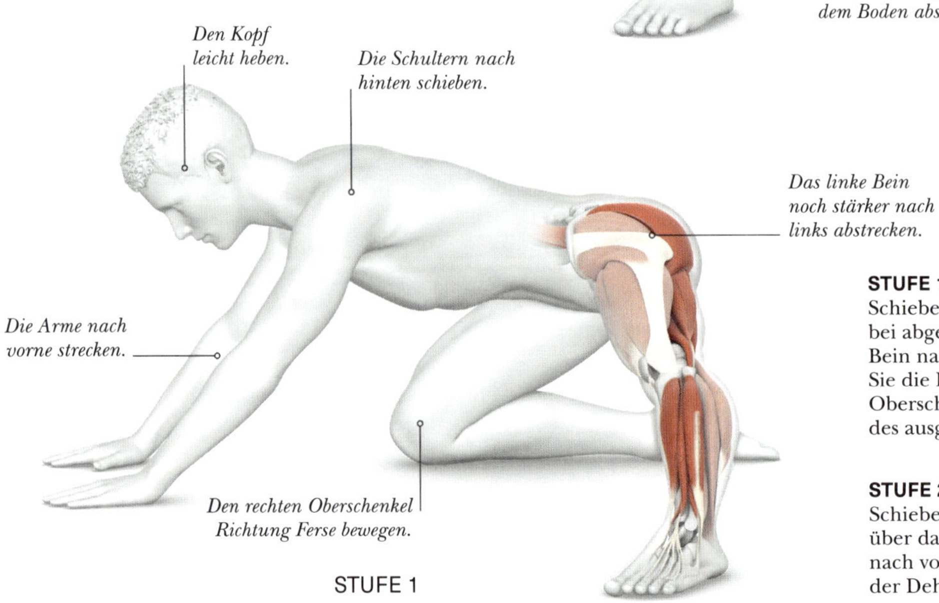

STUFE 1

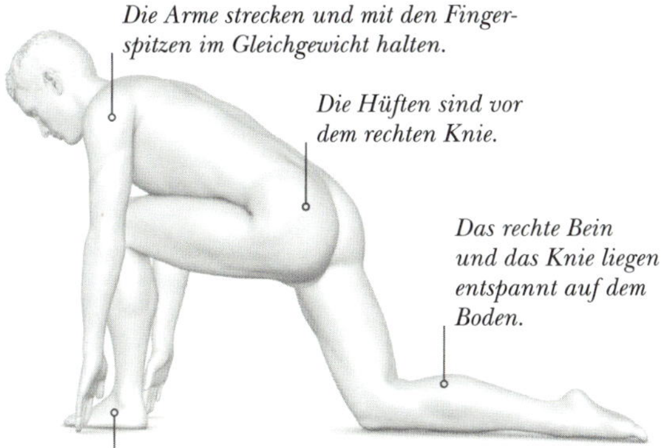

VORBEREITUNG

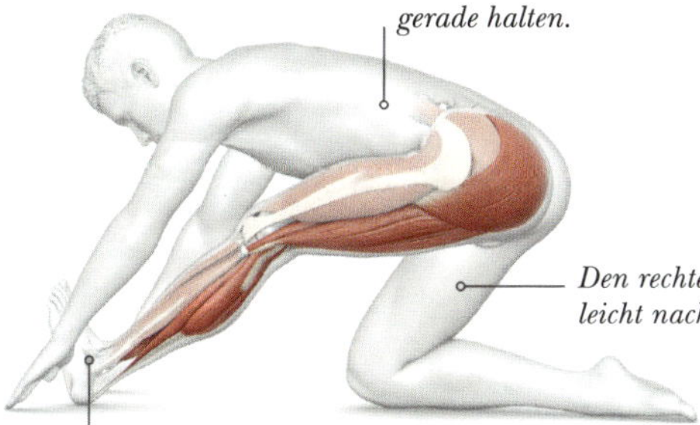

STUFE 1

OBERSCHENKEL-SCHAUKEL

Diese dynamische Dehnung der hinteren Oberschenkelmuskulatur beugt die Hüfte und streckt das Knie im Zielbein – in diesem Fall dem linken. Sie ist sehr gut, wenn man Sportarten wie Laufen ausübt, die die Beine stark beanspruchen.

VORBEREITUNG
Beginnen Sie im halben Kniestand, linker Fuß und rechtes Knie aufgestellt. Stützen Sie sich auf die Fingerspitzen oder Hände und beugen Sie den Rumpf nach vorne.

STUFE 1
Senken Sie den Körper nach hinten, strecken Sie das linke Knie, Rücken gerade, Hände aufgestellt. Ziehen Sie den linken Fuß an, balancieren Sie auf der Ferse und dehnen Sie die linke Schenkelrückseite.

STUFE 2
Bringen Sie den Körper wieder nach vorne.

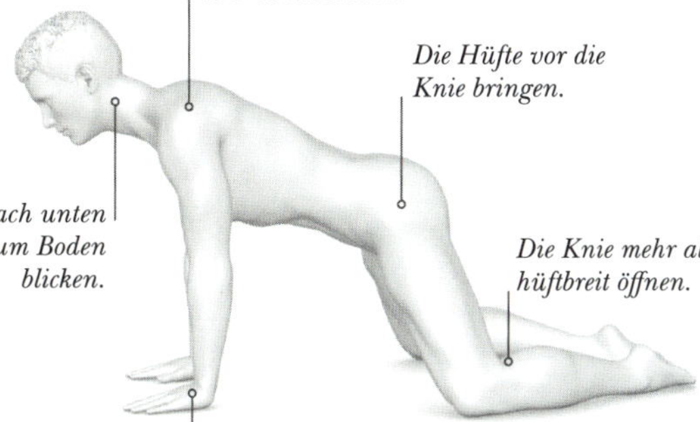

VORBEREITUNG

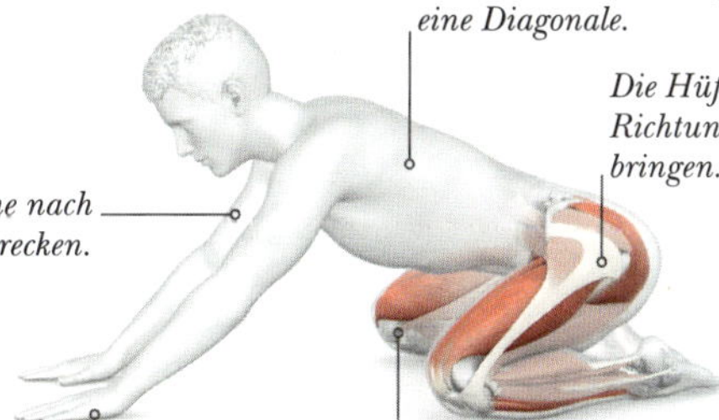

STUFE 1

FROSCH-SCHAUKEL

Diese dynamische Dehnung zielt auf eine Hüftabduktion und -außenrotation und dehnt die Oberschenkelinnenseiten. Die bilaterale Übung kann zur Hüftmobilisierung oder zum Aufwärmen praktiziert werden.

VORBEREITUNG
Beginnen Sie auf Händen und Knien, die Hände sind flach aufgestellt und die Knie mehr als hüftbreit geöffnet. Ihre Zehen berühren sich hinter dem Körper.

STUFE 1
Schieben Sie sich nach hinten in eine tiefe Dehnung, indem Sie die Hüfte Richtung Fersen bringen und die Knie geöffnet lassen.

STUFE 2
Schieben Sie den Körper wieder nach vorne, um sich aus der Dehnung zu lösen.

HÜFTBEUGER-SCHAUKEL KNIEND

Diese Übung dient der dynamischen Dehnung der Hüftvorderseite mit Quadrizeps und Lenden-Darmbeinmuskel. Der halbe Kniestand erleichtert die Bewegung des Ausfallschritts.

Das Beugen des hinteren Knies verlängert den Quadrizeps im Oberschenkel über das Kniegelenk, das Strecken der Hüfte intensiviert die Dehnung am Muskelansatz. Diese dynamische Dehnung unterscheidet sich von ihrem statischen Gegenpart, denn das Schaukeln bewegt die vordere Hüfte und das vordere Sprunggelenk und dehnt das hintere Bein. Sie ist zum Aufwärmen des Unterkörpers geeignet.

Vorsicht

Ziehen Sie das Steißbein leicht nach vorne und dehnen Sie sich kontrolliert, um die Lendenwirbelsäule nicht zu überstrecken. Bei Hüft- oder Rückenschmerzen verändern Sie den Bewegungsumfang oder dehnen sich statisch.

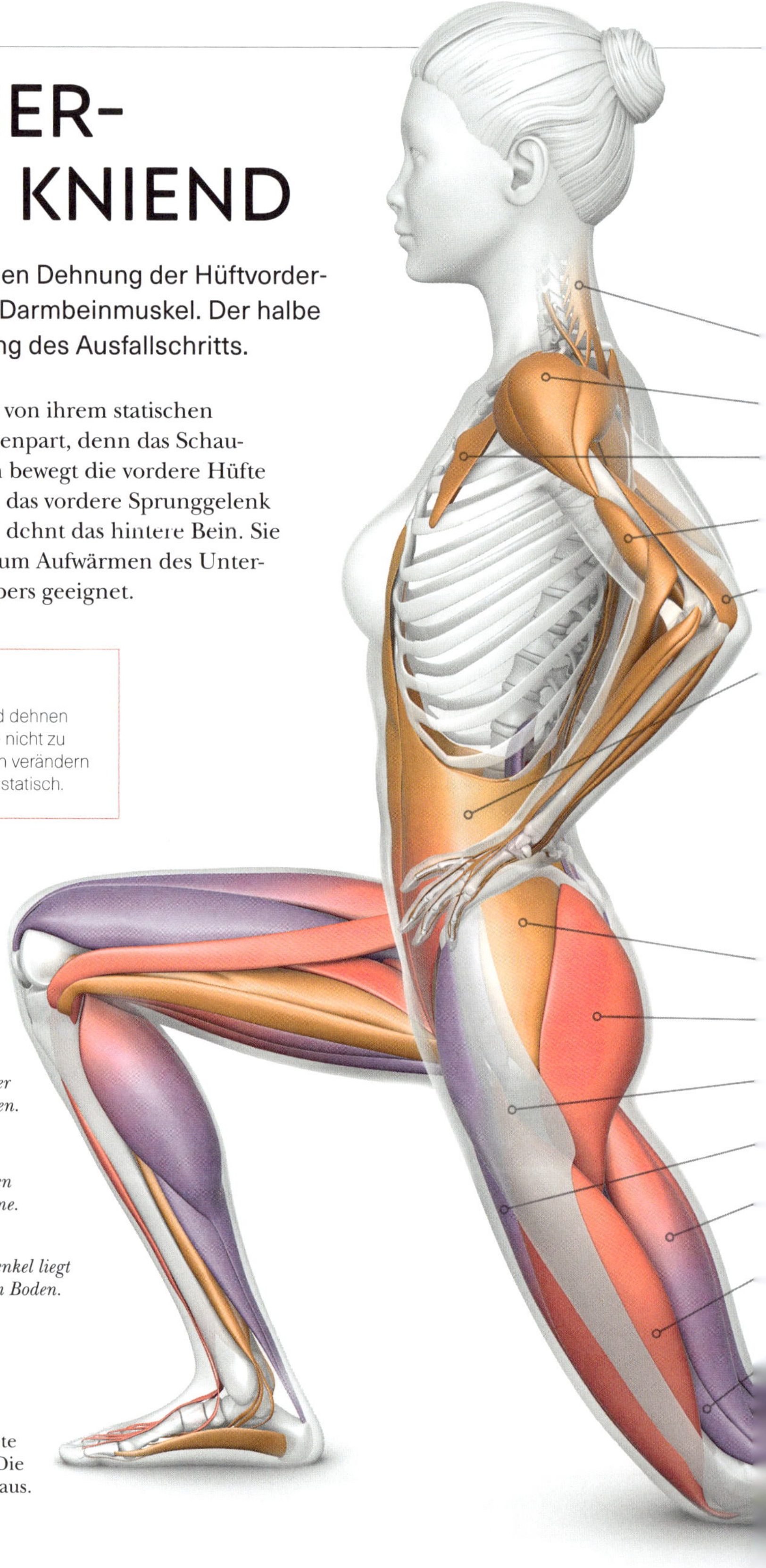

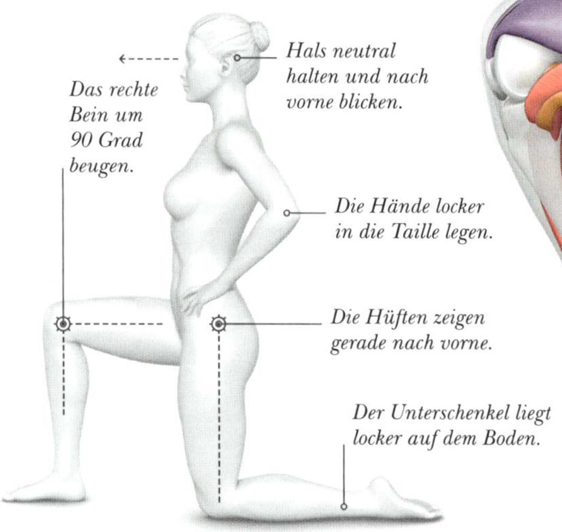

VORBEREITUNG

Beginnen Sie im halben Kniestand, der linke Unterschenkel liegt auf dem Boden, das rechte Knie steht vorne, der rechte Fuß steht flach. Die Wirbelsäule ist neutral, der Blick geht geradeaus.

Oberkörper und Rumpf

Die **Bizepse** sind leicht aktiv, um die Hände auf den Hüften zu halten. Die **Rückenstrecker** und die **schrägen Bauchmuskeln** stabilisieren gemeinsam mit den **Bauchmuskeln** den Rumpf während der Dehnung.

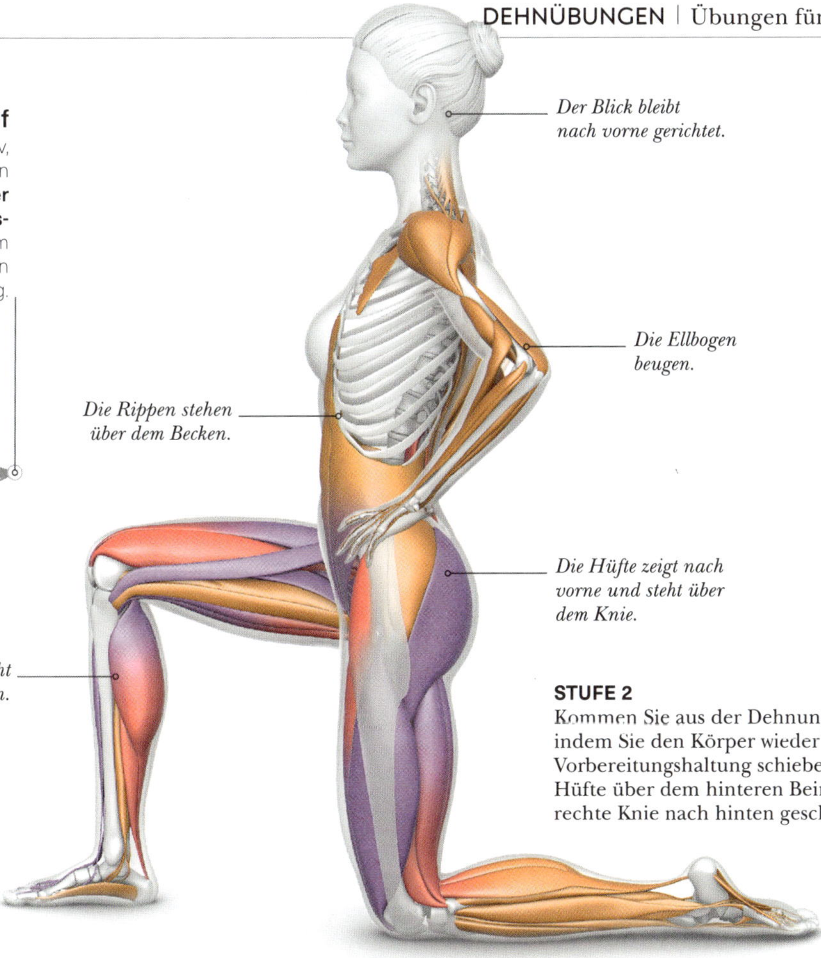

STUFE 2
Kommen Sie aus der Dehnung, indem Sie den Körper wieder in die Vorbereitungshaltung schieben: die Hüfte über dem hinteren Bein, das rechte Knie nach hinten geschoben.

Unterkörper

Die **Bauchmuskeln** kontrahieren, um das Becken nach hinten zu kippen, und die **Gesäßmuskeln** sind aktiv. Die **linken Hüftbeuger** werden bei der Hüftstreckung gedehnt, während die **hintere Oberschenkelmuskulatur** und der **Zwillingswadenmuskel** entspannt sind.

LEGENDE

- Gelenke
- Muskeln
- Verkürzt sich unter Spannung
- Verlängert sich unter Spannung
- Verlängert sich ohne Spannung
- Haltend-statisch

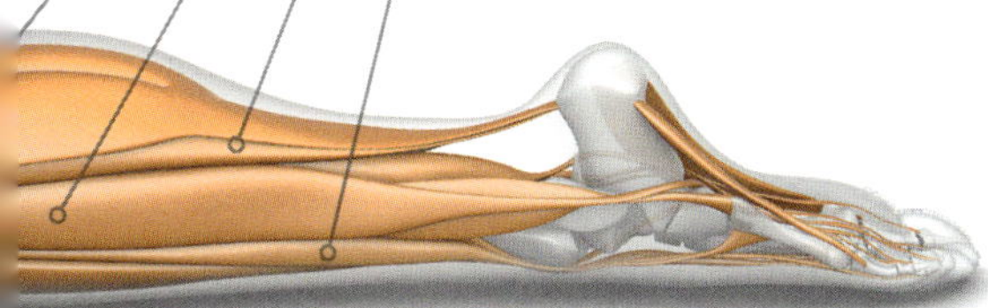

STUFE 1
Halten Sie die Hände in der Taille, die Hüften zeigen gerade nach vorne. Ziehen Sie Ihr Steißbein leicht nach vorne und bewegen Sie sich vorwärts, um die hintere Hüfte zu strecken und die vordere Hüfte zu beugen.

» VARIANTEN

Der Hüftmuskel wird von vielen Muskelgruppen beeinflusst, u. a. Hüftstreckern und -beugern, Abduktoren und Adduktoren. Die Varianten der Hüftbeuger-Schaukel können, nacheinander ausgeführt, die Mobilität beider Hüften verbessern.

Vorsicht
Passen Sie Ihre Haltung bei Beschwerden in Hüfte, Rücken oder Knien an. Diese Varianten sollten in beiden Hüften als angenehme Bewegungen wahrgenommen werden.

DIAGONALE HÜFTBEUGER-SCHAUKEL

Diese Variante ermöglicht eine größere dynamische Dehnung aus der Muskulatur von Oberschenkelinnenseiten und Leisten, da die Hüfte vor der Dehnung etwa um 45 Grad von der Mittellinie weg positioniert wird.

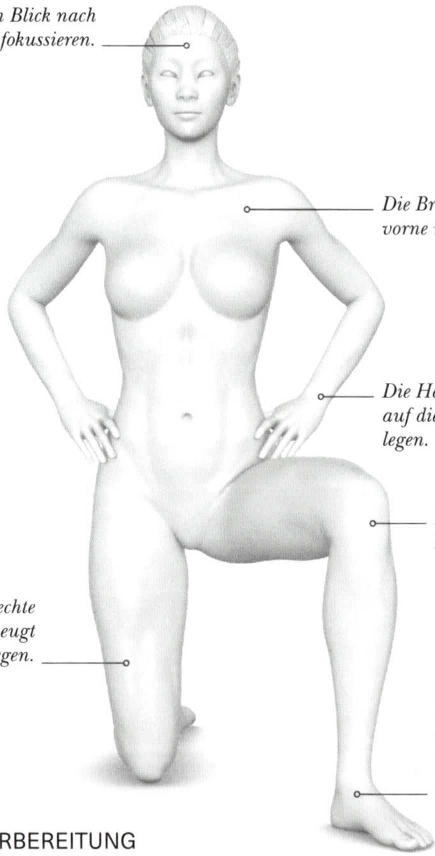

VORBEREITUNG

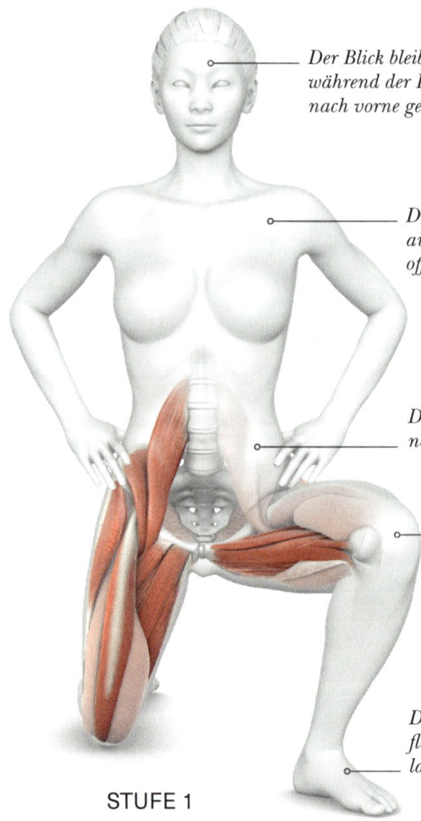

STUFE 1

VORBEREITUNG
Beginnen Sie im halben Kniestand, die Knie um 90 Grad gebeugt, das linke Bein links von der Mittellinie aufgestellt. Legen Sie die Hände auf die Hüften, halten Sie die Wirbelsäule neutral und blicken Sie nach vorne.

STUFE 1
Die Hände bleiben auf den Hüften. Die Hüften sind gerade nach vorne gerichtet. Ziehen Sie das Steißbein nach vorne und schieben Sie sich über das linke Sprunggelenk vorwärts, um die hintere Hüfte zu strecken und die vordere zu beugen.

STUFE 2
Verlagern Sie Ihr Gewicht wieder auf das kniende Bein, um sich aus der Dehnung zu lösen.

LEGENDE
- Primärer Zielmuskel
- Sekundärer Zielmuskel

LATERALE HÜFTBEUGER-SCHAUKEL

Diese Variante sorgt für eine dynamische Dehnung aus den Oberschenkelinnenseiten und Leisten, da die Hüfte vor der Vorwärtsbewegung seitlich der Mittellinie positioniert wird. Diese Übung ist großartig, um die Hüften zu öffnen und die Dynamik der Adduktorengruppe zu verbessern.

> *»Die Adduktorengruppe unterstützt diese Hüftbewegungen und wird bei jeder Variante auf beiden Seiten gedehnt.«*

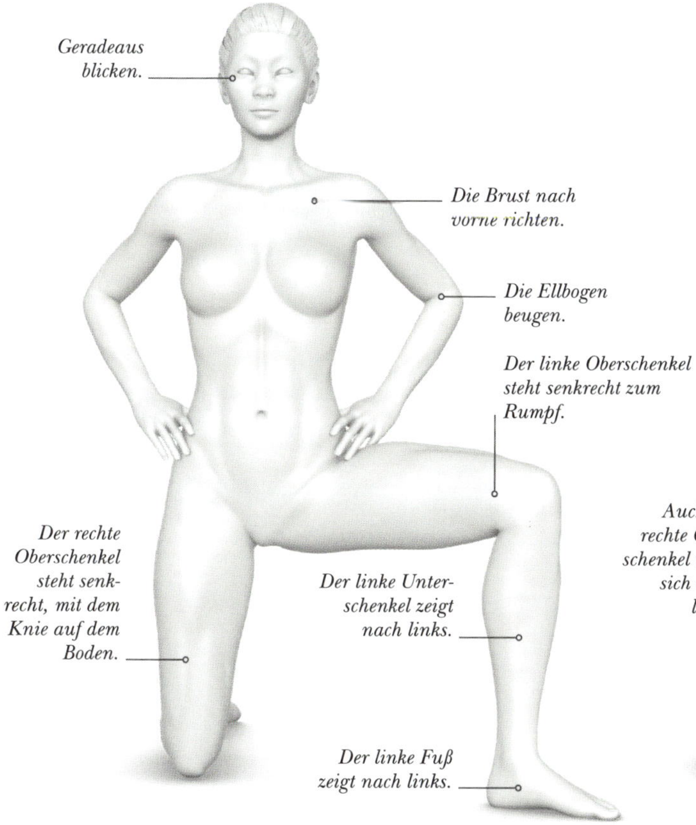

VORBEREITUNG

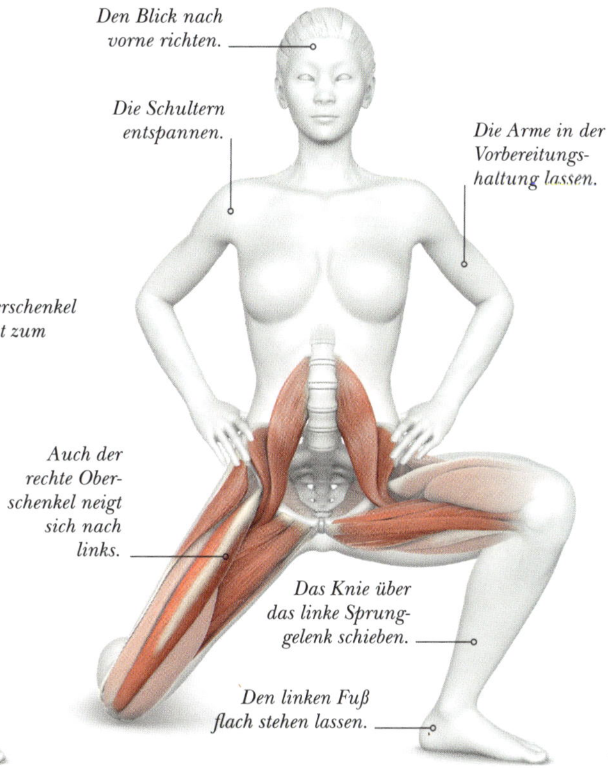

STUFE 1

VORBEREITUNG
Beginnen Sie im halben Kniestand, die Knie um 90 Grad gebeugt, das linke Bein zeigt von der Mittellinie weg und ist vollständig abgespreizt. Halten Sie die Wirbelsäule neutral und den Blick nach vorne gerichtet.

STUFE 1
Die Hände in der Taille, die Hüften gerade nach vorne, ziehen Sie das Steißbein leicht nach vorne und schieben sich über das linke Sprunggelenk nach außen. Das dehnt die hintere Hüfte in die Streckung/Abduktion und die vordere in die Beugung/Adduktion.

STUFE 2
Schieben Sie Ihr Gewicht zurück über das abgelegte Knie, um sich aus der Dehnung zu lösen.

GIRLANDEN-HALTUNG

Diese Hocke öffnet die Hüfte, dehnt die Sprunggelenke und verlängert den Beckenboden. Sie kann mit oder ohne Unterstützung ausgeführt werden und erlaubt, den Bewegungsumfang bis in die tiefe Hocke zu vergrößern.

Sollten Sie anfangs den tiefsten Punkt der Girlanden-Haltung nicht bequem erreichen, können Sie sich zunächst als Ziel setzen, sich z. B. auf einen Yogaklotz zu senken. Wenn Sie die Knie mit leichtem Druck aus den Ellbogen öffnen, bewirkt dies eine Außenrotation der Hüfte am tiefsten Punkt des Bewegungsumfangs. Üben Sie diese Hocke als Teil einer täglichen Dehnroutine oder beim Aufwärmen zum Steigern der Mobilität in Hüfte, Knien und Sprunggelenken.

Vorsicht

Gehen Sie bei Hüftschmerz oder übermäßiger Steifheit nicht zu tief in die Hocke. Hüftgelenke unterscheiden sich in Form und Größe, strukturelle Varianten können den Bewegungsumfang einschränken. Modifizieren Sie die Dehnung bei starkem Unbehagen.

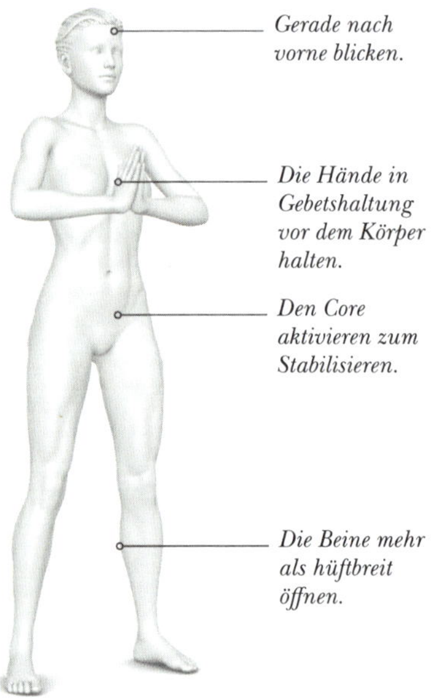

VORBEREITUNG
Beginnen Sie im Stand, die Füße sind mehr als hüftbreit geöffnet und zeigen nach außen.

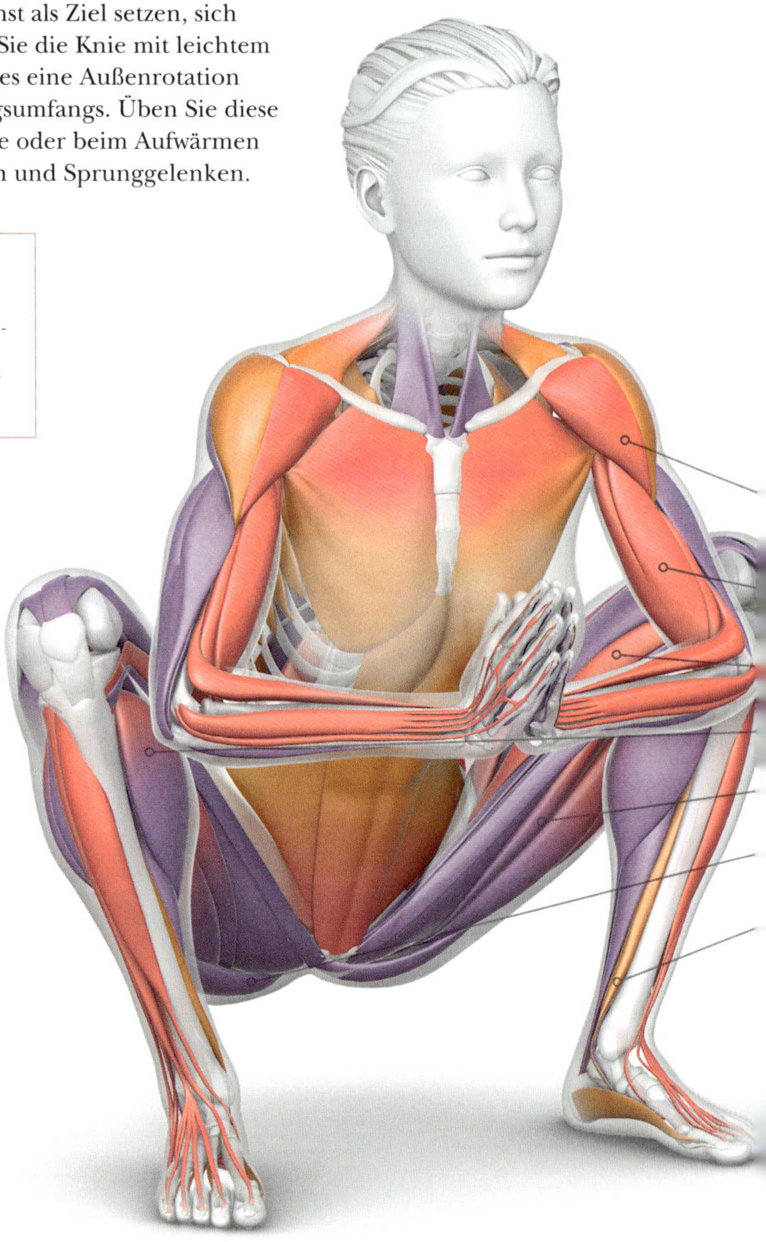

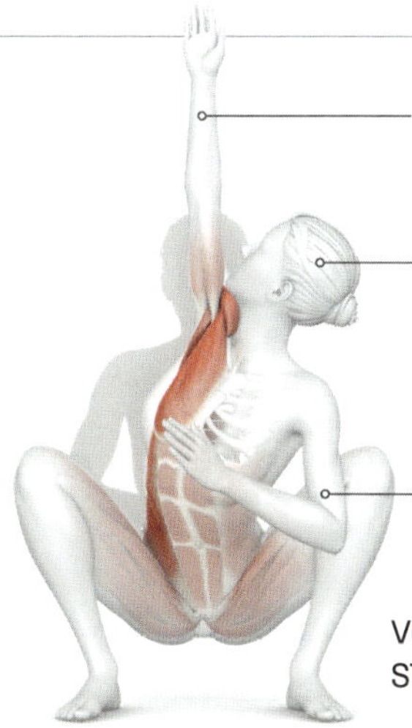

VORBEREITUNG / STUFE 1

VARIANTE: ARMSTRECKEN IM WECHSEL

VORBEREITUNG
Beginnen Sie in Stufe 1 der Girlanden-Haltung, der tiefen Hocke, die Hände in Gebetshaltung vor dem Körper.

STUFE 1
Strecken Sie den rechten Arm Richtung Decke, folgen Sie mit Kopf und Hals, während die Wirbelsäule aufgerichtet und der linke Arm innen am Knie abgestützt bleibt.

STUFE 2
Führen Sie die rechte Hand zurück an die Innenseite des rechten Knies und wiederholen Sie die Streckung mit dem linken Arm.

Arme und Beine

Die **Handbeuger** werden verlängert, während die **Ellbogenbeuger** und die **Schulterabduktoren** aktiv werden. Die **Gesäßmuskeln** und die **Adduktoren** verlängern sich unter Spannung. Die **Plantar-** und **Dorsiflektoren** des Fußgelenks werden ebenfalls aktiviert.

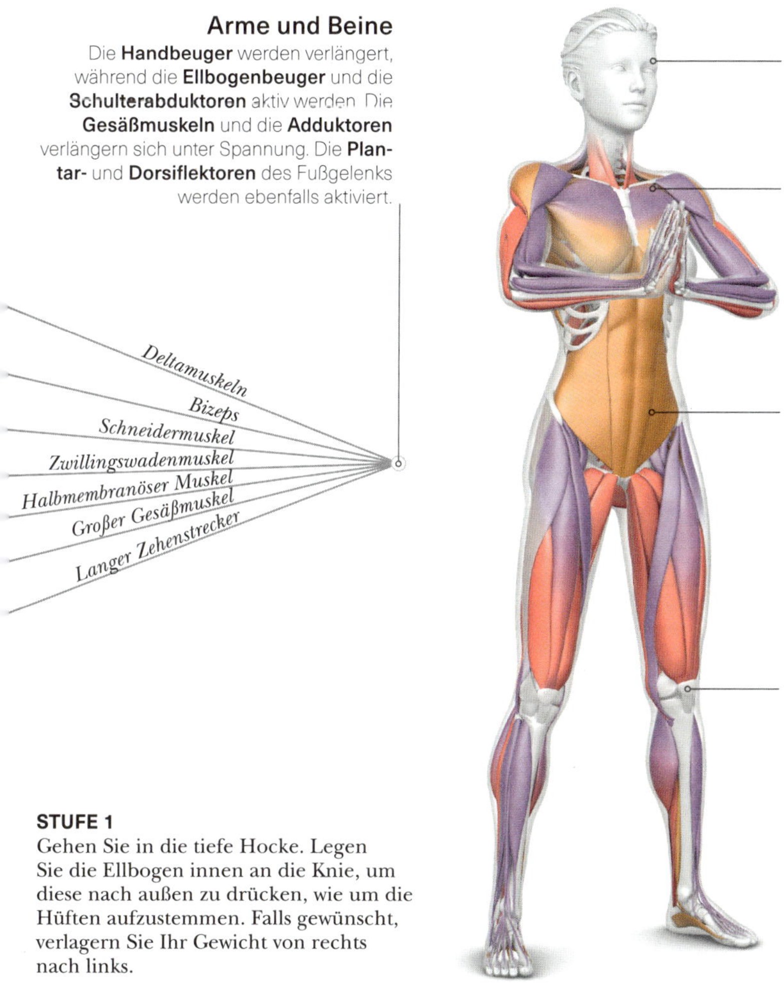

LEGENDE
- Gelenke
- Muskeln
- Verkürzt sich unter Spannung
- Verlängert sich unter Spannung
- Verlängert sich ohne Spannung
- Haltend-statisch

STUFE 1
Gehen Sie in die tiefe Hocke. Legen Sie die Ellbogen innen an die Knie, um diese nach außen zu drücken, wie um die Hüften aufzustemmen. Falls gewünscht, verlagern Sie Ihr Gewicht von rechts nach links.

STUFE 2
Drücken Sie sich aus der tiefen Hocke hoch in den aufrechten Stand der Ausgangsposition.

FIGURE-4-STRETCH

Diese auf dem Boden ausgeführte Dehnung ist ein hervorragendes Training der Außenrotation, indem sie gezielt den Gesäßmuskelkomplex und die Hüftrotatoren anspricht. Sie hilft, Verspannungen in der Hüfte zu lösen.

Der Figure-4-Stretch verbessert die Hüftbeweglichkeit und lockert Verspannungen in den Gesäßmuskeln, die weitere Beschwerden wie z. B. Ischiasschmerzen verursachen können. Die Hauptvariante auf dem Boden ist rückenschonend, die sitzende Variante ist ein guter Ersatz und kann auch am Schreibtisch ausgeführt werden. Diese Übung ist häufig Teil von Trainingsprogrammen zur Verbesserung der Hüftbeweglichkeit.

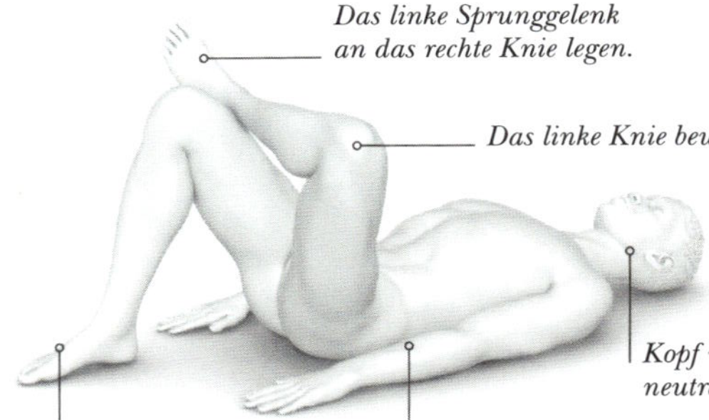

VORBEREITUNG
Legen Sie sich auf den Rücken, die Arme liegen entspannt auf dem Boden, das linke Sprunggelenk ist über das rechte Knie gekreuzt.

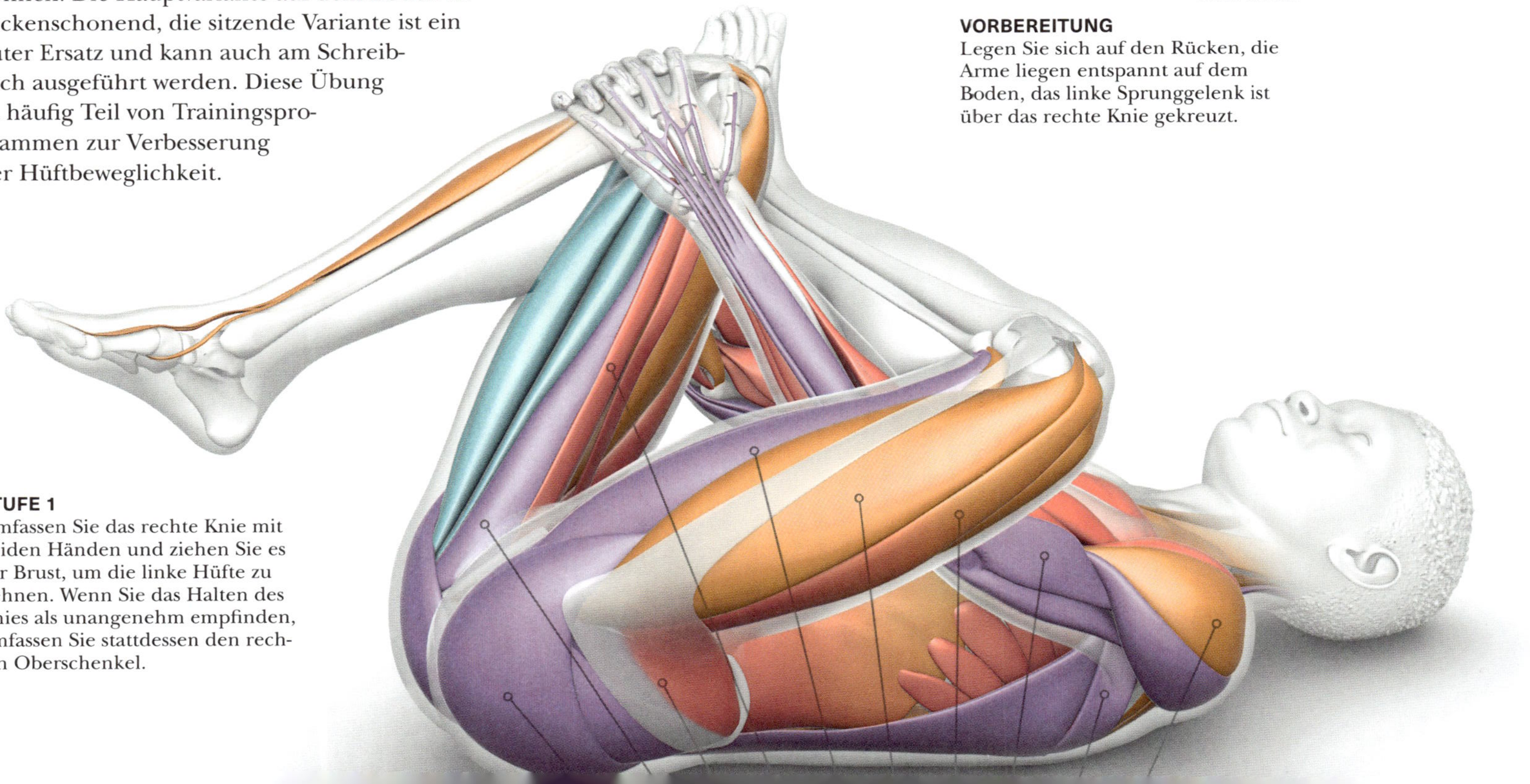

STUFE 1
Umfassen Sie das rechte Knie mit beiden Händen und ziehen Sie es zur Brust, um die linke Hüfte zu dehnen. Wenn Sie das Halten des Knies als unangenehm empfinden, umfassen Sie stattdessen den rechten Oberschenkel.

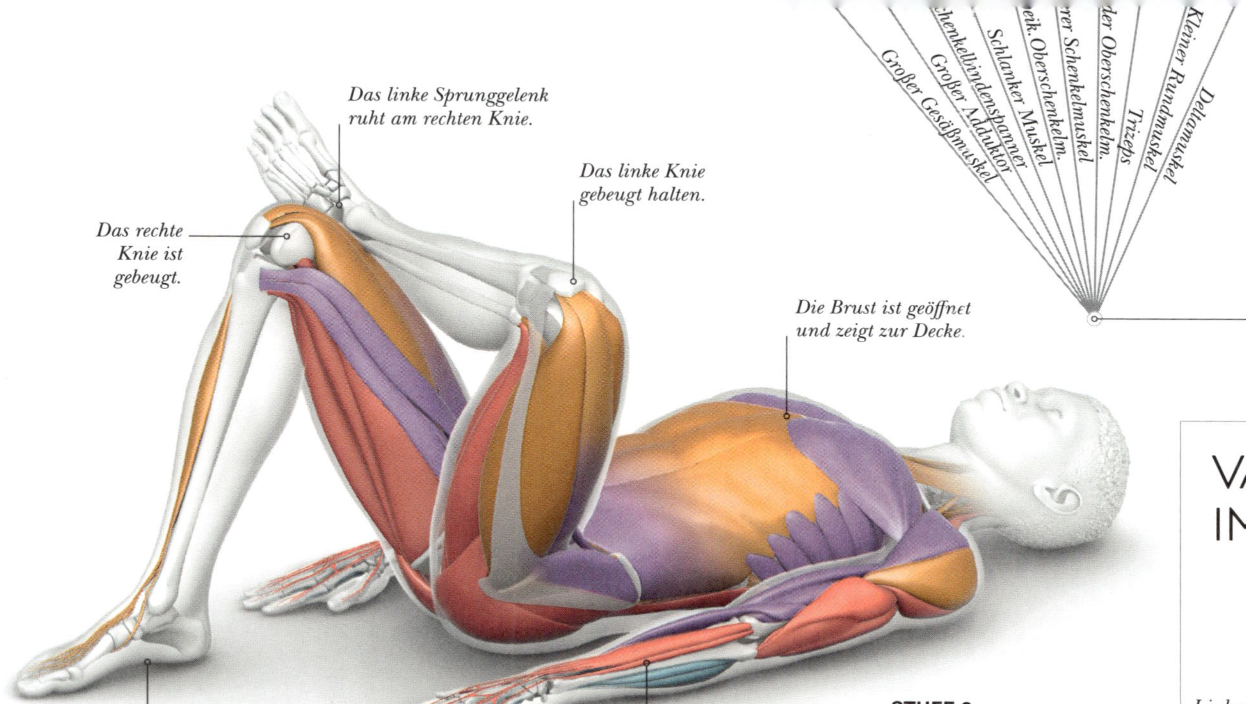

Linke Hüfte

In der Außenrotation und der Beugung werden die hintere Hüfte, die **Gesäßmuskeln** und die **Hüftrotatoren** verlängert. Die **Hüftbeuger** und **Hüftadduktoren** werden ohne Spannung verkürzt.

STUFE 2
Kehren Sie in die Vorbereitungshaltung zurück, die Arme und der rechte Fuß kommen wieder auf den Boden.

LEGENDE
- Gelenke
- Muskeln
- Verkürzt sich unter Spannung
- Verlängert sich unter Spannung
- Verlängert sich ohne Spannung
- Haltend-statisch

»Es gibt sechs tiefe Hüftrotatoren, die unter den größeren, oberflächlichen Gesäßmuskeln liegen und die Hüfte hauptsächlich strecken und abspreizen.«

VARIANTE: IM SITZEN

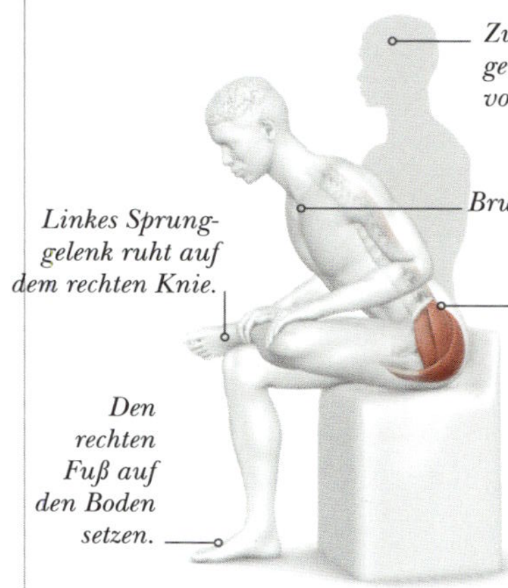

VORBEREITUNG
Beginnen Sie im Sitzen, linkes Sprunggelenk über dem rechten Knie, die Hände locker auf linkem Knie und Sprunggelenk.

STUFE 1
Beugen Sie sich mit gerader Wirbelsäule aus der Hüfte vor, um die linke Hüfte zu dehnen.

STUFE 2
Kehren Sie in die Anfangshaltung zurück.

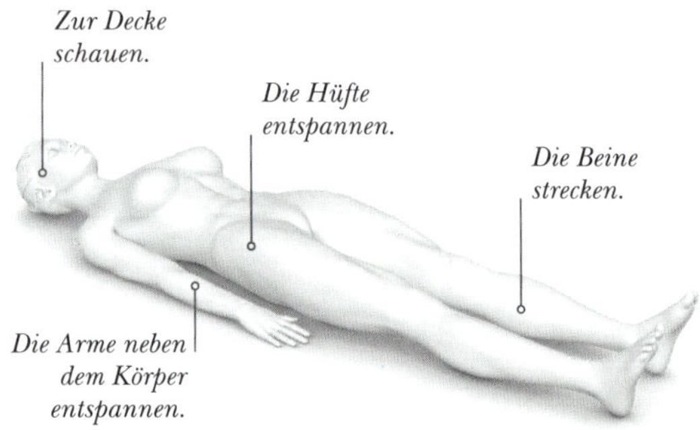

VORBEREITUNG
Legen Sie sich auf den Boden, die Beine gestreckt, die Arme entspannt neben dem Körper.

Hüfte und Beine
Die **linken Hüftrotatoren** und **Gesäßmuskeln** werden gedehnt, wenn die Hüfte nach außen gedreht und an den Körper herangeführt wird. Je Veranlagung können auch die **rechten Hüftbeuger** eine Dehnung spüren.

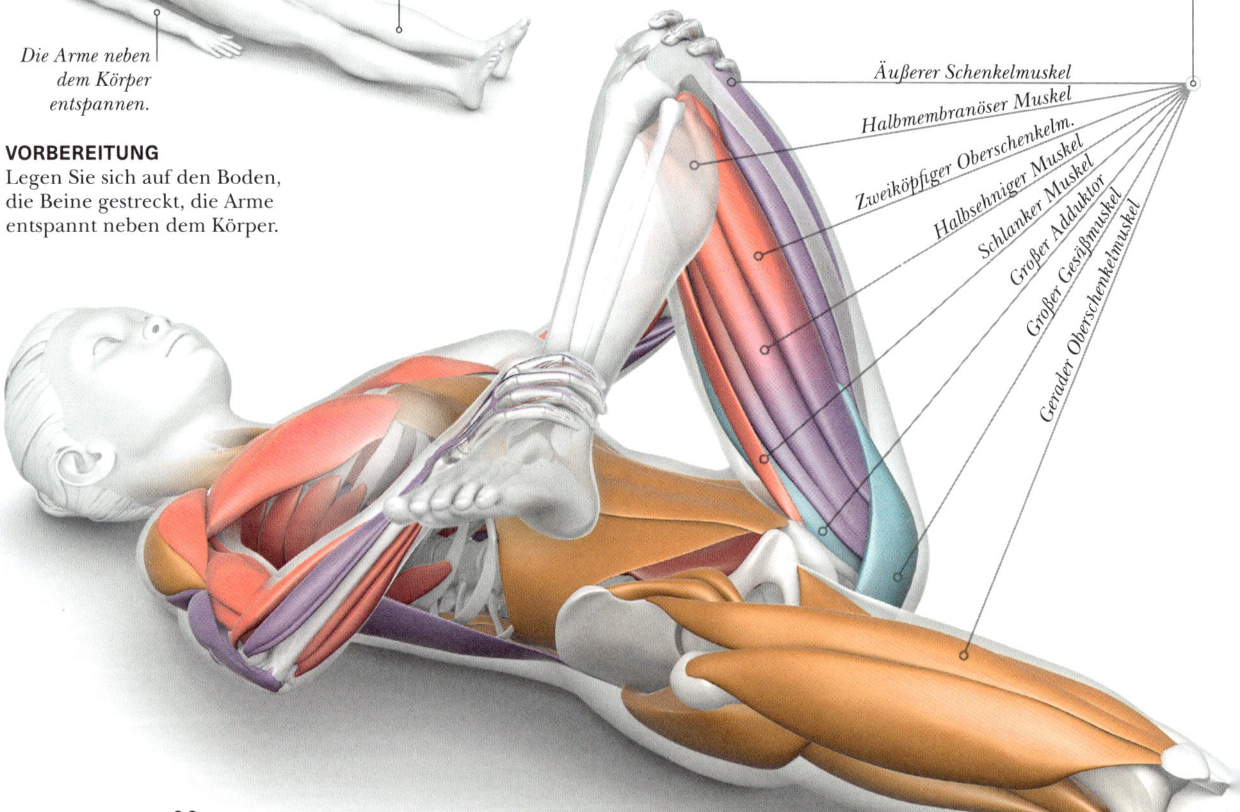

GESÄSSMUSKELN QUER DEHNEN

Mit dieser Dehnung werden der hintere Gesäßmuskelkomplex und die Hüftrotatoren trainiert. Die einfache Übung kann die Hüftbeweglichkeit verbessern und verspannte Gesäßmuskeln lockern, die Beschwerden in der Hüftregion verursachen.

Der Zugwinkel bei dieser Übung unterscheidet sich etwas von dem im Figure-4-Stretch (siehe S. 128). Er erfordert auch einen anderen Bewegungsumfang der Hüfte. Die Hauptvariante auf dem Boden ist rückenschonend, Sie können aber auch die Variante im Sitzen ausprobieren. Diese lässt sich auch während der Arbeit auf einem Stuhl am Schreibtisch sitzend praktizieren. Gehen Sie sanft in die Dehnung hinein und halten Sie sie an dem Punkt, an dem Sie eine gute Dehnung in der Gesäßmuskulatur spüren.

LEGENDE

- ●-- *Gelenke*
- ○— *Muskeln*
- Verkürzt sich unter Spannung
- Verlängert sich unter Spannung
- Verlängert sich ohne Spannung
- Haltend-statisch

Vorsicht

Der individuelle Körperbau kann den Bewegungsumfang einschränken. Dehnen Sie sich im schmerzfreien Bereich.

VARIANTE: IM SITZEN

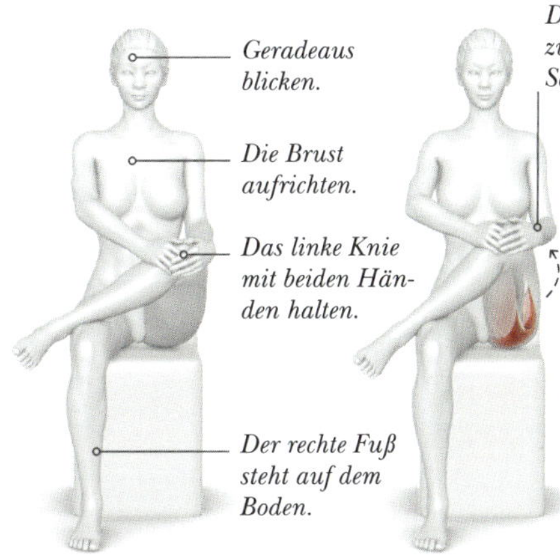

VORBEREITUNG
Beginnen Sie im Sitzen, das linke Sprunggelenk liegt diagonal über dem rechten Knie. Umfassen Sie das linke Knie mit beiden Händen.

STUFE 1
Halten Sie die Wirbelsäule aufrecht und gerade und ziehen Sie das linke Knie zur gegenüberliegenden Schulter, um die Hüftrückseite zu dehnen. Kehren Sie in die Vorbereitungshaltung zurück. Wiederholen Sie die Übung auf der anderen Seite.

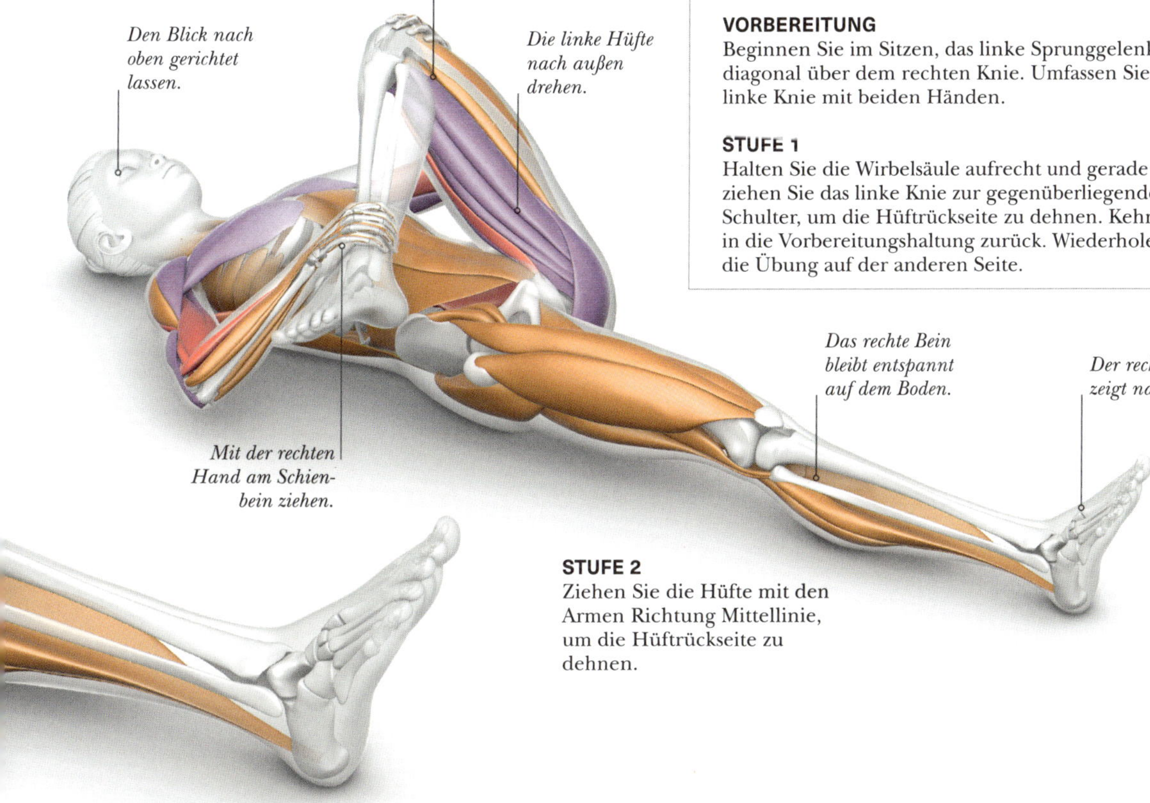

STUFE 2
Ziehen Sie die Hüfte mit den Armen Richtung Mittellinie, um die Hüftrückseite zu dehnen.

STUFE 1
Bringen Sie die linke Hüfte mit leichter Außenrotation nach oben, mit der linken Hand auf dem Knie und der rechten Hand auf dem Schienbein.

»Diese Dehnung der Gesäßmuskeln eignet sich bei eingeschränkter Außenrotation der Hüfte.«

FIGURE-4-STRETCH MIT INNENROTATION DER HÜFTE

Dies ist eine ausgezeichnete Hüftdehnung mit leichter Rotation der Lendenwirbelsäule. Die sanfte Dehnung in die Innenrotation der Hüfte bei einer weniger gebeugten Hüfte ist hilfreich, wenn der Bewegungsumfang für komfortables Beugen und angenehme Innenrotation zu eingeschränkt ist.

Die Hüftinnenrotation ist für Alltagsbewegungen wie Ein- und Aussteigen aus Fahrzeugen und Richtungswechsel beim Sport erforderlich. Eine eingeschränkte Innenrotation limitiert die Hüftfunktion.

Diese einfache Übung löst Verspannungen im unteren Rücken und dehnt die Hüfte sanft. Dehnen Sie sich kontrolliert und variieren Sie den Beugewinkel, indem Sie den linken Fuß wegschieben oder heben.

Vorsicht

Wenn Sie bei der Hüftbeugung, Innenrotation oder Adduktion Schmerzen spüren, reduzieren Sie den Bewegungsumfang der Dehnung.

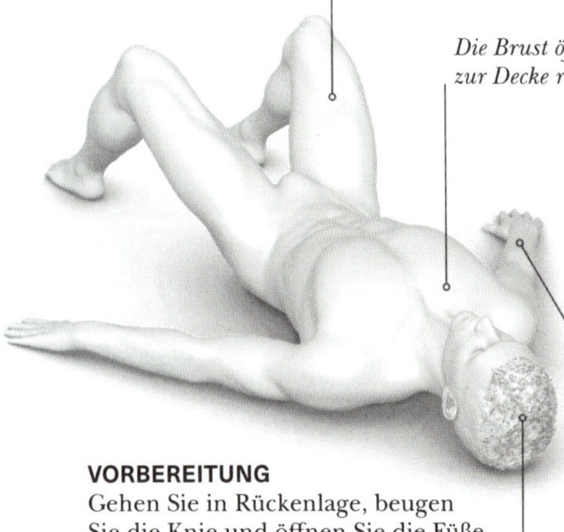

VORBEREITUNG
Gehen Sie in Rückenlage, beugen Sie die Knie und öffnen Sie die Füße etwas mehr als hüftbreit. Strecken Sie die Arme vom Körper ab.

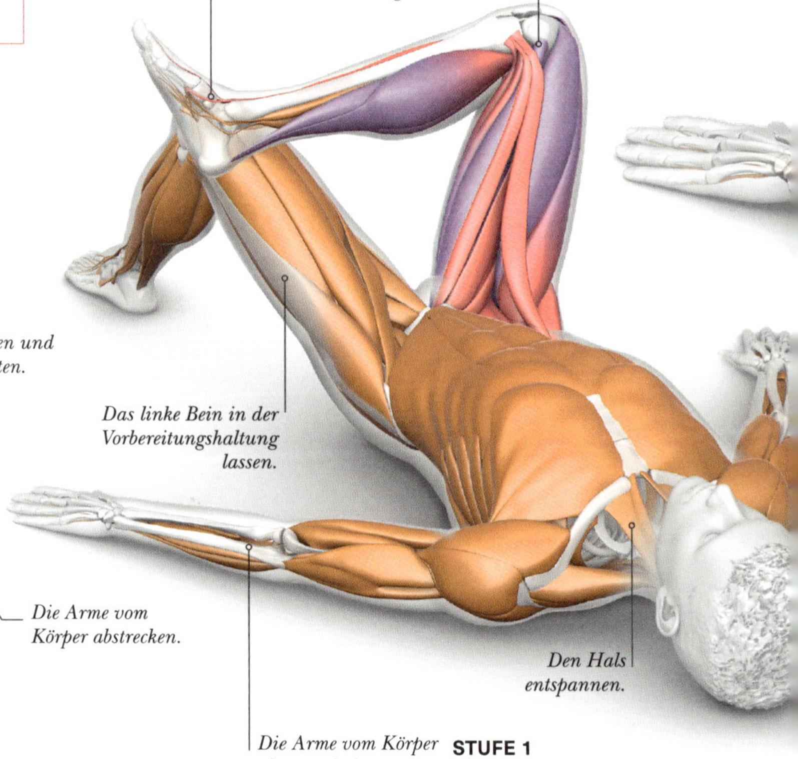

STUFE 1
Kreuzen Sie das rechte Sprunggelenk über das linke Knie.

Unterkörper

Die **hintere Oberschenkelmuskulatur** und **die Adduktoren der rechten Seite** werden aktiviert. Die linke Hüfte rotiert, die **Hüftbeuger** und **Schenkelbindenspanner** werden gedehnt. Die **linken äußeren schrägen Bauchmuskeln** verlängern sich unter Spannung, um die Rotation zu kontrollieren.

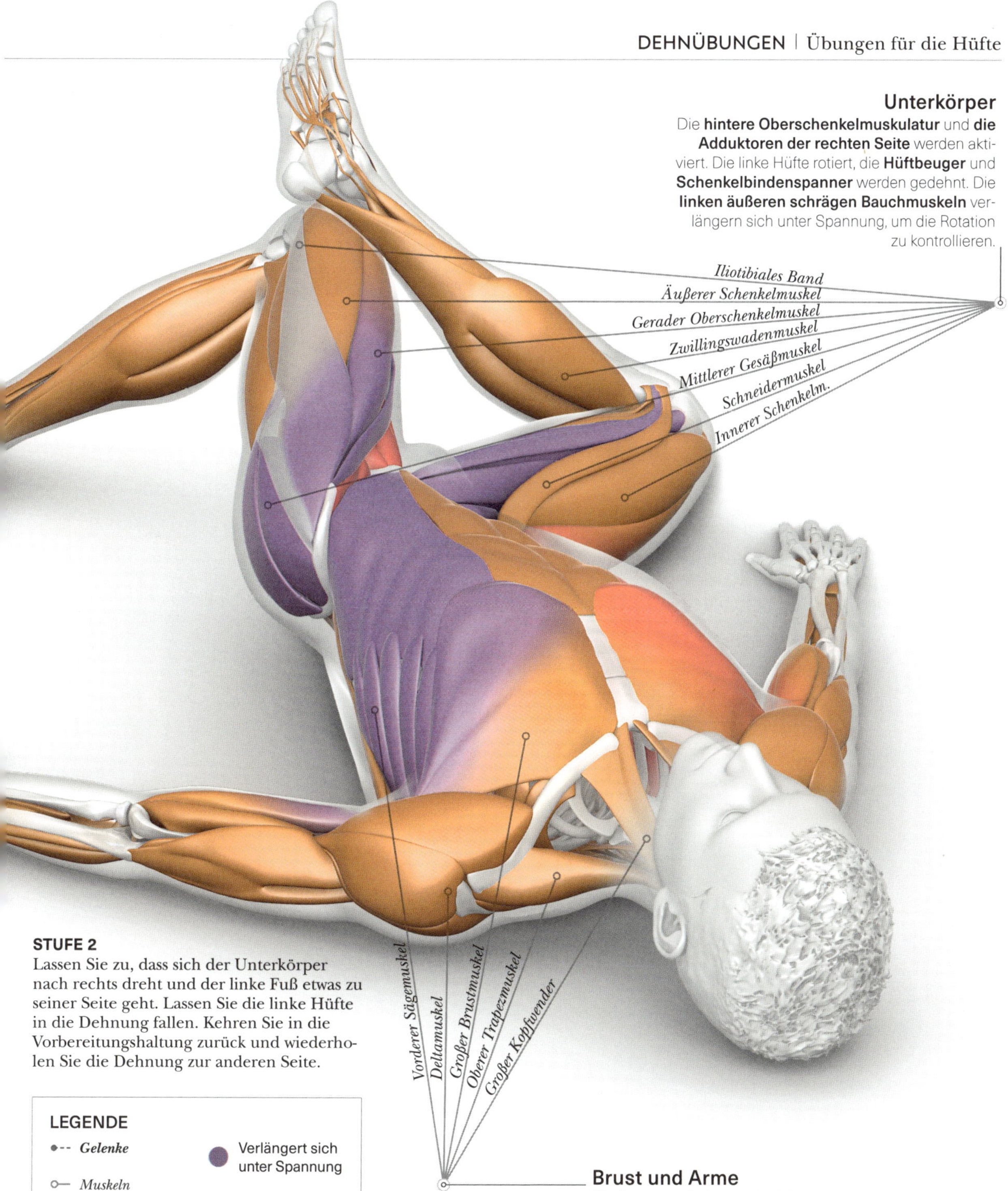

STUFE 2
Lassen Sie zu, dass sich der Unterkörper nach rechts dreht und der linke Fuß etwas zu seiner Seite geht. Lassen Sie die linke Hüfte in die Dehnung fallen. Kehren Sie in die Vorbereitungshaltung zurück und wiederholen Sie die Dehnung zur anderen Seite.

LEGENDE

- Gelenke
- Muskeln
- Verkürzt sich unter Spannung
- Verlängert sich unter Spannung
- Verlängert sich ohne Spannung
- Haltend-statisch

Brust und Arme

Die **Brustmuskeln** und der **Bizeps der linken Seite** werden gedehnt, während der Arm sich in den Boden drückt und der Rumpf sich wegdreht. Die **Streckmuskulatur der Schulter** und des **Ellbogens der rechten Seite** kontrollieren die Rotation.

HÜFTBEUGER DEHNEN KNIEND

Dies ist eine hervorragende Dehnung der Hüftvorderseite einschließlich Quadrizeps und Hüftbeuger. Der halbe Kniestand mit gebeugten Beinen erleichtert die Dehnung durch kürzere Hebel.

Diese Dehnung löst Verspannungen, die entstehen, wenn die Hüfte übermäßig in die Streckung geschoben wird. Mithilfe der Atmung und der Kontraktion der Gesäßmuskulatur werden die Hüftbeuger wechselseitig gedehnt. Bei Bewegungseinschränkungen oder einer Labrumläsion – einer Verletzung des Gewebes, das Oberschenkelkopf und Hüftpfanne zusammenhält – empfiehlt es sich, die Dehnung ohne große Veränderung der Gelenkposition zu erreichen.

LEGENDE

- ***Gelenke***
- *Muskeln*
- Verkürzt sich unter Spannung
- Verlängert sich unter Spannung
- Verlängert sich ohne Spannung
- Haltend-statisch

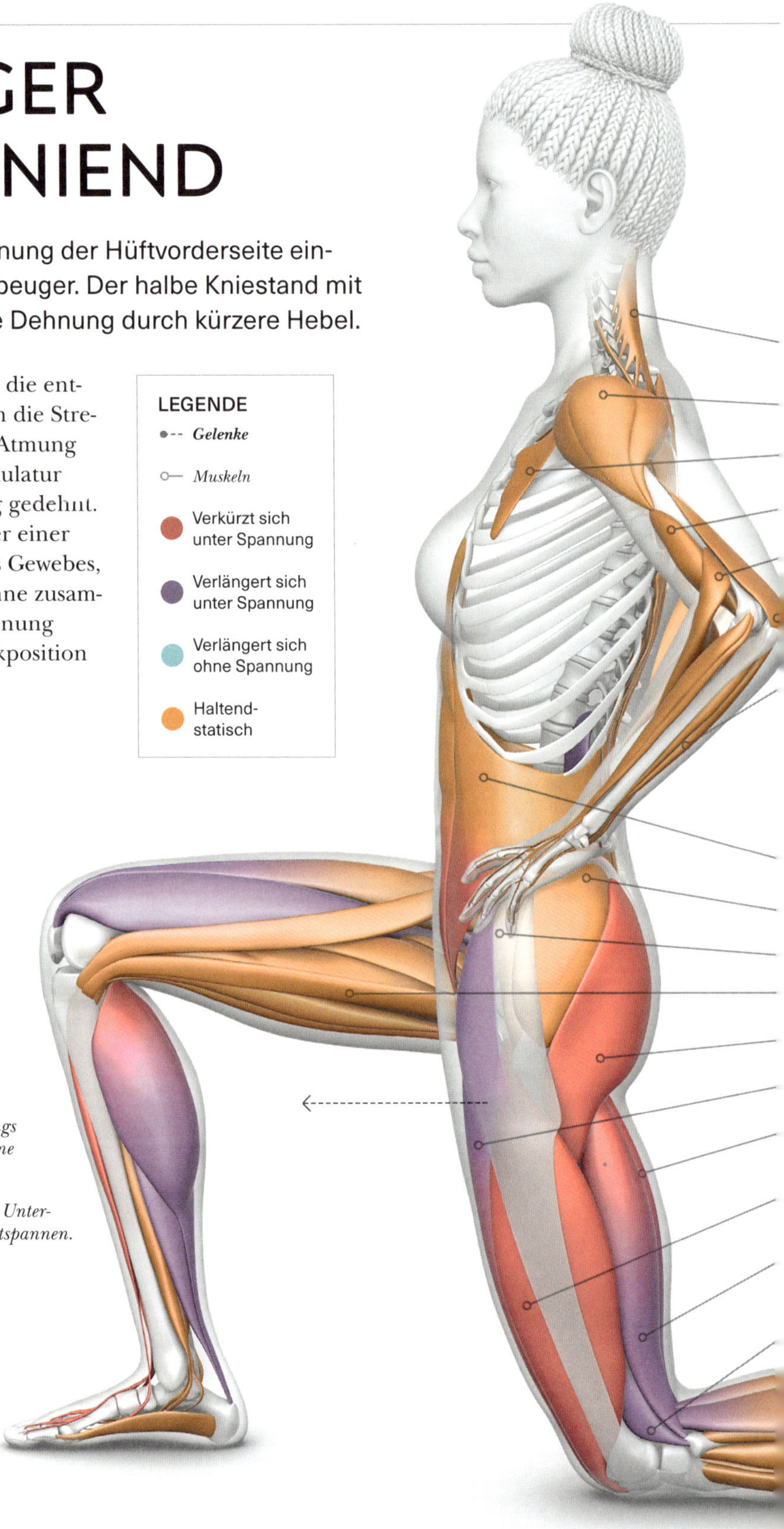

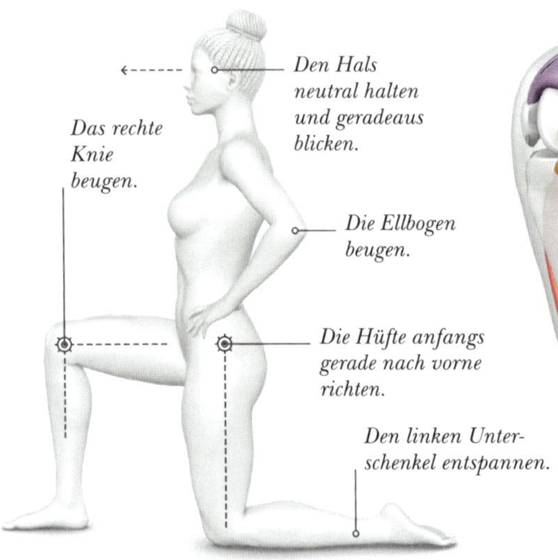

VORBEREITUNG
Beginnen Sie im halben Kniestand. Das linke Knie liegt auf dem Boden, das rechte Knie ist vor dem Körper, der rechte Fuß ist flach aufgestellt. Die Wirbelsäule ist neutral, der Blick geht nach vorne.

Oberkörper

Der **Bizeps** ist leicht aktiv, um die Hände auf den Hüften zu halten. Die **Rückenstrecker** und die **schrägen Bauchmuskeln** stabilisieren gemeinsam mit den **Bauchmuskeln** den Rumpf.

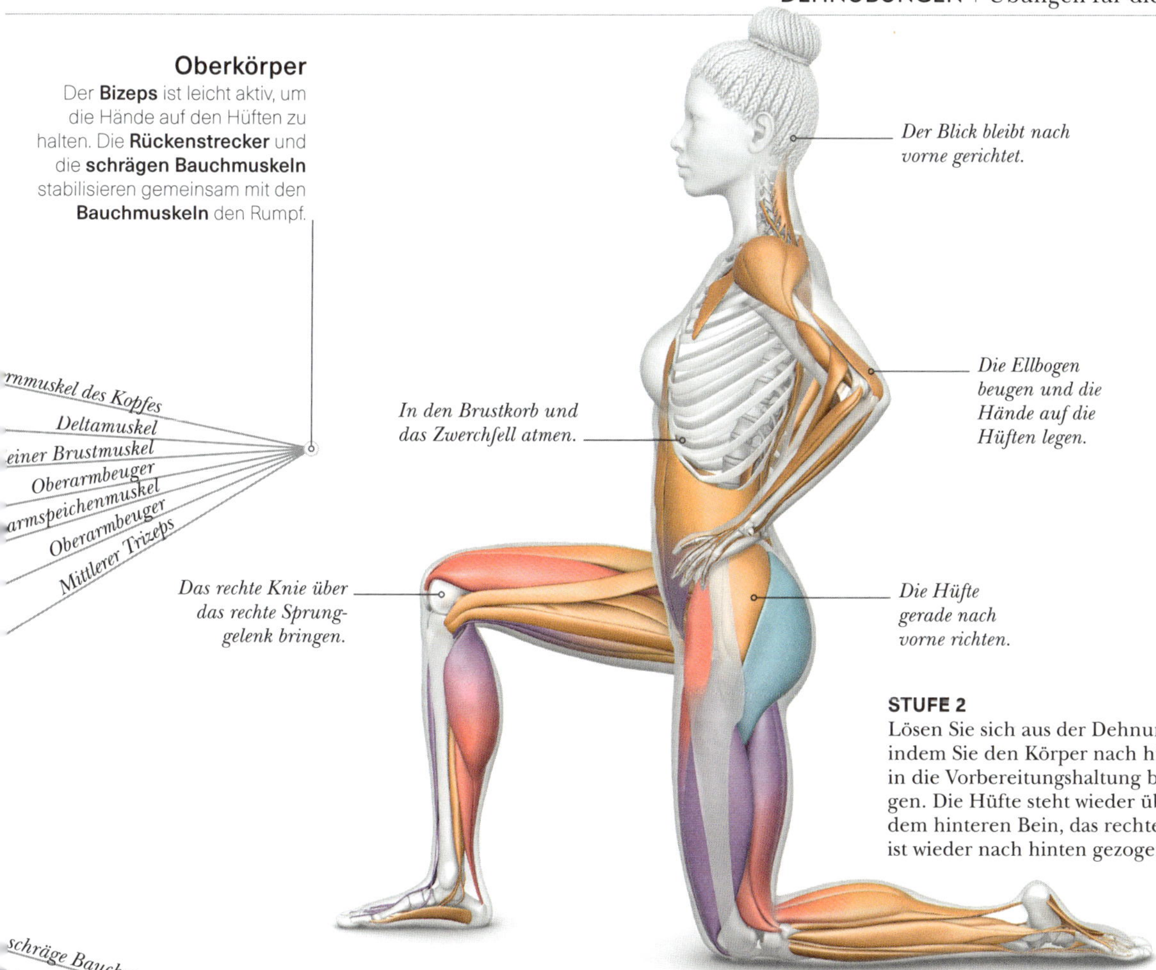

STUFE 2
Lösen Sie sich aus der Dehnung, indem Sie den Körper nach hinten in die Vorbereitungshaltung bringen. Die Hüfte steht wieder über dem hinteren Bein, das rechte Knie ist wieder nach hinten gezogen.

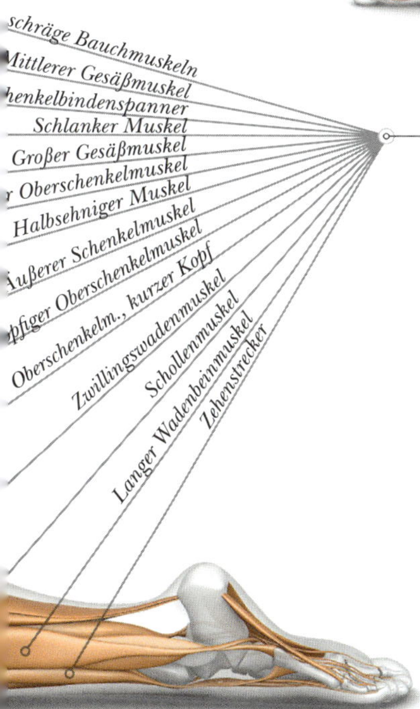

Bauchmuskeln und Beine

Die **Bauchmuskeln** kontrahieren, um das Becken nach hinten zu kippen, und die **Gesäßmuskeln** aktivieren sich. Der **linke Quadrizeps** und der **Lendenmuskel** werden verkürzt, während die Hüfte gestreckt wird. Die **hintere Oberschenkelmuskulatur** und der **Zwillingswadenmuskel** bleiben entspannt. Der **gerade Oberschenkelmuskel** wird an der Hüfte verlängert.

Vorsicht

Verändern Sie bei Beschwerden oder Schmerzen in Hüfte, Rücken oder Knien Ihre Position. Die Dehnung sollte auf der Vorderseite der Hüfte als angenehme Bewegung empfunden werden. Bleiben Sie die ganze Übung hindurch im schmerzfreien Bewegungsbereich.

STUFE 1
Mit den Händen auf den Hüften und der gerade nach vorne gerichteten Hüfte kippen Sie Ihr Steißbein leicht, pressen die linken Gesäßmuskeln zusammen und verlagern Ihr Gewicht auf das vordere Bein für die Dehnung.

» VARIANTEN

Die Beweglichkeit der Hüftbeuger beeinflusst die Hüftstreckung. Stehende Alternativen der Dehnung der Hüftbeuger im Knien machen fit für Aktivitäten wie Treppensteigen.

LEGENDE

Primärer Zielmuskel | Sekundärer Zielmuskel

HÜFTBEUGER DEHNEN IM STEHEN

Diese Dehnung ist eine gute Alternative für alle, denen die kniende Version dieser Übung schwerfällt (siehe S. 134). Über die Beckenposition und mithilfe der Gesäßmuskeln werden die Hüftbeuger gedehnt, sodass Muskelverspannungen gelöst werden und die Beweglichkeit sich verbessert.

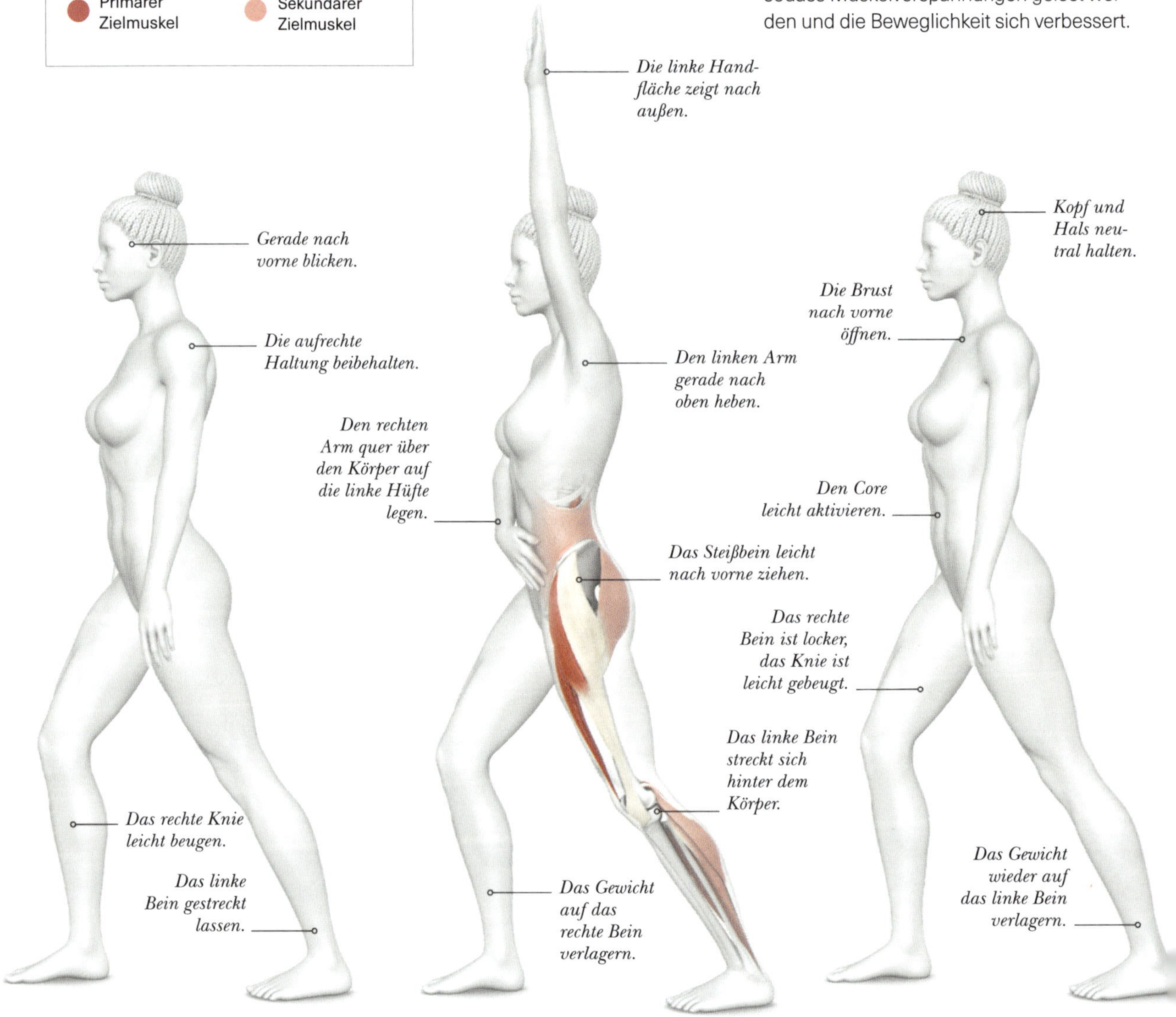

VORBEREITUNG
Beginnen Sie in Schrittstellung. Das rechte Bein steht etwas vor dem linken und ist leicht gebeugt. Das linke Bein bleibt hinten und gestreckt.

STUFE 1
Ziehen Sie das Steißbein leicht nach vorne, verlagern Sie Ihr Gewicht auf das vordere Bein und strecken Sie den linken Arm hoch. Den rechten Arm legen Sie quer vor die Hüfte.

STUFE 2
Senken Sie den linken Arm, bringen Sie den rechten Arm wieder an die Seite und Ihr Gewicht wieder nach hinten.

HÜFTBEUGER MITHILFE EINES STUHLS DEHNEN

Diese Variante ist bei eingeschränktem Bewegungsumfang in der Hüftstreckung zu empfehlen. Durch den Einsatz eines Stuhls wird eine Hüfte gebeugt und der andere Hüftbeuger intensiv gedehnt.

Vorsicht

Strukturelle Varianten oder Veränderungen tief in der Hüfte können den Bewegungsumfang des Hüftgelenks beeinträchtigen. Verringern Sie bei Beschwerden in diesem Bereich die Dehnung des Standbeins.

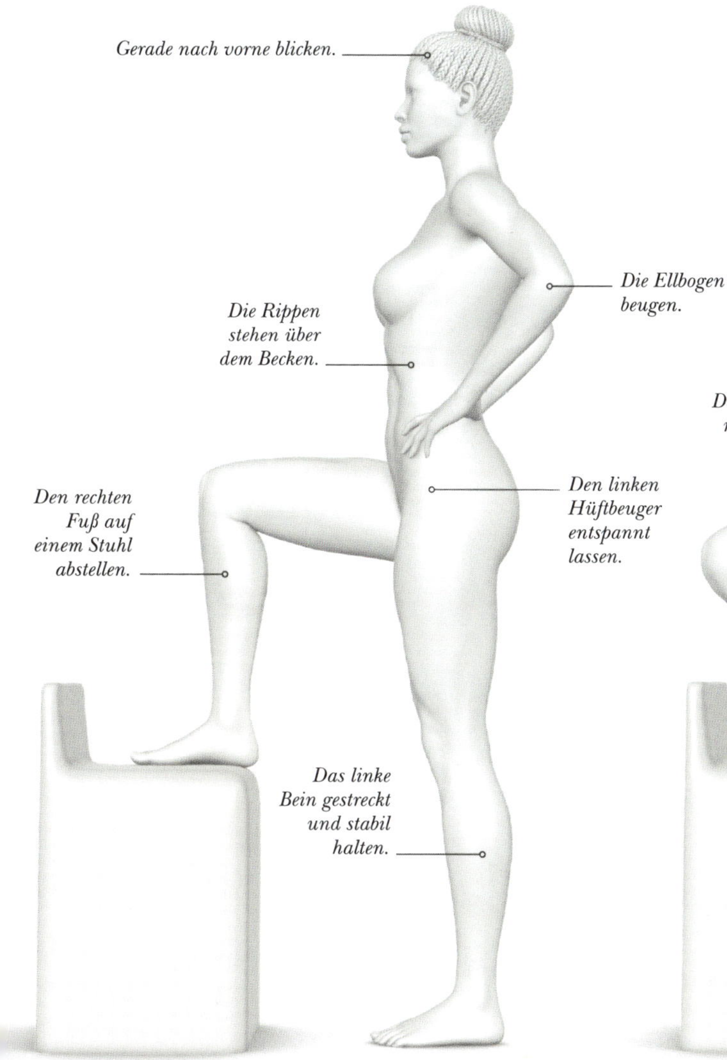

VORBEREITUNG

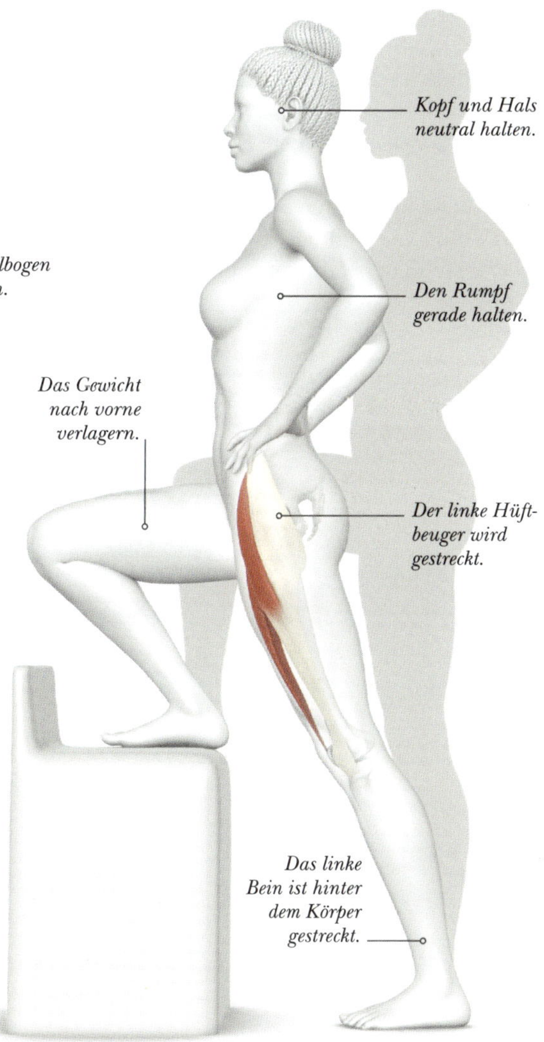

STUFE 1

VORBEREITUNG
Bringen Sie die Beine in Schrittstellung und stellen Sie den vorderen Fuß erhöht auf einem Stuhl oder einer Bank ab.

STUFE 1
Drücken Sie die hintere Ferse in den Boden, um das Bein vollständig zu strecken, und neigen Sie den Körper leicht nach vorne, bis Sie die Dehnung im linken Hüftbeuger spüren.

STUFE 2
Verlagern Sie Ihr Körpergewicht wieder nach hinten, um die Dehnung zu lösen.

TAUBE

Die Hüftrotatoren können auf unterschiedliche Weise gedehnt werden. Bei der Taube wird die Intensität der Dehnung durch das Gewicht bestimmt, das man verlagert.

Nicht selten ist der hier gedehnte Bereich infolge zahlreicher Unterkörperübungen und Rotationsbewegungen angespannt. Passen Sie beim Dehnen den Winkel der Zielhüfte an und gehen Sie sanft tiefer in die Haltung. Sie sollten die Dehnung auf der Rückseite der Hüfte und im Gesäß spüren.

LEGENDE

- *Gelenke*
- *Muskeln*
- Verkürzt sich unter Spannung
- Verlängert sich unter Spannung
- Verlängert sich ohne Spannung
- Haltend-statisch

VORBEREITUNG
Beginnen Sie im Vierfüßlerstand, die Ellbogen gestreckt, die Hände unter den Schultern und die Knie unter den Hüften aufgestellt.

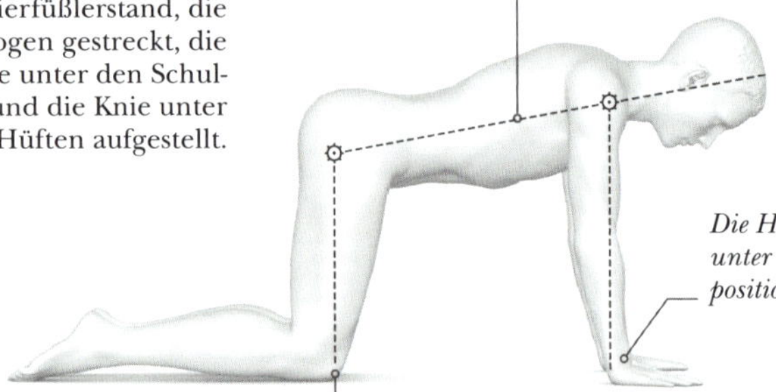

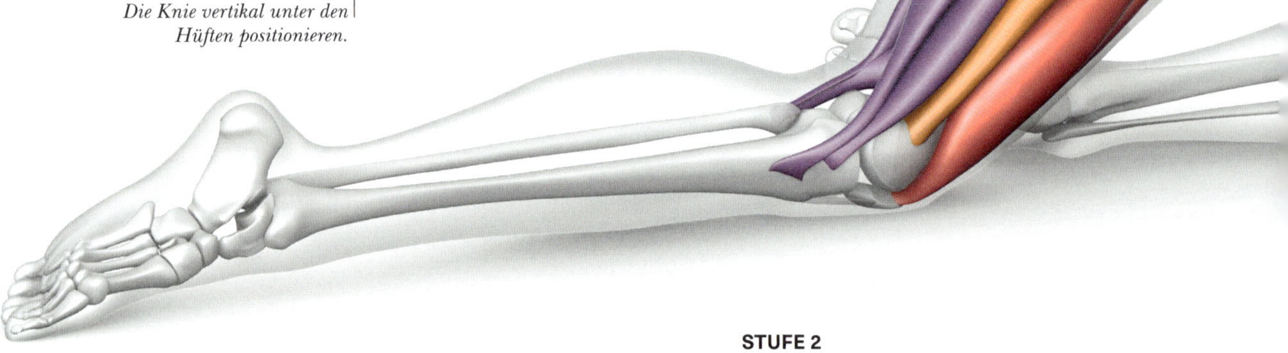

STUFE 2
Senken Sie sich auf die Unterarme ab, um sich in der gewünschte Tiefe zu dehnen. Verändern Sie die Dehnung, indem Sie das Knie höher oder tiefer schieben, um den Winkel der Hüftbeugung zu verändern. Strecken Sie zum Schluss die Arme und bringen Sie die Beine wieder nebeneinander, um die Dehnung zur anderen Seite zu wiederholen.

STUFE 1
Kreuzen Sie das rechte Bein vor dem linken, sodass das rechte Knie mit der linken Schulter eine Linie bildet. Die rechte Hüfte kann sich dabei leicht nach außen drehen.

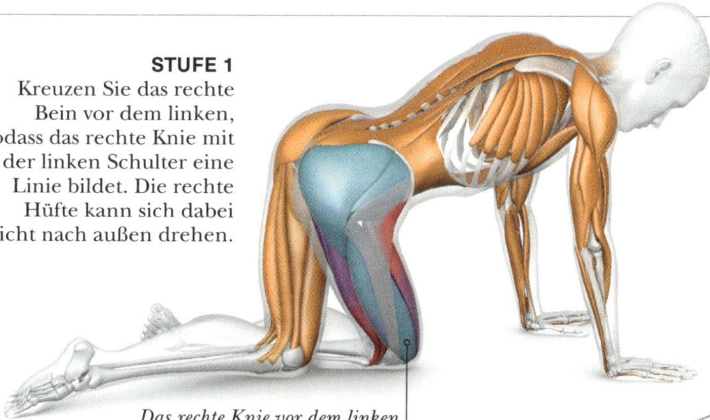

Das rechte Knie vor dem linken kreuzen und in eine Linie mit der gegenüberliegenden Schulter bringen.

Oberkörper

Der **Trizeps** und die **Brustmuskeln** sind aktiv, um den Oberkörper zu stützen. Die **Bauchmuskeln** und die **Rückenstrecker** kontrollieren den Rumpf und das Becken.

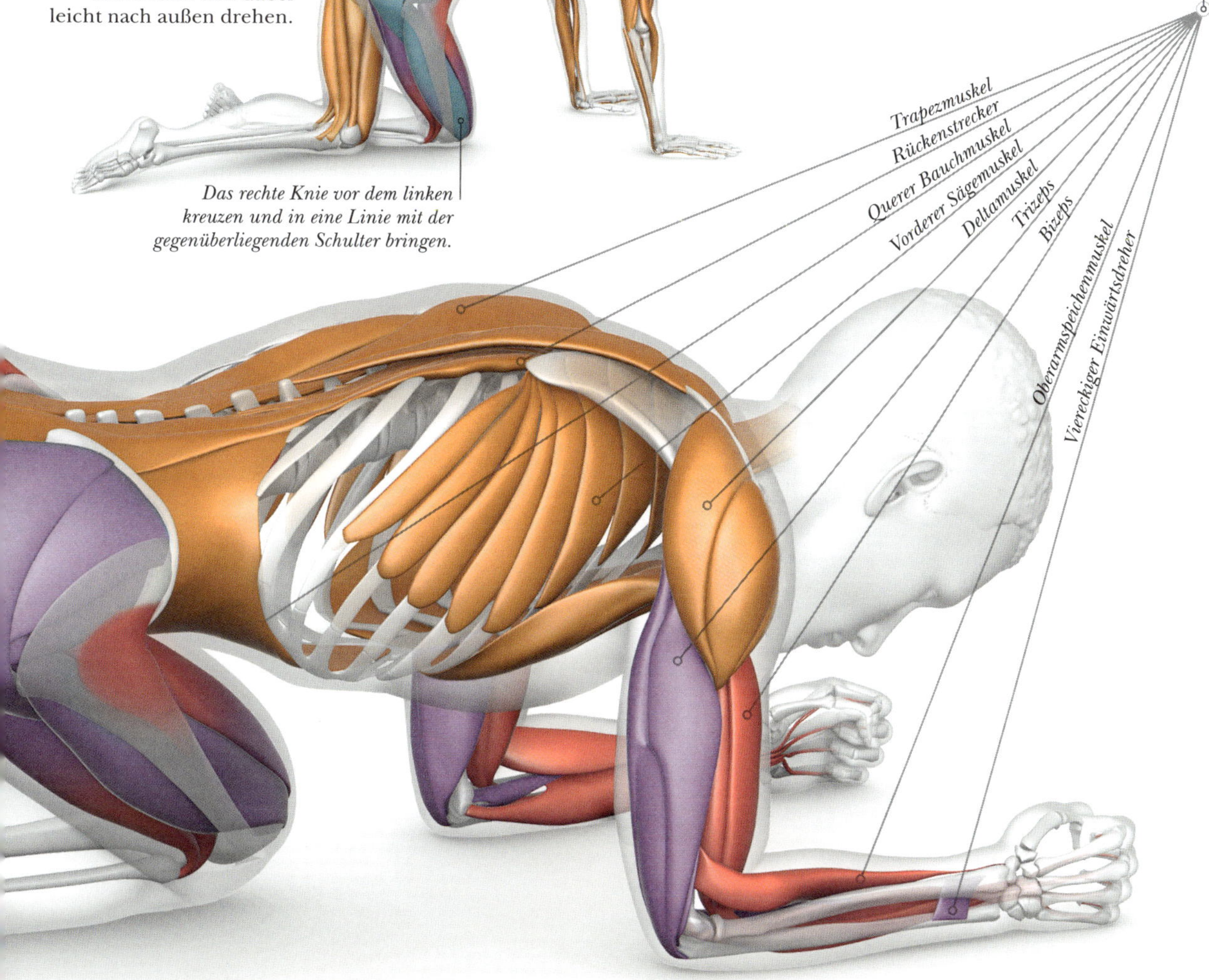

VARIANTE: IM SITZEN

Über das rechte Knie vorbeugen.

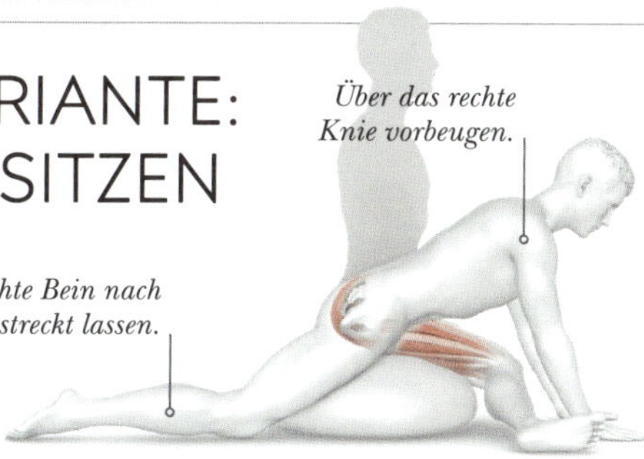

Das rechte Bein nach hinten gestreckt lassen.

VORBEREITUNG
Setzen Sie sich auf einen Klotz oder ein Kissen, das rechte Bein nach hinten gestreckt, das linke Bein nach außen rotiert. Stellen Sie Ihre Fingerspitzen neben das gebeugte, nach vorn zeigende Bein leicht auf den Boden(bzw. flach auf Ihr Kissen), um sich auszubalancieren, oder legen Sie sich Yogaklötze unter die Hände.

STUFE 1
Schieben Sie die Hände auf dem Boden vorwärts und beugen Sie sich über die linke Hüfte in die vollständige Dehnung.

STUFE 2
Richten Sie den Rumpf wieder auf und lassen Sie die Hände wie in der Vorbereitung beiderseits des Körpers ruhen.

BESTE DEHNÜBUNG DER WELT

Diese dynamische, aktive Dehnung hält, was sie verspricht – sie dehnt Hüften, Sprunggelenke und Brustwirbelsäule. Sie ist bei vielen Sportlern und aktiven Menschen beliebt, da sie den Körper durch Bewegung streckt und kräftigt.

Diese dreiteilige Dehnung zielt in einer einzigen Sequenz auf mehrere Bereiche. Der Ausfallschritt nach vorne trainiert die Hüftbeweglichkeit, das Absetzen des Ellbogens und die Rotation fördern die Beweglichkeit des Brustkorbs. Die Übung erfordert Koordination und Körperbeherrschung und eignet sich als dynamisches Aufwärmtraining für jede Sportart: Gewichtheben, Laufen und insbesondere für Fußball, Baseball oder Volleyball – wo man sich in allen Bewegungsebenen bewegt.

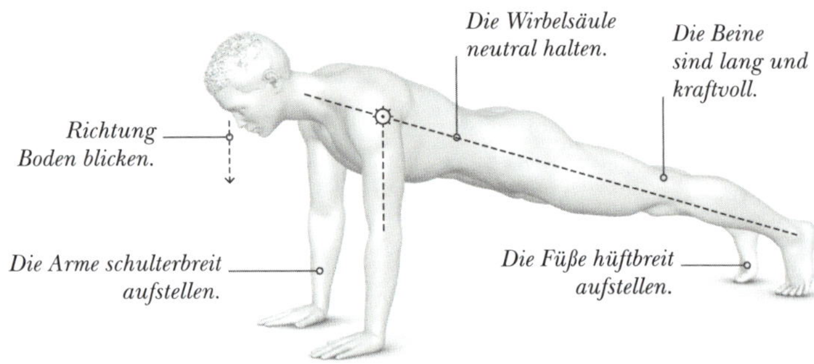

VORBEREITUNG

Beginnen Sie im hohen Liegestütz, indem Sie sich auf Hände und Zehen stützen, die Wirbelsäule neutral halten und die Hände etwa schulterbreit aufstellen.

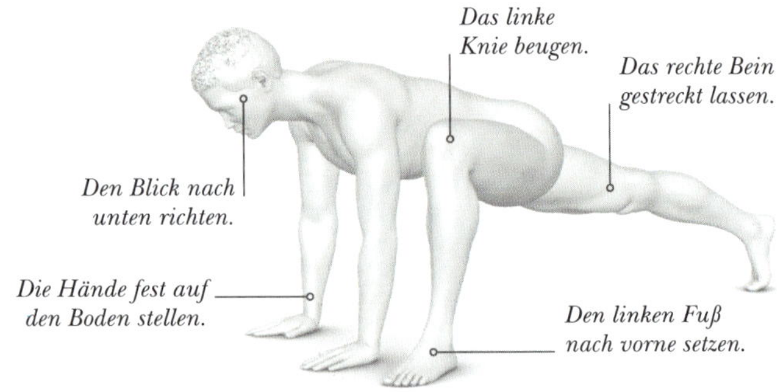

STUFE 1

Setzen Sie den linken Fuß nach vorne neben die linke Hand in den Ausfallschritt, sodass er außen neben der linken Hand steht.

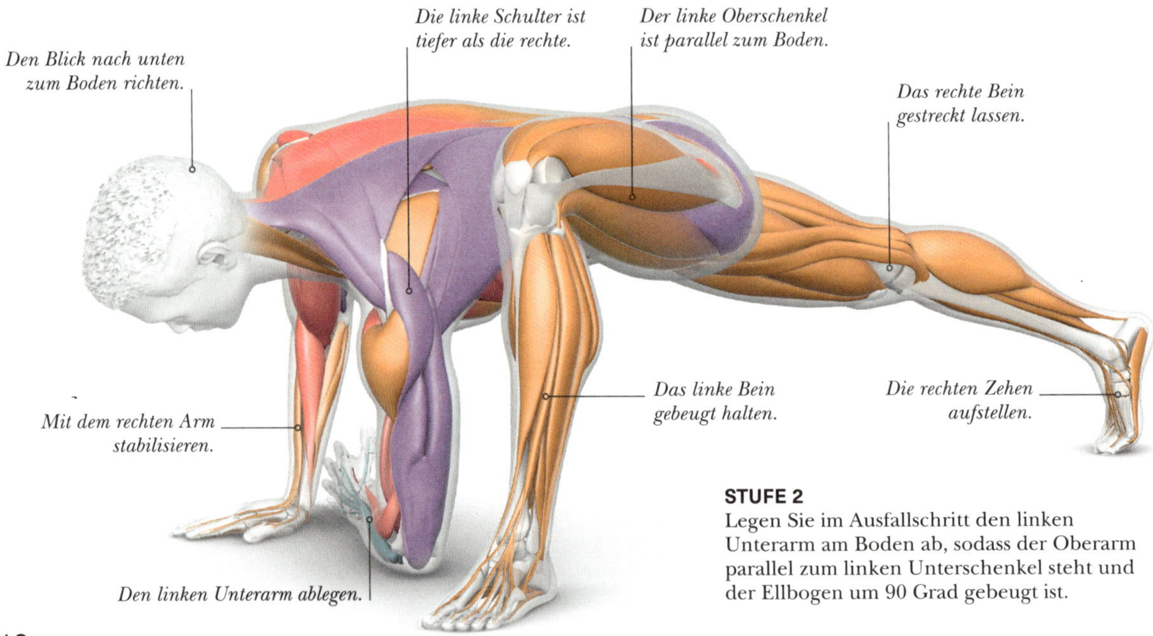

STUFE 2

Legen Sie im Ausfallschritt den linken Unterarm am Boden ab, sodass der Oberarm parallel zum linken Unterschenkel steht und der Ellbogen um 90 Grad gebeugt ist.

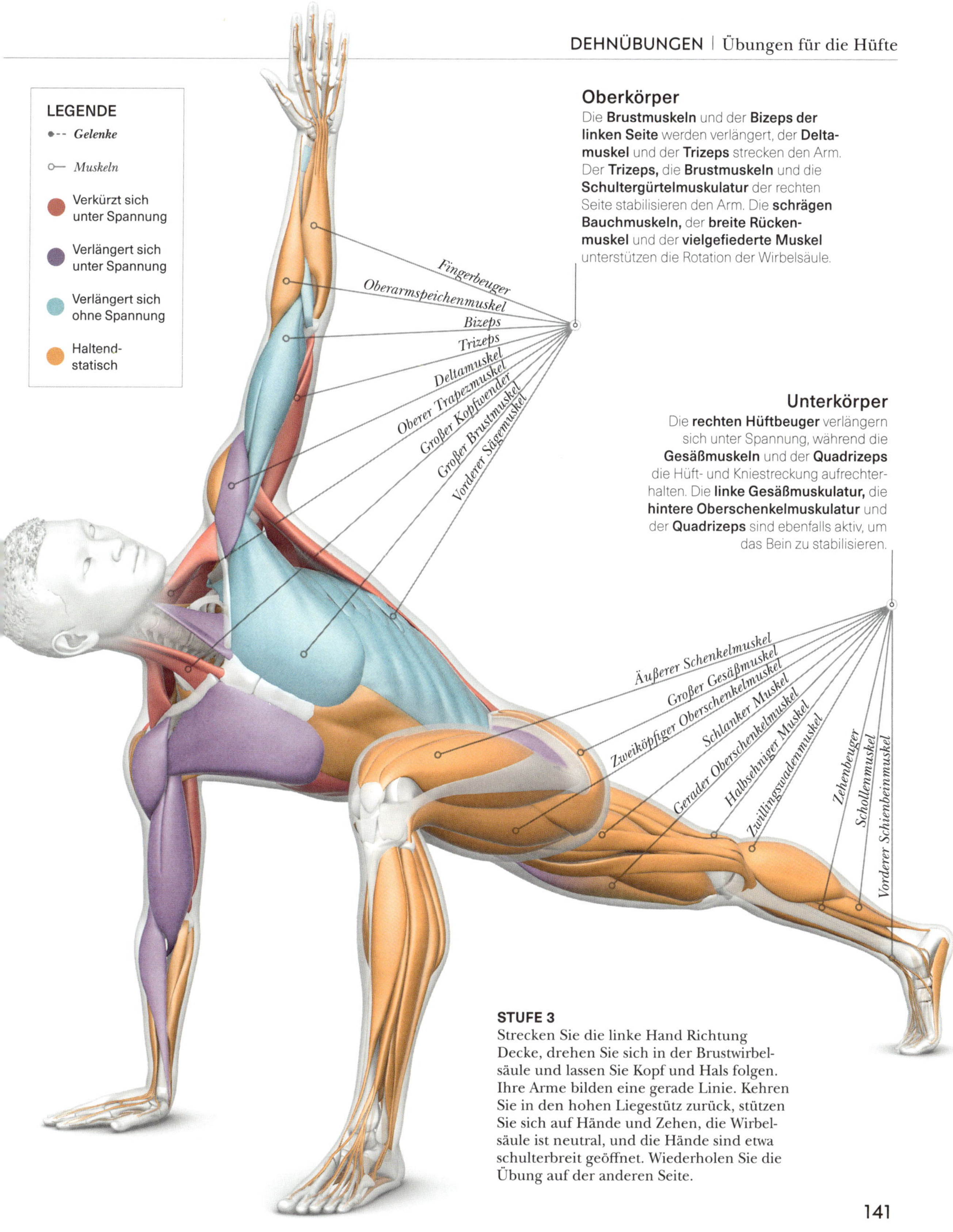

Oberkörper

Die **Brustmuskeln** und der **Bizeps der linken Seite** werden verlängert, der **Deltamuskel** und der **Trizeps** strecken den Arm. Der **Trizeps,** die **Brustmuskeln** und die **Schultergürtelmuskulatur** der rechten Seite stabilisieren den Arm. Die **schrägen Bauchmuskeln,** der **breite Rückenmuskel** und der **vielgefiederte Muskel** unterstützen die Rotation der Wirbelsäule.

Unterkörper

Die **rechten Hüftbeuger** verlängern sich unter Spannung, während die **Gesäßmuskeln** und der **Quadrizeps** die Hüft- und Kniestreckung aufrechterhalten. Die **linke Gesäßmuskulatur,** die **hintere Oberschenkelmuskulatur** und der **Quadrizeps** sind ebenfalls aktiv, um das Bein zu stabilisieren.

STUFE 3

Strecken Sie die linke Hand Richtung Decke, drehen Sie sich in der Brustwirbelsäule und lassen Sie Kopf und Hals folgen. Ihre Arme bilden eine gerade Linie. Kehren Sie in den hohen Liegestütz zurück, stützen Sie sich auf Hände und Zehen, die Wirbelsäule ist neutral, und die Hände sind etwa schulterbreit geöffnet. Wiederholen Sie die Übung auf der anderen Seite.

VORBEUGE IM SITZEN

Das Ziel dieser Übung ist eine komplett flache Haltung, die zu erreichen etwas Übung erfordert. Hüften, Oberschenkelrückseiten, unterer Rücken und Adduktoren (Innenseiten der Oberschenkel) werden aktiv gedehnt.

Diese Dehnung, bei der der Rumpf nach vorne gebeugt wird, wird auf dem Boden ausgeführt und ist Teil einer Dehnroutine für den Unterkörper. Besonders Tänzer profitieren von dieser Übung. Stützen Sie sich auf die Hände, während Sie so tief in die Dehnung gehen, wie es für Sie angenehm ist, und öffnen Sie die Beine so weit, wie es machbar ist. Mit der Zeit und etwas Übung können Sie die Dehnung vertiefen. Probieren Sie die sitzende Variante, wenn die Dehnung auf dem Boden Ihnen schwerfällt.

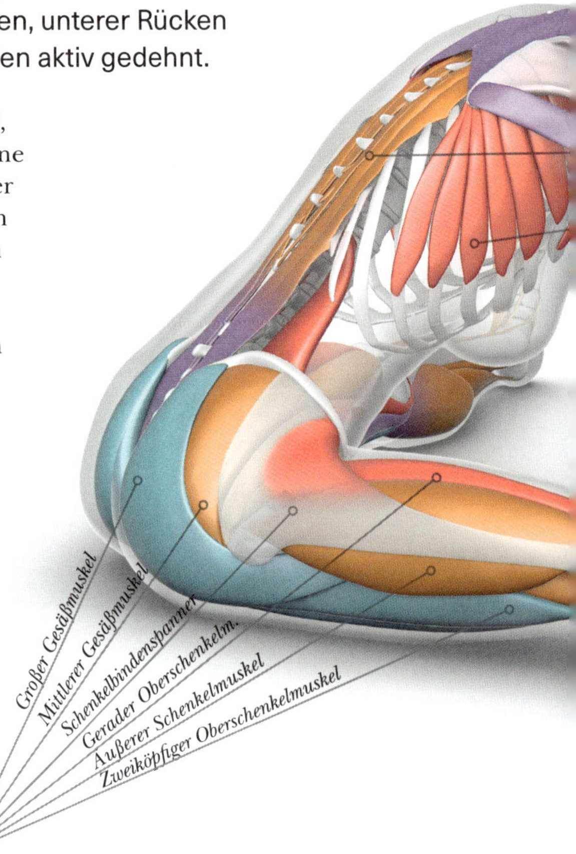

»Die Adduktorengruppe erstreckt sich über den medialen Teil des Oberschenkels und zieht in erster Linie das Bein heran, unterstützt aber auch andere Bewegungen.«

Unterkörper und Becken

Die **Hüftbeuger** kontrahieren, um den Rumpf zu senken. Die **Adduktoren,** der **halbsehnige Muskel,** der **halbmembranöse Muskel,** der **zweiköpfige Oberschenkelmuskel** und die **Waden** werden verlängert, während die Hüften sich beugen und mit der Kniestreckung und der Dorsalflexion des Sprunggelenks abgespreizt werden.

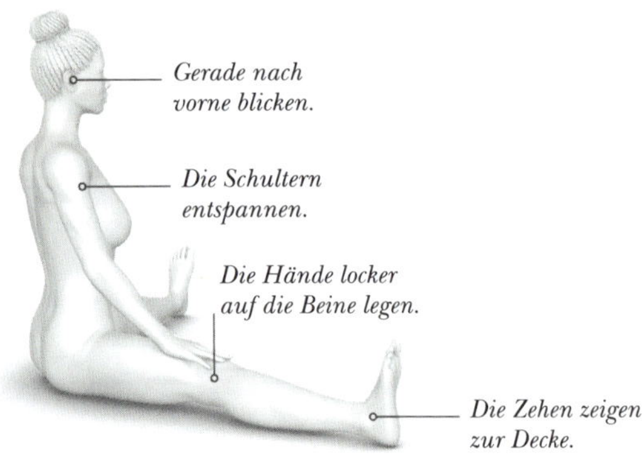

VORBEREITUNG
Setzen Sie sich auf den Boden, öffnen Sie die Beine in ein »V« und legen Sie die Hände locker auf den Beinen ab.

Vorsicht

Diese Bewegung sollte für die Innenseite der Oberschenkel angenehm sein. Intensivieren Sie diese Dehnung sanft und modifizieren Sie sie bei Beschwerden.

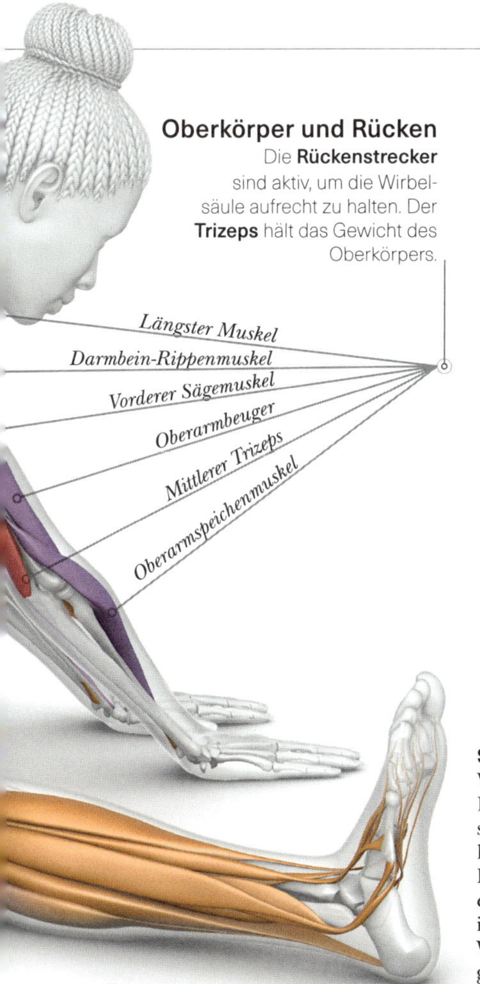

LEGENDE
- *Gelenke*
- *Muskeln*
- Verkürzt sich unter Spannung
- Verlängert sich unter Spannung
- Verlängert sich ohne Spannung
- Haltend-statisch

STUFE 1
Wandern Sie mit den Händen nach vorne und senken Sie Ihren Oberkörper langsam so weit Richtung Boden ab, wie es Ihnen bequem möglich ist. Halten Sie dabei die Wirbelsäule möglichst gerade.

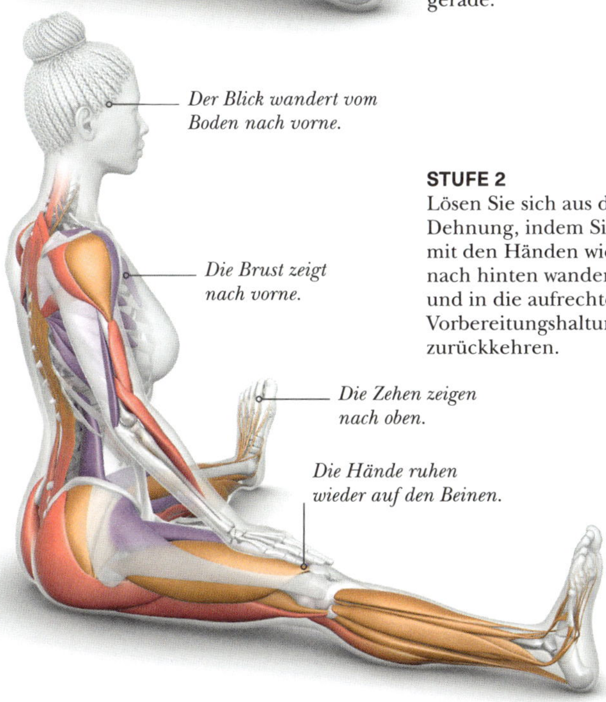

STUFE 2
Lösen Sie sich aus der Dehnung, indem Sie mit den Händen wieder nach hinten wandern und in die aufrechte Vorbereitungshaltung zurückkehren.

VARIANTE: AUF DER BANK

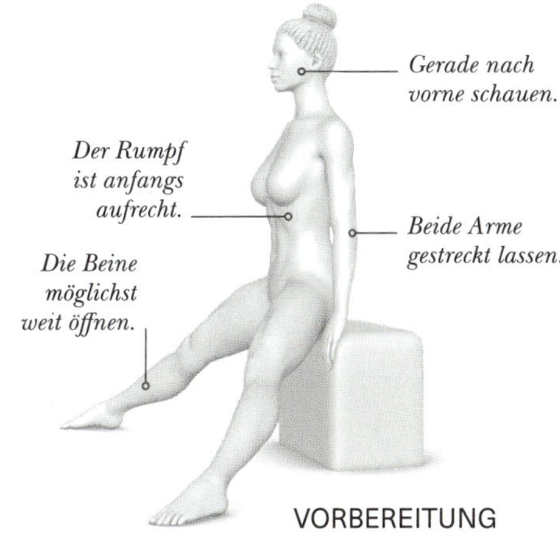

VORBEREITUNG

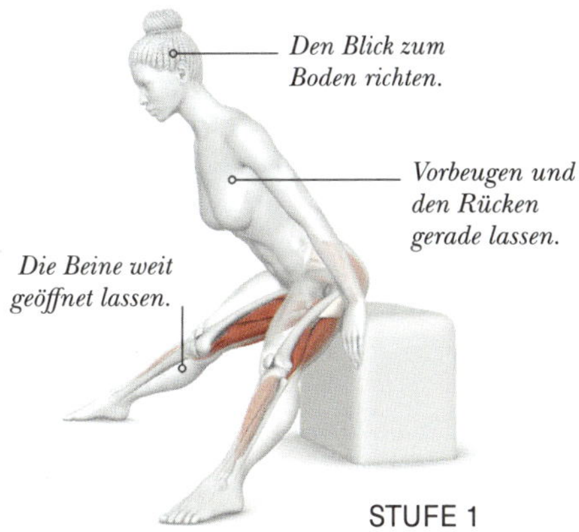

STUFE 1

VORBEREITUNG
Setzen Sie sich auf eine Bank und öffnen Sie die Beine möglichst weit in ein angenehmes »V«. Die Füße sind locker, die Hände halten die Bank.

STUFE 1
Beugen Sie sich mit geradem Rücken aus der Hüfte vor, um die Oberschenkelrückseiten und die Adduktoren zu dehnen.

STUFE 2
Kehren Sie mit geradem Rücken in die Vorbereitungshaltung zurück.

HAPPY BABY

In dieser Haltung, in der Sie auf dem Rücken liegen und Ihre Füße halten, erinnern Sie an ein zufriedenes Baby. Die sanfte Öffnung dehnt Hüften und Sprunggelenke, entspannt den Beckenboden und verringert Verspannungen im unteren Rücken und in den Hüften.

Indem Sie die Knie an die Brust ziehen, die Hüften öffnen und konzentriert in die Rippen und das Zwerchfell atmen, entspannt sich der Beckenboden. Wenn Sie Mühe haben, die Füße zu fassen, halten Sie stattdessen die Sprunggelenke oder die Schienbeine. Das sanfte Schaukeln von einer Seite zur anderen ist optional, kann aber zusätzlich entspannen.

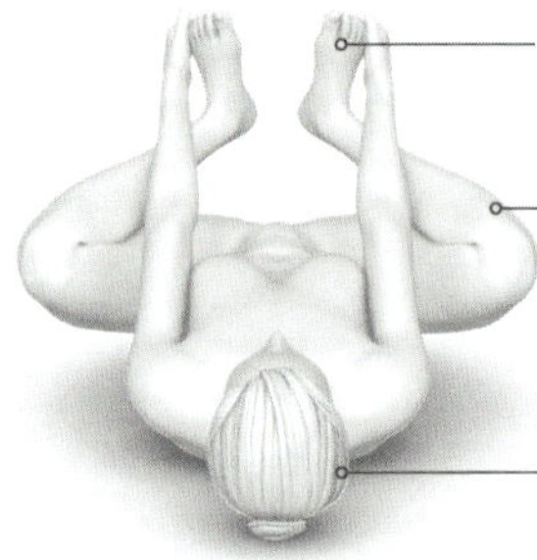

VORBEREITUNG
Legen Sie sich auf den Rücken. Ziehen Sie die Knie an die Brust und umfassen Sie die Füße von außen.

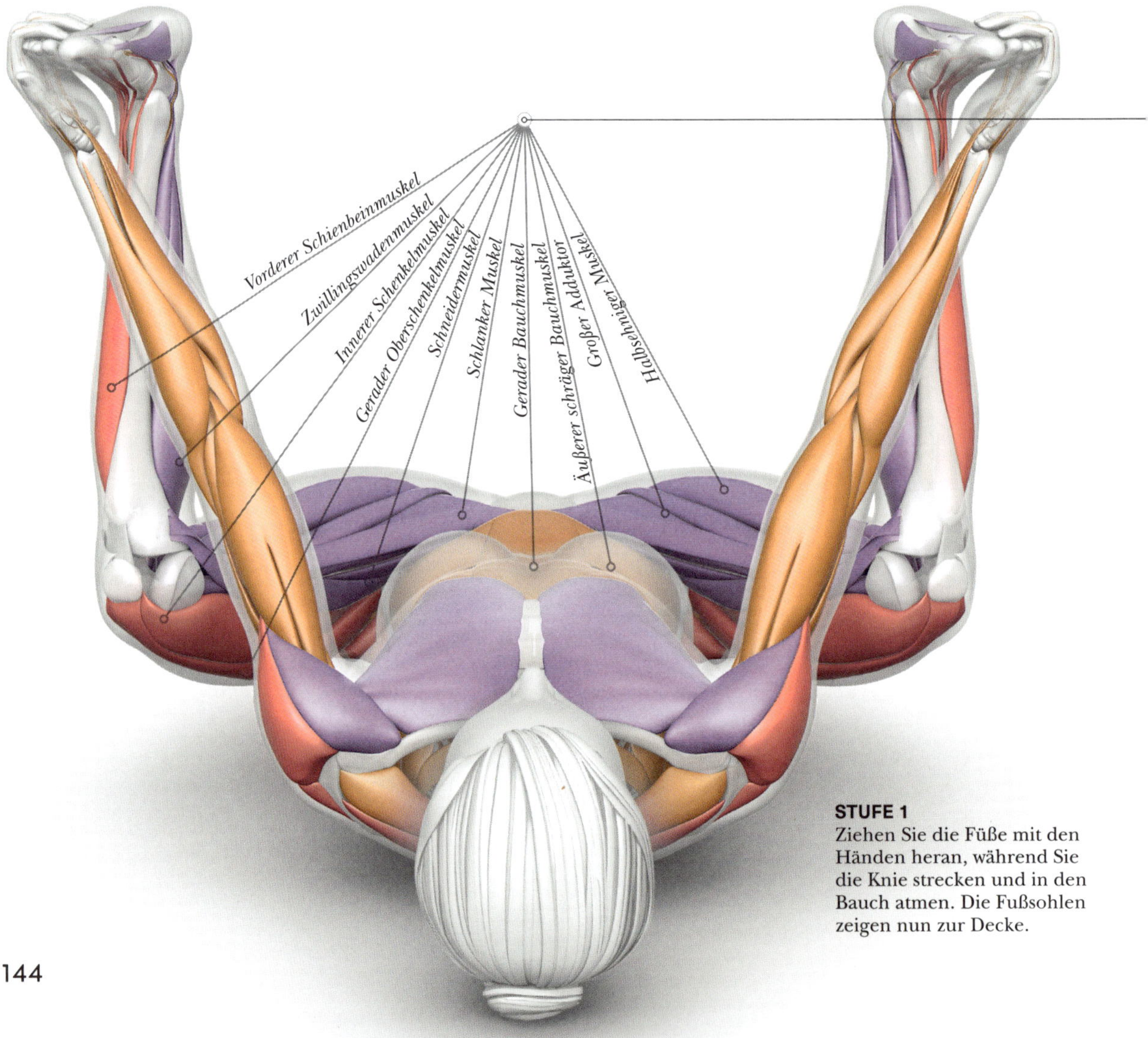

STUFE 1
Ziehen Sie die Füße mit den Händen heran, während Sie die Knie strecken und in den Bauch atmen. Die Fußsohlen zeigen nun zur Decke.

VARIANTE: EINBEINIG

VORBEREITUNG
Legen Sie sich flach auf den Boden. Umfassen Sie den linken Fuß von außen mit der linken Hand und bringen Sie das linke Knie zur Brust. Das rechte Bein bleibt gestreckt und entspannt.

STUFE 1
Beugen Sie den linken Fuß in die linke Hand, während Sie das Knie strecken und in den Bauch atmen. Das rechte Bein bleibt nach vorne gestreckt.

STUFE 2
Schaukeln Sie sanft von Seite zu Seite, während Sie die Dehnung im linken Bein beibehalten. Kontrollieren Sie die Bewegung mit dem abgelegten Bein.

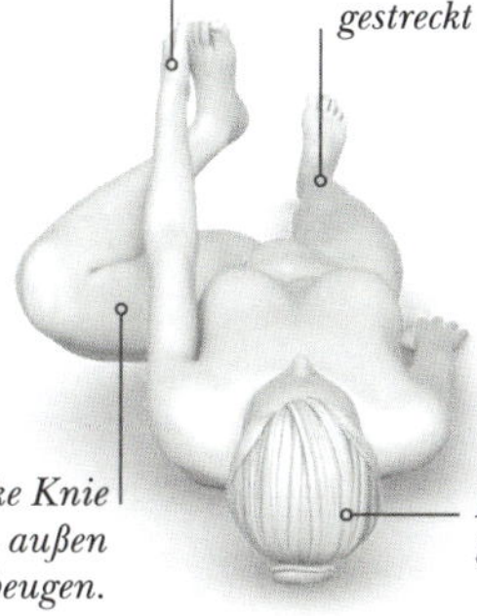

VORBEREITUNG

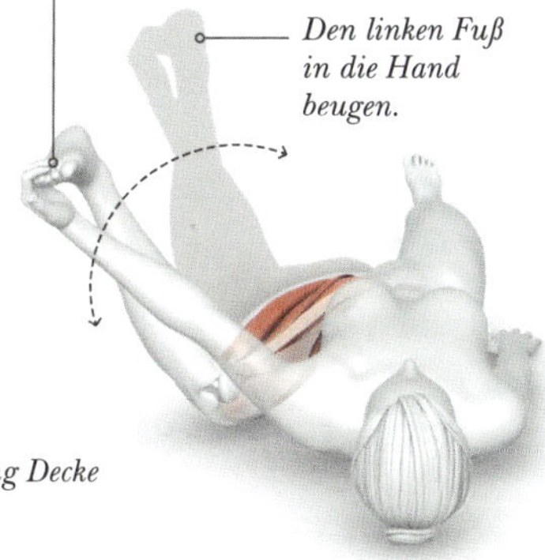

STUFE 1 / 2

Becken und Beine

Die Brust ist nach vorne gerichtet, während die Hände die Beine in eine Dehnung ziehen. Die **Hüftadduktoren, die hintere Oberschenkelmuskulatur** und **die Waden** werden in dieser Position gedehnt. Die **Sprunggelenke** sind dorsal gebeugt, und die **Hüften** werden gebeugt und abgespreizt.

Vorsicht

Seien Sie bei Hüft- oder Kniebeschwerden in der Happy-Baby-Position vorsichtig. Diese Dehnung wird auch nach dem ersten Schwangerschaftstrimester nicht empfohlen.

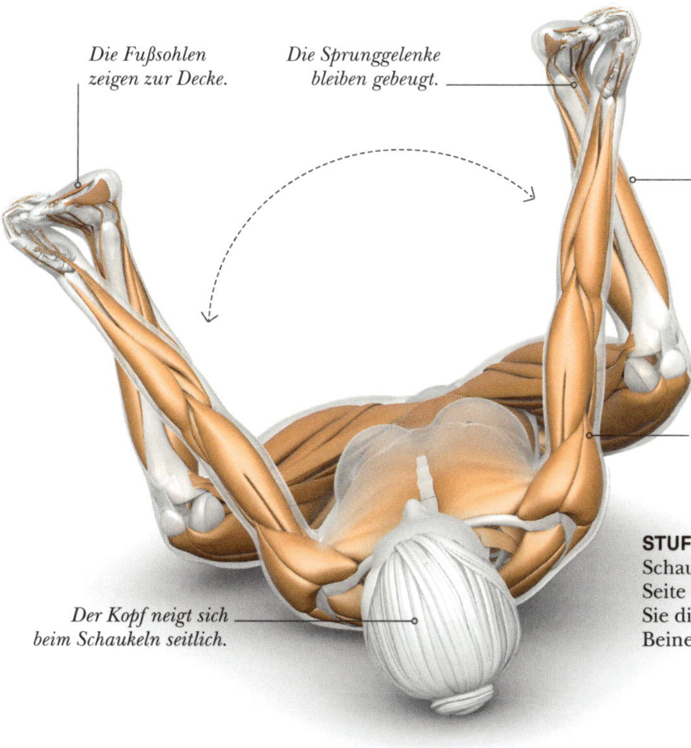

STUFE 2
Schaukeln Sie sanft von Seite zu Seite, während Sie die Dehnung in den Beinen beibehalten.

LEGENDE
- •-- *Gelenke*
- o— *Muskeln*
- Verkürzt sich unter Spannung
- Verlängert sich unter Spannung
- Verlängert sich ohne Spannung
- Haltend-statisch

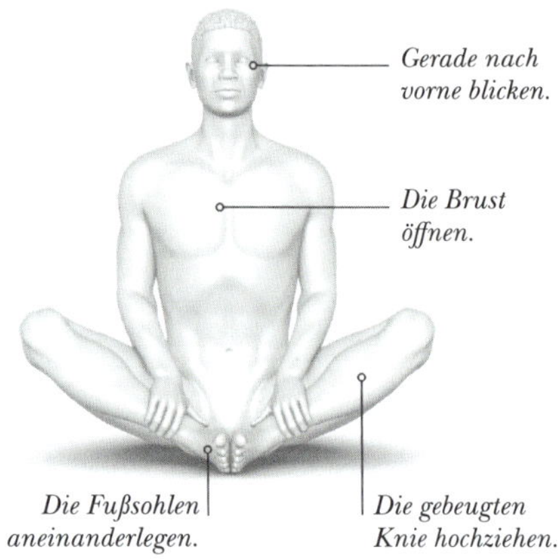

VORBEREITUNG
Setzen Sie sich auf den Boden, legen Sie die Fußsohlen aneinander, ziehen Sie die Füße an den Körper und umfassen Sie die Sprunggelenke mit den Händen. Ziehen Sie die gebeugten Knie Richtung Decke.

STUFE 1
Lassen Sie die Knie Richtung Boden sinken und entspannen Sie die Hüfte in eine noch stärkere Außenrotation, bis Sie in den Leisten eine passive Dehnung spüren.

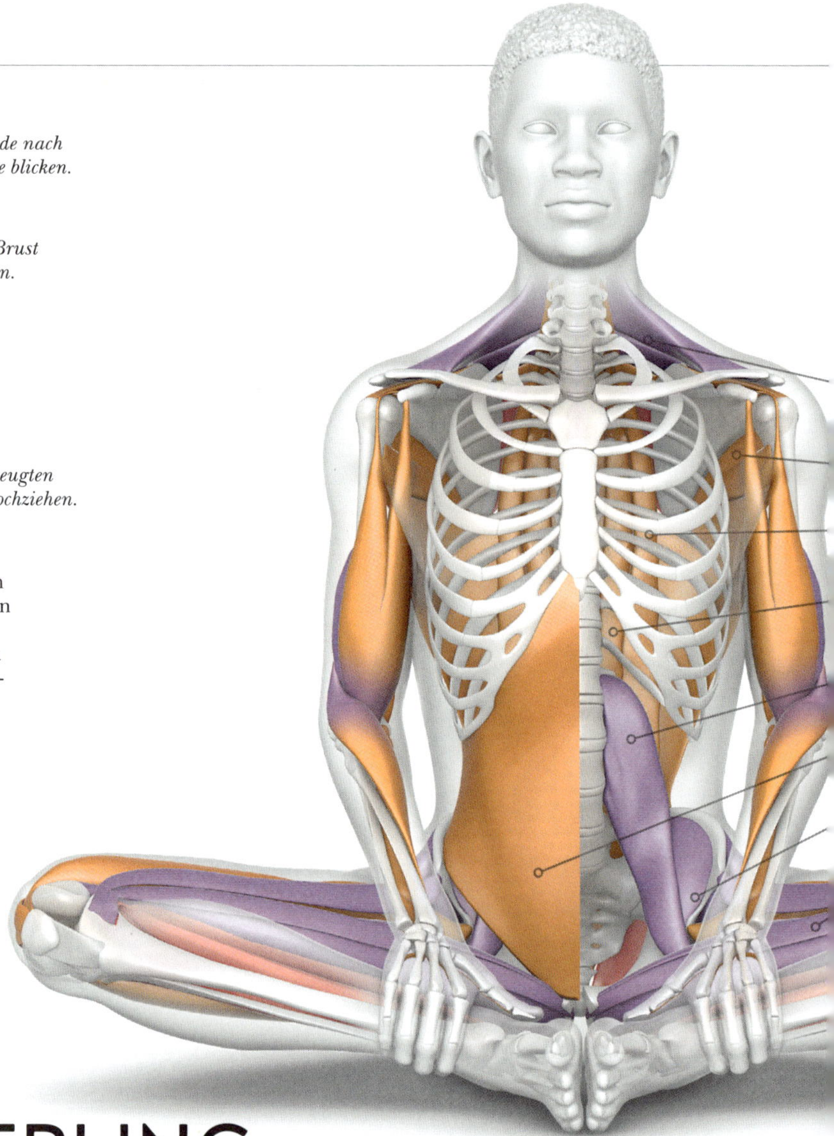

SCHMETTERLING

Diese im Sitzen ausgeführte Übung ist eine hervorragende Dehnung für die Hüften und die Adduktoren (Oberschenkelinnenseiten), da die Dehnung in die Abduktion und die Außenrotation geht. Verspannungen in den Adduktoren zu lösen kann Hüft- und Knieschmerzen lindern.

Der Schmetterling, eine beliebte Yoga-Haltung, wird auch oft in Fitnesskursen praktiziert. Sie können eine Vorbeuge hinzufügen, um die Dehnung zu intensivieren, oder die Leistengegend und die Oberschenkelinnenseiten mithilfe der Schwerkraft oder Drucks von außen stärker dehnen, wenn die Hüften bei aneinandergelegten Fußsohlen nach außen rotiert sind. Ziehen Sie die Sprunggelenke nur so nah an den Körper, wie es Ihnen bequem möglich ist. Wenn die Dehnung zu intensiv ist, stützen Sie die Knie mit Kissen ab, um den Bewegungsumfang der Dehnung zu verringern.

Rumpf und Unterkörper
Die **Rückenstrecker** sind aktiv, um die Wirbelsäule aufrecht zu halten. Der **Kammmuskel,** der **lange** und der **kurze Adduktor** sind die primären Adduktoren, die ohne Spannung verlängert werden.

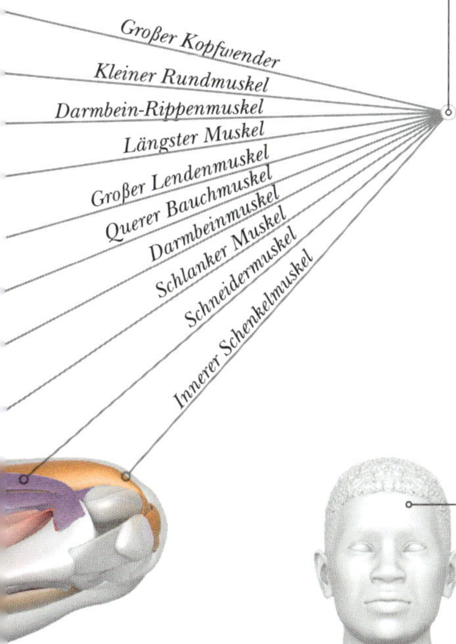

VARIANTE: IN RÜCKENLAGE

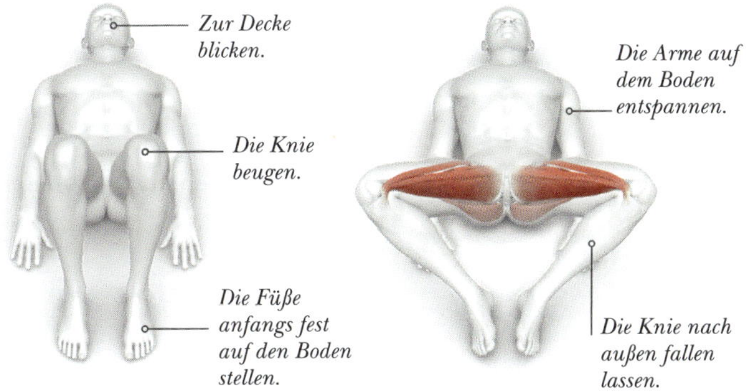

VORBEREITUNG
Legen Sie den Rücken auf dem Boden ab, die Knie sind gebeugt, die Füße entspannt, und die Arme liegen gestreckt an den Seiten.

STUFE 1
Lassen Sie die Knie langsam nach außen in die Dehnung fallen und bleiben Sie so lange wie gewünscht in dieser Haltung. Beenden Sie die Dehnung durch Heben der Knie.

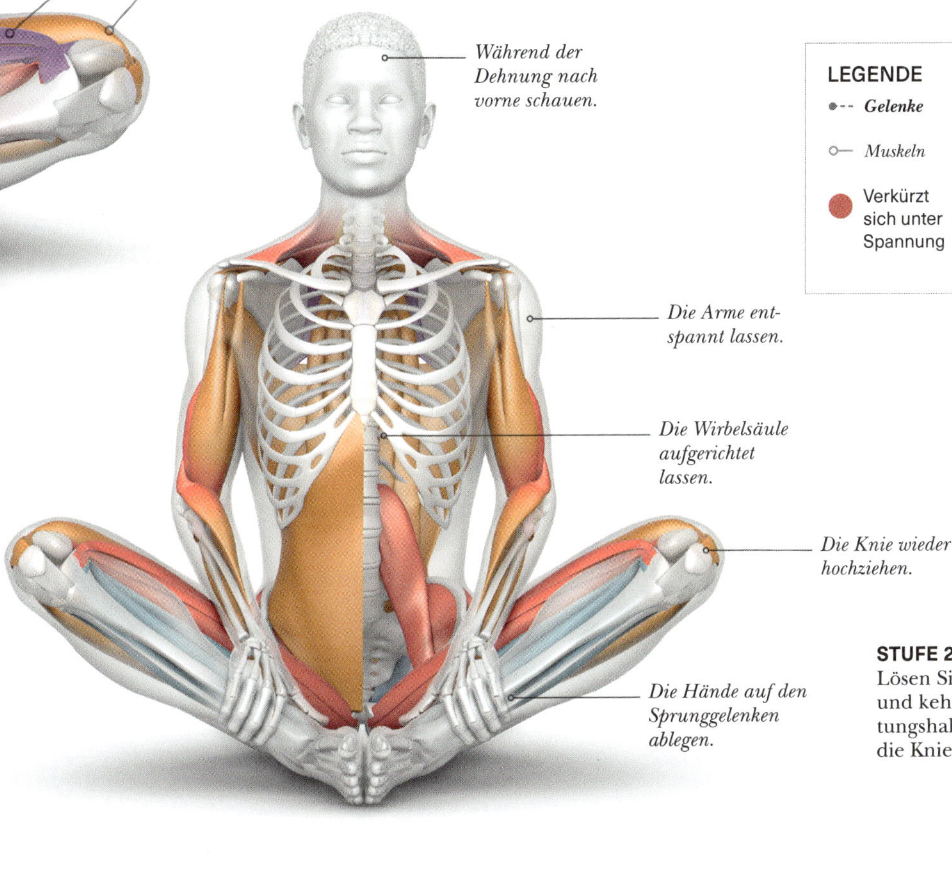

LEGENDE
- *Gelenke*
- *Muskeln*
- Verkürzt sich unter Spannung
- Verlängert sich unter Spannung
- Verlängert sich ohne Spannung
- Haltend-statisch

STUFE 2
Lösen Sie sich aus der Dehnung und kehren Sie in die Vorbereitungshaltung zurück, indem Sie die Knie wieder anheben.

HÜFTKREISEN IM STEHEN

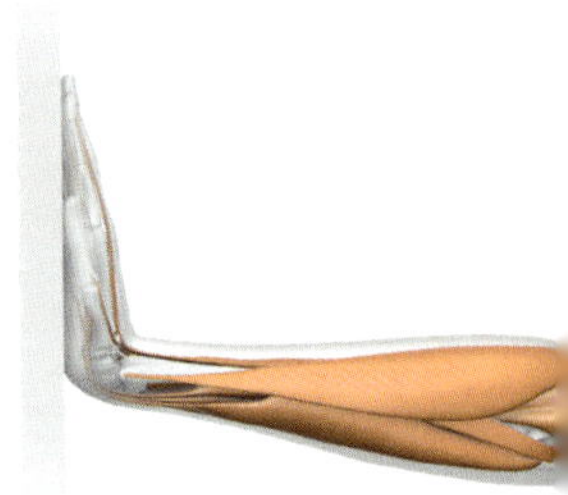

Bei diesen durch die Hüfte kontrollierten Gelenkrotationen bewegen Sie Ihre Gelenke aktiv in ihrem gesamten verfügbaren Bewegungsumfang. Sie fördern die aktive Beweglichkeit im Hüftgelenk und verbessern das Gleichgewicht und die Stabilität auf dem Standbein. Auf S. 150 finden Sie Varianten im Knien und im Liegen.

Hüftkreisen verbessert die Beweglichkeit, die Kraft und die Koordination und kann als tägliche Übung, als Teil eines Trainings für Hüfte und Unterkörper und zum Aufwärmen praktiziert werden. Es ist wichtig, die Mobilität der Hüfte auszutesten, um sich den vorhandenen Bewegungsumfang bewusst zu machen. Hüftkreisen ist eine gute Vorstufe vor zusätzlichem Krafttraining für bestimmte Sportarten, um die Belastbarkeit der Gelenke zu erhöhen.

Vorsicht

Achten Sie auf Beschwerden oder Schmerzen in Hüfte, Rücken oder Knien. Gelenkgeräusche ohne Schmerzen sind normal. Wenn Sie ein Stechen verspüren, beenden Sie die Bewegung – bleiben Sie in jeder Phase im schmerzfreien Bereich.

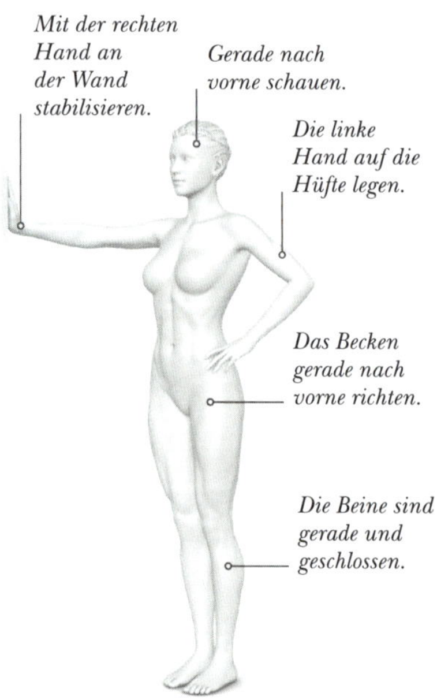

VORBEREITUNG

Beginnen Sie im Stehen, das Gewicht gleichmäßig auf beide Beine verteilt. Stützen Sie sich mit der rechten Hand an einer Wand ab, während Sie zu Stufe 1 übergehen.

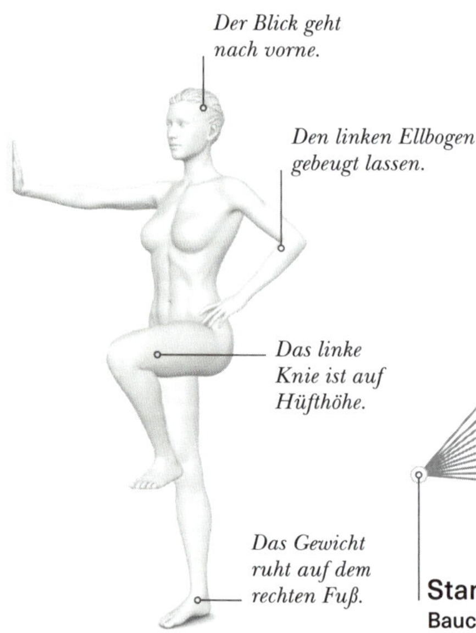

STUFE 1

Verlagern Sie Ihr Gewicht auf das rechte Bein und stehen Sie aufrecht. Heben Sie das linke Knie möglichst weit nach oben und nach vorne an.

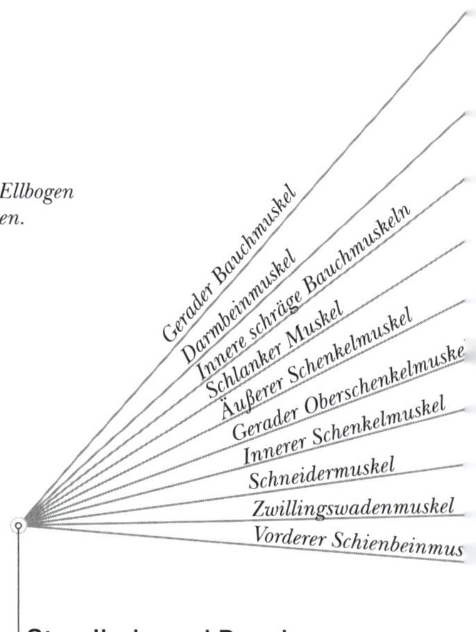

Standbein und Bauch

Bauchmuskeln, Schenkelbindenspanner und **Gesäßmuskeln** stabilisieren die Hüfte. Der **Quadrizeps** erhält die Kniestreckung aufrecht. **Zwillingswadenmuskel, vorderer Schienbeinmuskel** und andere Unterschenkelmuskeln stabilisieren Fuß und Sprunggelenk.

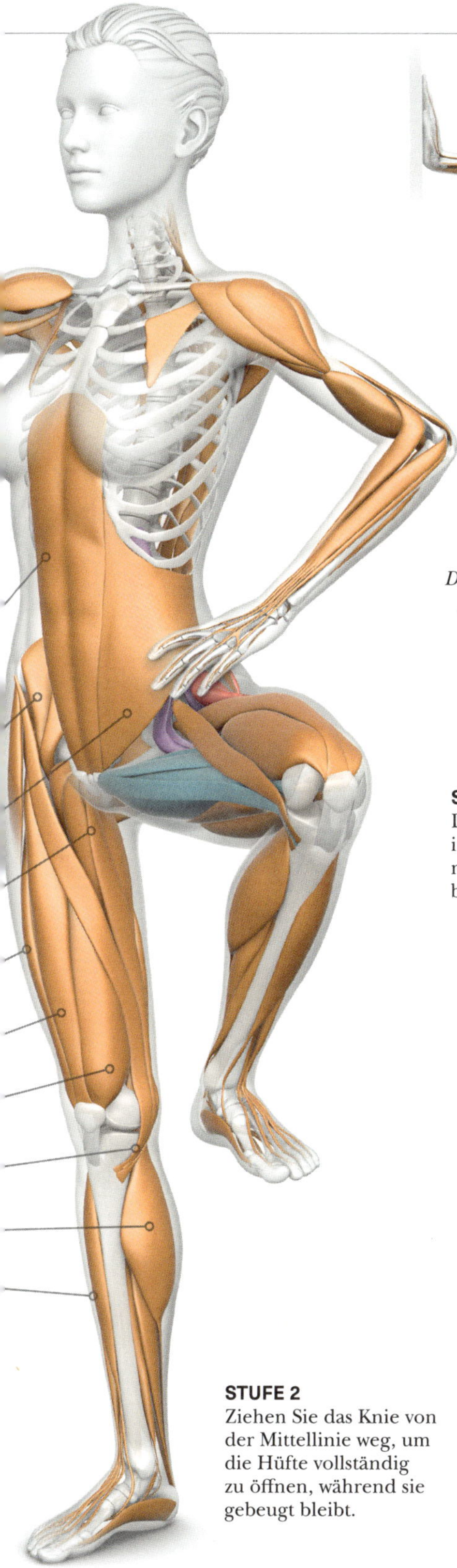

STUFE 2
Ziehen Sie das Knie von der Mittellinie weg, um die Hüfte vollständig zu öffnen, während sie gebeugt bleibt.

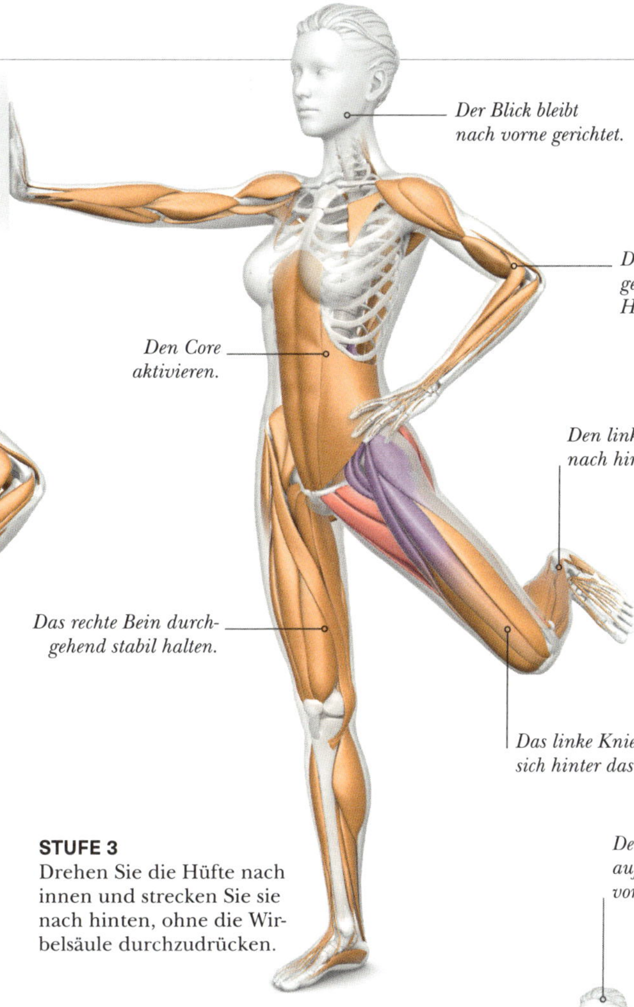

STUFE 3
Drehen Sie die Hüfte nach innen und strecken Sie sie nach hinten, ohne die Wirbelsäule durchzudrücken.

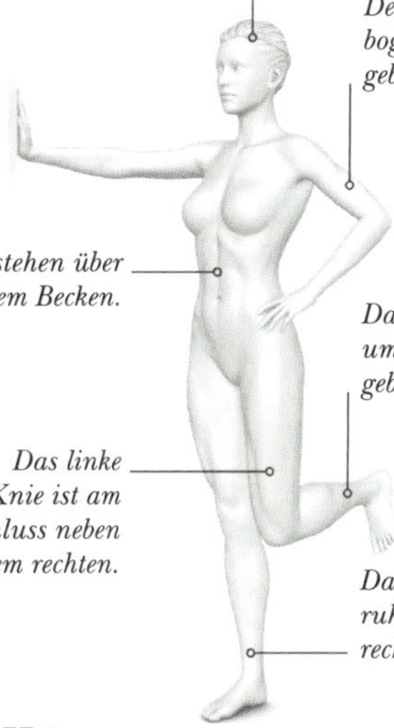

STUFE 4
Bringen Sie zum Abschluss der Serie das linke Knie am Schluss nach vorne neben das rechte. Wiederholen Sie die Übung auf der anderen Seite.

LEGENDE
- ●-- ***Gelenke***
- ○— *Muskeln*
- Verkürzt sich unter Spannung
- Verlängert sich unter Spannung
- Verlängert sich ohne Spannung
- Haltend-statisch

» VARIANTEN

Hüftkreisen lässt sich in vielen Positionen üben, für verschiedene Niveaus und unterschiedliche Muskelanforderungen.

LEGENDE
- Primärer Zielmuskel
- Sekundärer Zielmuskel

HÜFTKREISEN IM VIERFÜSSLERSTAND

Bei dieser Vierfüßler-Variante bewegt man sich gegen die Schwerkraft. Dies ist weniger intensiv als die stehende Version und besser für empfindliche Hüften mit eingeschränkter Kraft.

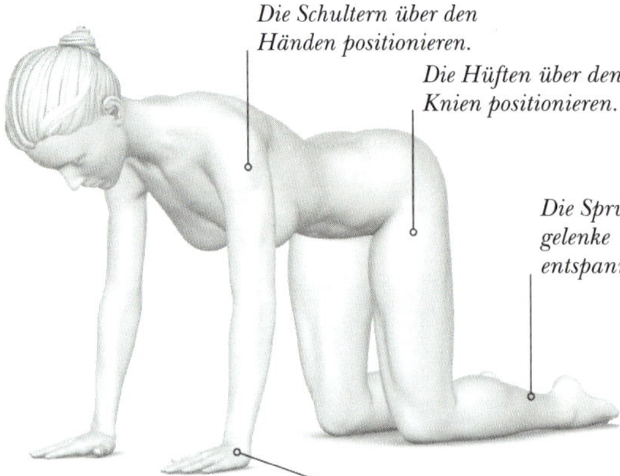

VORBEREITUNG
Beginnen Sie im Vierfüßlerstand, gestützt auf Hände und Knie.

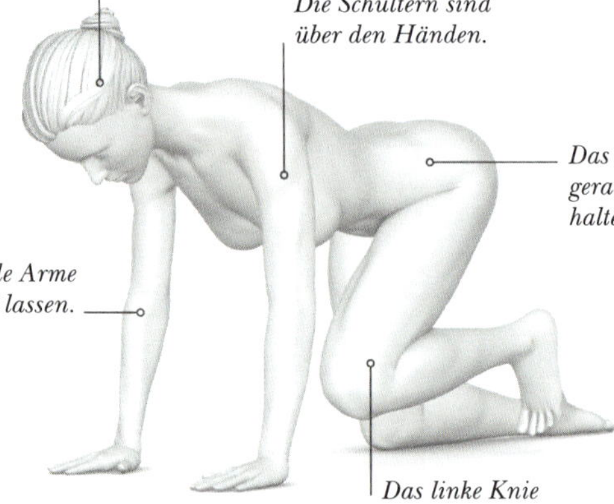

STUFE 1
Heben Sie das linke Knie und beugen Sie die linke Hüfte Richtung Ellbogen. Das Becken bleibt gerade und die Lendenwirbelsäule stabil.

HÜFTKREISEN IN SEITENLAGE

Bei dieser Variante in der Seitenlage bewegt man sich in der Frontalebene gegen die Schwerkraft. Sie ist eine bequeme Alternative, wenn der Vierfüßlerstand und die stehende Variante keine Optionen sind, sowie bei sensiblen oder schwachen Hüften.

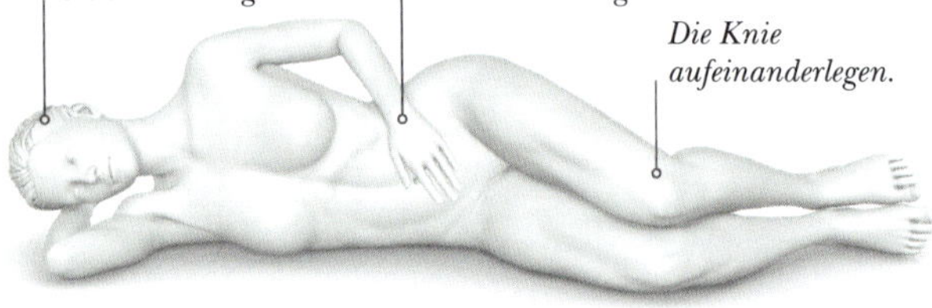

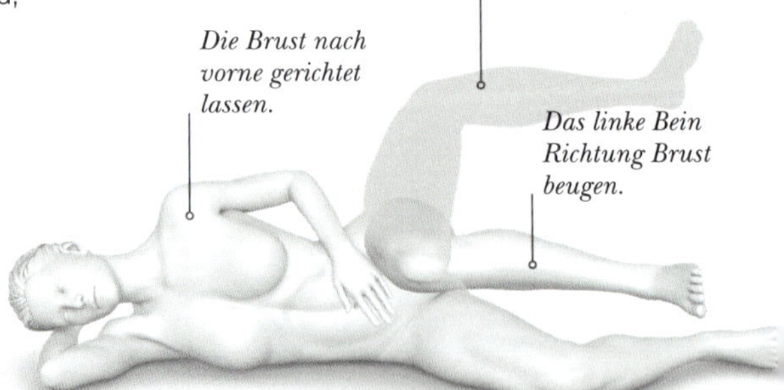

VORBEREITUNG
Legen Sie sich auf die rechte Seite, Knie und Sprunggelenke aufeinander, die Hüfte gebeugt. Der Kopf ruht auf dem rechten Unterarm.

STUFE 1
Beugen Sie die linke Hüfte Richtung Brust, während das Becken gerade bleibt und die Lendenwirbelsäule nur minimal bewegt wird.

STUFE 2
Ziehen Sie das linke Knie weg von der Mittellinie, um die Hüfte zu öffnen, ohne mit dem Rumpf oder der Hüfte zu schaukeln.

»Üben Sie eine Variante, die Core und Becken angemessen beansprucht.«

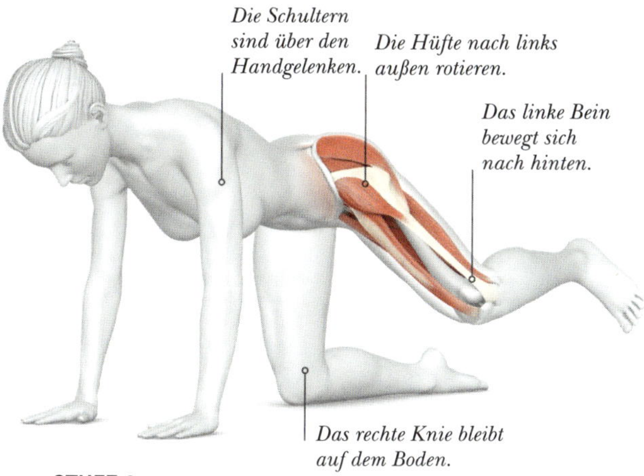

STUFE 2
Ziehen Sie das Knie von der Mittellinie weg, um die Hüfte ganz nach links zu öffnen. Die anderen drei Kontaktpunkte mit dem Boden behalten Sie bei.

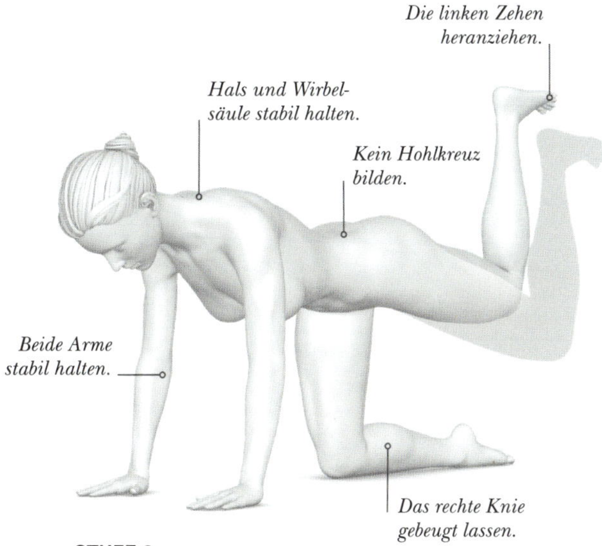

STUFE 3
Strecken Sie die Hüfte nach hinten und heben Sie dann das Bein, sodass die Fußsohle zur Decke zeigt und das Knie zum Boden. Kehren Sie in die Ausgangsposition zurück und wiederholen Sie die Übung auf der anderen Seite.

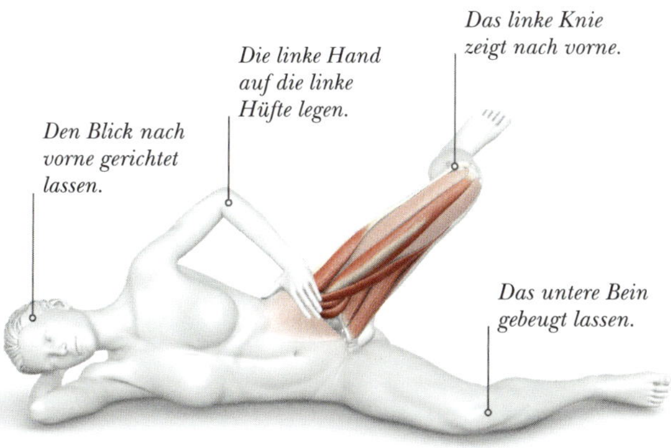

STUFE 3
Rotieren Sie die Hüfte nach innen und ziehen Sie sie nach hinten, ohne ein Hohlkreuz zu bilden. Sie können die linke Hand auf die Hüfte setzen, um dies durch eine bewusste Haltung zu verhindern.

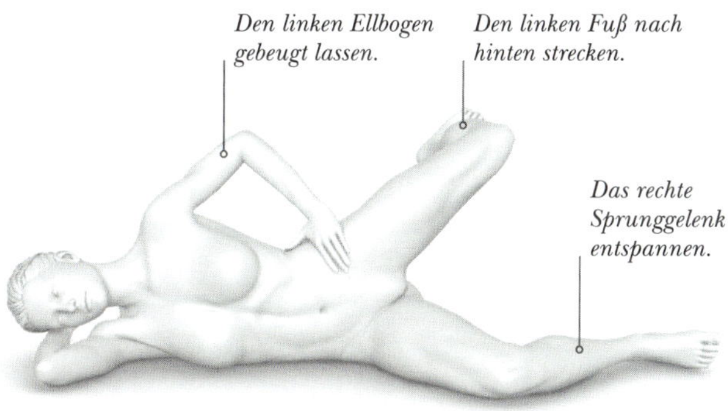

STUFE 4
Strecken Sie die linke Hüfte vollständig, sodass der linke Fuß nach hinten geht und das Knie nach vorne zeigt. Kehren Sie in die Ausgangsposition zurück und wiederholen Sie die Übung auf der anderen Seite.

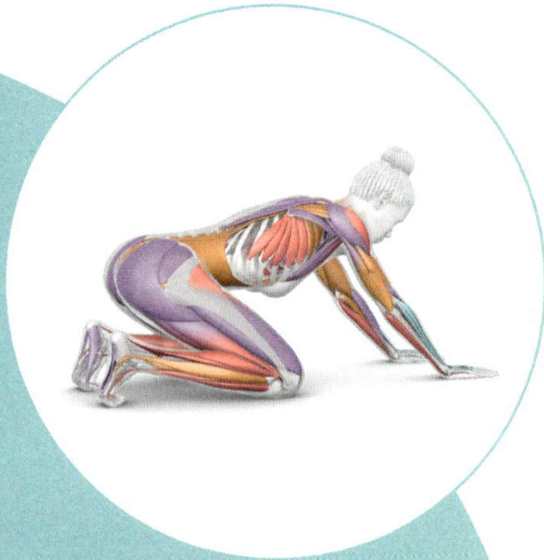

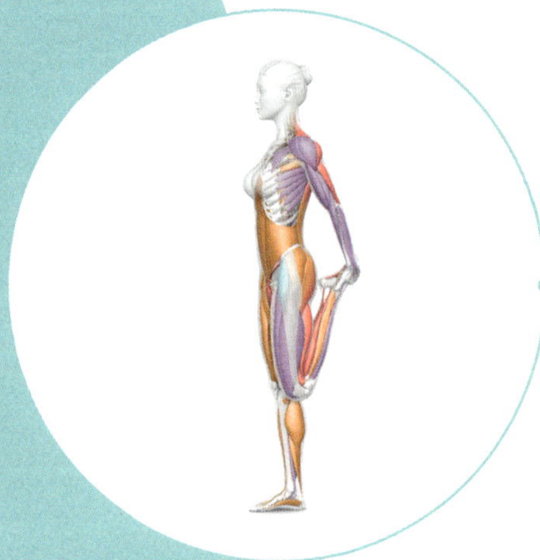

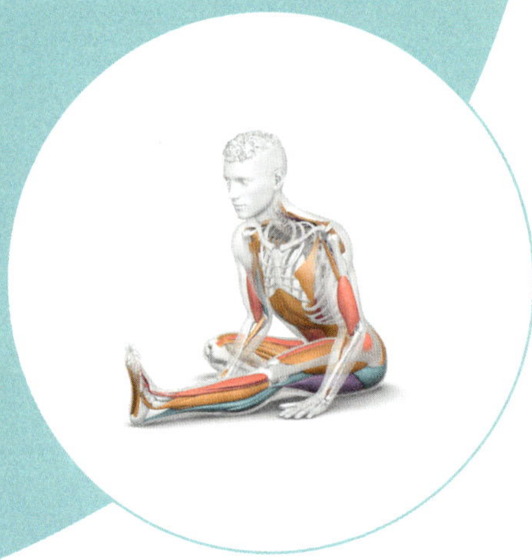

ÜBUNGEN FÜR BEINE UND FÜSSE

Die Beine sind zentral für das Tragen des Körpergewichts, die Fortbewegung und das Gleichgewicht. Die Dehnungen zielen darauf ab, einen angemessenen Bewegungsumfang der Knie-, Fuß- und Sprunggelenke zu erhalten, um natürliche Bewegungsmuster wie das Gehen zu bewahren und sicherzustellen, dass funktionelle Aufgaben wie z. B. Treppensteigen mit Leichtigkeit bewältigt werden. Flexible, starke Beine und Füße verbessern auch die Leistung bei Sportarten wie Laufen und Radfahren.

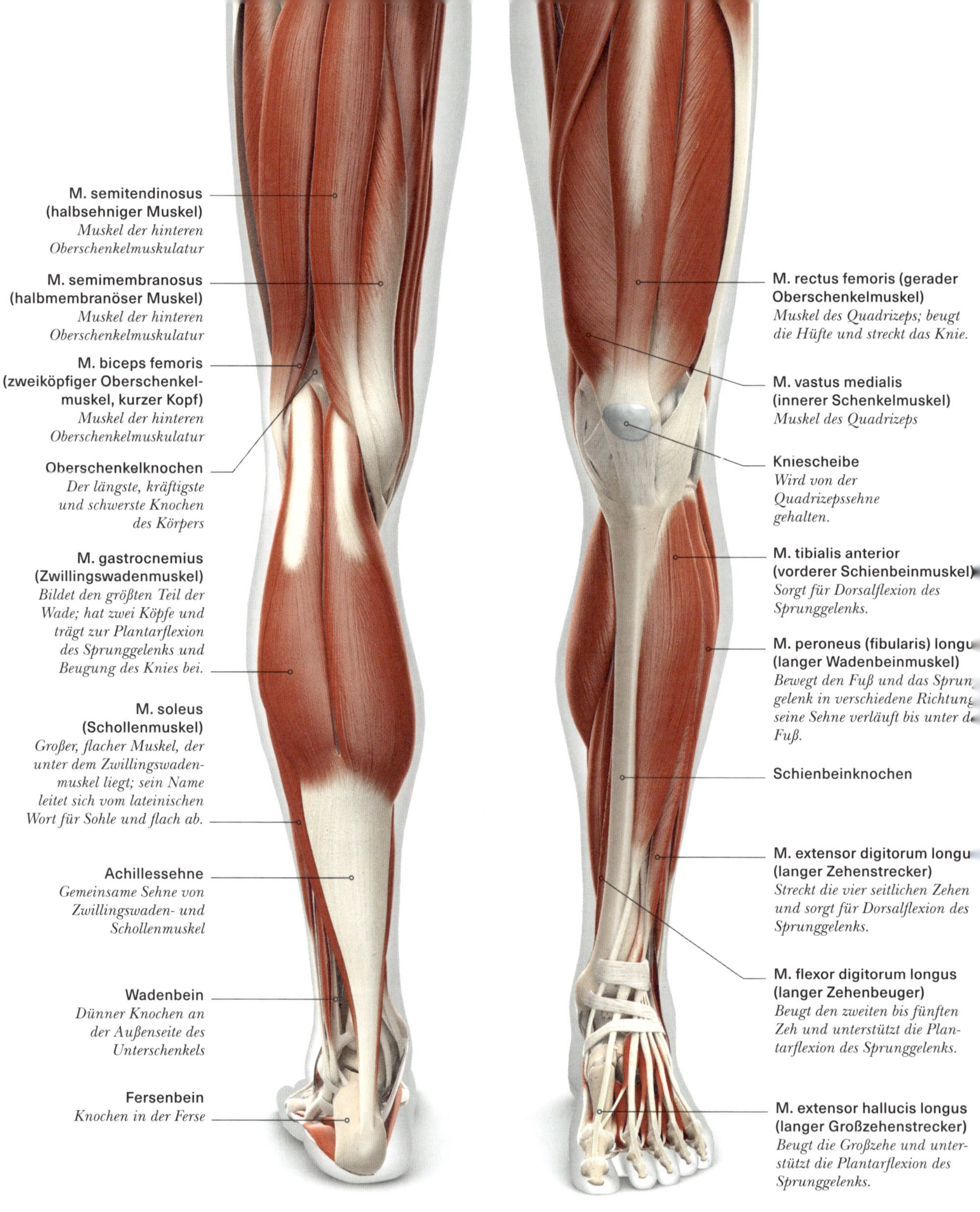

RÜCKANSICHT **VORDERANSICHT**

BEIN UND FUSS – ÜBERSICHT

Zu den wichtigsten Muskeln von Unterschenkel, Sprunggelenk und Fuß zählen die Wadenmuskeln (Zwillingswaden- und Schollenmuskel), der vordere und hintere Schienbeinmuskel, die Wadenbeinmuskeln, die Zehenbeuger und die intrinsischen Fußmuskeln. Sie ermöglichen Plantarflexion, Dorsalflexion, Inversion, Eversion und Zehenbewegungen.

Die Muskeln in Unterschenkel und Fuß kooperieren, um den Körper zu stabilisieren und vorwärts zu bewegen. Die Wadenmuskeln sind wichtig für Alltagsaktivitäten, bei denen man sich vom Boden abstößt, wie Gehen, Laufen und Springen. Andere Muskeln wie der vordere Schienbeinmuskel, die Wadenmuskeln, der hintere Schienbeinmuskel und der lange Zehenbeuger kontrollieren das Sprunggelenk und den Fuß. Die intrinsischen Fußmuskeln stützen das Fußgewölbe, halten den Körper im Gleichgewicht und bewegen die Zehen.

Übungen, die die Flexibilität verbessern, z. B. Dehnen der Waden, vergrößern den Bewegungsumfang in diesem Bereich, während Krafttraining, das auf diese Muskelgruppen zielt, ihre Stabilität, Kraft und Ausdauer verbessert.

Kräftige und flexible Muskeln in Beinen und Füßen erleichtern Ihnen Alltagsaktivitäten und verringern das Risiko von Verletzungen, die Sie sich im täglichen Leben oder beim Sport zuziehen können.

KAPITELÜBERSICHT

QUADRIZEPS DEHNEN IM STEHEN

Diese einfache Dehnung ist sehr praktisch – sie lässt sich überall durchführen, ob zu Hause, beim Laufen oder Spazierengehen. Sie dehnt den Quadrizeps an der Vorderseite des Oberschenkels, der das Knie streckt und die Hüfte beugt.

Wenn Sie Ihr Sprunggelenk nicht mit der Hand umfassen können, nehmen Sie ein Band zuhilfe. Stützen Sie sich mit einer Hand an einer Wand ab, um das Gleichgewicht zu halten. Diese Übung kann Teil eines Unterkörperprogramms sein oder der täglichen Dehnung dienen. Für einen maximalen Muskelzug sollte das Knie nicht nach vorne gehen und der Rücken kein Hohlkreuz bilden.

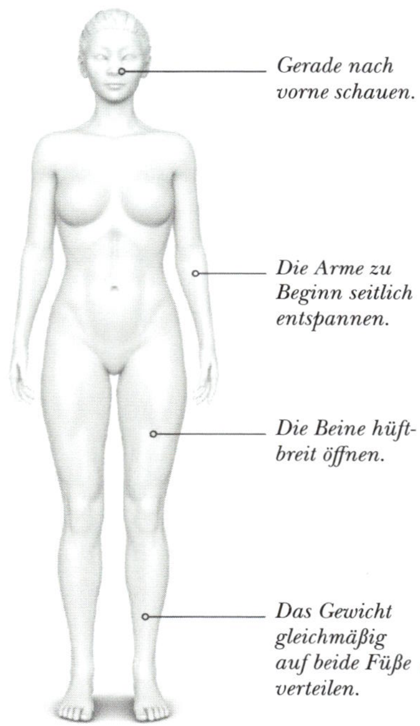

VORBEREITUNG
Stehen Sie aufrecht mit hüftbreit geöffneten Füßen, die Arme hängen entspannt neben dem Körper.

! Vorsicht

Kippen Sie das Steißbein nach vorne, damit das Becken einem Hohlkreuz entgegenwirkt und der untere Rücken gerade bleibt. Bewegungseinschränkungen der Knie oder Schmerzen könnten ein bequemes Ausführen dieser Dehnung verhindern.

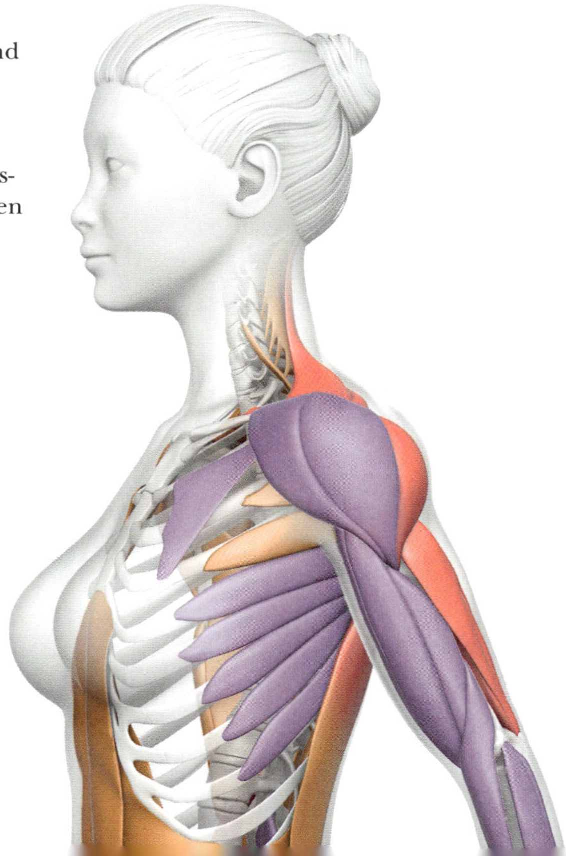

LEGENDE
- Gelenke
- Muskeln
- Verkürzt sich unter Spannung
- Verlängert sich unter Spannung
- Verlängert sich ohne Spannung
- Haltend-statisch

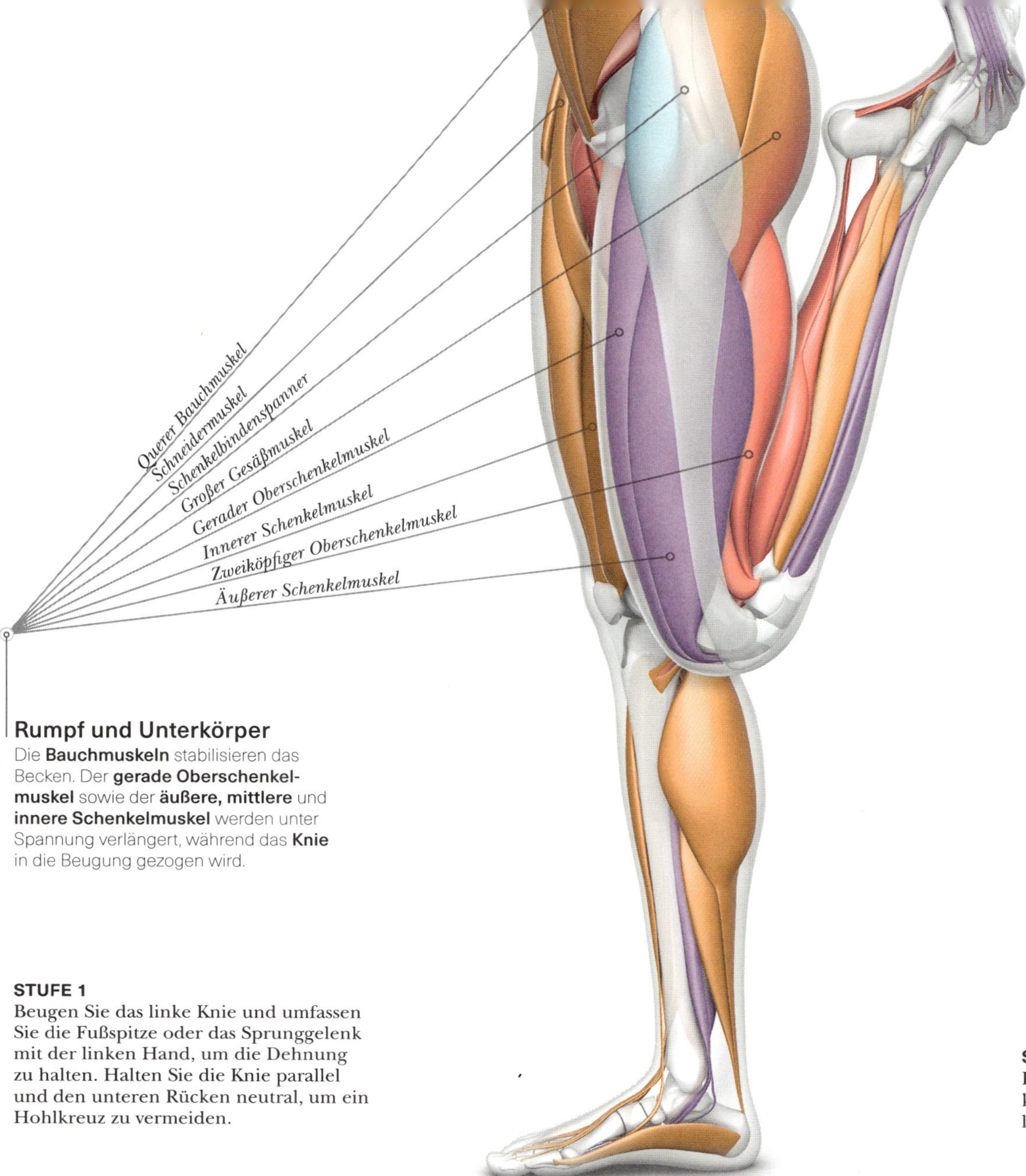

Rumpf und Unterkörper

Die **Bauchmuskeln** stabilisieren das Becken. Der **gerade Oberschenkelmuskel** sowie der **äußere, mittlere** und **innere Schenkelmuskel** werden unter Spannung verlängert, während das **Knie** in die Beugung gezogen wird.

STUFE 1

Beugen Sie das linke Knie und umfassen Sie die Fußspitze oder das Sprunggelenk mit der linken Hand, um die Dehnung zu halten. Halten Sie die Knie parallel und den unteren Rücken neutral, um ein Hohlkreuz zu vermeiden.

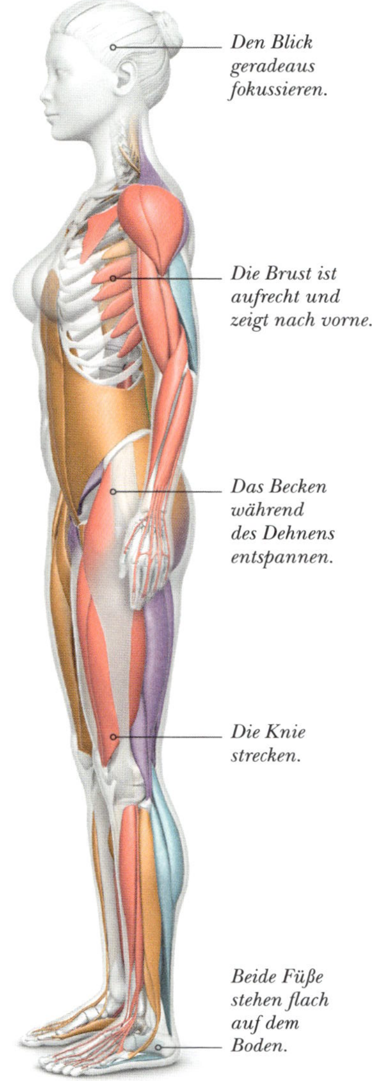

STUFE 2

Lassen Sie das linke Sprunggelenk los und kehren Sie in den Stand zurück. Wiederholen Sie die Dehnung auf der anderen Seite.

» VARIANTEN

Diese Varianten der Quadrizeps-Dehnung eignen sich für Personen mit unterschiedlichem Bewegungsumfang und sportlichem Niveau. Sie erlauben eine mehr oder weniger intensive Dehnung. Die Variante mit hochgelegtem Fuß dehnt sanfter, die im Liegen stärker.

Vorsicht

Modifizieren Sie diese Übung nach Bedarf, wenn Sie Schmerzen in Hüfte, Rücken oder Knien verspüren. Diese Dehnung sollte für die Vorderseite von Hüfte und Oberschenkel angenehm sein.

MIT HOCHGELEGTEM FUSS

Diese Variante ist sehr gut geeignet, wenn Sie Ihr Knie nur eingeschränkt beugen oder Ihren Fuß nicht mit der Hand fassen können. Wenn Sie unsicher stehen, stützen Sie sich mit einer Hand an einer Wand ab.

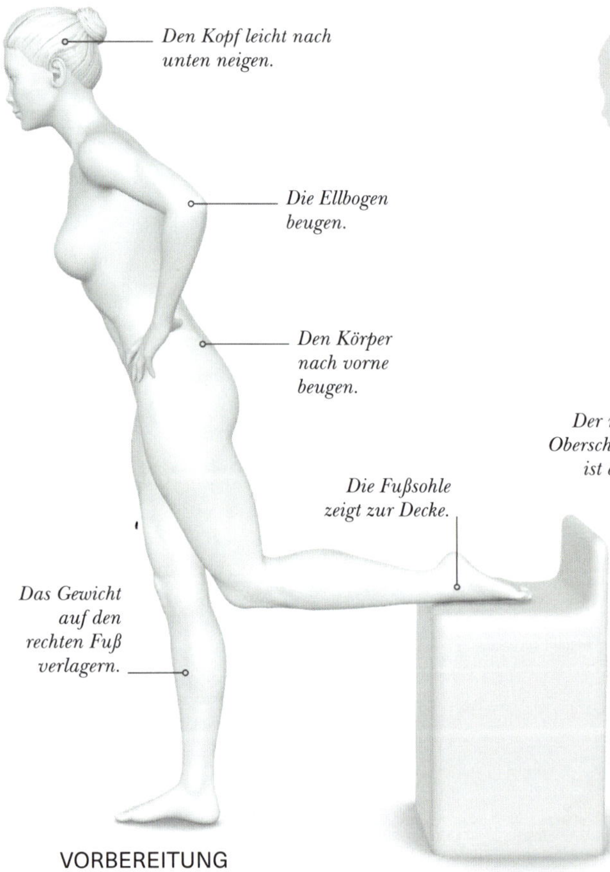

VORBEREITUNG

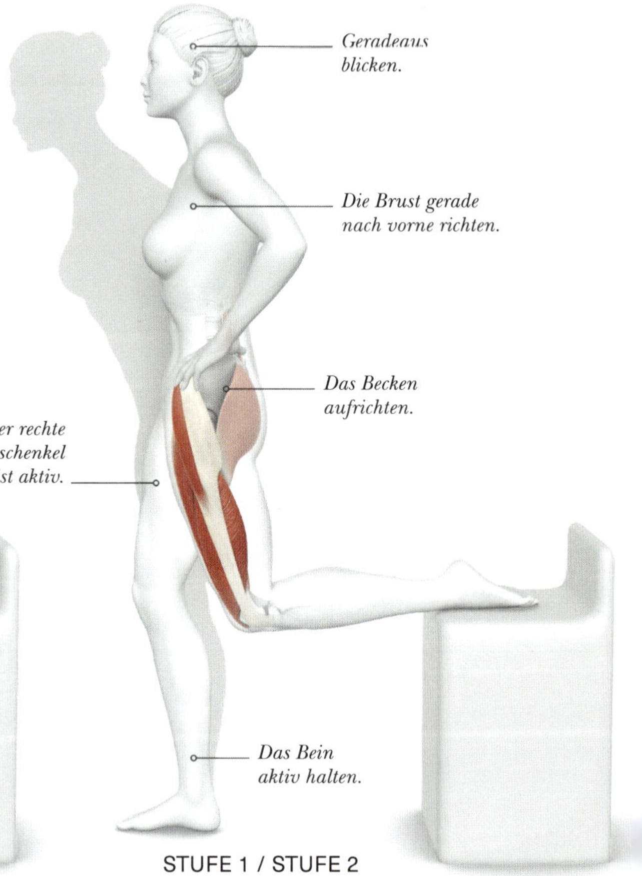

STUFE 1 / STUFE 2

VORBEREITUNG
Beginnen Sie im Stehen, legen Sie den linken Fußrücken hinter sich auf einen Stuhl, Fußsohle nach oben. Setzen Sie Ihre Hände leicht auf die Hüften oder die rechte Hand zum Stabilisieren an eine Wand.

STUFE 1
Ziehen Sie das Steißbein sanft nach vorne und richten Sie den Rumpf auf, um den linken Quadrizeps vorne zu dehnen.

STUFE 2
Entspannen Sie das Becken und neigen Sie sich nach vorne, um die Dehnung zu lösen und in die leicht vorgebeugte Vorbereitungshaltung zurückzukehren, und wiederholen Sie die Übung auf der anderen Seite.

»Je stärker das Knie gebeugt ist, desto stärker wird die Dehnung vorne im Quadrizeps zu spüren sein.«

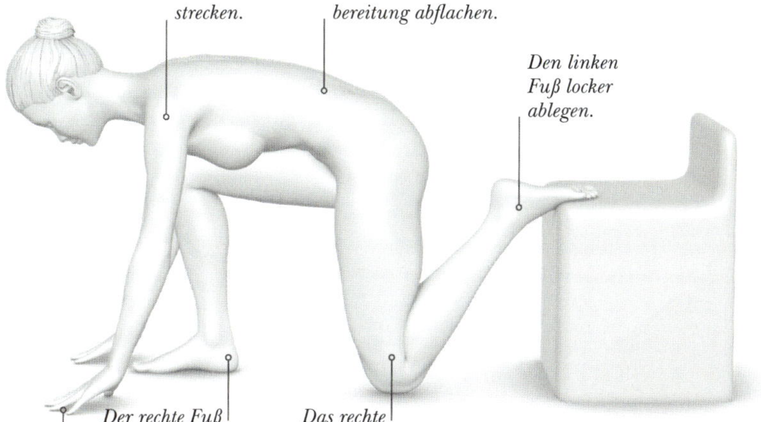

VORBEREITUNG

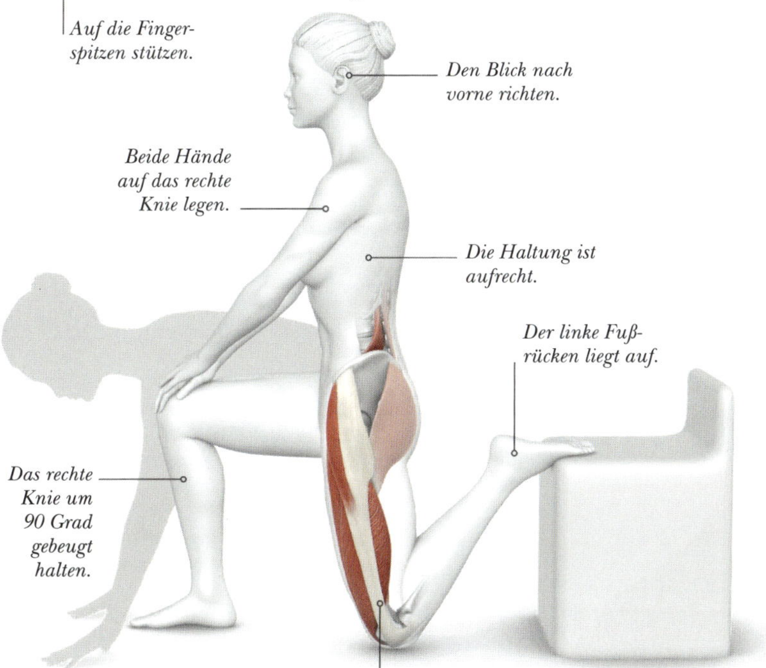

STUFE 1

IM HALBEN KNIESTAND MIT HOCHGELEGTEM FUSS

Diese Dehnung zielt auf die Quadrizepse und die Hüftbeuger. Für eine effektive Dehnung müssen Sie in der Lage sein, den Druck auf das Knie aufrechtzuerhalten und es zu beugen.

VORBEREITUNG

Beginnen Sie im halben Kniestand und legen Sie Ihren linken Fußrücken auf einem Stuhl oder einer Couch ab. Lehnen Sie sich mit flachem Rücken nach vorne und stützen Sie sich mit den Fingerspitzen vor dem Körper auf dem Boden ab.

STUFE 1

Heben Sie den Oberkörper und legen Sie beide Arme auf dem rechten Knie ab. Halten Sie das Steißbein leicht nach vorne gezogen, um eine Überstreckung der Lendenwirbelsäule zu vermeiden.

STUFE 2

Senken Sie den Oberkörper, um sich aus der Dehnung zu lösen, und kehren Sie in die Vorbereitungshaltung zurück. Stützen Sie sich wieder mit den Fingerspitzen ab und wiederholen Sie die Übung auf der anderen Seite.

LEGENDE

- Primärer Zielmuskel
- Sekundärer Zielmuskel

OBERSCHENKELRÜCKSEITEN STATISCH DEHNEN

Diese klassische Dehnung zielt auf die Gruppe der hinteren Oberschenkelmuskeln ab. Sie kann ein Unterkörpertraining begleiten oder einzeln die Knie- und Hüftbeweglichkeit verbessern. Die Dehnung sollte auf der Oberschenkelrückseite zu spüren sein.

Die hintere Oberschenkelmuskulatur entspringt am Becken, verläuft hinter dem Oberschenkelknochen und setzt unterhalb des Knies an. Diese Muskeln sind zentral für die Hüftstreckung und die Kniebeugung. Sind sie unflexibel, kann die Kniestreckung eingeschränkt sein, und die Knie können schmerzen.

Auch ein begrenzt mobiler Ischiasnerv – der von der Beckenrückseite bis zu den Füßen verläuft – kann sich auf die hintere Oberschenkelmuskulatur auswirken. Kombinieren Sie diese Dehnung mit Krafttraining, um die Kraft und die Flexibilität dieser wichtigen Muskelgruppe zu verbessern.

LEGENDE

- ●-- *Gelenke*
- ○— *Muskeln*
- Verkürzt sich unter Spannung
- Verlängert sich unter Spannung
- Verlängert sich ohne Spannung
- Haltend-statisch

»Die hintere Oberschenkelmuskulatur besteht aus drei Muskeln: dem halbsehnigen und dem halbmembranösen Muskel sowie dem zweiköpfigen Oberschenkelmuskel.«

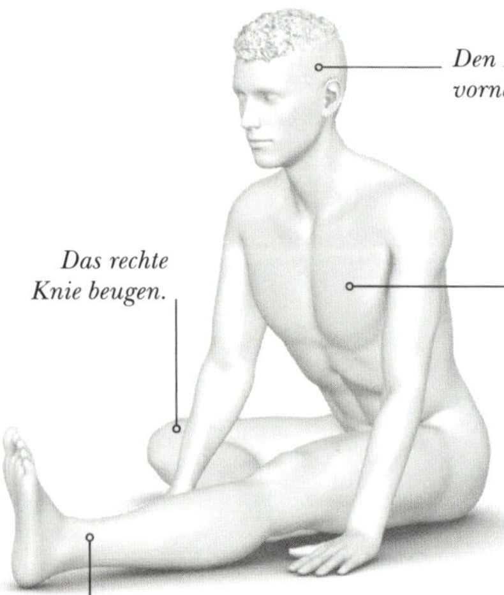

VORBEREITUNG
Setzen Sie sich auf den Boden und strecken Sie das linke Bein nach vorne. Beugen Sie das rechte Knie und legen Sie die rechte Fußsohle innen an den linken Oberschenkel.

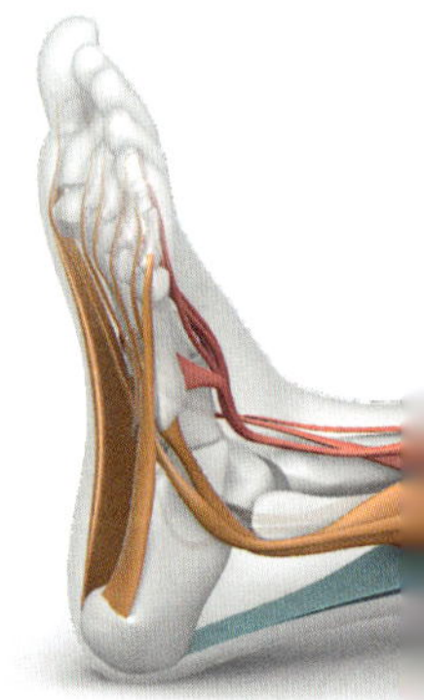

Unterkörper
Die **hintere Oberschenkelmuskulatur** wird unter Spannung verlängert, wenn die **Hüfte** gebeugt und das **Knie** gestreckt ist. Der **Zwillingswadenmuskel** wird ohne Spannung verlängert, während das **Sprunggelenk** zum Körper hin gebeugt wird.

STUFE 1
Beugen Sie sich vor, indem Sie die Brust dem Knie annähern. Beugen Sie die Ellbogen und lassen Sie die Wirbelsäule gestreckt.

Oberkörper

Die **Rückenstrecker** halten die Wirbelsäule beim Vorbeugen aufrecht, arbeiten gegen den Zug auf das Becken durch die **hintere Oberschenkelmuskulatur** und erleichtern die Dehnung.

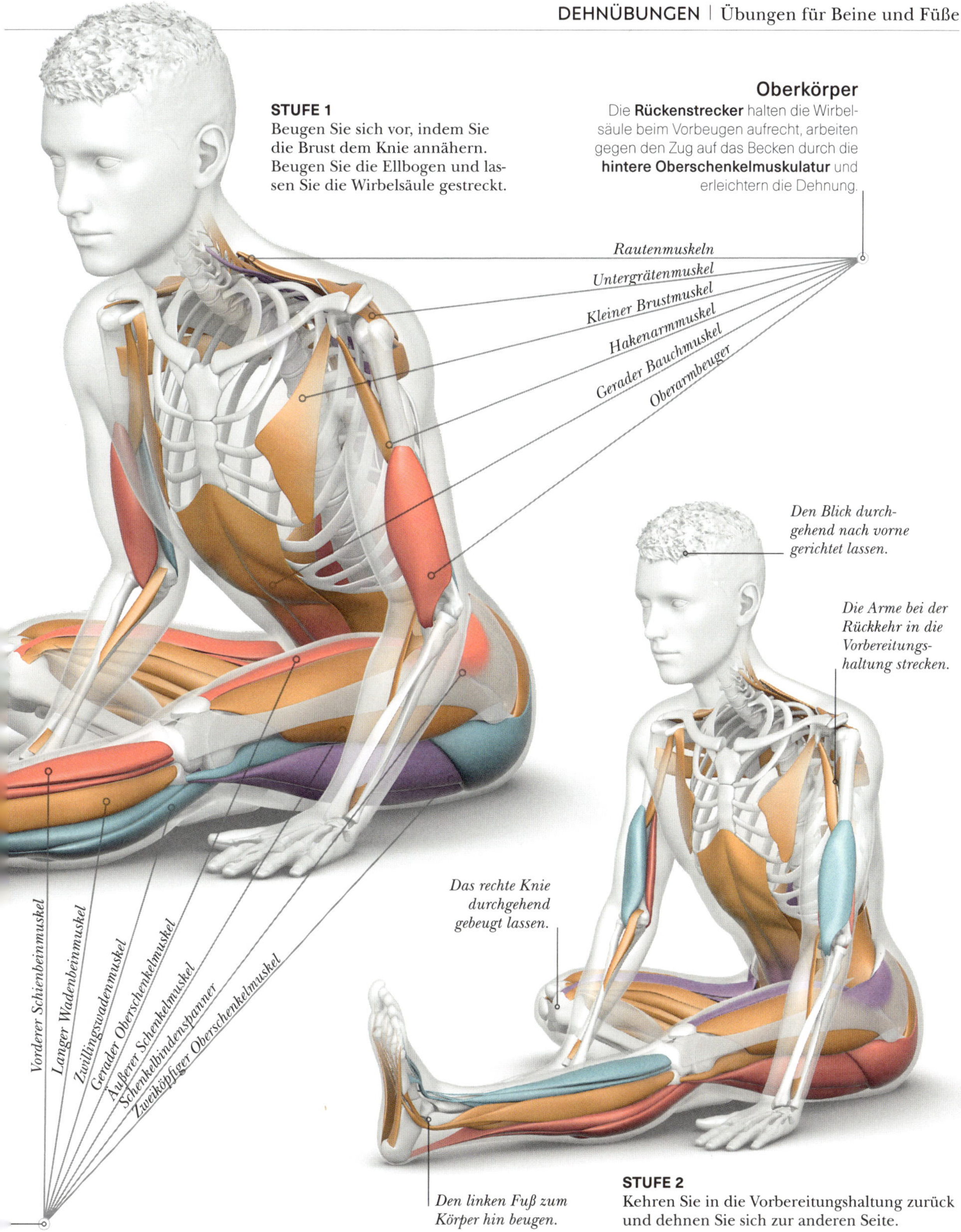

STUFE 2
Kehren Sie in die Vorbereitungshaltung zurück und dehnen Sie sich zur anderen Seite.

» VARIANTEN

Dies sind weniger intensive Varianten des statischen Dehnens der Oberschenkelrückseiten (siehe S. 160). Sie eignen sich, um Verspannungen zu lösen und den Bewegungsumfang zu vergrößern.

Vorsicht

Verringern Sie die Dehnung oder halten Sie den Rücken weniger flach, wenn Sie Beschwerden im Rücken oder Brennen in den Beinen spüren. Konsultieren Sie bei anhaltenden Schmerzen einen Arzt.

OBERSCHENKELRÜCKSEITEN IM SITZEN DEHNEN

Diese sitzende Variante des Oberschenkeldehnens bietet sich an, um bei der Arbeit am Schreibtisch oder bei längerem Stillsitzen durchgeführt zu werden. Sie kann ein Unterkörpertraining begleiten oder als alleinige Übung die Knie- und Hüftbeweglichkeit verbessern. Sie sollten während der Ausführung eine gute Dehnung auf der Oberschenkelrückseite spüren.

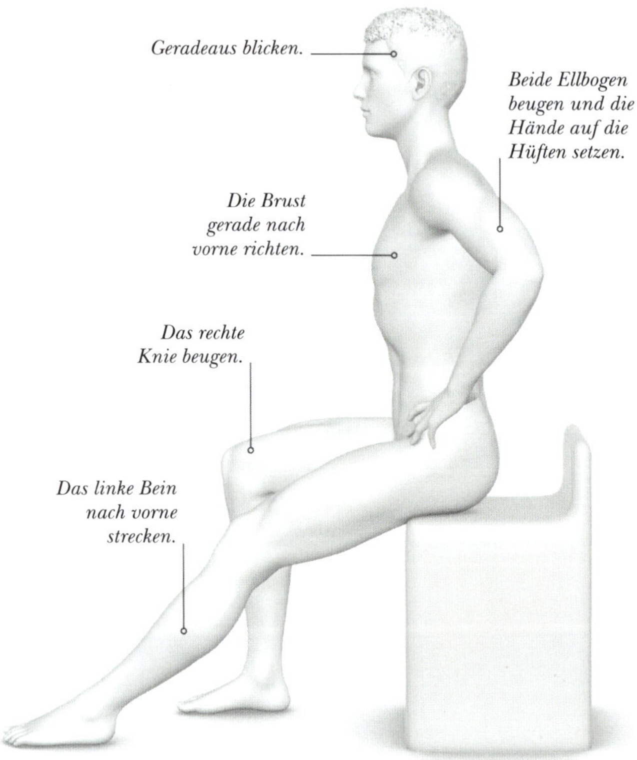

VORBEREITUNG

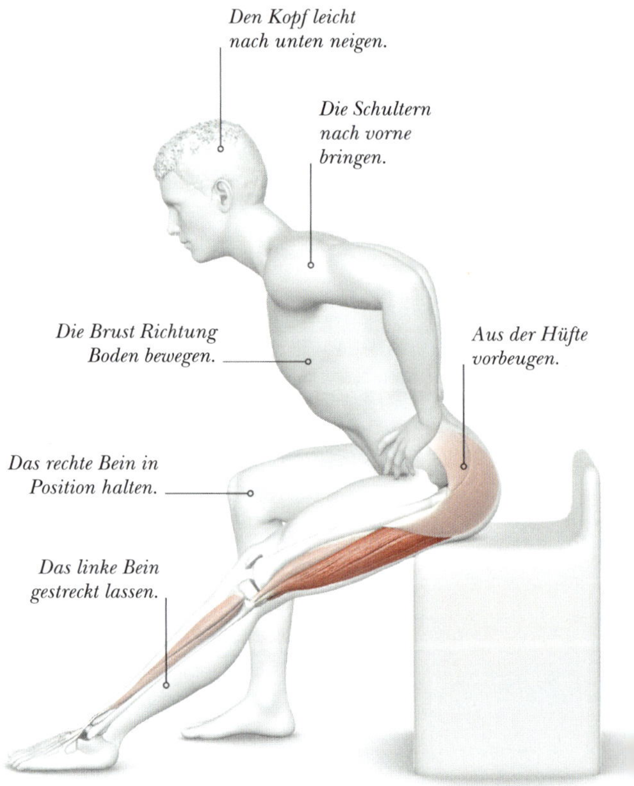

STUFE 1

VORBEREITUNG
Setzen Sie sich auf eine Stuhlkante, strecken Sie das linke Bein nach vorne, das rechte Knie wird gebeugt. Setzen Sie die Hände auf die Hüften.

STUFE 1
Beugen Sie sich aus der Hüfte vor, die Wirbelsäule bleibt gestreckt.

STUFE 2
Kehren Sie in die Vorbereitungshaltung zurück, indem Sie den Rücken wieder aufrichten, und dehnen Sie sich zur anderen Seite.

OBERSCHENKELRÜCK-SEITEN DYNAMISCH DEHNEN

Diese Dehnung kann im Rahmen des Aufwärmens vor dem Sport durchgeführt werden. Das nicht bewegte Bein wird statisch gedehnt, das andere aktiv gesenkt und gehoben. Diese aktive Bewegung der hinteren Oberschenkelmuskulatur und Hüftbeuger sorgt für eine dynamische Dehnung.

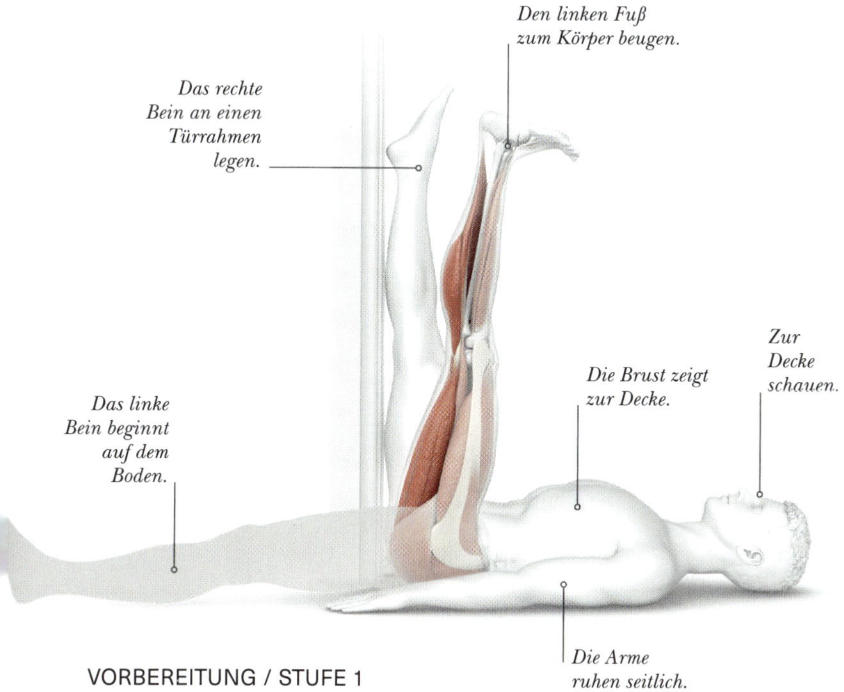

VORBEREITUNG / STUFE 1

VORBEREITUNG
Legen Sie in Rückenlage das rechte Bein in ausreichendem Abstand und Winkel an eine Tür, um eine leichte Dehnung zu spüren. Lassen Sie das linke Bein entspannt auf dem Boden liegen.

STUFE 1
Heben Sie das linke Bein und führen Sie es am rechten vorbei Richtung Brust. Beugen Sie den linken Fuß in Richtung Körper.

LEGENDE
- Primärer Zielmuskel
- Sekundärer Zielmuskel

> *»Das knapp über dem Boden gehaltene Bein erhöht die Anforderung der Dehnung.«*

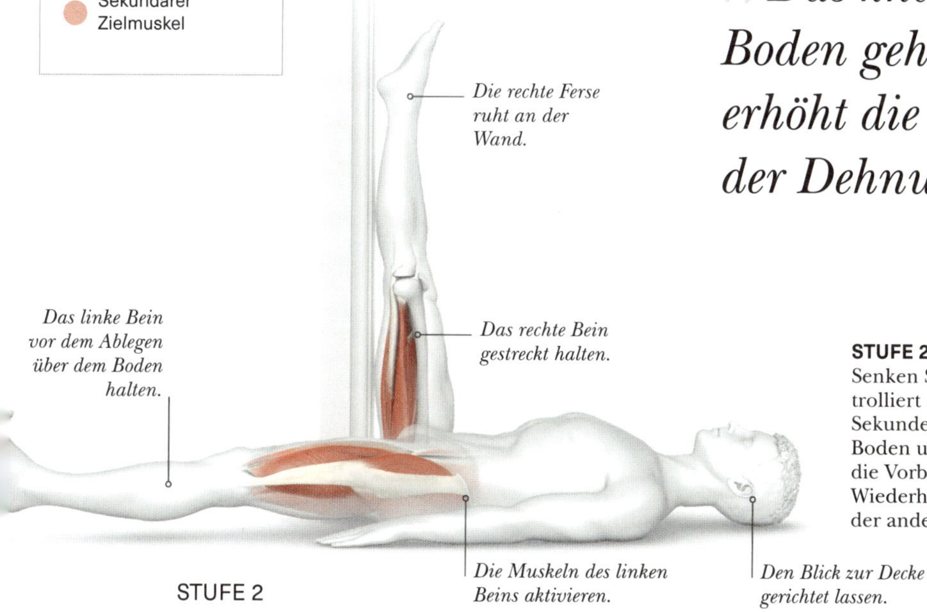

STUFE 2

STUFE 2
Senken Sie das linke Bein kontrolliert ab, halten Sie es mehrere Sekunden lang knapp über dem Boden und kehren Sie dann in die Vorbereitungshaltung zurück. Wiederholen Sie die Übung auf der anderen Seite.

ZWILLINGSWADEN-MUSKEL DEHNEN I

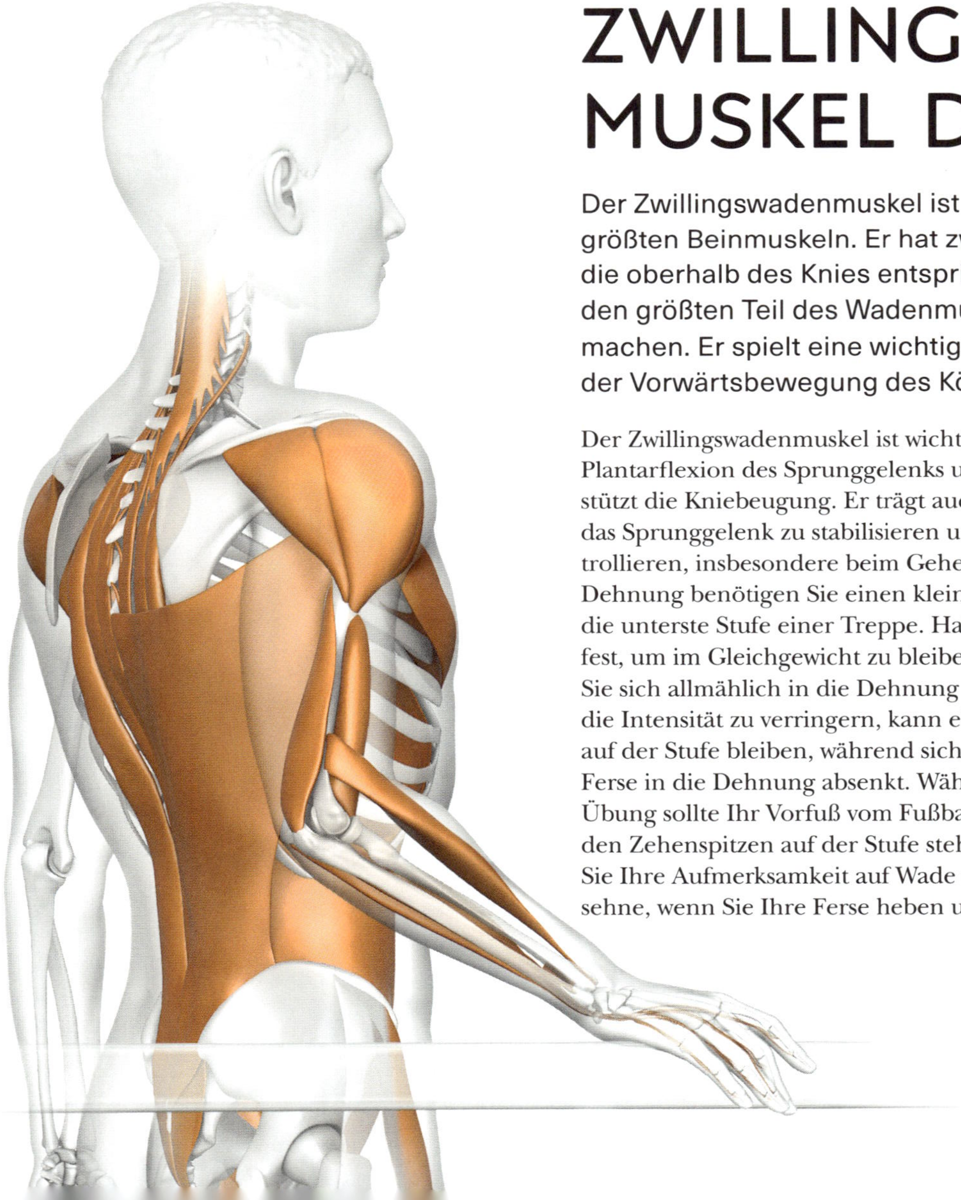

Der Zwillingswadenmuskel ist einer der größten Beinmuskeln. Er hat zwei Köpfe, die oberhalb des Knies entspringen und den größten Teil des Wadenmuskels ausmachen. Er spielt eine wichtige Rolle bei der Vorwärtsbewegung des Körpers.

Der Zwillingswadenmuskel ist wichtig für die Plantarflexion des Sprunggelenks und unterstützt die Kniebeugung. Er trägt auch dazu bei, das Sprunggelenk zu stabilisieren und zu kontrollieren, insbesondere beim Gehen. Für diese Dehnung benötigen Sie einen kleinen Klotz oder die unterste Stufe einer Treppe. Halten Sie sich fest, um im Gleichgewicht zu bleiben, während Sie sich allmählich in die Dehnung senken. Um die Intensität zu verringern, kann ein Fuß ganz auf der Stufe bleiben, während sich die andere Ferse in die Dehnung absenkt. Während der Übung sollte Ihr Vorfuß vom Fußballen bis zu den Zehenspitzen auf der Stufe stehen. Richten Sie Ihre Aufmerksamkeit auf Wade und Achillessehne, wenn Sie Ihre Ferse heben und senken.

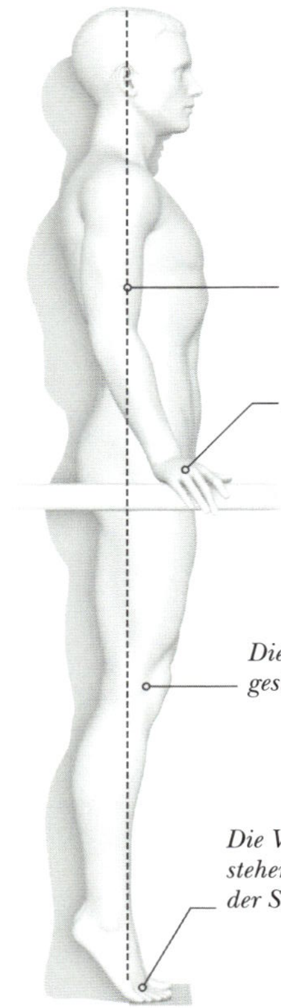

VORBEREITUNG
Stehen Sie aufrecht, die Füße unter den Hüften und die Fußballen auf der Stufe. Verteilen Sie Ihr Gewicht gleichmäßig auf beide Vorfüße und halten Sie die Füße parallel zum Boden. Heben Sie die Fersen so weit an wie möglich.

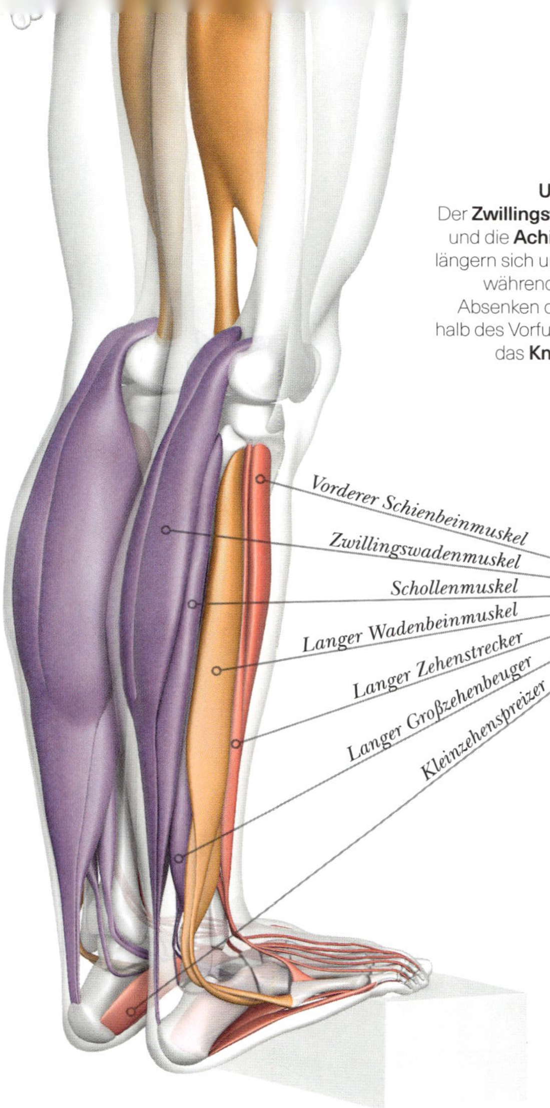

Unterschenkel
Der **Zwillingswadenmuskel** und die **Achillessehne** verlängern sich unter Spannung, während die **Wade** das Absenken der Ferse unterhalb des Vorfußes kontrolliert; das **Knie** ist gestreckt.

STUFE 1
Senken Sie die Fersen unter Einsatz der Wadenmuskeln, bis Sie eine Dehnung in der Wade und der Achillessehne spüren.

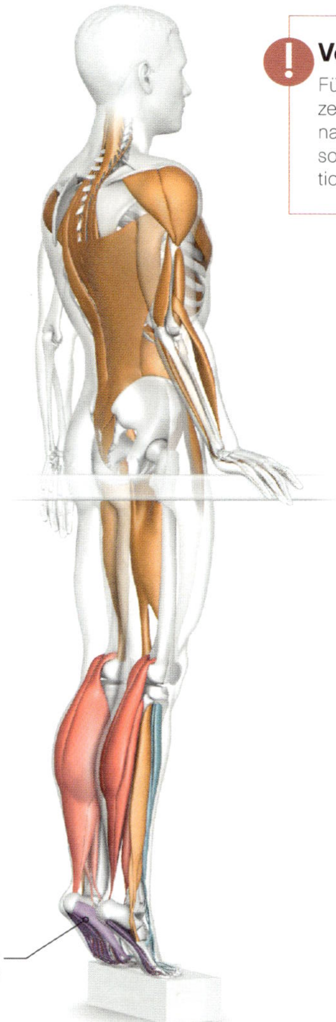

STUFE 2
Heben Sie von hier die Fersen wieder kontrolliert bis zu ihrem höchsten Punkt an. Verteilen Sie Ihr Gewicht durchgehend gleichmäßig auf beide Vorfüße und halten Sie sich möglichst wenig mit den Zehen fest.

Vorsicht

Führen Sie diese Übung bei Schmerzen der Achillessehne, insbesondere nahe der Ferse, auf dem Boden aus, sodass die Ferse in der neutralen Position bei flachem Fuß gestoppt wird.

LEGENDE
- *Gelenke*
- *Muskeln*
- Verkürzt sich unter Spannung
- Verlängert sich unter Spannung
- Verlängert sich ohne Spannung
- Haltend-statisch

ZWILLINGSWADEN-MUSKEL DEHNEN II

Als Alternative zum Dehnen des Zwillingswadenmuskels auf einer Stufe (siehe S. 164) benutzt diese Dehnung gegen die Wand das Körpergewicht, um ebenfalls den Zwillingswadenmuskel und die Achillessehne anzusprechen.

Diese Übung kann von einer statischen in eine dynamische Dehnung verwandelt werden, indem man die Haltezeiten bei den Stufen 1 und 2 ändert. Sie ist geeignet, um Flexibilität in den Waden und den Bewegungsumfang des Sprunggelenks zu erhalten. Die Dehnung ist weniger intensiv als die Übung auf einer Stufe und kann die bessere Option sein, wenn das aktive Absenken Beschwerden bereitet. Intensivieren Sie die Dehnung, indem Sie die Ferse stärker in den Boden drücken und mehr Gewicht auf das Standbein verlagern oder eine einzelne Position länger halten.

VORBEREITUNG
Stützen Sie Ihre Hände an eine Wand oder auf ein Geländer. Setzen Sie die Füße nach hinten, um Ihren Körper etwa um 45 Grad zu neigen. Die Fersen können leicht angehoben und die Knie leicht gebeugt werden. Halten Sie den Körper in einer »Bretthaltung«: in einer geraden Linie von den Fersen bis zum Kopf.

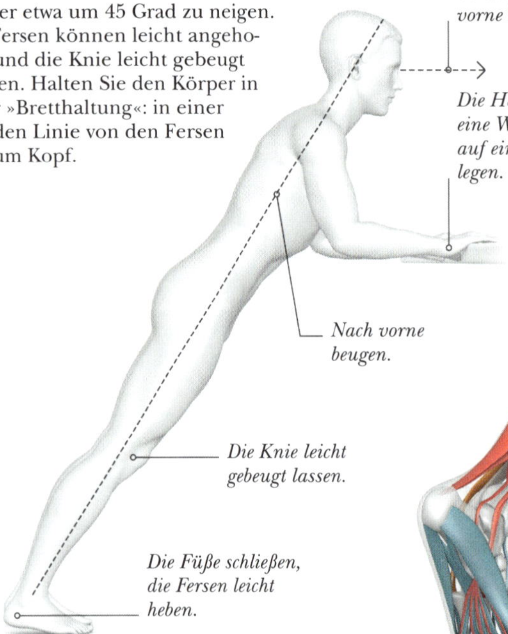

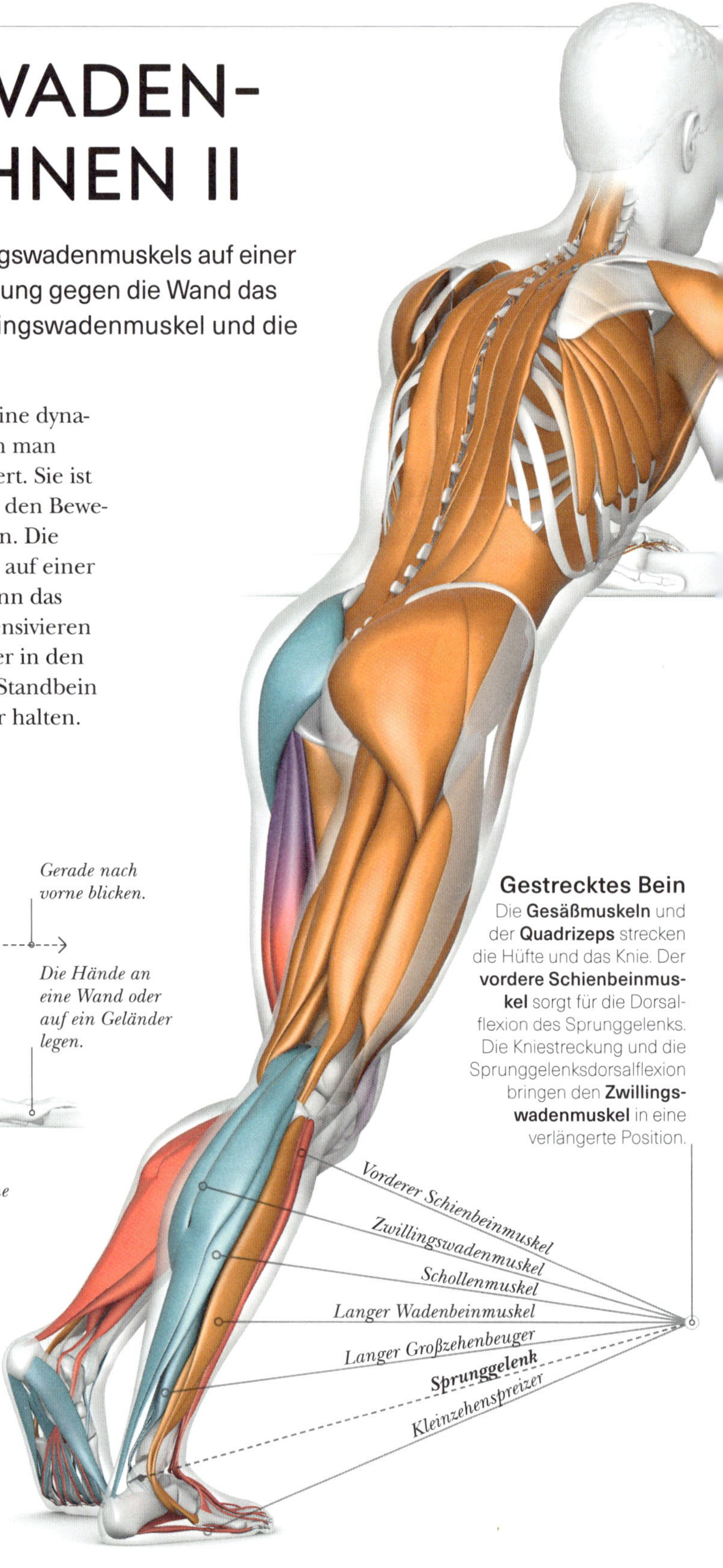

Gestrecktes Bein
Die **Gesäßmuskeln** und der **Quadrizeps** strecken die Hüfte und das Knie. Der **vordere Schienbeinmuskel** sorgt für die Dorsalflexion des Sprunggelenks. Die Kniestreckung und die Sprunggelenksdorsalflexion bringen den **Zwillingswadenmuskel** in eine verlängerte Position.

STUFE 1
Beugen Sie das linke Knie und heben Sie die Ferse an, während der Vorfuß in Bodenkontakt bleibt. Dabei wird das Gewicht nach rechts verlagert; strecken Sie das rechte Knie und drücken Sie die rechte Ferse in den Boden, um die rechte Wade zu dehnen. Wenn Sie die Dehnung spüren, gehen Sie zu Stufe 2 über.

STUFE 2
Beugen Sie das rechte Knie und heben Sie die rechte Ferse an, während Sie mit der linken Ferse drücken und das linke Knie strecken. Halten Sie die Wirbelsäule durchgehend aufrecht und fahren Sie fort, die Beine im Wechsel zu dehnen.

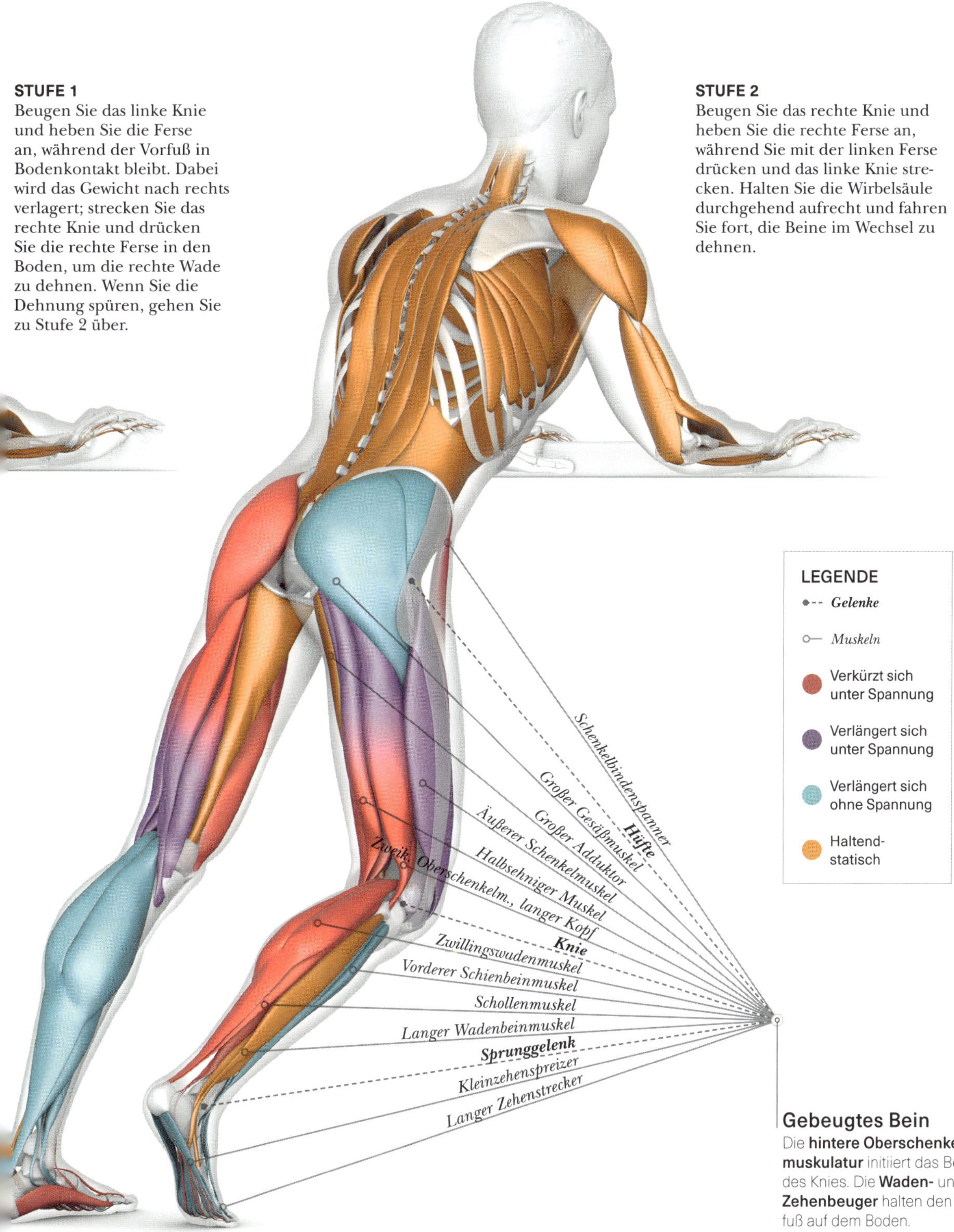

Gebeugtes Bein
Die **hintere Oberschenkelmuskulatur** initiiert das Beugen des Knies. Die **Waden-** und **Zehenbeuger** halten den Vorfuß auf dem Boden.

» VARIANTEN

Diese Waden- und Sprunggelenksdehnungen arbeiten mit unterschiedlich verlagertem Körpergewicht und verschiedenen Gelenkwinkeln. Wählen Sie die Variante, die Ihren Fitnesszielen und Ihren derzeitigen Fähigkeiten am besten entspricht.

LEGENDE
- Primärer Zielmuskel
- Sekundärer Zielmuskel

WADE MIT GEBEUGTEM KNIE DEHNEN

Um den unteren der beiden großen Wadenmuskeln, den Schollenmuskel, zu dehnen, ergänzen Sie das klassische Wadendehnen durch eine leichte Kniebeuge. Diese Übung, die ergänzend zum Wadendehnen im Stehen ausgeführt werden kann, erhält die Beweglichkeit im Sprunggelenk und die Flexibilität in der Wade.

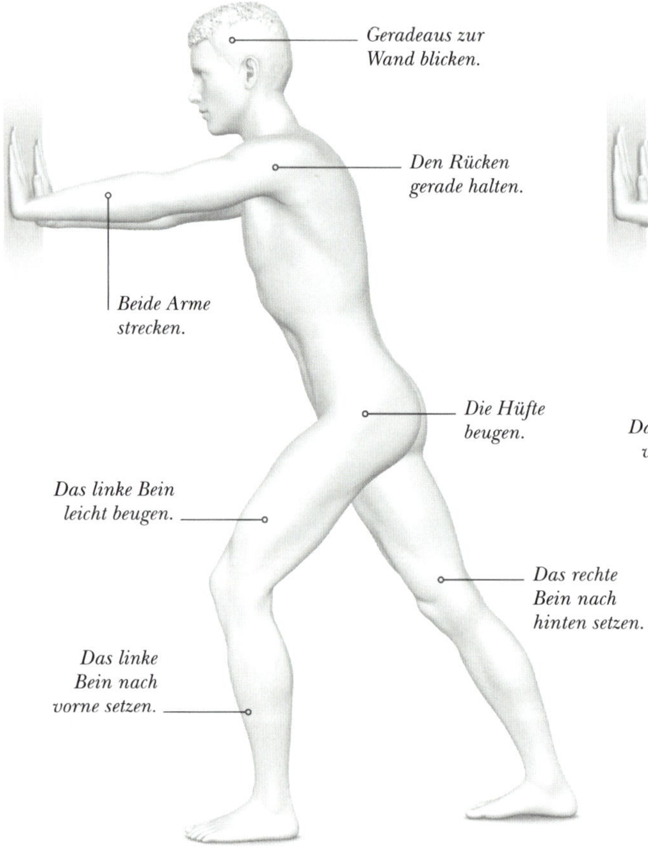

VORBEREITUNG

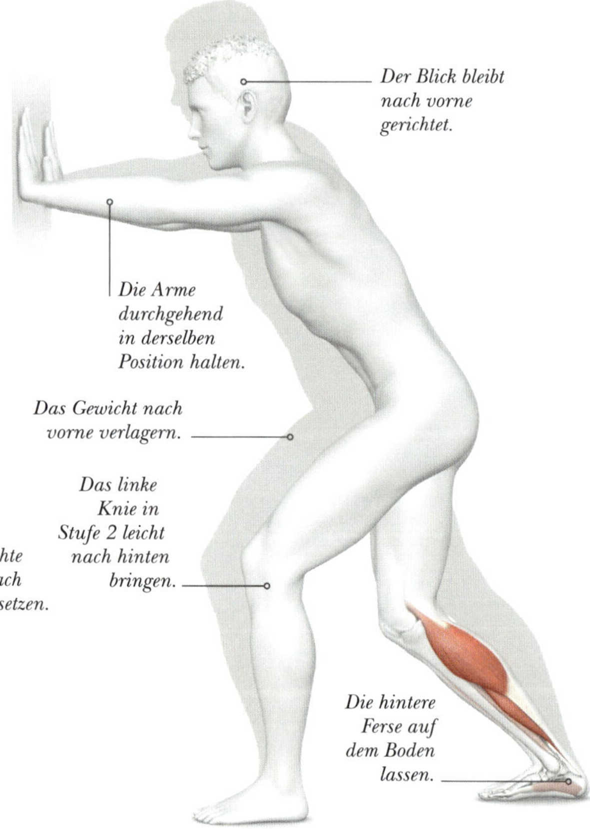

STUFE 1 / STUFE 2

VORBEREITUNG
Beginnen Sie in Schrittstellung mit dem linken Bein vorne, dem rechten hinten und beiden Händen an einer Wand.

STUFE 1
Verlagern Sie Ihr Gewicht nach vorne über das vordere Bein, um die Wade im hinteren Bein zu dehnen. Die hintere Ferse bleibt in Kontakt mit dem Boden.

STUFE 2
Beugen Sie das hintere Knie und lassen Sie Ihr Gewicht folgen. Das verlagert die Dehnung in die Wade. Die hintere Ferse bleibt auf dem Boden. In die Ausgangsposition zurückkehren und die andere Seite dehnen.

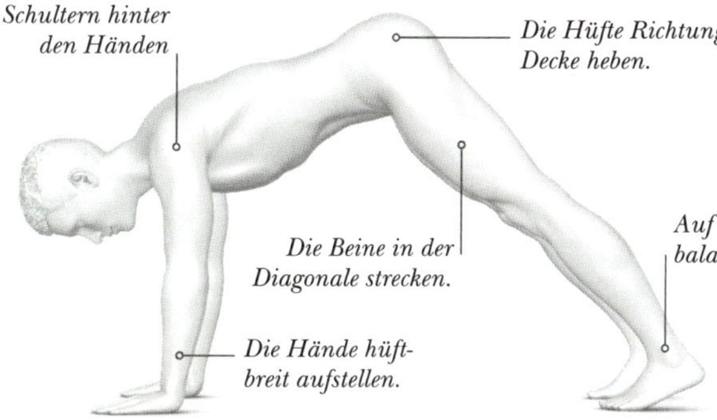

VORBEREITUNG

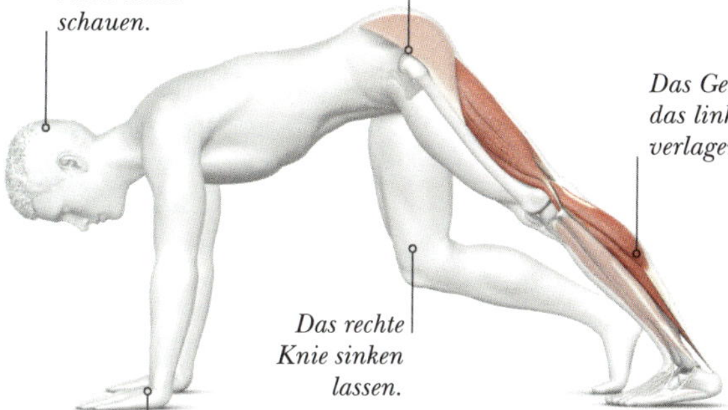

STUFE 1

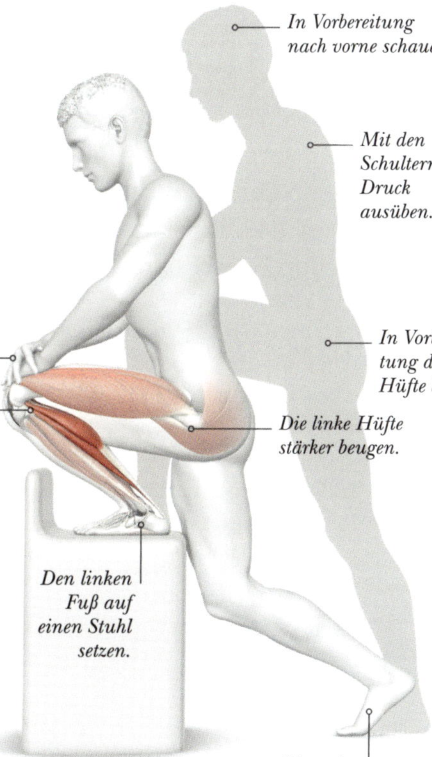

VORBEREITUNG / STUFE 1

HERABSCHAUENDER HUND MIT FERSENHEBEN

Sie können dieses dynamische Wadendehnen als Teil des Aufwärmens vor dem Training durchführen. Dabei modifizieren Sie die Position des herabschauenden Hundes und dehnen sanft die Beine im Wechsel.

VORBEREITUNG
Beginnen Sie auf Händen und Füßen, die Hüfte in die Höhe, die Knie gestreckt, die Fersen angehoben. Sie stehen auf den Fußballen.

STUFE 1
Verlagern Sie Ihr Gewicht auf das linke Bein und senken Sie das rechte Knie. Erhalten Sie den Druck auf dem gestreckten linken Bein. Einige Sekunden halten.

STUFE 2
Verlagern Sie das Gewicht auf das rechte Bein, senken Sie das linke Knie und setzen Sie das Fersenheben und -senken im rhythmischen Wechsel fort.

SPRUNGGELENK-DORSALFLEXION

Diese Übung verbessert die Dorsalflexion des Sprunggelenks, die für die gesunde Funktion von Sprunggelenk und Knie wichtig ist. Vor dem Training kann sie auf Kniebeugen und Laufen vorbereiten.

VORBEREITUNG
Stellen Sie Ihren linken Fuß auf einen Stuhl oder eine Bank und Ihren rechten auf den Boden. Legen Sie beide Hände auf das linke Knie.

STUFE 1
Bewegen Sie das linke Knie langsam über die Zehen nach vorne, um am Ende der Bewegung eine Dehnung zu spüren. Halten Sie die linke Ferse auf dem Stuhl.

STUFE 2
Kehren Sie in die Vorbereitungshaltung zurück, die rechte Ferse steht wieder auf dem Boden und dehnen Sie die andere Seite.

ZEHENBEUGER DEHNEN KNIEND

Diese Übung verbessert die Beweglichkeit der Zehen durch Dehnen der Zehenbeuger. Der Vierfüßlerstand ermöglicht eine kontrollierte Belastung der Gelenke, was bei steifen Zehen hilfreich ist.

Der kräftige lange Großzehenbeuger kreuzt das Sprunggelenk und beugt die Großzehe. In dem dicken Gewebe der Fußsohle befinden sich Fußmuskeln, die in vier Schichten organisiert sind, ein Muskel verläuft auf der Oberseite des Fußes. Diese Muskeln ermöglichen kleine Zehenbewegungen. Sie stützen auch die Fußgewölbe und sind für die Haltung beim Gehen zuständig.

Vorsicht

Diese Übung ist nicht geeignet, wenn Sie hypermobil sind. Bei Hypermobilität kann es kontraproduktiv sein, sich in den Endbereich einer Dehnung zu drücken. Geben Sie acht bei Schmerzen in Füßen oder Sprunggelenken. Bleiben Sie stets im schmerzfreien Bereich.

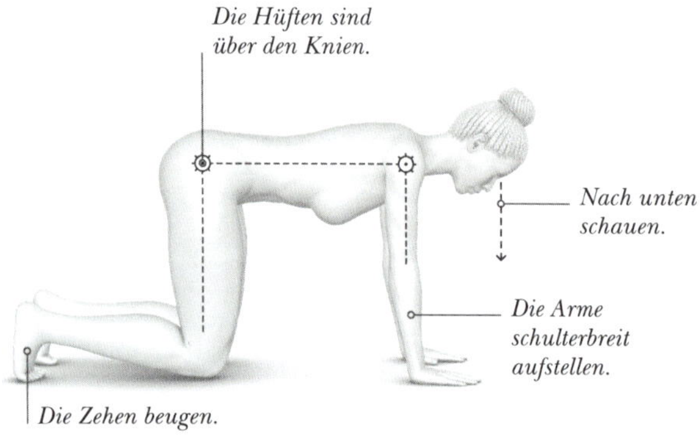

VORBEREITUNG

Beginnen Sie im Vierfüßlerstand mit den Schultern über den Handgelenken, den Hüften über den Knien und Kopf und Nacken in einer Linie. Halten Sie Ihre Wirbelsäule neutral, d. h. im mittleren, angenehmen Bereich zwischen vollständig gebeugt und vollständig gestreckt. Stellen Sie die Zehen auf.

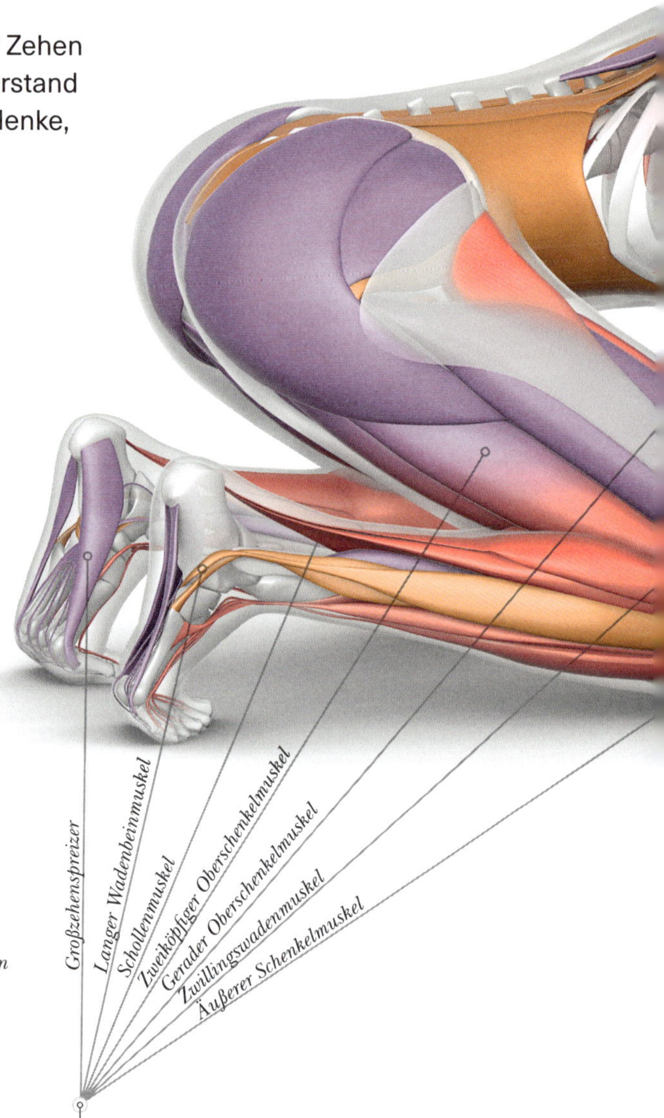

Unterschenkel und Sprunggelenk

Die **Zehenbeuger,** einschließlich der Sehne des **langen Großzehenbeugers** und der **intrinsischen Zehenbeuger,** werden unter Spannung verlängert, wenn sich die Zehen in der gestreckten Position befinden. Die **hintere Oberschenkelmuskulatur** und die **Hüftbeuger** senken die Hüfte auf die Füße und beugen die Knie und kontrollieren dabei die Dehnungsintensität.

STUFE 1
Lassen Sie die Hände auf dem Boden und senken Sie die Hüfte Richtung Füße, während Sie die gerade Wirbelsäule beibehalten. Ihre Arme strecken sich dabei ganz von selbst. Senken Sie sich zu den Füßen ab, bis Sie eine Dehnung unter den Zehen und den Füßen spüren.

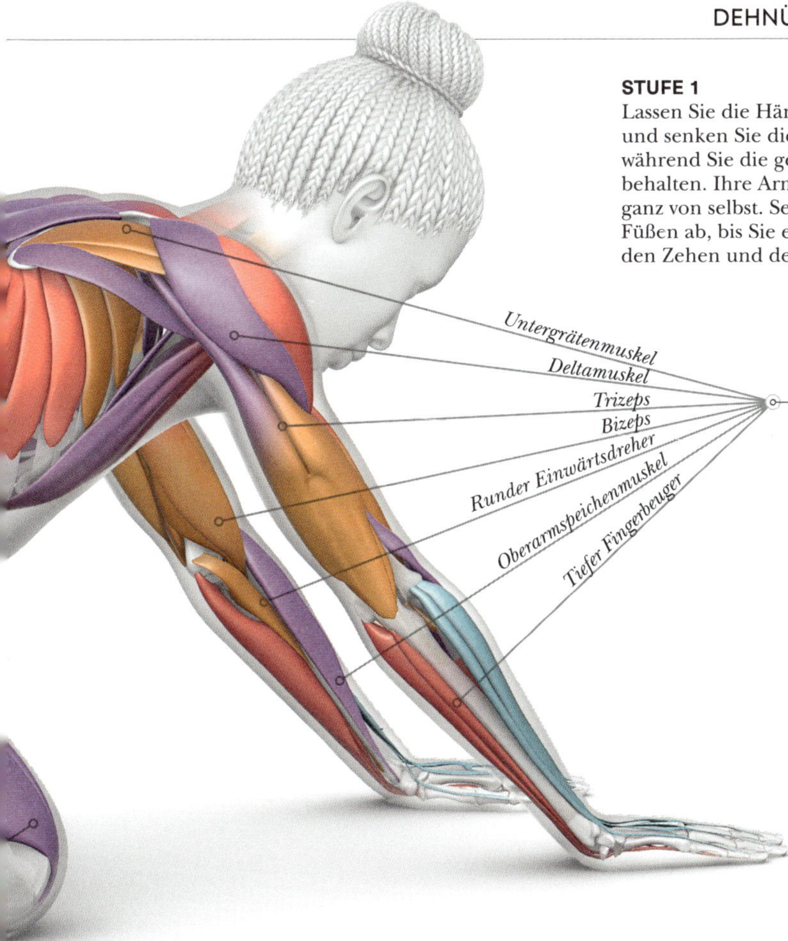

Arme

Die **Trapezmuskeln** und der **vordere Sägemuskel** rotieren die Schulterblätter und die **vorderen Deltamuskeln, der Hakenarmmuskel** und der **große Brustmuskel** werden aktiv, wenn sich die Schulter beugt. Die **Ellbogenstrecker** stützen den Oberkörper und tragen zur Bewegung der Hüfte bei.

LEGENDE

- *Gelenke*
- *Muskeln*
- Verkürzt sich unter Spannung
- Verlängert sich unter Spannung
- Verlängert sich ohne Spannung
- Haltend-statisch

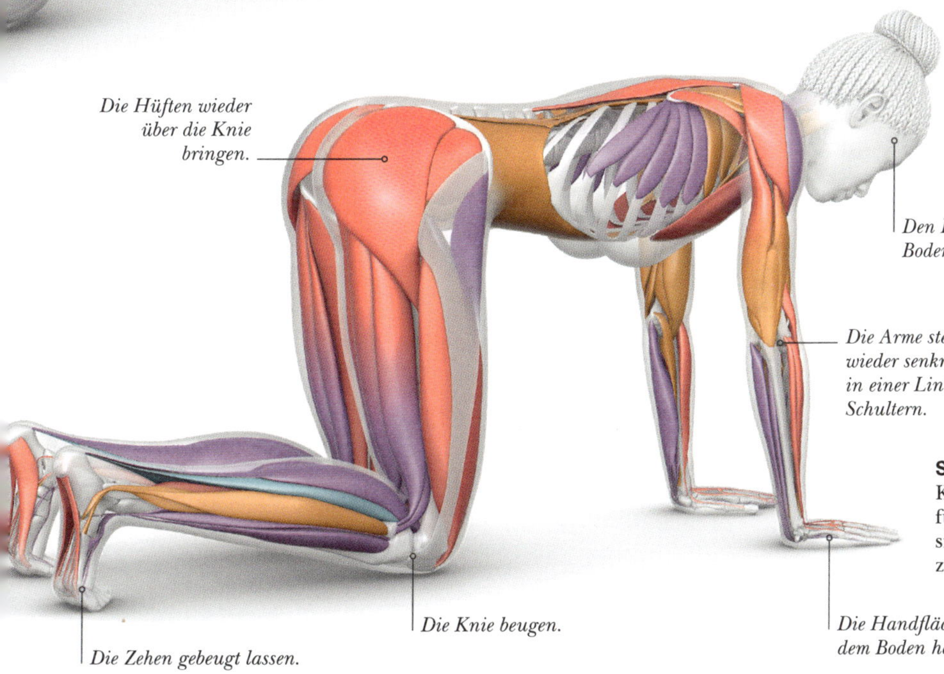

STUFE 2
Kehren Sie in den Vierfüßlerstand zurück, um sich aus der Dehnung zu lösen.

» VARIANTEN

Die Fußmuskeln und die Plantarfaszie – eine Bindegewebsplatte, die vom Fersenknochen zur Zehenbasis verläuft – unterstützen uns beim Gehen und Stehen. Diese Varianten verbessern ihre Beweglichkeit für Alltagsbewegungen.

LEGENDE

- Primärer Zielmuskel
- Sekundärer Zielmuskel

ZEHEN AN DER WAND DEHNEN

Diese Variante im Stehen bietet eine einfache Möglichkeit, die Zehenbeuger zu dehnen und die Beweglichkeit der Zehen zu verbessern. Sie ist wohltuend für Aktivitäten wie Gehen und Laufen.

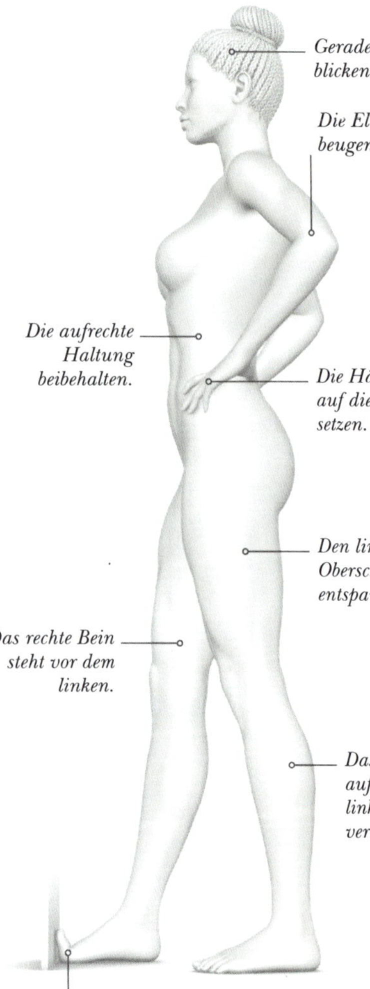

VORBEREITUNG
Strecken Sie die rechten Zehen leicht gegen eine Wand, Ihr Gewicht liegt auf dem linken Fuß. Legen Sie die Hände auf die Hüften.

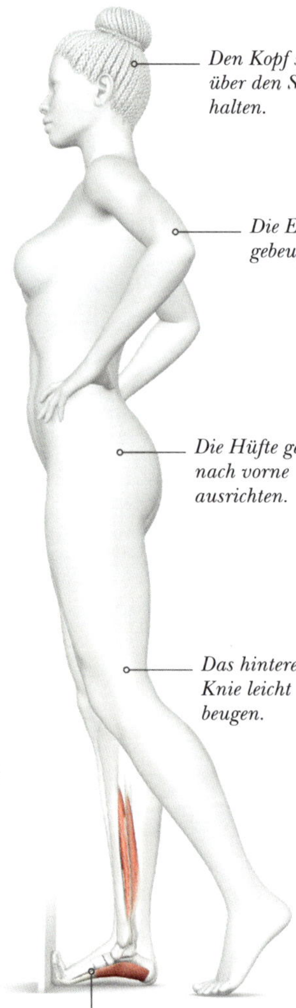

STUFE 1
Verlagern Sie Ihr Gewicht auf den vorderen Fuß, um die Muskeln stärker in die Streckung zu dehnen.

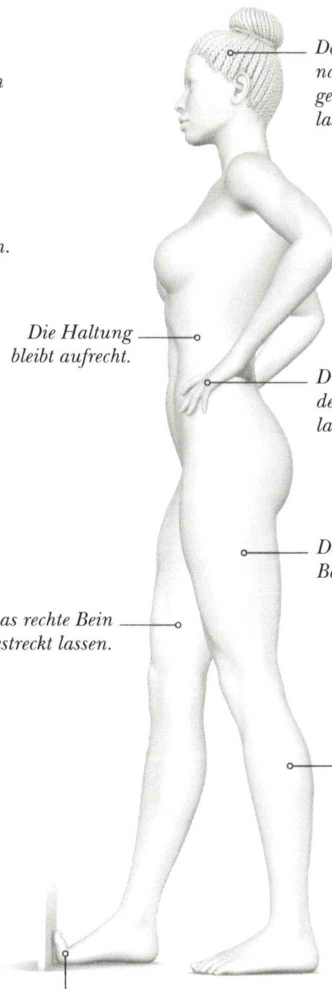

STUFE 2
Verlagern Sie Ihr Gewicht auf den hinteren Fuß, um sich aus der Dehnung zu lösen. Links wiederholen.

ZEHEN DEHNEN MIT GEBEUGTEM KNIE

Diese Zehendehnung zielt auf die Plantarfaszie. Durch Beugen des Knies intensivieren Sie die Dorsalflexion des Sprunggelenks und dehnen diesen Gewebebereich intensiv. Nehmen Sie diese Übung in Ihr Programm auf, um die Kraft und die Beweglichkeit der Füße gezielt zu verbessern.

Vorsicht

Diese Übung ist nicht geeignet, wenn Sie hypermobil sind. Bei Hypermobilität kann es kontraproduktiv sein, sich in den Endbereich einer Dehnung zu drücken. Geben Sie acht bei Schmerzen im Sprunggelenk und bleiben Sie stets im schmerzfreien Bereich.

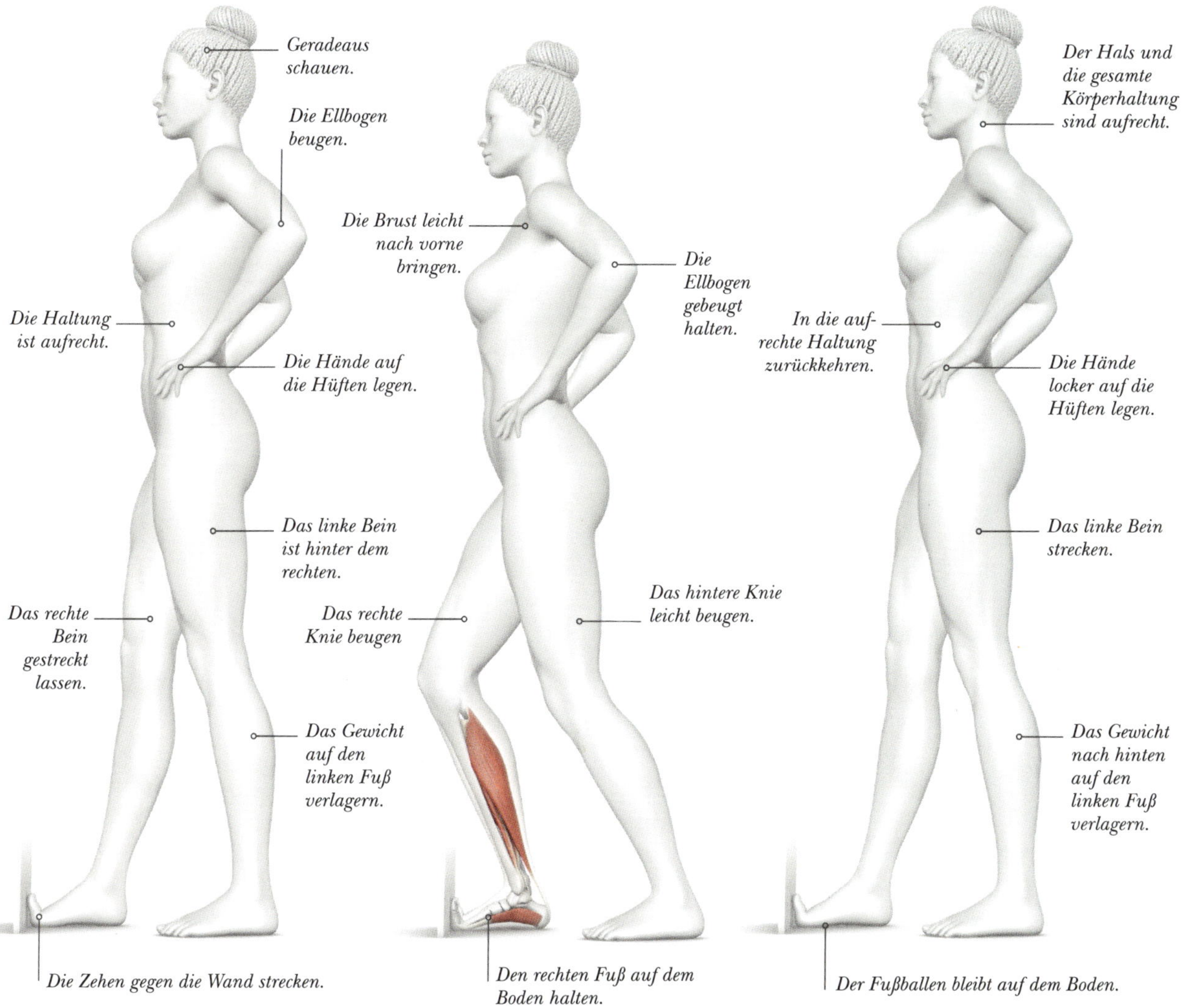

VORBEREITUNG
Strecken Sie die rechten Zehen leicht gegen die Wand. Ihr Gewicht liegt auf dem linken Fuß.

STUFE 1
Beugen Sie das rechte Knie und schieben Sie es nach vorne, während die rechte Ferse auf dem Boden verbleibt.

STUFE 2
Verlagern Sie Ihr Gewicht wieder auf den hinteren Fuß, um sich aus der Dehnung zu lösen. Links wiederholen.

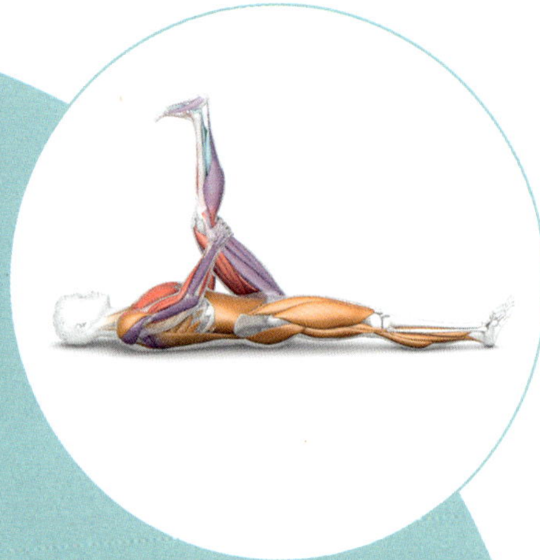

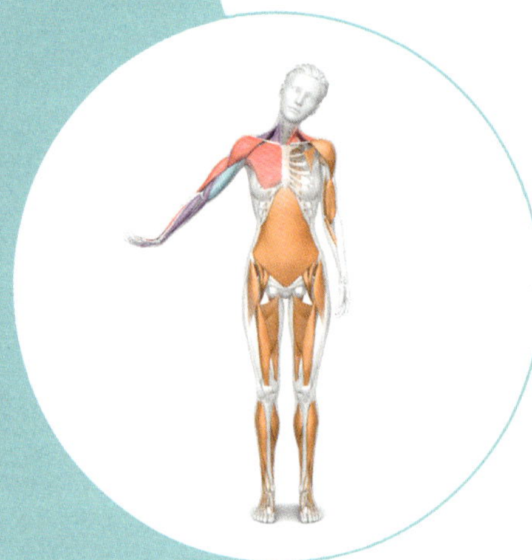

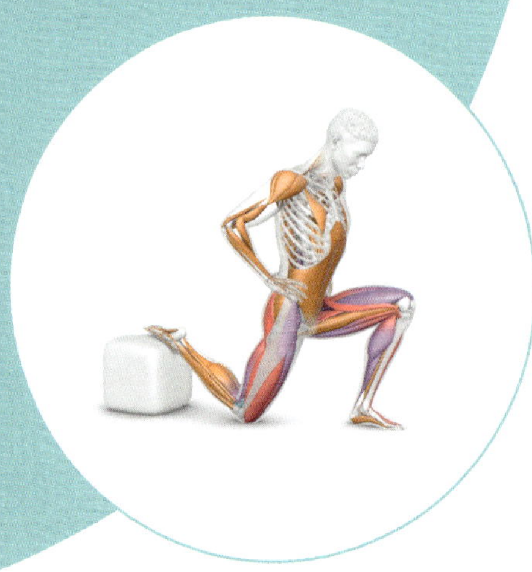

ÜBUNGEN ZUR NERVEN-MOBILISATION

Wie die Nerven miteinander kommunizieren und mit dem Bewegungsapparat in Verbindung stehen, kann sich auf die Bewegungen und den Bewegungsumfang auswirken und Symptome wie Verspannungen verursachen. Die Dehnungen in diesem Kapitel mobilisieren die wichtigsten Nerven der oberen und unteren Extremitäten, wie beispielsweise den Mittelarmnerv, den Nervus medianus, der an der Innenseite des Arms verläuft, und den Ischiasnerv, der vom unteren Rücken aus die Beine hinab verläuft.

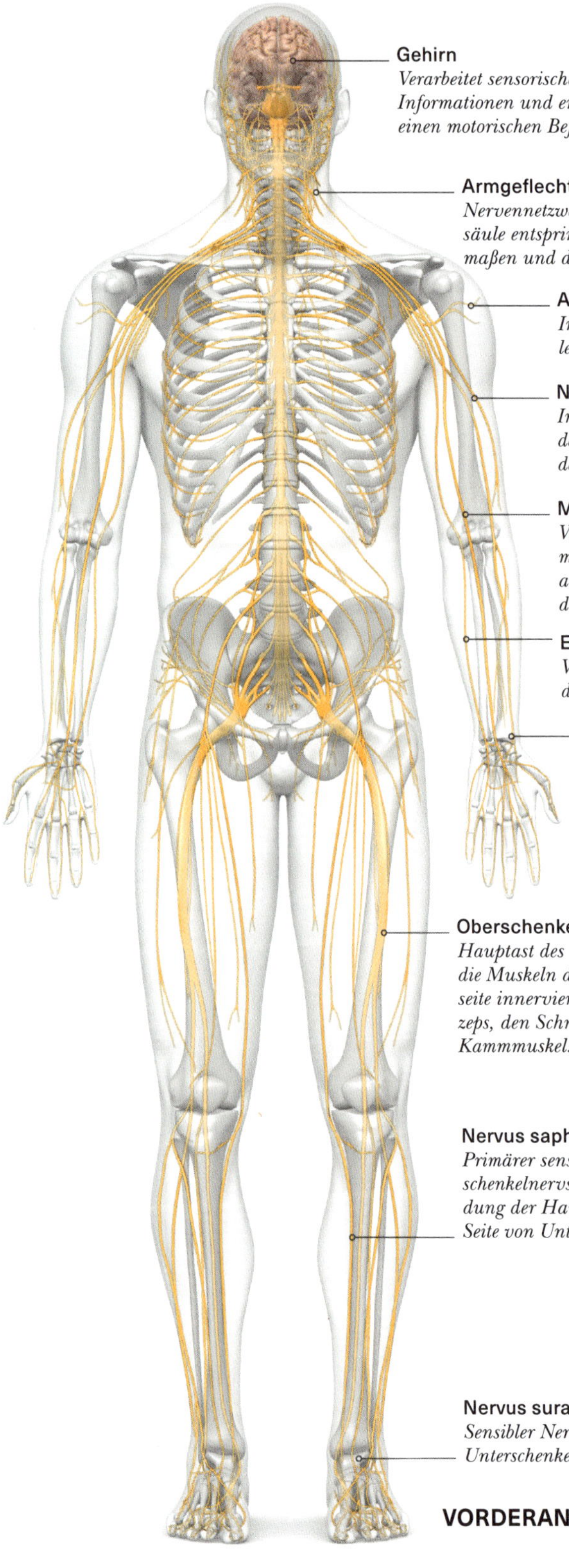

Gehirn
Verarbeitet sensorische Informationen und erzeugt einen motorischen Befehl.

Armgeflecht
Nervennetzwerk, das in der Halswirbelsäule entspringt und die oberen Gliedmaßen und die Schulter innerviert.

Achselnerv
Innerviert das Schultergelenk und den Deltamuskel.

Nervus musculocutaneus
Innerviert die Muskeln auf der Innenseite des Arms wie den Bizeps.

Mittelarmnerv
Versorgt die Beugemuskeln des Unterarms und innerviert die Hand.

Ellennerv
Versorgt die Muskeln der Hand.

Speichennerv
Innerviert die Streckmuskeln von Ober- und Unterarm und trägt zur Streckung von Handgelenk und Fingern bei.

Oberschenkelnerv (vorderer Ast)
Hauptast des Oberschenkelnervs, der die Muskeln der Oberschenkelvorderseite innerviert, darunter den Quadrizeps, den Schneidermuskel und den Kammmuskel.

Nervus saphenus
Primärer sensorischer Ast des Oberschenkelnervs; sorgt für Empfindung der Haut an der medialen Seite von Unterschenkel und Fuß.

Nervus suralis
Sensibler Nerv des Unterschenkels

VORDERANSICHT

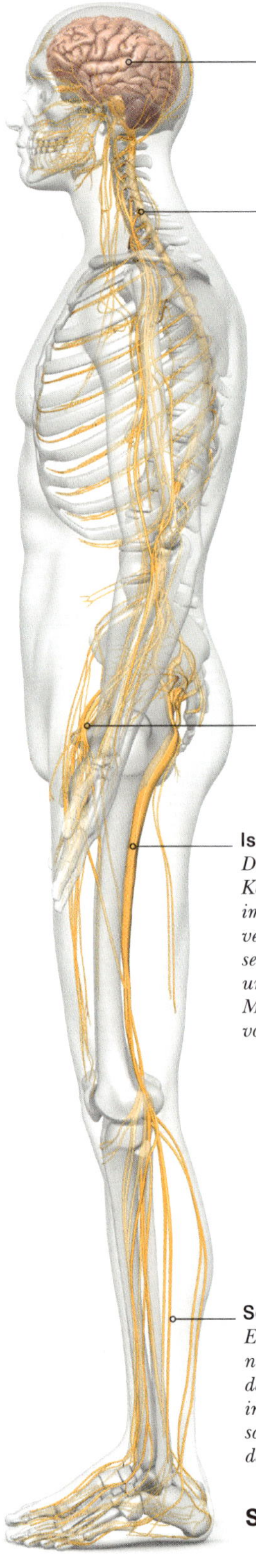

Gehirn
Kommandozentrale des Nervensystems

Nervenwurzeln des Armgeflechts
Die Spinalnerven, die das Armgeflecht bilden.

Oberschenkelnerv
Sorgt für Empfindung auf der Oberschenkelvorderseite und der Beininnenseite.

Ischiasnerv
Der größte Nerv des Körpers; er entspringt im unteren Rücken, verläuft an der Rückseite des Oberschenkels und innerviert die Muskeln und die Haut von Bein und Fuß.

Schienbeinnerv
Ein Ast des Ischiasnervs; verläuft an der Beinrückseite und innerviert die Unterschenkelrückseite und den Fuß.

SEITENANSICHT

NERVENMOBILISATION – ÜBERSICHT

Das Nervensystem koordiniert und steuert die Körperfunktionen, ermöglicht Kommunikation sowie Reaktion auf innere und äußere Reize. Zu den Hauptnerven in den Armen gehören der Mittelarmnerv, der Ellennerv und der Speichennerv, in den Beinen der Ischiasnerv, der Oberschenkelnerv und der Schienbeinnerv.

Der Mittelarm-, der Ellen- und der Speichennerv in den Armen erfüllen sowohl sensorische als auch motorische Funktionen. Sensorische Informationen wie Berührung, Temperatur und Propriozeption werden von der Haut, den Gelenken und den Muskeln über diese Nerven an das zentrale Nervensystem geleitet. Motorische Signale werden vom zentralen Nervensystem an die Muskeln geleitet, um bewusste Bewegungen und Kontrolle der Arme zu ermöglichen. Ebenso sind in den Beinen Nerven wie der Ischias-, der Oberschenkel- und der Schienbeinnerv und weitere Äste für sensorische Wahrnehmung und die motorische Steuerung zuständig. Diese Nerven spielen eine wesentliche Rolle bei der Wahrnehmung, der Koordination und Bewegung der Gliedmaßen. So tragen sie zur gesamten Körperfunktion und seiner Interaktion mit der Umwelt bei.

KAPITELÜBERSICHT

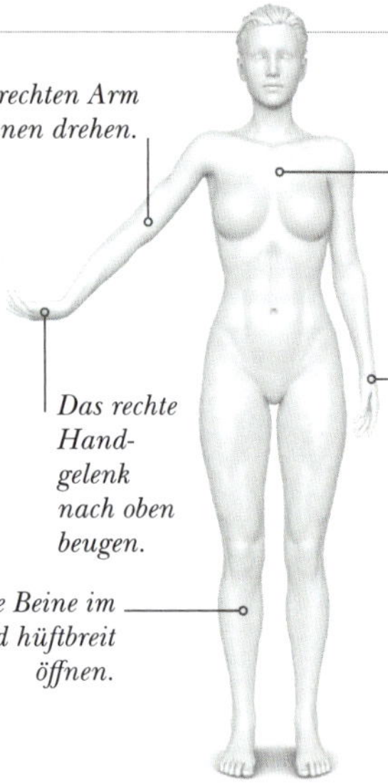

VORBEREITUNG
Beginnen Sie im Stehen, die Füße hüftbreit geöffnet, den rechten Arm gegen den Uhrzeigersinn nach innen gedreht und das Handgelenk gebeugt. Ziehen Sie den Arm vom Körper weg, bis Sie eine leichte Dehnung spüren.

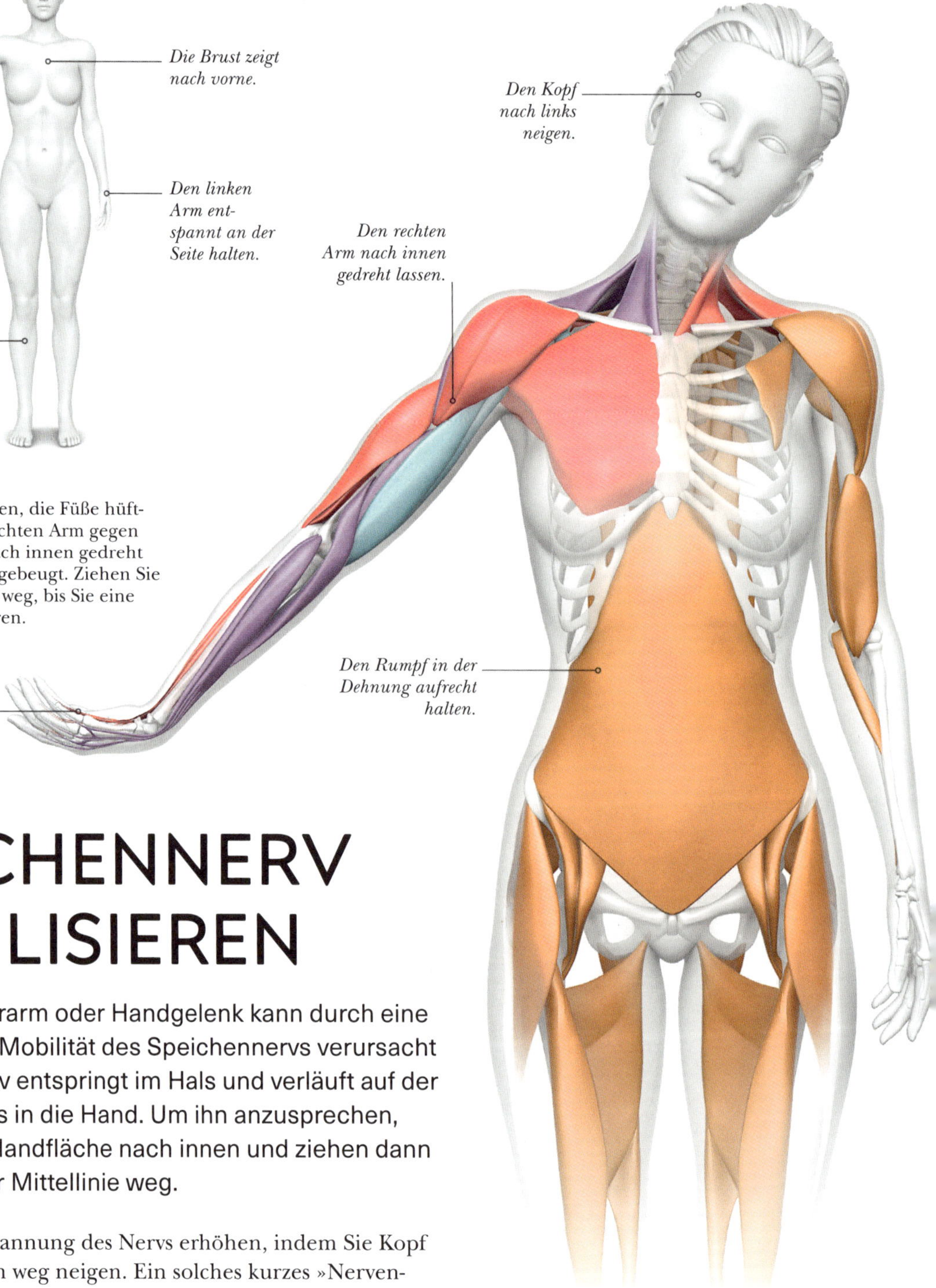

SPEICHENNERV MOBILISIEREN

Steifheit in Unterarm oder Handgelenk kann durch eine eingeschränkte Mobilität des Speichennervs verursacht sein. Dieser Nerv entspringt im Hals und verläuft auf der Armrückseite bis in die Hand. Um ihn anzusprechen, drehen Sie die Handfläche nach innen und ziehen dann den Arm von der Mittellinie weg.

Sie können die Spannung des Nervs erhöhen, indem Sie Kopf und Hals vom Arm weg neigen. Ein solches kurzes »Nervengleiten« kann nervlich bedingte Steifheit auf der Armrückseite lindern und Verspannungen im Unterarm lösen. Gehen Sie bei Nackenschmerzen oder früheren Nervenschmerzen achtsam vor.

STUFE 1
Neigen Sie den Hals nach links, weg vom Arm, um die Dehnung zu intensivieren.

Hals und Arm

Die **rechten Treppenmuskeln** und der **große Kopfwender** werden verlängert. Der **Unterschulterblattmuskel** und die **Brustmuskeln** drehen die Schulter einwärts, während der **Trizeps** den Ellbogen gestreckt hält. Der **runde** und der **viereckige Einwärtsdreher** drehen den Unterarm einwärts.

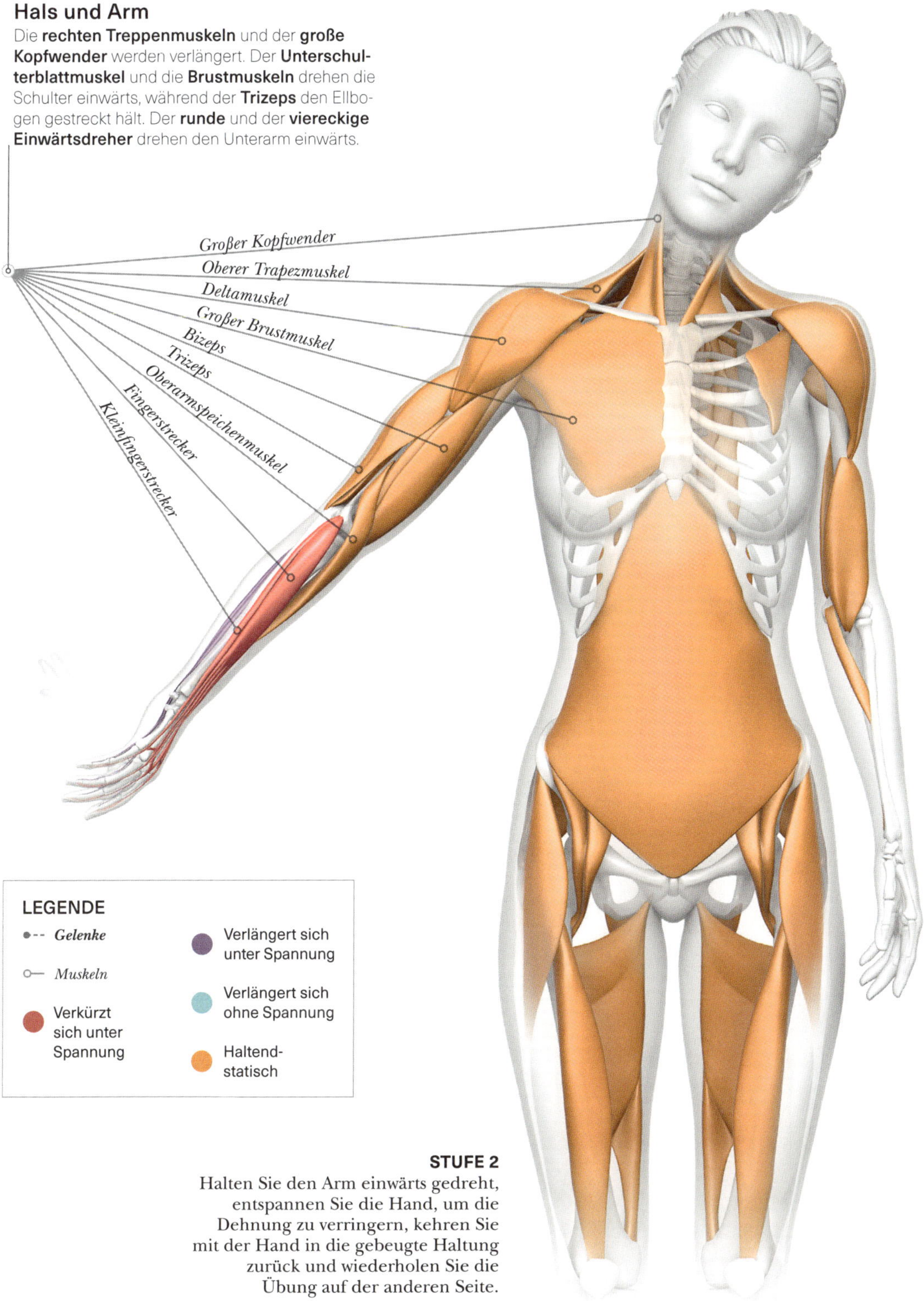

LEGENDE

- *Gelenke*
- *Muskeln*
- Verkürzt sich unter Spannung
- Verlängert sich unter Spannung
- Verlängert sich ohne Spannung
- Haltend-statisch

STUFE 2

Halten Sie den Arm einwärts gedreht, entspannen Sie die Hand, um die Dehnung zu verringern, kehren Sie mit der Hand in die gebeugte Haltung zurück und wiederholen Sie die Übung auf der anderen Seite.

» VARIANTEN

Im Bereich von Arm, Handgelenk und Hand gibt es viele Nerven. Die Hauptnerven haben spezifische Bahnen, die bestimmte Muskeln innervieren.

LEGENDE
- Primärer Zielmuskel
- Sekundärer Zielmuskel

MITTELARMNERV MOBILISIEREN

Steifheit in Unterarm oder Handgelenk kann durch die Mobilisation des Mittelarmnervs reduziert werden. Dieser Nerv entspringt im Hals und verläuft in mehreren Ästen innen am Arm hinab. Um ihn anzusprechen, drehen Sie die Handfläche nach außen, strecken das Handgelenk und ziehen den Arm von der Mittellinie weg. Intensivieren Sie die Nervenspannung, indem Sie Kopf und Hals vom Arm weg neigen.

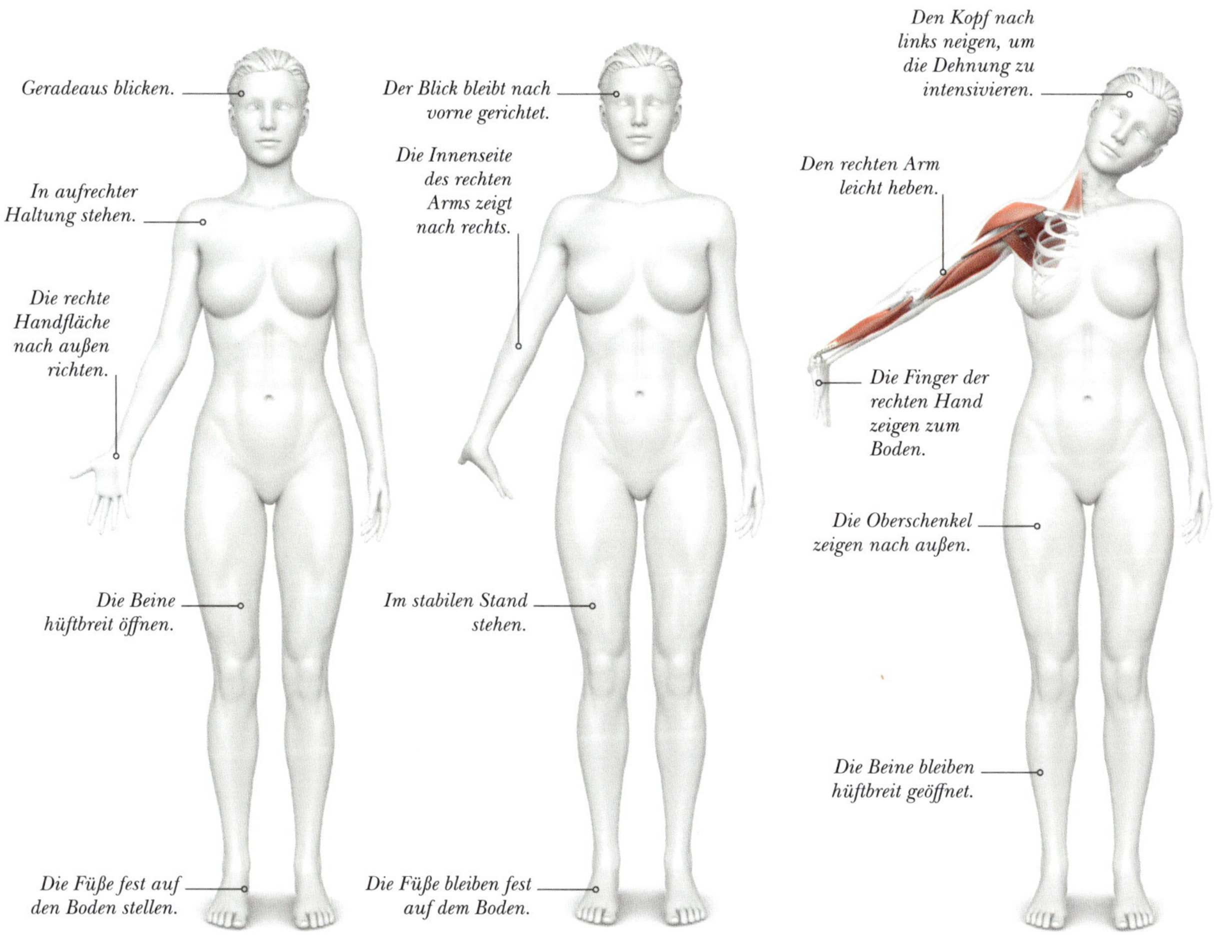

VORBEREITUNG
Beginnen Sie im aufrechten Stand, der rechte Arm und die recht Handfläche werden nach vorne gerichtet.

STUFE 1
Drehen Sie den Arm von der Mittellinie weg, sodass seine Innenseite nach rechts zeigt, und ziehen Sie das Handgelenk nach hinten.

STUFE 2
Heben Sie den rechten Arm leicht und neigen Sie den Kopf nach links, um die Dehnung zu intensivieren. Bringen Sie das Handgelenk wieder in die neutrale Position. Wiederholen Sie die Übung auf der anderen Seite.

ELLENNERV MOBILISIEREN

Steifheit im Unterarm oder im Handgelenk kann durch die Mobilisation des Ellennervs gelindert werden. Dieser Nerv entspringt im Hals, verläuft auf der medialen Seite des Oberarms zum Ellbogenhöcker und bis in die beiden äußeren Finger. Er wird auch »Musikantenknochen« genannt. Um diesen Nerv anzusprechen, drehen Sie die flache Hand bei gebeugter Schulter und gebeugtem Ellbogen nach unten. Sie können die Nervenspannung erhöhen, indem Sie Kopf und Hals vom Arm weg neigen. Ein solches kurzes »Nervengleiten« kann durch Nervensteifheit bedingte Verspannungen an der Armrückseite lindern und Verspannungen im Unterarm lösen.

Vorsicht

Diese Dehnung ist bei akuten Nackenschmerzen ungeeignet. Geben Sie acht bei Unbehagen oder Schmerzen in Unterarm, Schulter oder Nacken. Die Dehnung sollte auf der Armaußenseite angenehm sein. Bleiben Sie durchgehend im schmerzfreien Bereich. Maximal sollten Sie in Stufe 1 ein leichtes, tiefes Ziehen spüren, das in Stufe 2 nachlässt. Hören Sie bei Taubheitsgefühl, Kribbeln oder Schmerzen sofort auf.

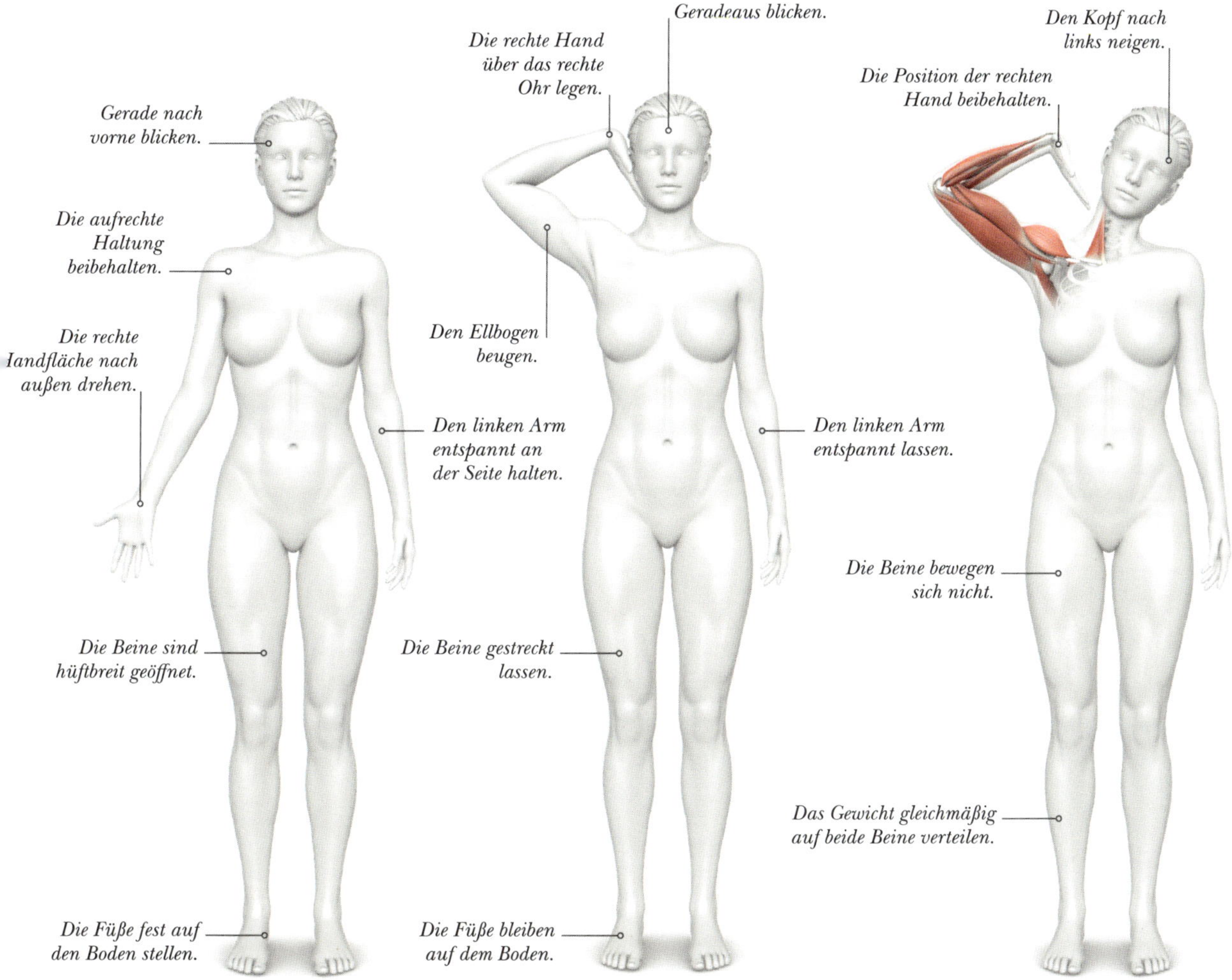

VORBEREITUNG
Beginnen Sie im aufrechten Stand, der rechte Arm und die rechte Hand zeigen nach vorne.

STUFE 1
Drehen Sie die Handfläche nach unten und legen Sie den rechten Arm neben das Ohr, Finger nach unten, wie um das Ohr zu bedecken. Bleiben Sie im angenehmen Bereich.

STUFE 2
Neigen Sie den Kopf von der Hand weg nach links, um die Dehnung zu intensivieren. Dehnen Sie dann die andere Seite.

ISCHIASNERV MOBILISIEREN

Eingeschränkte Beweglichkeit des Ischiasnervs kann Beschwerden auf der Beinrückseite zur Folge haben. Dieser Nerv lässt sich mobilisieren, indem man die Hüfte beugt, das Knie streckt und das Sprunggelenk auf und ab bewegt.

Sie können die Nervenspannung erhöhen, indem Sie Kopf und Nacken beugen. Dieses kurze »Nervengleiten« kann durch Nervensteifheit bedingte Schmerzen auf der Rückseite von Hüfte und Bein lindern und Verspannungen in den Oberschenkelrückseiten und Waden lösen. Bei dieser Übung können Sie das Sprunggelenk bewegen – das Knie bleibt dabei gebeugt oder kann aktiv gestreckt werden. Beachten Sie, dass der Nerv umso stärker gespannt wird, je gerader das Knie bei der Beugung des Sprunggelenks ist.

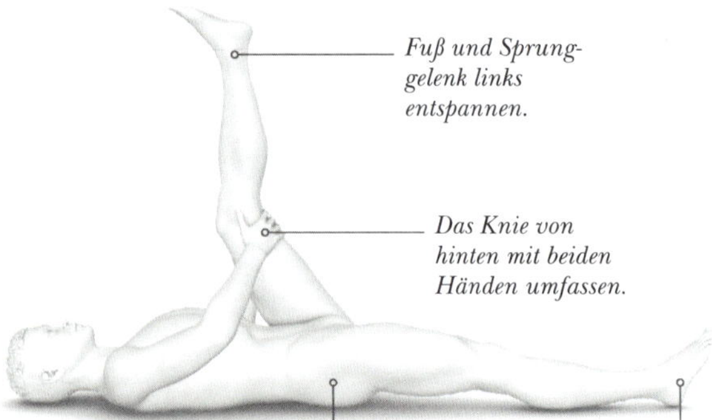

VORBEREITUNG
Legen Sie sich auf den Rücken, heben Sie Ihr linkes Bein und umfassen Sie es mit beiden Händen von hinten am Knie. Ziehen Sie das Bein vor, bis Sie ein leichtes Ziehen auf der Rückseite spüren.

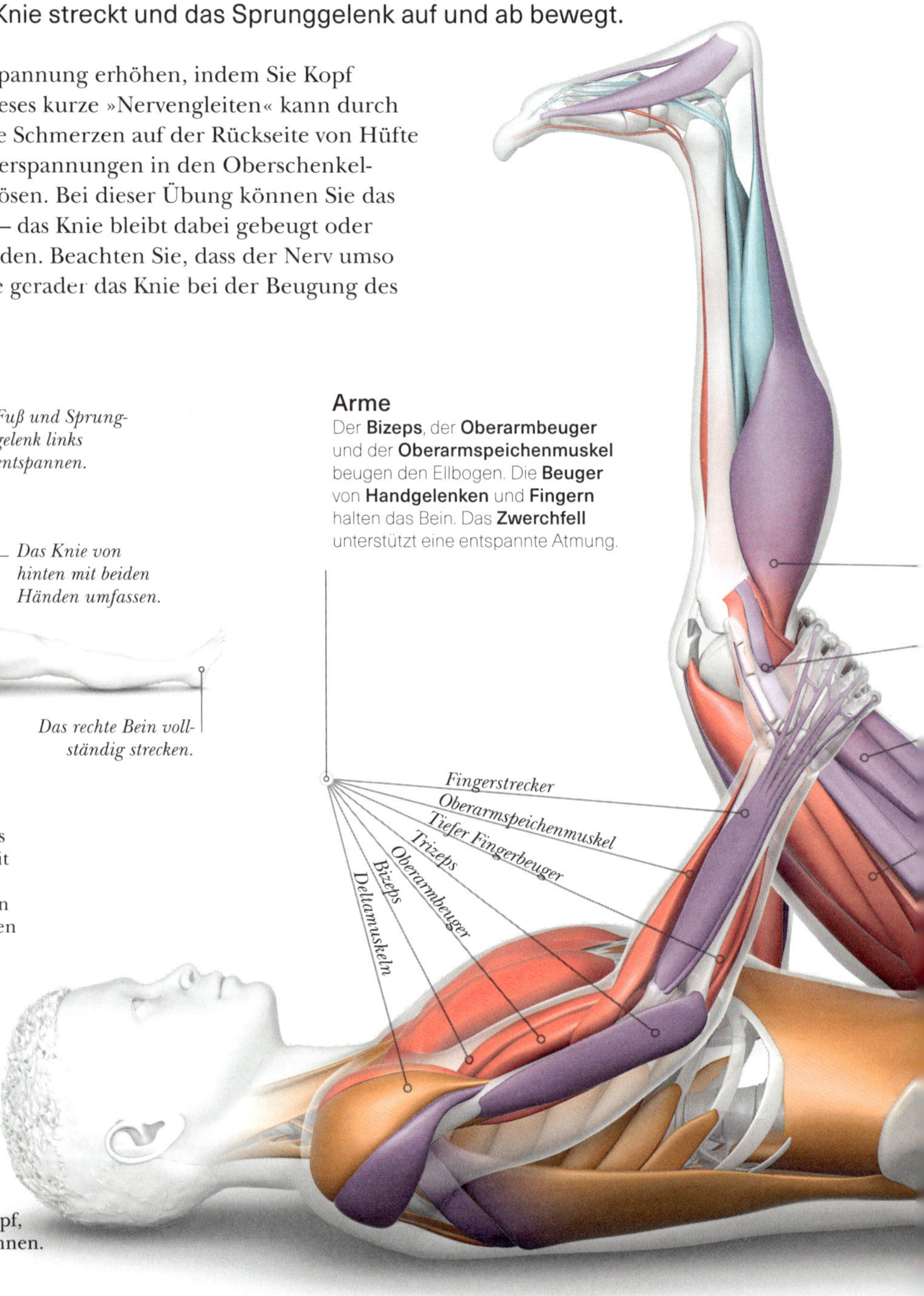

STUFE 1
Beugen Sie den linken Fuß und die Zehen Richtung Kopf, um den Nerv stärker zu spannen.

Vorsicht

Bei akuten Schmerzen im unteren Rücken ist diese Dehnung ungeeignet. Geben Sie acht auf Unbehagen oder Schmerzen in Hüfte, Rücken oder Knien. Die Dehnung sollte auf der Hüftrückseite angenehm sein.

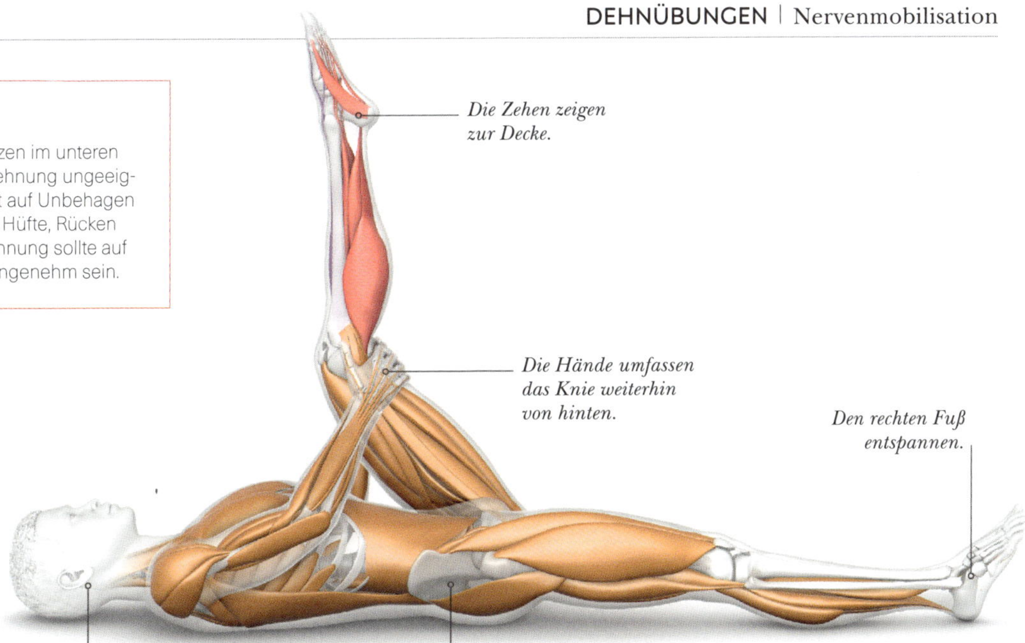

STUFE 2
Richten Sie die Zehen nach oben, um die Spannung im Nerv zu verringern. Wiederholen Sie anschließend die Übung zur anderen Seite.

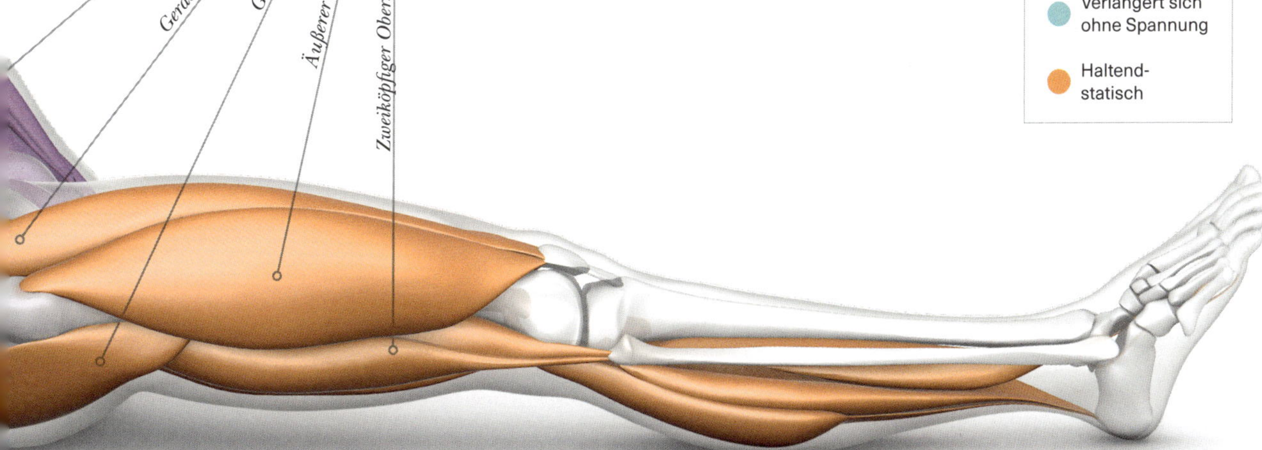

Hüfte und Beine

Der **Quadrizeps** streckt das Knie und verlängert die **hintere Oberschenkelmuskulatur.** Der **Zwillingswaden-Schollenmuskel-Komplex** verlängert sich, während der **vordere Schienbeinmuskel** Fuß und Sprunggelenk beugt. Die **linken Hüftbeuger** sind aktiv, während die rechten entspannt bleiben.

LEGENDE

- *Gelenke*
- *Muskeln*
- Verkürzt sich unter Spannung
- Verlängert sich unter Spannung
- Verlängert sich ohne Spannung
- Haltend-statisch

» VARIANTEN

Der Ischiasnerv teilt sich in den Schienbein- und den Wadenbeinnerv. Zwei Äste dieser Nerven vereinen sich zum Nervus suralis, dem sensorischen Nerv von Unterschenkel, Fuß und Sprunggelenk.

LEGENDE

- Primärer Zielmuskel
- Sekundärer Zielmuskel

SCHIENBEINNERV MOBILISIEREN

Bei Beschwerden in unterschiedlichen Bereichen des Beins kann die Mobilisation spezifischer Nerven helfen. Der Schienbeinnerv ist ein Ast des Ischiasnervs und verläuft auf der Innenseite des Sprunggelenks. Um diesen Nerv zu mobilisieren, muss die Hüfte gebeugt, das Knie gestreckt und das Sprunggelenk nach oben und vom Körper weg bewegt werden (Dorsalflexion und Eversion). Sie können den Nerv noch stärker ansprechen, indem Sie den Nacken Richtung Fuß beugen.

! Vorsicht

Bei akuten Schmerzen im unteren Rücken ist diese Dehnung ungeeignet. Geben Sie acht auf starkes Unbehagen oder Schmerzen in Hüfte, Rücken oder Knien.

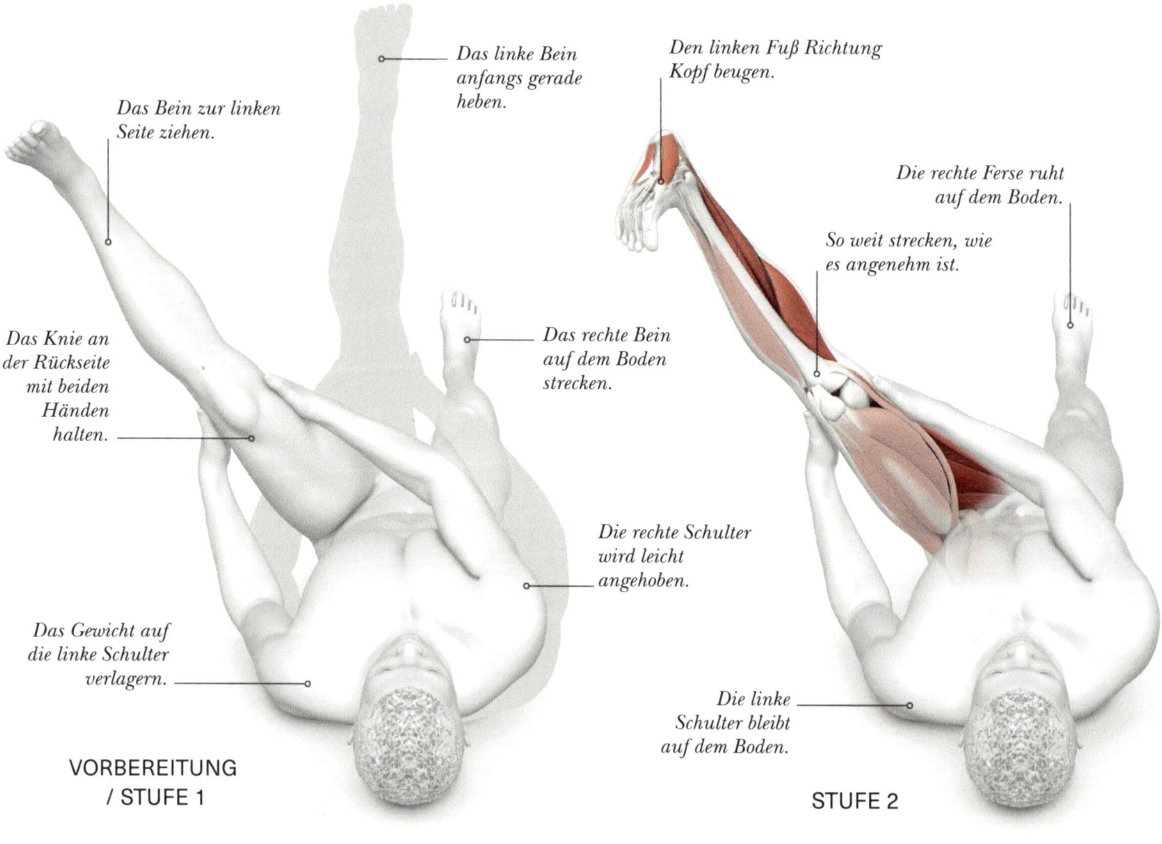

VORBEREITUNG
Beginnen Sie in Rückenlage. Heben Sie das linke Bein, umfassen Sie das Knie mit beiden Händen, strecken Sie das Knie und spüren Sie eine Dehnung hinten im Oberschenkel.

STUFE 1
Ziehen Sie das Bein zur linken Seite, weg von der Mittellinie, indem Sie die Hüfte abspreizen. Becken und Rücken bleiben flach auf dem Boden.

STUFE 2
Beugen Sie den Fuß oben Richtung Kopf und weg von der Mittellinie, um in die vollständige Dehnung zu gehen, rechts wiederholen.

WADENBEINNERV MOBILISIEREN

Der Wadenbeinnerv ist ein Zweig des Ischiasnervs und verläuft an der Außenseite von Unterschenkel und Sprunggelenk. Er innerviert die Muskeln im seitlichen Unterschenkel. Um diesen Nerv zu mobilisieren, beugen Sie die Hüfte bei gestrecktem Knie und bewegen das Sprunggelenk nach oben und zum Körper hin. Um den Nerv noch stärker zu dehnen, beugen Sie den Hals nach oben Richtung Fuß.

VORBEREITUNG
Legen Sie sich auf den Rücken und heben Sie Ihr linkes Bein. Beide Hände halten das Knie an der Rückseite. Strecken Sie das Knie, bis sie an der Oberschenkelrückseite eine Dehnung spüren.

STUFE 1
Ziehen Sie das Bein nach rechts Richtung Mittellinie, indem Sie die Hüfte heranziehen.
Becken und Rücken bleiben flach auf dem Boden.

STUFE 2
Beugen Sie den Fuß Richtung Kopf und Mittellinie, um in die volle Dehnung zu gehen, wiederholen Sie die Übung auf der anderen Seite.

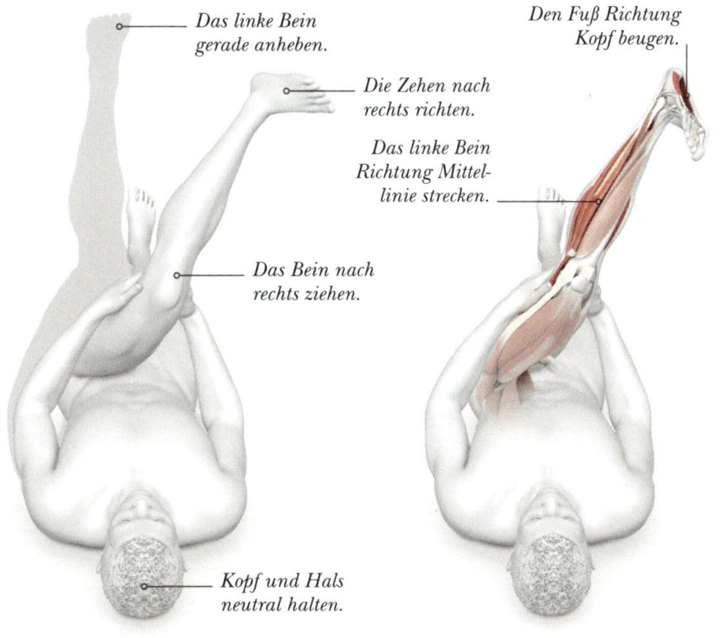

VORBEREITUNG / STUFE 1

STUFE 2

NERVUS SURALIS MOBILISIEREN

Der Nervus suralis ist ein Ast des Ischiasnervs, der an Rückseite und Außenseite des Unterschenkels und Sprunggelenks verläuft. Um diesen Nerv in der Rückenlage zu mobilisieren, beugen Sie die Hüfte bei gestrecktem Bein und beugen das Sprunggelenk nach unten und zum Körper hin (Plantarflexion und Inversion). Wenn Ihnen die Dehnung leichtfällt, intensivieren Sie sie, indem Sie den Nacken zum Fuß hin beugen.

VORBEREITUNG
Legen Sie sich auf den Rücken. Heben Sie Ihr linkes Bein und umfassen Sie das Knie von hinten mit beiden Händen. Strecken Sie das Knie, bis Sie in der Oberschenkelrückseite eine Dehnung spüren.

STUFE 1
Ziehen Sie das linke Bein nach rechts über die Mittellinie. Halten Sie Becken und Rücken flach auf dem Boden.

STUFE 2
Strecken Sie den Fuß nach oben und innen, wiederholen Sie die Dehnung dann auf der anderen Seite.

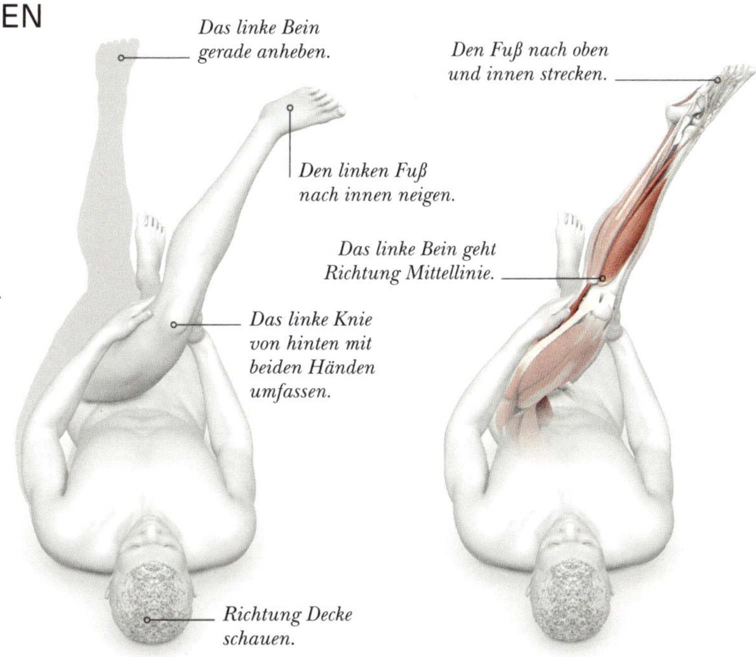

VORBEREITUNG / STUFE 1

STUFE 2

OBERSCHENKELNERV MOBILISIEREN

Der Oberschenkelnerv innerviert die Oberschenkel- und Hüftmuskeln, die die Hüfte beugen und das Knie strecken. Um ihn anzusprechen, muss die Hüfte gestreckt und das Knie gebeugt werden, wie bei dieser Übung.

Beschwerden in Verbindung mit dem Oberschenkelnerv zeigen sich in der Regel nahe der Vorderseite von Oberschenkel oder Bein. Kurzes »Nervengleiten« kann die durch den verspannten Nerv verursachte Steifheit der vorderen Hüfte verringern, den Bewegungsumfang in der Hüftstreckung vergrößern und Beschwerden in der Oberschenkelvorderseite lindern. Sie können den Nerv noch intensiver ansprechen, indem Sie Kopf und Hals beugen, um nach unten oder oben zu schauen.

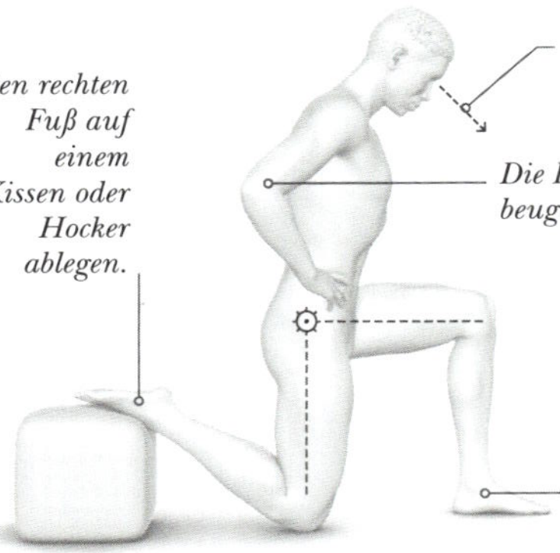

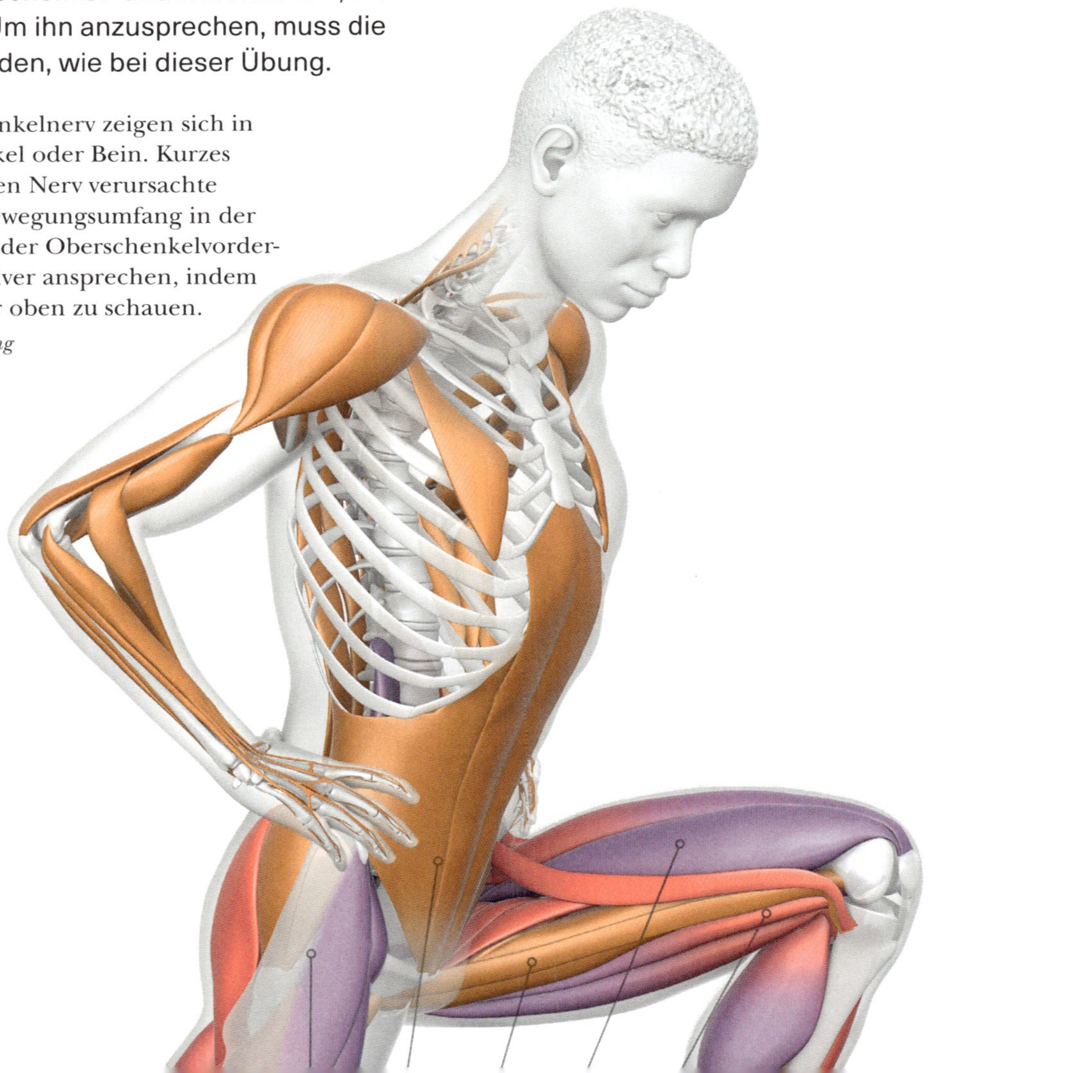

VORBEREITUNG

Beginnen Sie im halben Kniestand, das linke Bein steht vorne, das hintere Sprunggelenk wird auf einem Kissen oder Hocker abgelegt. Die Wirbelsäule ist neutral, der Blick geht nach unten. Sie sollten eine Dehnung im Hüftbeuger und in der Oberschenkelvorderseite spüren.

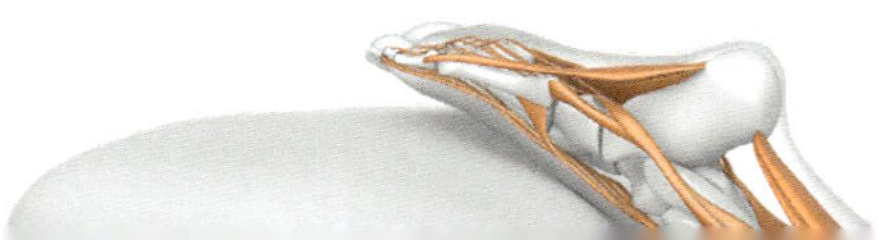

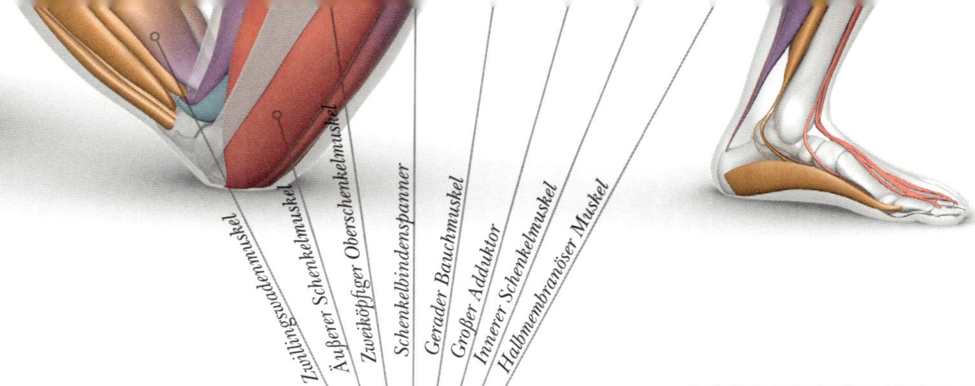

STUFE 1
Verlagern Sie Ihr Gewicht nach vorne, um die Hüfte noch etwas mehr zu strecken und den Nerv zu dehnen. Sie sollten ein tiefes Ziehen in der Vorderseite von Hüfte und Oberschenkel spüren.

STUFE 2
Lösen Sie sich aus der Dehnung, indem Sie den Körper wieder nach hinten in die Vorbereitungshaltung bringen und die Hüftstreckung beim hinteren Bein verringern.

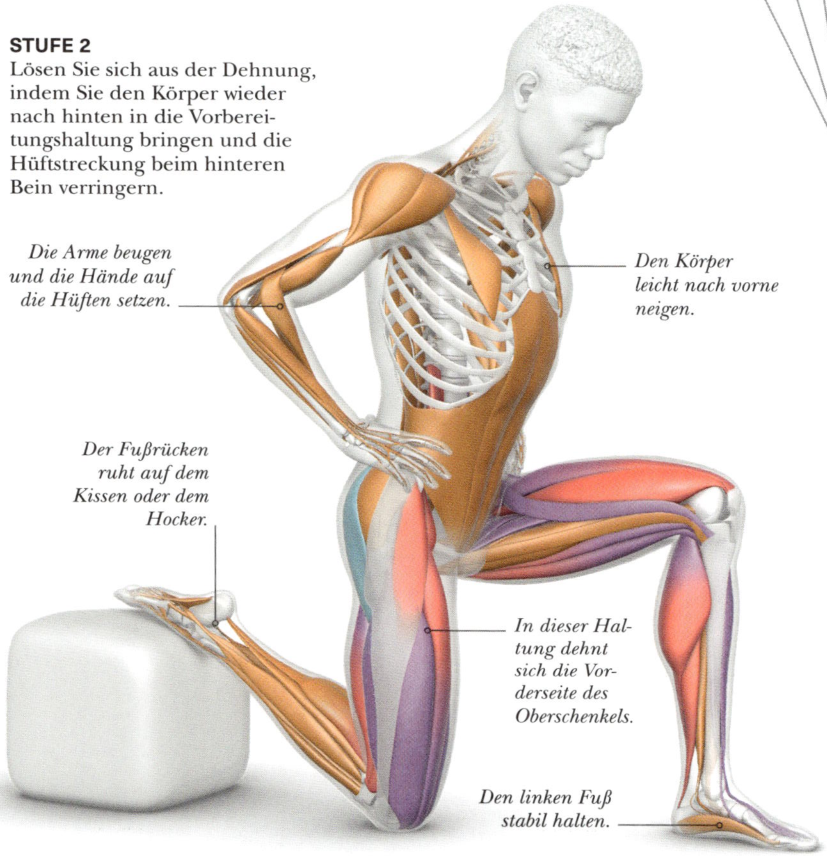

LEGENDE
- *Gelenke*
- *Muskeln*
- Verkürzt sich unter Spannung
- Verlängert sich unter Spannung
- Verlängert sich ohne Spannung
- Haltend-statisch

Unterkörper
Die **linken Hüftbeuger** und **Quadrizepse** stützen den Körper im halben Kniestanc. Die **rechten Hüftbeuger** und **Quadrizepse** werden ohne Spannung verkürzt, während die Hüfte gestreckt und das Knie gebeugt wird. Die **Bauchmuskeln** halten das Becken in Position.

> *»Nehmen Sie bei jeder Phase dieser Dehnung Beschwerden in Oberschenkel oder Hüfte sensibel wahr.«*

DEHN-PROGRAMME

Um bestimmte körperliche Ziele zu erreichen, benötigen Sie ein Trainingsprogramm, das auf Ihre bevorzugten Aktivitäten zugeschnitten ist. Vielleicht möchten Sie den Sport Ihrer Wahl – Krafttraining oder eine andere Sportart – voranbringen und mehr Bewegung in Ihr Leben bringen. Vielleicht möchten Sie aber auch einen bestimmten Körperbereich trainieren, wie Wirbelsäule, Hüfte oder Knie, oder wünschen sich ein Dehnprogramm für den gesamten Körper. Die vorgeschlagenen Trainingsprogramme sind in einfach zu befolgende Listen gegliedert und in Abschnitte für Einsteiger und Fortgeschrittene unterteilt, um Ihnen den Schritt hin zu einem Leben mit mehr Bewegung zu erleichtern.

EINFÜHRUNG IN DIE DEHNPROGRAMME

Viele der Dehnübungen aus diesem Buch eignen sich für unterschiedliche Level. Wollen Sie Ihre Beweglichkeit erkunden und mit Ihrer Flexibilität auch Ihr Wohlbefinden verbessern, sollten Sie die Übungen nach Bedarf modifizieren und auf Ihren Körper hören.

Die Forschung zum Stretching gewinnt stetig neue Erkenntnisse. Wie intensiv und oft man sich dehnen sollte, variiert je nach Person, Aktivität und Erfahrung. In Studien wurden die Auswirkungen des Dehnens u. a. auf den Bewegungsumfang und Muskelkater untersucht. Im Folgenden finden Sie Übungsabfolgen je nach Zielsetzung und Vorerfahrung.

EINSTEIGER

Als Einsteiger können Sie Ihre Flexibilität steigern, indem Sie sich an 3–5 Tagen pro Woche einmal täglich dehnen. Wärmen Sie Ihre Muskeln zuerst mit einer Übung von geringer Intensität auf. Sie können statische Dehnungen bis zu 30 Sekunden lang halten und große Muskelgruppen ansprechen.

Mit dem Dehnen können Sie in den leicht schmerzhaften Bereich vordringen, der Schmerz sollte jedoch nur vorübergehend sein. Verbessern Sie Ihr Körperbewusstsein durch Bewusstmachen der Toleranz. Mit verbesserter Beweglichkeit ändert sich auch die Wahrnehmung. Dann ist es Zeit, den Bewegungsumfang zu vergrößern.

Steigern Sie schrittweise die Intensität oder die Dauer. Üben Sie, in den Dehnungen entspannt und kontrolliert zu atmen. Lassen Sie sich am besten von einem Profi anleiten, der auch Ihre individuellen Anforderungen berücksichtigt. Und: Regelmäßig trainieren ist wichtig, um Fortschritte zu machen.

FORTGESCHRITTENE

Wer sich regelmäßig bewegt oder Sport treibt, kann mit den fortgeschritteneren Dehnungen beginnen. Diese sprechen oft mehrere Muskelgruppen über mehrere Bewegungsebenen an (S. 14). Ermitteln Sie, wie beweglich Sie sind und welche Bereiche verbessert oder beweglich gehalten werden sollten. Beginnen Sie mit aktivem Aufwärmen, das mit dynamischen Übungen bestimmte Muskelgruppen anspricht. Fortgeschrittene Dehnungen sind oft dynamisch und ähneln den Aktivitäten, auf die sie vorbereiten. Techniken wie PNF-Stretching oder exzentrische Bewegungen (S. 42) sind intensiver und erfordern eventuell Unterstützung oder Geräte. Fortgeschrittene Dehnungen sind oft länger oder intensiver, vor allem als Vorbereitung auf Sportarten, die viel Flexibilität erfordern, wie Kampfsport oder Tanz. Da intensivere Dehnungen den Bewegungsumfang vergrößern, ist ein begleitendes

Einsteiger

Statische Dehnungen:
1–2 Sets von 15–30 Sekunden

Dynamische Dehnungen:
1–2 Sets mit 10–15 Wh. mit 1–2 Sekunden Halten

Zielen Sie auf große Muskelgruppen und wählen Sie einfache Dehnungen von Muskeln mit ein bis zwei Gelenken, z. B. Oberschenkelrückseiten oder Waden. Gewöhnen Sie sich an die Empfindungen und Positionen, um Ihr Körperbewusstsein zu schulen. Nehmen Sie wahr, was Sie beim und nach dem Dehnen und am Folgetag spüren. Machen Sie die Übungen mindestens 3 Mal pro Woche, idealerweise als Teil eines umfassenderen Trainings.

Fortgeschrittene

Statische Dehnungen:
1–3 Sets von 15–60 Sekunden

Dynamische Dehnungen:
1–2 Sets mit 10–20 Wh. mit 1–2 Sekunden Halten

Dehnen Sie große Muskelgruppen und die bei Ihren Sportarten genutzten Muskeln. Gehen Sie bis an die Grenze, um die Flexibilität innerhalb der Toleranz zu steigern. Erweitern Sie Ihr Training um multiplanare Übungen, die mehrere Gelenke dehnen. Integrieren Sie Ihre Dehnungen in ein umfassenderes Trainingsprogramm, um die Ergebnisse zu maximieren, die Kraft zu verbessern und die Beweglichkeit für bestimmte Ziele zu steigern.

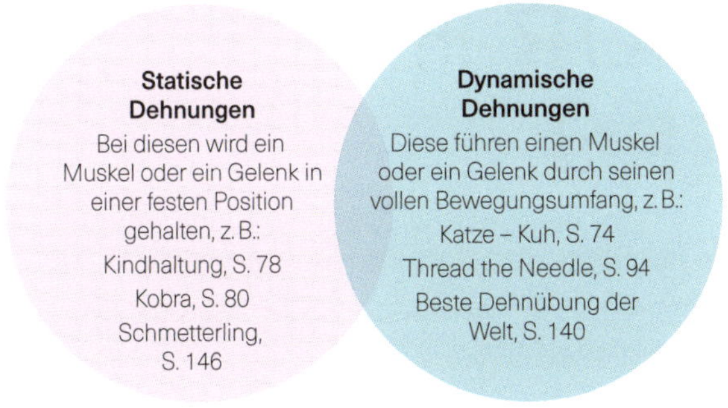
Statische Dehnungen
Bei diesen wird ein Muskel oder ein Gelenk in einer festen Position gehalten, z. B.:
Kindhaltung, S. 78
Kobra, S. 80
Schmetterling, S. 146
Dynamische Dehnungen
Diese führen einen Muskel oder ein Gelenk durch seinen vollen Bewegungsumfang, z. B.:
Katze – Kuh, S. 74
Thread the Needle, S. 94
Beste Dehnübung der Welt, S. 140

Krafttraining von Vorteil, um Verletzungen vorzubeugen. Zudem sind angemessene Erholung und ein entsprechendes Trainingsprogramm wichtig. Auch Fortgeschrittene sollten auf ihren Körper hören und nicht zu stark in den schmerzhaften Bereich vordringen.

STATISCH UND DYNAMISCH

Statische Dehnungen unterscheiden sich von dynamischen vor allem durch die Haltedauer. Beide steigern den Bewegungsumfang. Statische Dehnungen werden über einen längeren Zeitraum gehalten, in der Regel 15–60 Sekunden. Der Muskel wird allmählich gedehnt und an seinem maximalen Spannungspunkt gehalten. In der Regel führt man sie nach einer körperlichen Aktivität oder als Teil eines Flexibilitäts- oder Mobilitätstrainings durch. Für Einsteiger sind statische Dehnungen oft besser geeignet, da die Bewegungen einfacher sind. Dynamische Dehnungen sind kontrollierte, wiederholte Bewegungen, die ein Gelenk oder einen Muskel durch den gesamten Bewegungsumfang führen und 1–2 Sekunden, in jedem Fall unter 15 Sekunden, halten. Sie erfordern Koordination und verbessern die dynamische Gelenkstabilität, die neuromuskuläre Kontrolle und die Muskelleistung. Als Teil eines dynamischen Aufwärmtrainings können die Dehnungen in normalem oder schnellerem Tempo innerhalb des verfügbaren Bewegungsumfangs ausgeführt werden oder in normalem Tempo gegen Ende des Bewegungsbereichs zur Steigerung der Flexibilität. Die folgenden dynamischen Warm-ups bestehen aus dynamischen Dehnungen, die anderswo auch als statische Dehnungen aufgeführt sein können (z. B. Mobilität). Letztendlich hängt die Art der Dehnung von den Zielen ab.

Man sollte sich stets statisch *und* dynamisch dehnen: statisch, um die Flexibilität zu verbessern, und dynamisch, um den Körper auf eine Aktivität vorzubereiten.

EINFACHE TIPPS

Beachten Sie folgende Punkte, wenn Sie mit dem Dehnen beginnen:

- **Wärmen Sie sich auf** vor dem Dehnen, um die Muskeln besser mit Blut zu versorgen.
- **Die Arten der Dehnung** sollten auf Ihre Ziele abgestimmt sein.
- **Beginnen Sie sanft** und steigern Sie schrittweise die Dehnintensität und -dauer.
- **Dehnen Sie sich** aktiv und passiv. Aktives Dehnen fokussiert eine Muskelgruppe, um eine andere zu dehnen; passives Dehnen nutzt eine externe Kraft wie einen anderen Körperteil oder einen Partner.
- **Kräftigen Sie** die richtigen Muskeln durch begleitendes Krafttraining, das die Muskeln kräftigt, die für Ihre Ziele relevant sind.
- **Trainieren Sie regelmäßig** an 3–5 Tagen pro Woche.
- **Modifizieren Sie die Übungen** bei Beschwerden und lassen Sie sich bei Bedarf professionell einweisen.

» Sowohl statische als auch dynamische Dehnungen steigern den Bewegungsumfang. Welche Sie wählen sollten, hängt von Ihren Zielen und Aktivitäten ab. «

PROGRAMME FÜR HALS UND SCHULTERN

Oft suchen Menschen wegen Problemen im Nacken- und Schulterbereich Hilfe, um Schmerzen zu lindern oder den natürlichen Bewegungsumfang zu erhalten. Auch die Brustwirbelsäule trägt zur Mobilität in diesem Bereich bei.

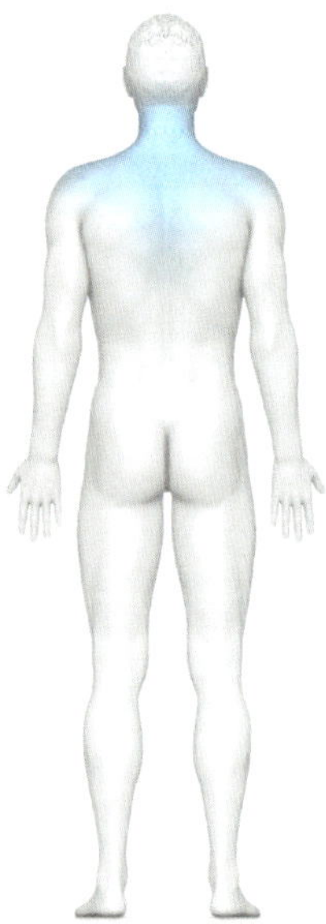

RÜCKANSICHT

Zu den Muskeln des Halses zählen die Schulterblattmuskeln, der große Kopfwender, der Suboccipitalbereich und die Treppenmuskeln, die tiefen Stabilisatoren des Halses und die Halsstrecker. Da Hals- und Schultermuskulatur zusammenhängen, werden Verspannungen in einem Bereich häufig von Schmerzen, Überlastung oder Verletzung im Nachbarbereich begleitet. Nervenreizungen im Halsbereich oder spezifische Verletzungen des Nackens können Beschwerden in Armen oder Schultern hervorrufen. In solchen Fällen ist Dehnen eventuell nicht angebracht: Konsultieren Sie einen Arzt. Bei Einschränkung des normalen Bewegungsumfangs können Dehnungen den Hals, die Schultern, die Brustwirbelsäule und die dazugehörigen Muskeln ansprechen. Stärken Sie die betroffenen Muskeln stets auch mit Krafttraining.

Einsteiger

Statische Dehnungen:
15–30 Sekunden halten

Dynamische Dehnungen (D):
10–15 Wh. mit 1–2 Sekunden Halten

1. Schultern dehnen S. 68

2. Suboccipitalbereich manuell dehnen S. 69

3. Großen Kopfwender dehnen S. 70

4. Treppenmuskeln dehnen S. 72

5. Brustmuskeln dehnen in der Tür S. 102

6. Katze – Kuh im Sitzen (D) S. 75

7. Gesäßmuskeln quer dehnen S. 130

Fortgeschrittene

Dynamische Dehnungen:
10–15 Wh. mit 1–2 Sekunden Halten

1. Thread the Needle: Hand am Hinterkopf S. 96

2. Stehender Halbmond S. 92

3. Welpenhaltung S. 86

4. Engel S. 106

5. Brustkorb dehnen gegen die Wand S. 84

6. Thread the Needle S. 94

7. Katze – Kuh S. 74

FÜR DIE WIRBELSÄULE

Zu den Dehnungen speziell für die Wirbelsäule gehören Beugungen, Streckungen, Seitenbeugen und Rotationsbewegungen. Sie können die Beweglichkeit erhalten oder gezielt auf eine bestimmte Sportart oder Aktivität vorbereiten.

Die Wirbelsäule stützt den Körper und schützt das Rückenmark. Sie regelmäßig zu dehnen erhält ihren Bewegungsumfang, der auch für viele Sportarten unverzichtbar ist. Bleiben Sie jedoch immer im angenehmen Bereich.

AUSWAHL DER ÜBUNGEN

Welche Übungen für Sie richtig sind, hängt davon ab, was Sie als angenehm empfinden und wie Ihre Fähigkeiten sind. Der Hals hat in der Regel den größten Bewegungsspielraum, gefolgt vom oberen Rücken und zuletzt dem unteren Rücken. Übungen für die Wirbelsäule als Teil des Dehnprogramms halten die Wirbelsäule gesund, lindern Rückenschmerzen und bessern das allgemeine Wohlbefinden. Wichtig ist, die Anleitungen zu befolgen und die körperlichen Grenzen zu respektieren. Altersbedingte Veränderungen wie Spinalkanalstenose oder Osteoporose können ihre Beweglichkeit einschränken. Modifizieren Sie die Übungen bei Bedarf, bleiben Sie im angenehmen Bereich und sprechen Sie sich ggf. mit Ihrem Arzt ab.

Einsteiger

Statische Dehnungen:
15–30 Sekunden halten
Dynamische Dehnungen (D):
10–15 Wh. mit 1–2 Sekunden Halten

1. Katze – Kuh (D) S. 74
2. Thread the Needle (D) S. 94
3. Kindhaltung S. 78
4. Kobra S. 80
5. Brustkorb dehnen gegen die Wand (D) S. 84
6. Halbmond im Liegen (D) S. 93
7. Brustkorb dehnen: Arme auf dem Stuhl (D) S. 86

Fortgeschrittene

Statische Dehnungen:
Hold 15–30 Sekunden
Dynamische Dehnungen (D):
10–15 Wh. mit 1–2 Sekunden Halten

1. Kindhaltung zur Seite S. 79
2. Brustkorb dehnen: Arme auf dem Stuhl (D) S. 86
3. Brustkorb drehen im halben Kniestand (D) S. 88
4. Thread the Needle (D) S. 94
5. Thread the Needle: Hand am Hinterkopf (D) S. 96
6. Halbmond im Liegen (D) S. 93
7. Brezel S. 91

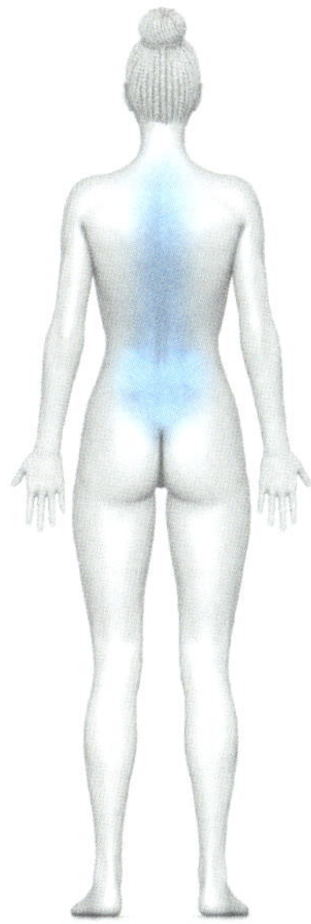

RÜCKANSICHT

»Die verschiedenen Abschnitte der Wirbelsäule sind unterschiedlich beweglich, aber alle können sich beugen, strecken und drehen.«

PROGRAMME FÜR HÜFTE UND KNIE

Die Beweglichkeit von Hüfte und Knien und deren Zusammenspiel mit Fuß- und Sprunggelenken ist für das Gehen, Rennen und Bewegen wichtig. Während die Gelenkbeweglichkeit erhalten wird, werden die Muskeln rundherum gezielt gestärkt und flexibilisiert.

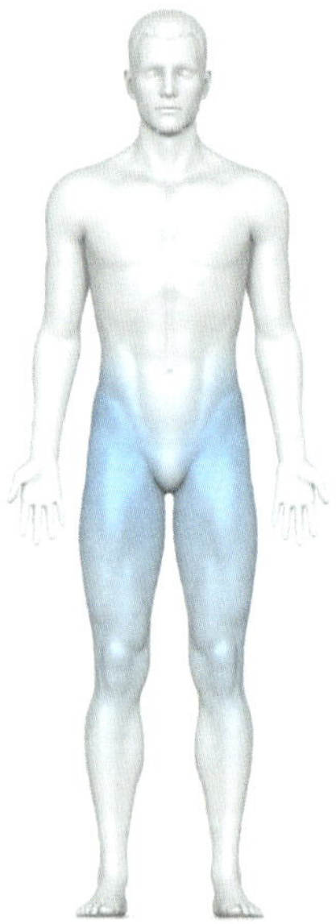

VORDERANSICHT

Gesäßmuskeln, Hüftabduktoren, Hüftbeuger, Quadrizepse, hintere Oberschenkelmuskulatur und Hüftrotatoren sind die wichtigsten Muskeln für Hüfte und Knie. Die Core-Muskeln beeinflussen das Becken, der Zwillingswadenmuskel das Knie, weil er das Gelenk kreuzt.

Lebenslang sind diese Muskeln für die Fortbewegung wichtig, besonders für funktionelle Bewegungen wie Kniebeugen, Ausfallschritte und Sprünge. Flexible Hüftbeuger und Oberschenkelrückseiten erleichtern das Gehen und Laufen und verbessern die sportliche Leistung. Auch wenn die Anforderungen von Alter, Aktivitätsniveau und ausgeübten Sportarten abhängen, sorgt gute Beweglichkeit der Gelenke für eine korrekte Haltung, effektive Bewegungsmuster und geringe Belastung von Gelenken und angrenzendem Gewebe.

Einsteiger

Statische Dehnungen:
15–30 Sekunden halten

1. Figure-4-Stretch S. 128
2. Gesäßmuskeln quer dehnen S. 130
3. Hüftbeuger dehnen im Stehen S. 136
4. Vorbeuge im Sitzen S. 142
5. Schmetterling S. 146
6. Quadrizeps dehnen im Stehen S. 156
7. Oberschenkelrückseiten statisch dehnen S. 160

Fortgeschrittene

Statische Dehnungen:
15–30 Sekunden halten

Dynamische Dehnungen (D):
10–15 Wh. mit 1–2 Sekunden Halten

1. Hüftbeuger-Schaukel kniend (D) S. 122
2. Oberschenkel-Schaukel (D) S. 121
3. Quadrizeps dehnen im halben Kniestand mit hochgelegtem Fuß S. 159
4. Figure-4-Stretch mit Innenrotation der Hüfte (D) S. 132
5. Taube S. 138
6. Adduktoren-Schaukel (D) S. 120
7. Girlanden-Haltung (D) S. 126

PROGRAMME FÜR FÜSSE UND SPRUNGGELENKE

Die Füße und Sprunggelenke haben zahlreiche Gelenke und Muskeln. Die intrinsischen und extrinsischen Fußmuskeln und die Muskulatur des Sprunggelenks sind wichtig für die Stabilität, den Halt und die Bewegung der unteren Extremitäten.

Die intrinsische Fußmuskulatur hat ihren Ursprung innerhalb des Fußskeletts. Sie stützt das Fußgewölbe, sorgt für motorische Kontrolle und Stabilität. Die extrinsische Fußmuskulatur hat ihren Ursprung außerhalb des Fußskeletts, z. B. am Unterschenkel, und erstreckt sich bis zum Sprunggelenk. Sie ist für größere Bewegungen zuständig und sorgt für Kraft und Kontrolle bei Bewegungen wie Dorsalflexion, Plantarflexion, Inversion und Eversion.

Diese Gelenke können durch Überbeanspruchung, Verletzung und Ruhigstellung versteifen. Verspannte Wadenmuskeln stehen in Zusammenhang mit Plantarfasziitis (Entzündung an der Fußsohle im Bereich von Ferse und Fußgewölbe). Eine eingeschränkte Großzehenstreckung kann die Stabilität und die Beweglichkeit des Sprunggelenks beeinflussen (siehe S. 58).

Wir übersehen gelegentlich, dass Füße und Sprunggelenke wie der Rest des Körpers trainiert werden müssen. Es ist wichtig, dass sie stark und flexibel bleiben, da sie das gesamte Körpergewicht tragen.

Übungen zum Kräftigen und Dehnen dieser Muskeln verbessern die Fuß- und Sprunggelenkfunktion, das Gleichgewicht und die Leistung der unteren Gliedmaßen allgemein.

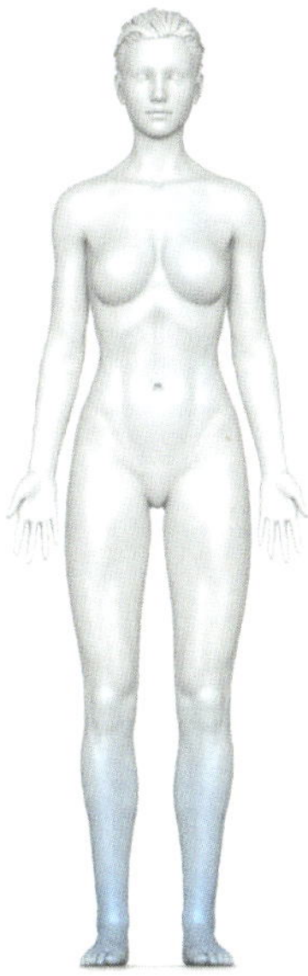

VORDERANSICHT

Einsteiger

Statische Dehnungen:
15–30 Sekunden

Dynamische Dehnungen (D):
10–15 Wh. mit 1–2 Sekunden Halten

1. Zwillingswadenmuskel dehnen II (D) S. 166
2. Wade mit gebeugtem Knie dehnen S. 168
3. Zehen an der Wand dehnen S. 172
4. Sprunggelenk-Dorsalflexion (D) S. 169

Fortgeschrittene

Statische Dehnungen:
15–30 Sekunden halten

Dynamische Dehnungen (D):
10–15 Wh. mit 1–2 Sekunden Halten

1. Zwillingswadenmuskel dehnen I (D) S. 164
2. Herabschauender Hund mit Fersen heben (D) S. 169
3. Zehenbeuger dehnen kniend S. 170
4. Zehen dehnen mit gebeugtem Knie S. 173

GANZKÖRPERPROGRAMME

Einfache Ganzkörper-Dehnprogramme sind sehr wohltuend und können eigenständig als sanftes Training, als Teil eines größeren Programms oder zur Erhaltung der Beweglichkeit praktiziert werden. Durch ihre Kürze lassen sie sich leicht regelmäßig ausführen.

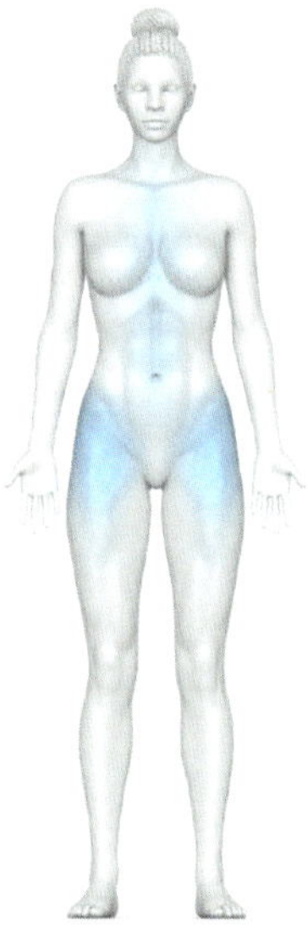

VORDERANSICHT

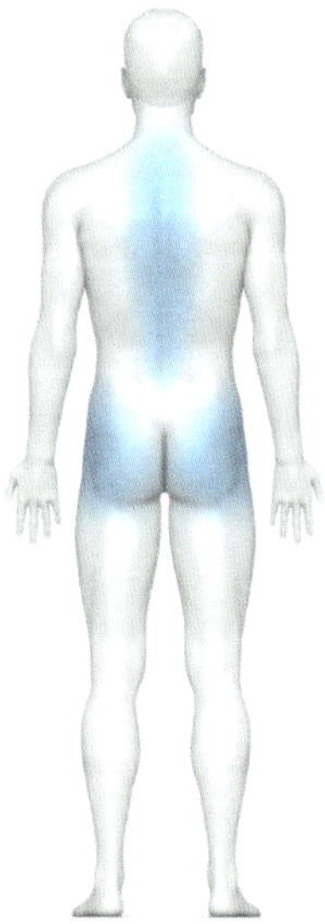

RÜCKANSICHT

Eine Ganzkörperroutine kann individuelle Bedürfnisse berücksichtigen, aber auch generell auf die Bereiche zielen, die die Alltagsbewegungen am stärksten beeinflussen, wie die Hüften, oder auf selten gedehnte Bereiche, wie die Brustwirbelsäule.

REGELMÄSSIG TRAINIEREN

Unsere Gelenke bleiben beweglich, solange wir sie regelmäßig benutzen. Dies kann durch Dehnen und Kräftigen im gesamten Bewegungsumfang erfolgen. Ganzkörperprogramme bieten eine Struktur, um den Körper in allen wichtigen Bereichen beweglich zu halten.

Die vorgestellten Programme sind exemplarisch. Experimentieren Sie und nehmen Sie verschiedene Dehnungen für wichtige Gelenke mit auf. Als Faustregel sollte Ihr eigenes Ganzkörperprogramm ein bis zwei Dehnungen pro großer Muskelgruppe oder Körperregion enthalten. Das können Hüfte, Schultern, Arme und Hände, Beine und Füße oder eine der anderen Kategorien sein, denen dieses Buch jeweils ein Kapitel widmet.

Einsteiger

Statische Dehnungen:
15–30 Sekunden halten

Dynamische Dehnungen (D):
10–15 Wh. mit 1–2 Sekunden Halten

1. Ischiasnerv mobilisieren (D) S. 182
2. Happy Baby S. 144
3. Hüftbeuger dehnen im Stehen S. 136
4. Brustkorb drehen im Stehen (D) S. 90
5. Kobra S. 80
6. Kindhaltung (mit seitlicher Variante) S. 78
7. Katze – Kuh (D) S. 74

Fortgeschrittene

Statische Dehnungen:
15–30 Sekunden halten

Dynamische Dehnungen (D):
10–15 Wh. mit 1–2 Sekunden Halten

1. Herabschauender Hund mit Fersen heben (D) S. 169
2. Oberschenkel-Schaukel (D) S. 121
3. Thread the Needle im Adduktoren-Stretch (D) S. 96
4. Quadratischen Lendenmuskel dehnen S. 76
5. Brustkorb dehnen gegen die Wand (D) S. 84
6. Beste Dehnübung der Welt (D) S. 140
7. Girlanden-Haltung (D) S. 126

BECKENBODEN ENTSPANNEN

Ein hyperaktiver Beckenboden kann Hüft-, Rücken- und Beckenschmerzen, Harnwegs- oder Verdauungsprobleme und sexuelle Dysfunktion verursachen. Die Beckenbodenmuskeln schließen das Becken nach unten ab und kooperieren mit den Atemmuskeln, u. a. dem Zwerchfell für eine optimale Atemmechanik und Core-Stabilität bei Aktivitäten wie z. B. Sport, Heben schwerer Gewichte oder Alltagsbewegungen. Sie können diese Muskeln trainieren, um sie zu stärken oder zu entspannen, je nach Bedarf.

Atmen Sie bei diesen Übungen aus und entspannen Sie den Beckenboden, besonders wenn die Positionierung von Hüfte und Becken das Entspannen der Beckenmuskeln erleichtert. Ein Physiotherapeut kann Sie beraten.

Grundentspannung

Statische Dehnungen:
15–30 Sekunden halten

Dynamische Dehnungen (D):
10–15 Wh. mit 1–2 Sekunden Halten

1. Katze – Kuh (D) S. 74
2. Kindhaltung S. 78
3. Adduktoren-Schaukel (D) S. 120
4. Frosch-Schaukel (D) S. 121
5. Welpenhaltung S. 86
6. Figure-4-Stretch S. 128
7. Happy Baby S. 144

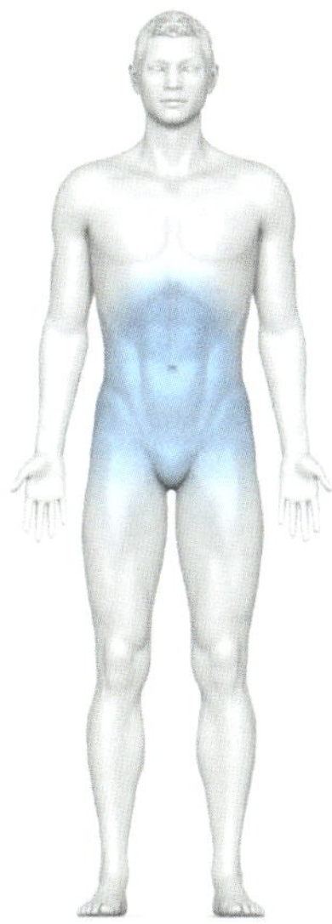

VORDERANSICHT

NERVEN MOBILISIEREN

Die Nerven verlaufen durch Muskeln und Gewebe und passen sich Belastungen an, wenn wir uns bewegen (siehe S. 31). Nervenbeschwerden wie Ziehen, Schmerzen, Kribbeln oder Taubheit in Gliedmaßen können sich bei Bewegung nach längerer Inaktivität, z. B. wegen einer Verletzung, oder aufgrund einer Reizung der Nervenbahn oder der Nervenwurzel verschlimmern.

Die Nervenmobilisation zur Verbesserung der Gleitfähigkeit der Nerven kann Beschwerden lindern. Kombinieren Sie dementsprechende Übungen mit dynamischen Bewegungen der dazugehörigen Gelenke. Lassen Sie sich hierzu ggf. professionell beraten.

Oberkörper

Dynamische Dehnungen:
10–20 Wh. mit
1-2 Sekunden Halten

1. Speichennerv mobilisieren S. 178
2. Mittelarmnerv mobilisieren S. 180
3. Ellennerv mobilisieren S. 181
4. Brustmuskeln dehnen in der Tür S. 102
5. Stehender Halbmond S. 92

Unterkörper

Dynamische Dehnungen:
10–20 Wh. mit
1-2 Sekunden Halten

1. Ischiasnerv mobilisieren S. 182
2. Schienbeinnerv mobilisieren S. 184
3. Wadenbeinnerv mobilisieren S. 185
4. Nervus suralis mobilisieren S. 185
5. Oberschenkelnerv mobilisieren S. 186

PROGRAMME FÜR MENSCHEN, DIE VIEL SITZEN

Immer mehr Menschen arbeiten heute von zu Hause aus und verbringen oft den ganzen Tag am Schreibtisch, ohne Anreiz, gelegentlich aufzustehen und sich zu bewegen.

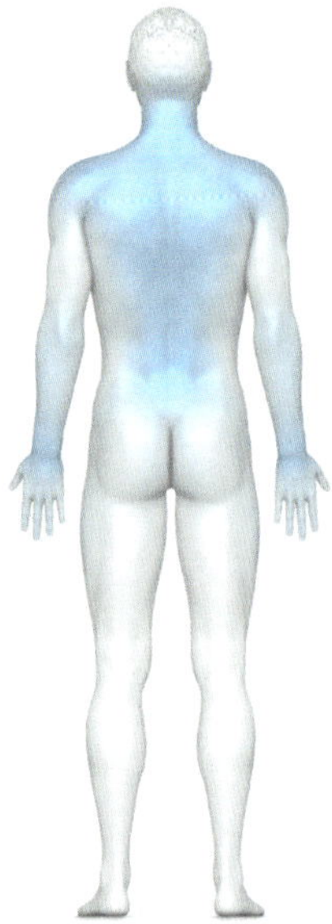

RÜCKANSICHT

Zu den häufigsten Beschwerden aufgrund von Bewegungsmangel und langem Sitzen am Schreibtisch zählen Nacken-, Schulter- und Rückenschmerzen. Leichte körperliche Aktivität und Dehnübungen können diese lindern.

PAUSEN IN BEWEGUNG

Wer am Schreibtisch arbeitet, verbringt im Durchschnitt 75 Prozent seiner Arbeitszeit im Sitzen, oft 30 Minuten oder länger ohne Unterbrechung. Dadurch werden Beschwerden in Nacken und Unterkörper verursacht, Beschwerden im Oberkörper verschlimmern sich durch die Arbeit am Computer.

Es ist wichtig, die Sitzzeit im Laufe des Arbeitstages durch regelmäßige Pausen zu verkürzen. Zusätzliche körperliche Aktivität lindert die Schmerzen und verbessert auch die Stimmung, das Gedächtnis und vieles mehr. Bewegen der Brustwirbelsäule lindert Nackenschmerzen, allgemeines Dehnen steigert die Gesamtgesundheit.

Grundentspannung

Statische Dehnungen:
15–30 Sekunden halten

Dynamische Dehnungen (D):
10–15 Wh. mit 1–2 Sekunden Halten

1. Schultern dehnen S. 68
2. Suboccipitalbereich manuell dehnen S. 69
3. Großen Kopfwender dehnen S. 70
4. Katze – Kuh im Sitzen (D) S. 75
5. Quadratischen Lendenmuskel im Sitzen dehnen (D) S. 77
6. Handgelenk strecken & Handgelenk beugen S. 108
7. Figure-4-Stretch im Sitzen S. 129

Tägliche Dehnpause

Statische Dehnungen:
15–30 Sekunden halten

Dynamische Dehnungen (D):
10–15 Wh. mit 1–2 Sekunden Halten

1. Brustkorb dehnen gegen die Wand (D) S. 84
2. Quadratischen Lendenmuskel dehnen (D) S. 76
3. Stehender Halbmond (D) S. 92
4. Thread the Needle (D) S. 94
5. Brustmuskeln dehnen in der Tür S. 102
6. Hüftbeuger mithilfe eines Stuhls dehnen S. 137
7. Oberschenkelrückseiten im Sitzen dehnen S. 162

PROGRAMME FÜR ÄLTERE PERSONEN

Auch die alternde Skelettmuskulatur ist noch anpassungsfähig. Ältere Personen sollten möglichst aktiv bleiben. Dehnübungen bieten eine Form leichter Bewegung, die die Koordination und die neuromuskuläre Kontrolle trainiert.

Dehnungen sollten ein abgerundetes Trainingsprogramm mit Gleichgewichts-, Cardio- und moderatem Krafttraining ergänzen (siehe S. 54). Die Programme können auf die Alltagsfunktionen und -ziele zugeschnitten werden wie Walken und weitere leichte Aktivitäten.

Aktive ältere Personen leiden weniger unter Herz-Kreislauf-Erkrankungen, Bluthochdruck, Diabetes Typ 2, kognitiven Beeinträchtigungen und Schlafstörungen. Bewegung verringert auch das Sterberisiko und beugt Stürzen, sturzbedingten Verletzungen und Knochenerkrankungen vor. Dehnen Sie vor allem Bereiche, die Sie alltäglich gebrauchen, wie Hüfte, Rumpf und Unterschenkel. Dehnen der Rumpfmuskeln verbessert die Wirbelsäulenbeweglichkeit, Dehnen der Hüftbeuger den Gang. Probieren Sie verschiedene Arten von Dehnungen bei angenehmer Intensität aus. Studien zufolge sprechen Menschen unter 65 Jahren besser auf PNF-Dehnungen an (siehe S. 42), ältere besser auf statische Dehnungen (siehe S. 41), die eventuell länger gehalten werden müssen, um die Flexibilität zu verbessern.

»Dehnprogramme für ältere Personen erhalten die Flexibilität, verbessern die Beweglichkeit und steigern das allgemeine Wohlbefinden.«

Fokus Oberkörper

Statische Dehnungen:
20–60 Sekunden halten

Dynamische Dehnungen (D):
10–15 Wh. mit 2–3 Sekunden Halten

1. Katze – Kuh im Sitzen (D) S. 75
2. Quadratischen Lendenmuskel im Sitzen dehnen (D) S. 77
3. Kobra (Varianten) S. 82
4. Brustkorb drehen im Stehen (D) S. 90
5. Brustmuskeln dehnen in der Tür S. 102

Fokus Unterkörper

Statische Dehnungen:
20–60 Sekunden halten

Dynamische Dehnungen (D):
10–15 Wh. mit 2–3 Sekunden Halten

1. Gesäßmuskeln quer dehnen S. 130
2. Figure-4-Stretch mit Innenrotation der Hüfte (D) S. 132
3. Hüftbeuger dehnen im Stehen S. 136
4. Wade mit gebeugtem Knie dehnen (jede Stufe halten) S. 168
5. Oberschenkelrückseiten im Sitzen dehnen S. 162

PROGRAMME FÜR WALKER

Walken bietet eine einfache Möglichkeit, aktiv zu bleiben. Besonders die Muskeln von Hüfte, Knien und Sprunggelenken sind beim Gehen aktiv, und die Anforderungen an sie variieren abhängig von Gelände und Steigung.

Sie senken das Verletzungsrisiko beim Walken, indem Sie einige einfache Regeln befolgen. Tragen Sie geeignetes Schuhwerk, setzen Sie sich Ziele, verbessern Sie Ihre Ausdauer, wärmen Sie sich auf, hören Sie auf Ihren Körper und praktizieren Sie regelmäßig ein geeignetes Trainingsprogramm.

UNTERKÖRPER IM FOKUS

Das Gehen beansprucht verschiedene Muskeln, vor allem im Unterkörper. Die Hüftbeuger heben das Bein an, um die Vorwärtsbewegung zu initiieren. Der Quadrizeps streckt das Kniegelenk für den ersten Schritt. Der vordere Schienbeinmuskel unterstützt die Dorsalflexion des Sprunggelenks, zum Anheben des Fußes, wenn das Bein nach vorne gesetzt wird. Die hintere Oberschenkelmuskulatur unterstützt die Kniebeugung und die Kontrolle des Beinschwungs, wenn sich das Bein im Gehen nach hinten bewegt. Die Gesäßmuskeln, vor allem der mittlere, strecken die Hüfte und halten das Becken gerade. Sie liefern Kraft in der Abstoßphase und stabilisieren das Becken. Die Waden sorgen für die Plantarflexion des Sprunggelenks, die den Körper bei jedem Schritt vorantreibt. Der vordere Schienbeinmuskel unterstützt die Dorsalflexion des Sprunggelenks, um den Fuß in der Vorwärtsbewegung anzuheben. Der spezifische Beitrag dieser Muskeln variiert je nach Gehgeschwindigkeit, Steigung und individueller Biomechanik. Wenn Sie sich richtig aufwärmen und diese Muskeln flexibel halten, werden Sie sich Ihre Gehfähigkeit lebenslang erhalten.

Dynamisches Aufwärmen

Dynamische Dehnungen:
10–15 Wh. mit
1–2 Sekunden Halten

1. Zwillingswadenmuskel dehnen II S. 166
2. Zwillingswadenmuskel dehnen I S. 164
3. Oberschenkelrückseiten im Sitzen dehnen S. 162
4. Hüftkreisen im Stehen S. 148
5. Hüftbeuger dehnen im Stehen S. 136
6. Stehender Halbmond S. 92
7. Quadratischen Lendenmuskel dehnen S. 76

Einsteiger

Statische Dehnungen:
15–30 Sekunden halten

Dynamische Dehnungen (D):
10–15 Wh. mit
1–2 Sekunden Halten

1. Katze – Kuh (D) S. 74
2. Kobra S. 80
3. Oberschenkelrückseiten statisch dehnen S. 160
4. Gesäßmuskeln quer dehnen S. 130
5. Hüftbeuger dehnen kniend S. 134
6. Hüftkreisen im Vierfüßlerstand (D) S. 150
7. Quadrizeps dehnen im Stehen S. 156

Fortgeschrittene

Statische Dehnungen:
15–30 Sekunden halten

Dynamische Dehnungen (D):
10–15 Wh. mit
1–2 Sekunden Halten

1. Quadratischen Lendenmuskel dehnen S. 76
2. Brustkorb drehen im halben Kniestand S. 88
3. Brezel S. 91
4. Oberschenkelrückseiten dynamisch dehnen (D) S. 163
5. Oberschenkel-Schaukel (D) S. 121
6. Zwillingswadenmuskel dehnen II (D) S. 166
7. Hüftkreisen im Stehen (D) S. 148

PROGRAMME FÜR LÄUFER

Laufen ist intensiver als Walken, belastet Gelenke und Muskeln stärker und erfordert eine stärkere Koordination der Muskeln im ganzen Körper. Kombinieren Sie zu Beginn Gehen und Joggen und steigern Sie sich allmählich.

Laufen ist Teil vieler Sportarten und selbst eine. Es ist eine komplexe Bewegung, die die Koordination und Interaktion mehrerer Muskelgruppen erfordert, um Kraft zu erzeugen, das Gleichgewicht zu halten und Aufprallkräfte zu absorbieren.

VERLETZUNGSRISIKO SENKEN

Das richtige Krafttraining und die Vorbereitung der Muskelgruppen im Unterkörper verbessern die Laufleistung und senken das Verletzungsrisiko. Wichtig ist, die Streckenlänge, die Intensität und die Dauer allmählich zu steigern und gute Laufschuhe zu wählen. Entscheidend ist die Vorbereitung der Muskeln im Unterkörper: Hüftbeuger und -strecker, Kniebeuger und -strecker sowie die Plantarflexoren des Sprunggelenks. Die Quadrizepse und die Gesäßmuskeln erzeugen Kraft und treiben den Körper vorwärts, während die hintere Oberschenkelmuskulatur den Beinschwung kontrolliert und stabilisiert. Die Waden tragen zum Vortrieb aus den Sprunggelenken und zur Stoßdämpfung bei.

80% DER BESCHWERDEN SIND **VERLETZUNGEN DURCH ÜBERLASTUNG,** EINE DISKREPANZ ZWISCHEN **RESILIENZ DES GEWEBES** UND BEANSPRUCHUNG.

Dynamisches Aufwärmen

Dynamische Dehnungen:
10–15 Wh. mit
1–2 Sekunden Halten

1. Zwillingswadenmuskel dehnen II S. 166
2. Zwillingswadenmuskel dehnen I S. 164
3. Beste Dehnübung der Welt S. 140
4. Girlanden-Haltung S. 126
5. Hüftkreisen im Stehen S. 148
6. Hüftbeuger-Schaukel kniend S. 122
7. Oberschenkelrückseiten dynamisch dehnen S. 163

Einsteiger

Statische Dehnungen:
15–30 Sekunden halten

Dynamische Dehnungen (D):
10–15 Wh. mit
1–2 Sekunden Halten

1. Katze – Kuh (D) S. 74
2. Quadrizeps dehnen im Stehen S. 156
3. Oberschenkelrückseiten statisch dehnen S. 160
4. Hüftbeuger mithilfe eines Stuhls dehnen S. 137
5. Zwillingswadenmuskel dehnen II S. 166 (D)
6. Hüftkreisen im Vierfüßlerstand (D) S. 150
7. Oberschenkelrückseiten dynamisch dehnen (D) S. 163

Fortgeschrittene

Dynamische Dehnungen:
10–15 Wh. mit
1–2 Sekunden Halten

1. Sprunggelenk-Dorsalflexion S. 169
2. Adduktoren-Schaukel S. 120
3. Diagonale Hüftbeuger-Schaukel S. 124
4. Oberschenkel-Schaukel S. 121
5. Oberschenkelrückseiten dynamisch dehnen S. 163
6. Zwillingswadenmuskel dehnen I S. 164
7. Hüftkreisen im Stehen S. 148

PROGRAMME FÜR RADFAHRER

Radfahren, ob im Gelände oder indoor, ist ein belastungsarmes Cardio-Training, das primär auf die Muskeln des Unterkörpers zielt. Dehnen löst Verspannungen in den meistbeanspruchten Muskeln und bereitet sie auf Aktivität vor.

Radfahren aktiviert vor allem die Hüftbeuger und Quadrizepse, die Oberschenkelrückseiten sowie die Gesäß-, Waden- und Core-Muskeln. Eine gute Muskelkoordination und -aktivierung ist für effizientes Treten und Krafterzeugen und eine gute Gesamtleistung wichtig.

Während beim Radfahren im Gelände der Oberkörper aktiver sein muss, um Stabilität und Kontrolle zu gewährleisten, aktiviert das Radfahren indoor ähnliche Muskelgruppen, einschließlich der Core-Muskeln. Die Stärkung und Konditionierung dieser Muskelgruppen steigert die Effizienz und die Ausdauer beim Radfahren und verringert das Risiko von Überlastungsschäden. Die Quadrizepse unterstützen die Kniestreckung in der Abwärtsbewegung, während die Oberschenkelrückseiten in der Aufwärtsbewegung die Kniebeugung unterstützen. Die Hüftbeuger heben das Bein und drücken das Knie in der Aufwärtsphase nach oben. Um die Beweglichkeit dieser Muskelgruppen zu erhalten, sollte Ihr Training sie ansprechen.

BIS ZU 17% DER VERLETZUNGEN BEI RADFAHRERN BETREFFEN MUSKELN ODER SEHNEN.

Dynamisches Aufwärmen

Dynamische Dehnungen: 10–15 Wh. mit 1–2 Sekunden Halten

1. Herabschauender Hund mit Fersenheben S. 169
2. Adduktoren-Schaukel S. 120
3. Beste Dehnübung der Welt S. 140
4. Girlanden-Haltung S. 126
5. Hüftkreisen im Stehen S. 148
6. Hüftbeuger-Schaukel kniend S. 122
7. Oberschenkel-Schaukel S. 121

Einsteiger

Statische Dehnungen: 15–30 Sekunden halten

Dynamische Dehnungen (D): 10–15 Wh. mit 1–2 Sekunden Halten

1. Vierfüßler-Schaukel (D) S. 118
2. Brustkorb dehnen gegen die Wand S. 84
3. Quadrizeps dehnen im Stehen S. 156
4. Oberschenkelrückseiten statisch dehnen S. 160
5. Hüftbeuger dehnen im Stehen S. 136
6. Kobra S. 80
7. Hüftkreisen im Vierfüßlerstand (D) S. 150

Fortgeschrittene

Statische Dehnungen: 15–30 Sekunden halten

Dynamische Dehnungen(D): 10–15 Wh. mit 1–2 Sekunden Halten

1. Quadrizeps dehnen im halben Kniestand mit hochgelegtem Fuß S. 159
2. Adduktoren-Schaukel (D) S. 120
3. Diagonale Hüftbeuger-Schaukel (D) S. 124
4. Oberschenkel-Schaukel (D) S. 121
5. Figure-4-Stretch mit Innenrotation der Hüfte (D) S. 132
6. Zwillingswadenmuskel dehnen I (D) S. 164
7. Hüftkreisen im Stehen (D) S. 148

PROGRAMME FÜR SCHWIMMER

Schwimmen ist ein belastungsarmes Ganzkörpertraining, das eine Reihe großer und kleiner Muskelgruppen aktiviert. Es wirkt sich positiv auf das Herz-Kreislauf-System aus und trainiert Muskelkraft, Ausdauer und Flexibilität.

Beim Schwimmen werden die Muskeln des Oberkörpers intensiv beansprucht, u. a. Deltamuskeln, Brustmuskeln, breiter Rückenmuskel, Schulterblattmuskeln und Rotatorenmanschette. Die Core- und Rückenmuskeln unterstützen die Aufrichtung, die Stabilität und den Vortrieb.

Schwimmen erfordert einen großen Bewegungsumfang in Schultern, Hüfte und weiteren Gelenken. Bei angemessener Flexibilität lassen sich die Technik und die Effizienz der Arm- und Beinbewegungen optimieren. Auch die korrekte Armtechnik für lange, effiziente Schwimmzüge und die korrekte Ausrichtung des Körpers erfordern Flexibilität. Sind Wirbelsäule, Hüfte und Schultern beweglich, kann sich der Schwimmer effizient in Position bringen, um sich schnell von der Beckenwand abzustoßen und Übergänge bei Wende- und Tauchmanövern zu schaffen. Regelmäßige Beweglichkeitsübungen können den Bewegungsumfang fürs Schwimmen vergrößern, die Schwimmtechnik optimieren und das Verletzungsrisiko senken.

» Schwimmen aktiviert den gesamten Körper, einschließlich Herz und Lunge, und verbessert auch die Laune. «

Dynamisches Aufwärmen

Dynamische Dehnungen:
10–15 Wh. mit
1–2 Sekunden Halten

1. Frosch-Schaukel S. 121
2. Brustkorb dehnen gegen die Wand S. 84
3. Quadratischen Lendenmuskel dehnen S. 76
4. Gedrehte Kobra S. 81
5. Laterale Hüftbeuger-Schaukel S. 125
6. Figure-4-Stretch mit Innenrotation der Hüfte S. 132
7. Beste Dehnübung der Welt S. 140

Einsteiger

Statische Dehnungen:
15–30 Sekunden halten

Dynamische Dehnungen (D):
10–15 Wh. mit 1–2 Sekunden Halten

1. Frosch-Schaukel (D) S. 121
2. Adduktoren-Schaukel (D) S. 120
3. Welpenhaltung S. 86
4. Arm vor dem Körper dehnen S. 105
5. Engel (D) S. 106
6. Brustmuskeln dehnen in der Tür S. 102
7. Kobra: Hände weit abgestreckt S. 82

Fortgeschrittene

Statische Dehnungen:
15–30 Sekunden halten

Dynamische Dehnungen (D):
10–15 Wh. mit 1–2 Sekunden Halten

1. Meerjungfrau (D) S. 97
2. Thread the Needle im Adduktoren-Stretch (D) S. 96
3. Hüftkreisen im Vierfüßlerstand (D) S. 150
4. Quadrizeps dehnen im halben Kniestand mit hochgelegtem Fuß S. 159
5. Oberschenkelrückseiten dynamisch dehnen (D) S. 163
6. Zwillingswadenmuskel dehnen I (D) S. 164
7. Brustkorb dehnen gegen die Wand (D) S. 84

PROGRAMME FÜR KRAFTTRAINING

Dehnen kann Krafttraining auf unterschiedliche Weise unterstützen: entweder als eigenständige Übungseinheit, um die Beweglichkeit für bestimmte Ziele zu verbessern, oder als Teil des Aufwärmens oder des Cool-downs.

Sowohl leichtes Stretching als auch Krafttraining kann den Bewegungsumfang vergrößern. Die Dehnintensität muss dem vergrößerten Bewegungsumfang angepasst werden, um die Fähigkeiten kontinuierlich zu steigern. Beim Krafttraining ist das manchmal nicht möglich, wenn jemand seine Kraft noch nicht ausreichend gesteigert hat. Die Kombination von Stretching und Krafttraining ergibt ein abgerundetes Trainingsprogramm, das die Kraft, die Flexibilität und das allgemeine körperliche Wohlbefinden verbessert.

KRAFTTRAINING ERGÄNZEN

Einige Übungsklassiker werden in Fitnessstudios häufig praktiziert und sind fürs Krafttraining grundlegend. Diese beanspruchen zahlreiche Muskelgruppen und legen ein solides Fundament für den Aufbau von Kraft und Muskelmasse. Kniebeugen, Kreuzheben, Bankdrücken, Schulterdrücken, Klimmzüge, Rudern, Ausfallschritte und Trizepsstrecken sind einige der gängigen Übungen, die eine solide Grundlage für Ganzkörper-Krafttraining legen. Wählen Sie ergänzend Dehnübungen aus, die speziell auf die beim Krafttraining beanspruchten Muskelgruppen abzielen. Praktizieren Sie z. B. vor dem Kreuzheben dynamische Dehnungen, um Ihre Leistung zu optimieren. Danach dehnen Sie die Oberschenkelrückseiten und den unteren Rücken.

Dynamisches Aufwärmen

Dynamische Dehnungen:
10–15 Wh. mit
1–2 Sekunden Halten

1. Oberschenkelrückseiten dynamisch dehnen S. 163
2. Adduktoren-Schaukel S. 120
3. Girlanden-Haltung S. 126
4. Thread the Needle S. 94
5. Quadratischen Lendenmuskel dehnen S. 76
6. Girlanden-Haltung mit Armstrecken im Wechsel S. 127
7. Beste Dehnübung der Welt S. 140

Einsteiger

Statische Dehnungen:
15–30 Sekunden halten

Dynamische Dehnungen (D):
10–15 Wh. mit
1–2 Sekunden Halten

1. Thread the Needle: Hand am Hinterkopf (D) S. 96
2. Brustkorb dehnen gegen die Wand (D) S. 84
3. Gedrehte Kobra S. 81
4. Kindhaltung zur Seite S. 79
5. Arm vor dem Körper dehnen S. 105
6. Engel S. 106 (D)
7. Hüftkreisen im Vierfüßlerstand (D) S. 150

Fortgeschrittene

Statische Dehnungen:
15–30 Sekunden halten

Dynamische Dehnungen (D):
10–15 Wh. mit
1–2 Sekunden Halten

1. Brustkorb dehnen: Arme auf dem Stuhl (D) S. 86
2. Taube S. 138
3. Thread the Needle im Adduktoren-Stretch (D) S. 96
4. Quadrizeps dehnen im halben Kniestand mit hochgelegtem Fuß S. 159
5. Hüftkreisen im Stehen (D) S. 148
6. Brezel S. 91
7. Brustkorb drehen im halben Kniestand (D) S. 88

FÜR LEICHTATHLETEN

Viele Sportarten erfordern Kraft, Leistung und Beweglichkeit im Unterkörper. Laufen, Fußball, Basketball, American Football, Leichtathletik (wie Hürdenlauf) und sogar Skifahren stellen hohe Anforderungen an den Unterkörper.

Je nach individuellen Bedürfnissen können die Dehnungen wie in diesem Buch beschrieben ausgeführt oder auf eine bestimmte Sportart oder Position zugeschnitten werden. Ein Tänzer etwa wird vor einer Aufführung in eine tiefere Dehnung gehen, um seinen Bewegungsumfang zu vergrößern.

TRAININGSPROGRAMME

Dehnen verbessert die Flexibilität, was für Läufer und Springer wichtig ist. Flexible Muskeln im Unterkörper, etwa Waden, hintere Oberschenkelmuskulatur und Hüftbeuger, ermöglichen beim Laufen größere und effizientere Schritte und einen größeren Bewegungsumfang beim Springen, z. B. beim Hürdenlauf.

Vor dem Laufen oder Springen ist dynamisches Dehnen zum Aufwärmen der Muskeln oft effektiver als statisches. Dynamisches Dehnen umfasst kontrollierte Bewegungen, die die Bewegungen der nachfolgenden Aktivität imitieren, z. B. Beinschwingen oder Ausfallschritte. Diese Art des Dehnens verbessert die Gelenkbeweglichkeit, aktiviert die Muskeln und intensiviert die neuromuskuläre Koordination.

BIS ZU
55%
ALLER MUSKELVERLETZUNGEN EREIGNEN SICH BEIM SPORT.

Dynamisches Aufwärmen

Dynamische Dehnungen:
10–15 Wh. mit
1–2 Sekunden Halten

1. Thread the Needle im Adduktoren-Stretch S. 96
2. Adduktoren-Schaukel S. 120
3. Oberschenkel-Schaukel S. 121
4. Oberschenkelrückseiten dynamisch dehnen S. 163
5. Laterale Hüftbeuger-Schaukel S. 125
6. Beste Dehnübung der Welt S. 140
7. Zwillingswadenmuskel dehnen II S. 166

Einsteiger

Statische Dehnungen:
15–30 Sekunden halten

Dynamische Dehnungen (D):
10–15 Wh. mit
1–2 Sekunden Halten

1. Brustkorb drehen im halben Kniestand S. 88
2. Oberschenkelrückseiten statisch dehnen S. 160
3. Girlanden-Haltung (D) S. 126
4. Figure-4-Stretch S. 128
5. Gesäßmuskeln quer dehnen S. 130
6. Frosch-Schaukel (D) S. 121
7. Hüftbeuger dehnen kniend S. 134

Fortgeschrittene

Statische Dehnungen:
15–30 Sekunden halten

Dynamische Dehnungen (D):
10–15 Wh. mit
1–2 Sekunden Halten

1. Brezel S. 91
2. Taube S. 138
3. Zwillingswadenmuskel dehnen I (D) S. 164
4. Quadrizeps dehnen im halben Kniestand mit hochgelegtem Fuß S. 159
5. Beste Dehnübung der Welt (D) S. 140
6. Hüftkreisen im Stehen (D) S. 148
7. Hüftbeuger dehnen im Stehen S. 136

PROGRAMME FÜR ÜBERKOPF-/ SCHLÄGERSPORTARTEN

Überkopf- und Schlägersportarten wie Tennis und Volleyball erfordern große Schulterbeweglichkeit und -flexibilität. Dehnen der Arme und Handgelenke verbessert die Beweglichkeit und Flexibilität und ermöglicht mehr Kraft und Kontrolle bei Schlägen und Schwüngen.

Bei Überkopf- und Schlägersportarten sind vor allem die Muskeln in Schultern (Deltamuskeln und Rotatorenmanschette), Armen (Bizepse und Trizepse), Core (Bauchmuskeln und unterer Rücken), Beinen (Quadrizepse und hintere Oberschenkelmuskulatur) und Handgelenken/Händen aktiv. Sie erzeugen Kraft, stabilisieren und kontrollieren die Bewegungen bei Überkopfbewegungen und Schlägerschwüngen. Die Stärkung und Konditionierung dieser Muskelgruppen steigert die sportliche Leistung und beugt Verletzungen vor.

MEHRERE BEWEGUNGSEBENEN

Bewegungen in mehreren Ebenen (siehe S. 14) erfolgen in der Sagittalebene (vorwärts und rückwärts), der Frontalebene (seitlich) und der Transversalebene (Rotation). Für Überkopf- und Schlägersportarten sind sie sehr wichtig. Die Schläge setzen komplexe Bewegungsmuster in allen drei Bewegungsebenen voraus. So erfordert z. B. ein Tennisaufschlag eine Armstreckung nach vorne (Sagittalebene), eine Rumpfdrehung (Transversalebene) und eine Gewichtsverlagerung (Frontalebene). Durch Bewegungen in mehreren Ebenen können Sportler kräftige, genaue und effiziente Schläge erzeugen. Zielen Sie beim Beweglichkeitstraining auf die Muskeln ab, die diese Bewegungen ausführen.

Aufwärmen

Statische Dehnungen:
15–30 Sekunden halten
Dynamische Dehnungen (D):
10-15 Wh. mit 1-2 Sekunden Halten

1. Brustkorb dehnen gegen die Wand S. 84 (D)
2. Thread the Needle (D) S. 94
3. Brustkorb drehen im halben Kniestand (D) S. 88
4. Diagonale Hüftbeuger-Schaukel (D) S. 124
5. Adduktoren-Schaukel (D) S. 120
6. Handgelenk strecken & Handgelenk beugen S. 108
7. Den kleinen Brustmuskel dehnen S. 104

Einsteiger

Statische Dehnungen:
15–30 Sekunden halten
Dynamische Dehnungen (D):
10–15 Wh. mit 1–2 Sekunden Halten

1. Brustkorb drehen im Stehen (D) S. 90
2. Stehender Halbmond (D) S. 92
3. Brustmuskeln dehnen in der Tür S. 102
4. Arm vor dem Körper dehnen S. 105
5. Engel (D) S. 106
6. Kobra S. 80
7. Brustkorb dehnen gegen die Wand (D) S. 84

Fortgeschrittene

Statische Dehnungen:
15–30 Sekunden halten
Dynamische Dehnungen (D):
10–15 Wh. mit 1–2 Sekunden Halten

1. Beste Dehnübung der Welt (D) S. 140
2. Thread the Needle im Adduktoren-Stretch (D) S. 96
3. Hüftkreisen im Stehen (D) S. 148
4. Kindhaltung zur Seite S. 79
5. Brezel S. 91
6. Zwillingswadenmuskel dehnen I (D) S. 164
7. Gedrehte Kobra S. 81

PROGRAMME FÜR KAMPFSPORTARTEN

Kampfsportarten erfordern einen großen Bewegungsumfang und viel Flexibilität. Dehnübungen steigern diese und ermöglichen Kampfsportlern hohe Tritte, tiefe Stellungen und fließende Bewegungen mit größerer Leichtigkeit bei geringerem Verletzungsrisiko.

Dehnübungen, die auf die Core-Muskeln wie die Bauch- und Rückenmuskeln abzielen, verbessern das Gleichgewicht und die Stabilität. Das ermöglicht einen festen Stand, präzise Bewegungen und die Abwehr gegnerischer Angriffe. Dehnen verbessert auch die Flexibilität von Hüftbeugern, hinterer Oberschenkelmuskulatur und Wadenmuskeln, um höhere Tritte, bessere Streckungen und eine bessere Tritttechnik zu ermöglichen.

WELCHE MUSKELN WERDEN GENUTZT?

Kampfsportarten beinhalten oft hohe Tritte, schnelle Beinarbeit und dynamische Bewegungen des Unterkörpers. Bewegliche Beine sind wichtig für hohe Tritte, für schnelle und kraftvolle Tritte in der richtigen Form und um das Gleichgewicht während der Tritte und Stellungen zu halten. Das erfordert Flexibilität in Hüftbeugern, Oberschenkelrückseiten, Quadrizepsen und Wadenmuskeln. Beweglichkeit in Hüfte und Becken ermöglicht fließende Übergänge zwischen den Techniken, erleichtert effektive Greif- und Takedown-Manöver und verbessert die allgemeine Reaktionsschnelle. Eine geschmeidige Wirbelsäule ist vorteilhaft, insbesondere in Disziplinen, die Würfe, Bodenkämpfe und Ausweichmanöver beinhalten. Flexibilität im Oberkörper hilft auch beim Greifen und bei Verteidigungstechniken.

Dynamisches Aufwärmen

Dynamische Dehnungen:
10–15 Wh. mit
1–2 Sekunden Halten

1. Girlanden-Haltung S. 126
2. Adduktoren-Schaukel S. 120
3. Oberschenkel-Schaukel S. 121
4. Hüftbeuger-Schaukel kniend S. 122
5. Laterale Hüftbeuger-Schaukel S. 125
6. Figure-4-Stretch mit Innenrotation der Hüfte S. 132
7. Beste Dehnübung der Welt S. 140

Einsteiger

Statische Dehnungen:
15–30 Sekunden halten

Dynamische Dehnungen (D):
10–15 Wh. mit 1–2 Sekunden Halten

1. Frosch-Schaukel (D) S. 121
2. Welpenhaltung S. 86
3. Kobra S. 80
4. Engel (D) S. 106
5. Brustmuskeln dehnen in der Tür S. 102
6. Brezel S. 91
7. Kindhaltung S. 78

Fortgeschrittene

Dynamische Dehnungen:
10–15 Wh. mit
1–2 Sekunden Halten

1. Meerjungfrau S. 97
2. Handgelenke strecken & beugen auf dem Boden S. 110
3. Thread the Needle im Adduktoren-Stretch S. 96
4. Hüftkreisen im Vierfüßlerstand S. 150
5. Oberschenkelrückseiten dynamisch dehnen S. 163
6. Brustkorb dehnen gegen die Wand S. 84
7. Beste Dehnübung der Welt S. 140

GLOSSAR

Abduktion Bewegung eines Körperglieds von der Körpermittellinie weg.

Adduktion Bewegung eines Körperglieds oder Körperbereichs zur Körpermittellinie hin.

Aktive Spannung Kraft, die durch Interaktion der Myofibrillen in einem arbeitenden Muskel entsteht.

Anterior Vordere oder nach vorne gerichtete Struktur des Körpers, auch »ventral« genannt.

Arthrose Häufige Gelenkerkrankung mit vielfältigen Symptomen, gekennzeichnet durch Entzündungen, Schmerzen, Steifheit und Veränderungen im Gelenk.

Außenrotation Drehbewegung eines Gelenks weg von der Körpermittellinie; auch laterale Rotation genannt.

Beckenbodenmuskulatur Muskelgruppe, die die Unterseite des Beckens umspannt und die Beckenorgane stützt.

Beugung Gelenkbewegung, die den Winkel zwischen zwei Körperteilen verkleinert.

Beweglichkeit siehe Flexibilität

Bewegungsumfang Der Grad der Bewegung, zu dem ein Gelenk fähig ist.

Dehnbarkeit Fähigkeit eines Muskels und anderer Gewebe, sich zu verlängern.

Dehnung Bewegung, die durch eine äußere oder innere Kraft erfolgt, um den Bewegungsumfang der Gelenke zu vergrößern.

Distal Bezeichnet etwas, das weiter vom Ursprung der Struktur entfernt ist.

Dorsalflexion Bewegung des Sprunggelenks, die den Fuß zum Schienbein hin zieht, wodurch sich der Winkel zwischen Fuß und Bein verkleinert.

Elastizität Fähigkeit eines Muskels, in der Entspannung wieder seine ursprüngliche Länge anzunehmen.

Ellennerv Hauptnerv im Arm, der für die sensorischen und motorischen Funktionen von ellenseitigem Unterarm, Handgelenk und viertem und fünftem Finger sorgt.

Erregbarkeit Fähigkeit eines Muskels, auf einen Reiz zu reagieren, z. B. von einem Motoneuron.

Eversion Auswärtsbewegung an Fuß und Sprunggelenk, die die Sohle von der Mittellinie des Körpers wegdreht.

Exzentrische Kontraktion Vorgang, bei dem sich der Muskel während der Kontraktion verlängert: »negative« Kontraktion.

Faszien Bindegewebsstruktur, die Organe, Muskeln, Nerven und andere Körperteile umhüllt und stützt.

Flexibilität Fähigkeit eines Muskels, sich zu verlängern und einem oder mehreren Gelenken ihren gesamten Bewegungsumfang zu ermöglichen.

Frontalebene Vertikale Unterteilung des Körpers in einen vorderen und einen hinteren Teil.

Golgi-Sehnenorgan (GTO) Sensor. Rezeptor in einer Muskel-Sehnen-Verbindung, der Spannung erkennt, übermäßige Krafteinwirkung verhindert und die Muskel-Sehnen-Verbindung schützt.

Inferior Position, die tiefer und weiter von der Körperoberfläche entfernt ist.

Innenrotation Drehbewegung des Gelenks in Richtung der Körpermittellinie, auch mediale Rotation genannt.

Inversion Einwärtsbewegung an Fuß und Sprunggelenk, die die Fußsohle in Richtung der Körpermittellinie dreht.

Ischiasnerv Der größte Nerv im Körper, der im unteren Rücken entspringt, an der Oberschenkelrückseite verläuft und die Muskeln und die Haut von Bein und Fuß versorgt.

Isometrisch Muskelkontraktion ohne Veränderung der Muskellänge.

Kontraktilität Fähigkeit eines Muskels, aktive Spannung zu erzeugen.

Konzentrische Kontraktion Verkürzung des Muskels in der Kontraktion: »positive« Kontraktion.

Kraft Aktive Spannung der Muskelfasern oder die Stärke der Muskelkontraktion.

Kyphose Natürliche Krümmung der Wirbelsäule nach außen, die üblicherweise im oberen Rücken (Brustwirbelsäule) zu beobachten ist.

Lateral Position oder Struktur, die weiter von der Mittellinie des Körpers entfernt liegt.

Lordose Natürliche Krümmung der Wirbelsäule nach innen, die typischerweise im unteren Rücken (Lendenwirbelsäule) oder am Hals (Halswirbelsäule) zu beobachten ist.

Lumbal Bereich der Wirbelsäule im unteren Rücken.

Medial Position oder Struktur, die sich in der Nähe der Mittellinie des Körpers befindet.

Mittelarmnerv Ein Hauptnerv im Arm, der den Unterarm, das Handgelenk und die Hand mit sensorischen und motorischen Funktionen versorgt.

Mobilität Fähigkeit, Gelenkbewegungen oder ein Bewegungsmuster mit angemessener Flexibilität, Stabilität und motorischer Kontrolle effizient und ohne Einschränkungen oder Begrenzungen auszuführen.

Motorischer Cortex Der Teil des Frontallappens des Gehirns, der an der Planung, Kontrolle und Ausführung bewusster Bewegungen beteiligt ist.

Muskelspindel Spezialisierter sensorischer Rezeptor im Muskel, der Ver-

änderungen und die Geschwindigkeit veränderter Muskellängen feststellt.
Myofibrille Größere Organellen (kleine Zellstrukturen), die aus gebündelten Myofilamenten bestehen.
Myofilamente Die dicken und dünnen Proteinfilamente, die die Muskelkontraktion veranlassen.
Nervus suralis Ein Ast des Ischiasnervs, der an der Unterschenkelrückseite verläuft und die Außenseite des Fußes und einen Teil der Wade empfindungsfähig macht.
Neurodynamik Interaktion zwischen dem Nervensystem und den Nerven und ihrer Bewegung in Bezug auf das Muskel-Skelett-System.
Neurogenese Prozess, durch den neue Neuronen im Gehirn gebildet werden.
Oberschenkelnerv Nerv, der die Oberschenkelvorderseite und die Beininnenseite zu Empfindungen befähigt und bestimmte Muskeln im Bein, darunter den Quadrizeps, kontrolliert.
Passive Spannung Kraft, die durch die Längung einer Muskel-Sehnen-Einheit entsteht.
Plantarflexion Bewegung des Sprunggelenks, die den Fuß vom Schienbein weg bewegt, wodurch sich der Winkel zwischen Fußrücken und Unterschenkel vergrößert.
Posterior (dorsal) Die Position eines Organs oder eine Struktur, die sich weiter hinten befindet als eine andere.
Pronation Einwärtsdrehung der Gliedmaßen, z. B. der Füße, in Richtung der Körpermittellinie.
Proximal Lagebeschreibung von Körperstrukturen, die näher zur Körpermitte liegen.
Rotatorenmanschette Muskelgruppe, die das Schultergelenk kontrolliert und stabilisiert; umfasst den kleinen Rundmuskel, den Untergrätenmuskel, den Unterschulterblattmuskel und den Obergrätenmuskel.
Sagittalebene Vertikal und rechtwinklig zur Frontalebene ausgerichtete Ebene, die den Körper in eine rechte und eine linke Hälfte unterteilt.
Sarkopenie Syndrom, das durch einen fortschreitenden und allgemeinen Verlust an Skelettmuskelmasse und -kraft gekennzeichnet ist und häufig bei älteren Erwachsenen auftritt.
Schienbeinnerv Ein Ast des Ischiasnervs im Unterschenkel, der Empfindungen der Fußsohle ermöglicht und mehrere Muskeln steuert, die an der Bewegung und Stabilität des Fußes beteiligt sind.
Schmerz Unangenehme sensorische und emotionale Erfahrung, die mit einer tatsächlichen oder potenziellen Gewebeschädigung verbunden ist.
Schulterblattmuskeln Muskeln, die das Schulterblatt bewegen und stabilisieren, darunter der Schulterblattheber, der Trapezmuskel, die Rhomboiden und der vordere Sägemuskel.
Speichennerv Ein Hauptnerv in den oberen Extremitäten, der einem Teil des Trizeps, Unterarmmuskeln und Hand sensorische und motorische Funktionen bereitstellt.
Stabilität De Fähigkeit, die Position oder Bewegung eines Gelenks zu kontrollieren, beeinflusst durch dynamische (neuromuskuläre) und statische (nicht kontraktile) Elemente.
Streckung Gelenkbewegung, die den Winkel zwischen zwei Körperteilen vergrößert.
Suboccipital(bereich) Der Bereich des Kopfes direkt unter der Schädelbasis.
Superior Die Position von etwas, das näher an der Körperoberfläche liegt.
Supination Auswärtsdrehung der Hand durch Rotation des Unterarms.
Synovialgelenk Frei bewegliches Gelenk, das sich durch eine Gelenkhöhle auszeichnet und von einer Gelenkkapsel umgeben ist.
Temporal Die Schläfe des Kopfes oder den Schläfenlappen betreffend.
Thorakal Der Wirbelsäulenbereich, der dem Brustraum zuzuordnen ist.
Transveralebene Ebene, die den Körper in einen oberen und einen unteren Teil einteilt, auch Transaxialebene genannt.
Vierfüßlerstand Position auf Händen und Knien; kann auch als »auf allen vieren« beschrieben werden.
Wadenbeinnerv Ein Ast des Ischiasnervs im Unterschenkel, der die Fußoberseite zu Empfindungen befähigt und Muskeln steuert, die an der Bewegung von Fuß und Sprunggelenk beteiligt sind; wird auch als Nervus fibularis oder Nervus peroneus bezeichnet.
Wirbel Die einzelnen Knochen, aus denen die Wirbelsäule besteht.
Zentrale Sensibilisierung Gesteigerte Reaktion des Nervensystems, die zu verstärkten Schmerzen oder Überempfindlichkeit gegenüber Reizen führt: »zentraler Schmerz«.
Zervikal Der Wirbelsäulenbereich, der sich im Hals befindet.

REGISTER

H

I

K

L

R

S

T

U

V

W

Y

Z

BIBLIOGRAFIE

8–9 Einführung (Mythen)

Herbert R.D., de Noronha M., Kamper S.J., »Stretching to prevent or reduce muscle soreness after exercise«, Cochrane Database Syst Rev. 2011 Jul 6;(7):CD004577. doi: 10.1002/14651858.CD004577.pub3. PMID: 21735398.

Andersen J.C., »Stretching before and after exercise: effect on muscle soreness and injury risk«, *J Athl Train*, 2005 Jul–Sep;40(3):218-20. PMID: 16284645; PMCID: PMC1250267.

Afonso J., Clemente F.M., Nakamura F.Y., Morouço P., Sarmento H., Inman R.A., Ramirez-Campillo R., »The Effectiveness of Post-exercise Stretching in Short-Term and Delayed Recovery of Strength, Range of Motion and Delayed Onset Muscle Soreness: A Systematic Review and Meta-Analysis of »Randomized Controlled Trials«, *Front Physiol.*, 2021 May 5;12:67758. doi: 10.3389/fphys.2021.677581. PMID: 34025459; PMCID: PMC8133317.

12–13: Anatomie der Bewegung

Schwartz A. B., »Movement: How the Brain Communicates with the World«, *Cell*, 2016 Mar 10;164(6):1122–1135. doi: 10.1016/j.cell.2016.02.038. PMID: 26967280; PMCID: PMC4818644.

Gadhvi M., Waseem M., »Physiology, Sensory System«, [Updated 2022 May 8]. In: StatPearls[Internet]. Treasure Island (FL): StatPearls Publishing; 2023 Jan-. Available from: https://www.ncbi.nlm.nih.gov/books/NBK547656/.

Dean J. C., »Proprioceptive feedback and preferred patterns of human movement«, *Exerc Sport Sci Rev.*, 2013 Jan, 41(1):36-43. doi: 10.1097/JES.0b013e3182724bb0. PMID: 23038242; PMCID: PMC5997460.

Panidi, I., Bogdanis, G. C., Terzis, G., et al. (2021), »Muscle Architectural and Functional Adaptations Following 12-Weeks of Stretching in Adolescent Female Athletes«, *Frontiers in Physiology*, vol. 12, article 701338.

Nakamura, M. et al. (2020), »Effects of Static Stretching Programs Performed at Different Volume-Equated Weekly Frequencies on Passive Properties of Muscle-Tendon Unit«, *Journal of Biomechanics*, vol. 103, article 109670.

Freitas S. R, Mendes B., Le Sant G., Andrade R.J., Nordez A., Milanovic Z., »Can chronic stretching change the muscle-tendon mechanical properties? A review«, *Scand J Med Sci Sports*, 2018 Mar;28(3):794-806. doi: 10.1111/sms.12957. Epub 2017 Oct 9. PMID: 28801950.

18–19: Muskelketten und -gruppen

Lee, D., Vleeming, A., Jones, M.,*The Pelvic Girdle: An Integration of Clinical Expertise and Research*, Edinburgh: Elsevier/Churchill Livingstone, 2011.

Bordoni B., Myers T. A .,»Review of the Theoretical Fascial Models: Biotensegrity, Fascintegrity, and Myofascial Chains«, *Cureus*, 2020 Feb 24;12(2):e7092. doi: 10.7759/cureus.7092. PMID: 32226693; PMCID: PMC7096016.

Wilke J., Krause F., Vogt L., Banzer W., »What Is Evidence-Based About Myofascial Chains: A Systematic Review«, *Arch Phys Med Rehabil*, 2016 Mar;97(3):454-61. doi: 10.1016/j.apmr.2015.07.023. Epub 2015 Aug 14. PMID: 26281953.

Bergmark A., »Stability of the lumbar spine. A study in mechanical engineering«, *Acta Orthop Scand Suppl*, 1989;230:1-54. doi: 10.3109/17453678909154177. PMID: 2658468.

20–21: Wie Muskeln arbeiten

Lieber, R. L. (2002) *Skeletal Muscle Structure, Function, and Plasticity*, Lippincott Williams & Wilkins, Philadelphia.

Robbins, Dan, Chapter 7 Muscle Biomechanics in: Innocenti, B. Galbusera, F. (2022) *Human Orthopaedic Biomechanics*, Academic Press. 1st Edition, pp. 121–135.

O'Sullivan, K., McAuliffe, S., DeBurca, N. (2012), »The Effects of Eccentric Training on Lower Limb Flexibility: A Systematic Review«, *British Journal of Sports Medicine*, vol. 46, no. 12, pp. 833–834.

Baechle, T. R., & Earle, R. W. (2008), *Essentials of strength training and conditioning*, 3rd ed. Champaign, IL, Human Kinetics.

Dougas, J., Pearson, S., Ross, A., McGuidan, M. (2017), »Chronic Adaptations to Eccentric Training: A Systematic Review«, *Sports Medicine*, vol. 47, no. 917–941.

22–23: Anatomie des Muskels

McMahon, T. A. (1984), *Muscles, Reflexes, and Locomotion*, Princeton University Press, New Jersey.

26–27: Skelettsystem: Wirbelsäule und Becken

Kim D., Davis D. D., Menger R. P., »Spine Sagittal Balance«, [Updated 2022 Aug 8]. In: StatPearls[Internet]. Treasure Island (FL): StatPearls Publishing; 2023 Jan-. Available from: https://www.ncbi.nlm.nih.gov/books/NBK534858/

Herrington L., »Assessment of the degree of pelvic tilt within a normal asymptomatic population«, *Man Ther.*, 2011 Dec;16(6):646–8. doi: 10.1016/j.math.2011.04.006. Epub 2011 Jun 11. PMID: 21658988.

Suits W. H., »Clinical Measures of Pelvic Tilt in Physical Therapy«, *Int J Sports Phys Ther.*, 2021 Oct 1,16(5):1366-1375. doi: 10.26603/001c.27978. PMID: 34631258; PMCID: PMC8486407.

28–29: Gelenke

Luan L., El-Ansary D., Adams R., Wu S., Han J., »Knee osteoarthritis pain and stretching exercises: a systematic review and meta-analysis«, *Physiotherapy*, 2022 Mar;114:16-29. doi: 10.1016/j.physio.2021.10.001. Epub 2021 Oct 11. PMID: 35091326.

30–31: Das Nervensystem

Ellis R.F., Hing W. A., »Neural mobilization: a systematic review of randomized controlled trials with an analysis of therapeutic efficacy«, *J Man Manip Ther.* 2008,16(1):8-22. doi: 10.1179/106698108790818594. PMID: 19119380; PMCID: PMC2565076.

Shacklock M. O., *Clinical Neurodynamics: A New System of Neuromusculoskeletal Treatment*, Oxford, UK: Butterworth Heinemann; 2005.

32–33: Natur und Theorie des Schmerzes

Raja, Srinivasa N. A., Carr, Daniel B. B, Cohen, Miltonc, Finnerup, Nanna B. D. E., Flor, Hertaf, Gibson, Stepheng, Keefe, Francis J. H., Mogil, Jeffrey S. I, Ringkamp, Matthias J., Sluka, Kathleen A. K., Song, Xue-Junl, Stevens, Bonniem, Sullivan, Mark D. N.,Tutelman, Perri R. O., Ushida, Takahirop, Vader, Kyleq, »The revised International Association for the Study of Pain definition of pain: concepts, challenges, and compromises«, *PAIN,* 161(9):p 1976–1982, September 2020. | DOI: 10.1097/j.pain.0000000000001939.

Smart K.M., Blake C., Staines A., Thacker M., Doody C., »Mechanisms-based classifications of musculoskeletal pain: part 1 of 3: symptoms and signs of central sensitisation in patients with low back (± leg) pain«, *Man Ther.,* 2012 Aug;17(4):336–44.

El-Tallawy S. N., Nalamasu R., Salem G. I., LeQuang J. A. K., Pergolizzi JV, Christo P.J., »Management of Musculoskeletal Pain: An Update with Emphasis on Chronic Musculoskeletal Pain«, *Pain Ther.,* 2021 Jun;10(1):181-209. doi: 10.1007/s40122-021-00235-2. Epub 2021 Feb 11. PMID: 33575952; PMCID: PMC8119532.

Lima L. V., Abner T. S. S., Sluka K.A., »Does exercise increase or decrease pain? Central mechanisms underlying these two phenomena«, *J Physiol.,* 2017 Jul 1;595(13):4141-4150. doi: 10.1113/JP273355. Epub 2017 May 26. PMID: 28369946; PMCID: PMC5491894.

Yam M. F., Loh Y. C., Tan C. S., Khadijah Adam S., Abdul Manan N., Basir R., »General Pathways of Pain Sensation and the Major Neurotransmitters Involved in Pain Regulation«, *Int J Mol Sci,*. 2018 Jul 24;19(8):2164. doi: 10.3390/ijms19082164. PMID: 30042373; PMCID: PMC6121522.

Bonezzi C., Fornasari D., Cricelli C., Magni A., Ventriglia G., »Not All Pain is Created Equal: Basic Definitions and Diagnostic Work-Up«, *Pain Ther.,* 2020 Dec;9(Suppl 1):1-15. doi: 10.1007/s40122-020-00217-w. Epub 2020 Dec 14. PMID: 33315206; PMCID: PMC7736598.

Moseley, Lorimer (2007), »Reconceptualising pain according to modern pain science«, *Physical Therapy Reviews,* 12. 169–178.

34–35: Bewegung für das Gehirn

Cotman, C. W., & Berchtold, N. C. (2002), »Exercise: a behavioral intervention to enhance brain health and plasticity«, *Trends in Neurosciences*, 25(6), 295–301.

Erickson, K. I., Voss, M. W., Prakash, R. S., Basak, C., Szabo, A., Chaddock, L., Colcombe, S. J. (2011), »Exercise training increases size of hippocampus and improves memory«, *Proceedings of the National Academy of Sciences*, 108(7), 3017–3022.

Varma V. R., Chuang Y.F., Harris G.C., Tan E.J., Carlson M.C.,

»Low-intensity daily walking activity is associated with hippocampal volume in older adults«, *Hippocampus*, 2015 May;25(5):605-15. doi: 10.1002/hipo.22397. Epub 2014 Dec 26. PMID: 25483019; PMCID: PMC4425252.

36–39: Bewegungsumfang und Beweglichkeit

Diong J., Carden P.C., O'Sullivan K., Sherrington C., Reed D.S., »Eccentric exercise improves joint flexibility in adults: A systematic review update and meta-analysis«, *Musculoskelet Sci Pract.,* 2022 Aug;60:102556. doi: 10.1016/j.msksp.2022.102556. Epub 2022 Mar 25. PMID: 35390669.

Apostolopoulos N., Metsios G. S., Flouris A. D., Koutedakis Y., Wyon M.A., »The relevance of stretch intensity and position – a systematic review.«, *Front Psychol.,* 2015 Aug 18;6:1128. doi: 10.3389/fpsyg.2015.01128. PMID: 26347668; PMCID: PMC4540085.

Reddy, R. S. & Alahmari, K. A. (2016), »Effect of Lower Extremity Stretching Exercises on Balance in Geriatric Populations« *International Journal of Health Sciences,* vol. 10, no. 3, pp. 389–395.

Hasarangi, L. B. S. & Jayawardana, D. G. S K. (2018), »Comparison of Hamstring Flexibility Between Patients with Chronic Lower Back Pain and the Healthy Individuals at the National Hospital of Sri Lanka«, *Biomedical Journal of Scientific & Technical Research,* vol. 5, no. 2.

Daylor, Victoria B .F. A.; Gensemer, Cortney PhD; Norris, Russell A. PhD, Bluestein, Linda MD, »Hope for Hypermobility: Part 1—An Integrative Approach to Treating Symptomatic Joint Hypermobility«, *Topics in Pain Management,* 38(8):p 1–9, March 2023. | DOI: 10.1097/01.TPM.0000924780.91929.b3.

40–43: Dehnmethoden

Page, P., »Current concepts in muscle stretching for exercise and rehabilitation«, *Int J Sports Phys Ther.*,2012 Feb;7(1):109-19. PMID: 22319684; PMCID: PMC3273886.

Woolstenhulme M. T., Griffiths C. M., Woolstenhulme E. M., Parcell A. C., »Ballistic stretching increases flexibility and acute vertical jump height when combined with basketball activity«, *J Strength Cond Res*, 2006 Nov;20(4):799–803. doi: 10.1519/R-18835.1. PMID: 17194248.

Mahieu N.N., McNair P., De Muynck M., Stevens V., Blanckaert I., Smits N., Witvrouw E., »Effect of static and ballistic stretching on the muscle-tendon tissue properties«, *Med Sci Sports Exerc.,* 2007 Mar;39(3):494–501. doi: 10.1249/01.mss.0000247004.40212.f7. PMID: 17473776.

Iwata M., Yamamoto A., Matsuo S., Hatano G., Miyazaki M., Fukaya T., Fujiwara M., Asai Y., Suzuki S., »Dynamic Stretching Has Sustained Effects on Range of Motion and Passive Stiffness of the Hamstring Muscles«, *J Sports Sci Med.*, 2019 Feb 11;18(1):13–20. PMID: 30787647; PMCID: PMC6370952.

Behm D. G., Blazevich A. J., Kay A. D., McHugh M., »Acute effects of muscle stretching on physical performance, range of motion, and injury incidence in healthy active individuals: a systematic review«, *Appl Physiol Nutr Metab.*, 2016 Jan;41(1):1-11. doi: 10.1139/apnm-2015-0235. Epub2015 Dec 8. PMID: 26642915.Training Versus Stretching for Improving Range of Motion: A

Systematic Review and Meta-Analysis«, *Healthcare*, volume 9, number 4, article 427.

Alizadeh, S., Daneshjoo, A., Zahiri, A., et al. (2023.) »Resistance Training Induces Improvements in Range of Motion: A Systematic Review and Meta-Analysis«, *Sports Medicine*, epub ahead of print.

Hindle K. B., Whitcomb T. J., Briggs W. O., Hong J., »Proprioceptive Neuromuscular Facilitation (PNF): Its Mechanisms and Effects on Range of Motion and Muscular Function«, *J Hum Kinet*, 2012 Mar;31:105-13. doi: 10.2478/v10078-012-0011-y. Epub 2012 Apr 3. PMID: 23487249; PMCID: PMC3588663.

44–47: Auswirkungen und Vorteile des Dehnens

Hotta K, Muller-Delp J., »Microvascular Adaptations to Muscle Stretch: Findings From Animals and the Elderly«, *Front Physiol.*, 2022 Jul 4;13:939459. doi: 10.3389/fphys.2022.939459. PMID: 35860661; PMCID: PMC9289226.

Shariat A., Cleland J.A., Danaee M., Kargarfard M., Sangelaji B., Tamrin S. B. M., »Effects of stretching exercise training and ergonomic modifications on musculoskeletal discomforts of office workers: a randomized controlled trial«, *Braz J Phys Ther.*, 2018 Mar–Apr;22(2):144–153. doi: 10.1016/j.bjpt.2017.09.003. Epub 2017 Sep 6. PMID: 28939263; PMCID: PMC5883995.

Vecchio L. M., Meng Y., Xhima K., Lipsman N., Hamani C., Aubert I., »The Neuroprotective Effects of Exercise: Maintaining a Healthy Brain Throughout Aging«, *Brain Plast.*, 2018 Dec 12;4(1):17–52. doi: 10.3233/BPL-180069. PMID: 30564545; PMCID: PMC6296262.

Thomas E., Bellafiore M., Petrigna L., Paoli A., Palma A., Bianco

A., »Peripheral Nerve Responses to Muscle Stretching: A Systematic Review«, *J Sports Sci Med.*, 2021 Mar 8;20(2):258-267. doi: 10.52082/jssm.2021.258. PMID: 34211318; PMCID: PMC8219270.
Sudo, Mizuki & Ando, Soichi (2019), »Effects of Acute Stretching on Cognitive Function and Mood States of Physically Inactive Young Adults«, *Perceptual and Motor Skills*, 127. 10.1177/0031512519888304.
Pa J., Goodson W., Bloch A., King A. C., Yaffe K., Barnes D.E., »Effect of exercise and cognitive activity on self-reported sleep quality in community-dwelling older adults with cognitive complaints: a randomized controlled trial«, *J Am GeriatrSoc.*, 2014 Dec;62(12):2319–26. doi: 10.1111/jgs.13158. PMID: 25516028; PMCID: PMC4356237.
Wipfli, B., Landers D., Nagoshi C., Ringenbach, S. (2011), »An examination of serotonin and psychological variables in the relationship between exercise and mental health«, *Scandinavian Journal of Medicine & Science in Sports*, 21: 474–481. https://doi.org/10.1111/j.1600-0838.2009.01049.x
Ko J., Deprez D., Shaw K., Alcorn J., Hadjistavropoulos T., Tomczak C., Foulds H., Chilibeck P. D., »Stretching is Superior to Brisk Walking for Reducing Blood Pressure in People With High-Normal Blood Pressure or Stage I Hypertension«, *J Phys Act Health*, 2021 Jan 1;18(1):21–28. doi: 10.1123/jpah.2020-0365. Epub 2020 Dec 18. Erratum in: J Phys Act Health. 2021 Apr 1;18(4):469. PMID: 33338988.
Otsuki T., Takanami Y., Aoi W., Kawai Y., Ichikawa, H., Yoshikawa T., Miyachi, M. (2008), »Arterial stiffness acutely decreases after whole-body passive stretching in hypertensive individuals«, *European Journal of Applied Physiology*, 104(2), 228–235.
Nakamura M., Ikezoe T., Takeno Y., Ichihashi N., Kozakai, R. (2012), »Acute and prolonged effect of static stretching on the passive stiffness of the human gastrocnemius muscle tendon unit in vivo.«, *Journal of Orthopaedic Research*, 30(3), 309–313.

48–49: Dehnen und Erhalt der Fitness

American College of Sports Medicine. (2018), *ACSM's guidelines for exercise testing and prescription*, Lippincott Williams & Wilkins.
McHugh, M. P., & Cosgrave, C. H. (2010), »To stretch or not to stretch: the role of stretching in injury prevention and performance«, *Scandinavian Journal of Medicine & Science in Sports*, 20(2), 169–181.
ACSM (2009), American College of Sports Medicine position stand, »Progression models in resistance training for healthy adults«, *Medicine & Science in Sports & Exercise*, 41(3), 687-708.
Nelson R. T. , Bandy W. D., »Eccentric Training and Static Stretching Improve Hamstring Flexibility of High School Males«, *J Athl Train.*, 2004 Sep;39(3):254–258. PMID: 15496995; PMCID: PMC522148.

50–53: Stretching nach Verletzungen und bei Schmerzen

Bahr R., Krosshaug T., »Understanding injury mechanisms: a key component of preventing injuries in sport«, *British Journal of Sports Medicine,* 2005;39:324-329.
McHugh M. P., Cosgrave C. H., »To stretch or not to stretch: the role of stretching in injury prevention and performance«, *Scandinavian Journal of Medicine & Science in Sports*, 2010 Apr;20(2):169–81. doi: 10.1111/j.1600-0838.2009.01058.x. Epub 2009 Dec 18. PMID: 20030776.
Witvrouw E, Mahieu N, Danneels L, McNair P., »Stretching and injury prevention: an obscure relationship«, *Sports Med.*, 2004;34(7):443–9. doi: 10.2165/00007256-200434070-00003. PMID: 15233597.
Witvrouw E., Mahieu N., Roosen P., McNair P., »The role of stretching in tendon injuries«, *British Journal of Sports Medicine*, 2007 Apr;41(4):224–6. doi: 10.1136/bjsm.2006.034165. Epub 2007 Jan 29. PMID: 17261561; PMCID: PMC2658965.
Geneen, L. J., Moore, R. A., Clarke, C., Martin, D., Colvin, L. A., & Smith, B. H. (2017), »Physical activity and exercise for chronic pain in adults: an overview of Cochrane Reviews«, *Journal of Pain Research*, 10, 381–387.
Zeidan, F., Gordon, N. S., Merchant, J., & Goolkasian, P. (2010). »The effects of brief mindfulness meditation training on experimentally induced pain«, *The Journal of Pain*, 11(3), 199-209.
Zeidan, F., Grant, J. A., Brown, C. A., McHaffie, J. G., & Coghill, R. C. (2012). »Mindfulness meditation-related pain relief: Evidence for unique brain mechanisms in the regulation of pain«, *Neuroscience Letters*, 520(2), 165–173.
Morone, N. E., Lynch, C. S., Greco, C. M., Tindle, H. A., & Weiner, D. K. (2008). »'I felt like a new person.' The effects of mindfulness meditation on older adults with chronic pain: Qualitative narrative analysis of diary entries«, *Journal of Gerontological Nursing*, 34(4), 20–27.
Wiese-Bjornstal, D. M. (2009). »Sport Injury and College Athlete Health across the Lifespan«, *Journal of Intercollegiate Sport*,

2(1), 64–80. https://doi.org/10.1123/jis.2.1.64
Dubois B., Esculier J., »Soft-tissue injuries simply need PEACE and LOVE«, *British Journal of Sports Medicine* 2020;54:72–73.
Wang Z. R., Ni G. X., »Is it time to put traditional cold therapy in rehabilitation of soft-tissue injuries out to pasture?«, *World J Clin Cases,* 2021 Jun 16;9(17):4116–4122. doi: 10.12998/wjcc.v9.i17.4116. PMID: 34141774; PMCID: PMC8173427.

54–57: Stretching und gesundes Altern

McCormick, R., Vasilaki, A., »Age-related changes in skeletal muscle: changes to life-style as a therapy«, *Biogerontology*, 19, 519–536 (2018). https://doi.org/10.1007/s10522-018-9775-3.
Rider R. A., Daly J., »Effects of flexibility training on enhancing spinal mobility in older women«, *J Sports Med Phys Fitness*, Jun 1991;31(2):213–217.
Rodacki A. L., Souza R. M., Ugrinowitsch C., Cristopoliski F., Fowler N. E., »Transient effects of stretching exercises on gait parameters of elderly women«, *Man Ther.*, Apr 2009;14(2):167–172
Feland J. B., Myrer J. W., Schulthies S. S., Fellingham G. W., Measom G. W., »The effect of duration of stretching of the hamstring muscle group for increasing range of motion in people aged 65 years or older.«, *Phys Ther*, May 2001;81(5):1110–1117
Page P., »Current concepts in muscle stretching for exercise and rehabilitation«, *Int J Sports Phys Ther.*, 2012 Feb;7(1):109-19. PMID: 22319684; PMCID: PMC3273886.

58–59: Wann Dehnen riskant ist

Hüftgelenksvariabilitäten: Pun, S., Kumar, D., Lane, N. E., Villar, R. N. (2016), »Hip morphology in the Asian population with and without developmental dysplasia«, *The bone & joint journal,* 98-B(2), 202–207.
Variabilitäten in Sprunggelenk und Fersenbereich: Sailer, J., Margetić, P., Margetić, B. (2019), »Anatomical variation in the ankle and foot: from incidental finding to inductor of pathology. Part I: ankle and hindfoot«, *Skeletal radiology*, 48(10), 1487–1498.
Kniegelenkvariabilitäten: Qi, X. Z., & Xu, Z. J. (2020), »Association Between the Morphology of Proximal Tibiofibular Joint and the Presence of Knee OA«, *Orthopaedic surgery*, 12(2), 503–510.

190–191: Einführung in die Dehnprogramme

Opplert J., Babault N., »Acute Effects of Dynamic Stretching on Muscle Flexibility and Performance: An Analysis of the Current Literature«, *Sports Med.*, 2018 Feb;48(2):299–325. doi: 10.1007/s40279-017-0797-9. PMID: 29063454.
Takeuchi K., Nakamura M., Matsuo S., Akizuki K., Mizuno T., »Effects of Speed and Amplitude of Dynamic Stretching on the Flexibility and Strength of the Hamstrings«, *J Sports Sci Med.*, 2022 Dec 1;21(4):608-615. doi: 10.52082/jssm.2022.608. PMID: 36523896; PMCID: PMC9741718.

198: Dehnprogramme bei sitzender Tätigkeit

Louw S., Makwela S., Manas L., Meyer L., Terblanche D., Brink Y., »Effectiveness of exercise in office workers with neck pain: A systematic review and meta-analysis«, *S Afr J Physiother*, 2017 Nov 28;73(1):392. doi: 10.4102/sajp.v73i1.392. PMID: 30135909; PMCID: PMC6093121.

201: Dehnprogramme für Läufer

van der Worp M. P., ten Haaf D.S., van Cingel R., de Wijer A., Nijhuis-van der Sanden M.W., StaalJB, »Injuries in runners; a systematic review on risk factors and sex differences«, *PLoS One,* 2015 Feb 23;10(2):e0114937. doi: 10.1371/journal.pone.0114937. PMID: 25706955; PMCID: PMC4338213.

202: Dehnprogramme für Radfahrer

Rooney D., Sarriegui I., Heron N., »'As easy as riding a bike': a systematic review of injuries and illness in road cycling«, *BMJ Open Sport Exerc Med.*, 2020 Dec 9;6(1):e000840. doi: 10.1136/bmjsem-2020-000840. PMID: 34422283; PMCID: PMC8323466.

Es wurden alle Anstrengungen unternommen, die Korrektheit der Literaturangaben sicherzustellen. Dennoch bittet der Verlag, etwaige Fehler oder Auslassungen zu entschuldigen und würde sich über Hinweise zu Korrekturen freuen.

ÜBER DIE AUTORIN

Dr. Leada Malek ist promovierte Physiotherapeutin und klinisch geprüfte Spezialistin für Sportmedizin. Sie ist NSCA-zertifizierte Expertin für Kraft- und Konditionstraining und unterrichtet Promotionsstudenten der Physiotherapie als Lehrbeauftragte. Ihre Überzeugung, dass geistige und körperliche Gesundheit Hand in Hand gehen, motiviert sie, Menschen zu einem aktiven Lebensstil zu bewegen, um sich einer besseren Gesundheit und eines langen Lebens zu erfreuen. Dr. Maleks Fachbeiträge erschienen in wichtigen Publikationen wie Oxygen, Women's Health, Shape und U.S. News.

Dank ihrer umfangreichen Erfahrung in der Arbeit mit Athleten aller Levels, darunter Leistungssportler und professionelle Tänzer, verfügt Dr. Malek über ein tiefes Verständnis von der Komplexität des menschlichen Körpers und der heilsamen Kraft der Bewegung. Sie weiß komplexe Themen auch für Laien verständlich darzustellen und Menschen auf ihrem Weg zu einem aktiven Lebensstil zu begleiten. Ihre Freizeit verbringt Dr. Malek gerne mit Familie und Freunden, sie probiert gerne neue Restaurants aus, reist und besucht Konzerte.

Verbinden Sie sich mit Dr. Malek auf Instagram **@drmalekpt** oder erfahren Sie mehr auf **www.drmalekpt.com.**

DANKSAGUNGEN

Dank der Autorin

Dieses Buch zu schreiben war eine der größten Herausforderungen und wertvollsten Erfahrungen meiner beruflichen Laufbahn. Ohne die Hilfe vieler Menschen wäre es nicht möglich gewesen.

Mein größter Dank gilt dem Lektorat von DK UK für seine Unterstützung und seine Expertise. Danke an Alastair, der an mich geglaubt und mir dieses kreative Projekt angetragen hat, an Susan und Amy für ihren unermüdlichen Einsatz hinter den Kulissen, an Arran für die wunderschönen Illustrationen und an viele weitere für ihren Beitrag.

Dank gilt auch meiner Familie für ihre liebevolle Unterstützung und meinem Onkel, der mich gelehrt hat, dass das Lernen nie endet. Ich hoffe, ich habe euch stolz gemacht. Dank an alle Freunde, die mir beigestanden haben, an René, der mir in den schwierigsten Zeiten Mut gemacht hat, und an Jenny, die mir als Managerin und Freundin viel Kraft gegeben hat. Mein besonderer Dank gilt Agile Physical Therapy für die Aufmunterungen beim Schreiben dieses Buches sowie all meinen Ausbildern und Kollegen. Nicht zuletzt danke ich auch den Leserinnen und Lesern, die sich die Zeit genommen haben, dieses Buch zu lesen, um etwas zu lernen und sich zu einem aktiven Lebensstil motiveren zu lassen; möge es ihre Bibliothek bereichern.

Bildnachweise

Der Verlag dankt folgenden Personen und Organisationen für die freundliche Genehmigung zum Abdruck von Fotos:
(Legende: o-oben; u-unten; m-Mitte; l-links; r-rechts)
13 Science Photo Library: Don Fawce (mru). **16 Science Photo Library:** Professors P.M. Motta, P.M. Andrews, K.R. Porter & J. Vial (mlu). **25 Science Photo Library:** Biophoto Associates (mlo). **35 Science Photo Library:** Thomas Deerinck, Ncmir (ml)

DK London

Lektorat
Katie Cowan, Alastair Laing, Ruth O'Rouke,
Susan McKeever, Becky Alexander

Gestaltung und Bildredaktion
Maxine Pedliham, Amy Child, Barbara Zuniga

Herstellung
Tony Phipps, Luca Bazzoli

DK Picture Library
Illustrationen Arran Lewis

Für die deutsche Ausgabe:
Projektbetreuung Doreen Wolff
Herstellungskoordination Bettina Bähnsch
Herstellung Verena Marquart

Titel der englischen Originalausgabe:
Science of Stretching. Reach your flexible potential, stay active, maximize mobility.

Übersetzung Anke Wellner-Kempf
Lektorat Carsten Drecoll

ISBN 978-3-8310-4836-6
5902-333491-23034-06

Druck und Bindung TBB, a.s., Slowakei

MIX
Papier | Fördert gute Waldnutzung
FSC® C018179

www.dk-verlag.de

Hinweis
Die Informationen und Ratschläge in diesem Buch sind von der Autorin und vom Verlag sorgfältig erwogen und geprüft, dennoch kann eine Garantie nicht übernommen werden. Eine Haftung der Autorin bzw. des Verlags und seiner Beauftragten für Personen-, Sach- und Vermögensschäden ist ausgeschlossen.
Wer gesundheitliche Beschwerden hat, an einer Erkrankung leidet oder schwanger ist, sollte vor Ausführung der Übungen in diesem Buch unbedingt Rücksprache mit seinem Arzt halten. Die in diesem Buch enthaltenen Informationen können eine qualifizierte Untersuchung und Diagnose nicht ersetzen. Die Verantwortung liegt allein beim Leser. Grundsätzlich ist bei ernsthaften oder anhaltenden Beschwerden von einer Selbstdiagnose und Selbstbehandlung abzuraten. Auch wenn Beschwerden länger anhalten, sollten Sie einen Arzt aufsuchen. Dasselbe gilt für Personen, die verschreibungspflichtige Medikamente einnehmen.